BUILDING BRAINS
构建大脑
神经发育导论

（英）David J. Price
（英）Andrew P. Jarman
（英）John O. Mason
（美）Peter C. Kind

著

曹立宏　金珊　王晔
毛传樨　邓雅菱　李春选

译

电子工业出版社
Publishing House of Electronics Industry
北京·BEIJING

Building Brains-An Introduction to Neural Development 2E，ISBN 9781119293880.

This edition first published 2018

Copyright© 2018 John Wiley & Sons Limited

First edition published 2011 by John Wiley & Sons Limited

All Rights Reserved. Authorised translation from the English language edition published by John Wiley & Sons Limited. Responsibility for the accuracy of the translation rests solely with Publishing House Of Electronics Industry and is not the responsibility of John Wiley & Sons Limited. No part of this book may be reproduced in any form without the written permission of the original copyright holder, John Wiley & Sons Limited.

本书中文简体中文字版专有翻译出版权由 John Wiley & Sons Limited 公司授予电子工业出版社。未经许可，不得以任何手段和形式复制或抄袭本书内容。

本书封底贴有防伪标签，无标签者不得销售。

版权贸易合同登记号　图字：01-2018-7262

图书在版编目（CIP）数据

构建大脑：神经发育导论 /（英）戴维·普赖斯（David J. Price）等著；曹立宏等译. —北京：电子工业出版社，2021.1

书名原文: Building Brains : An Introduction To Neural Development 2E

ISBN 978-7-121-38415-8

Ⅰ. ①构… Ⅱ. ①戴… ②曹… Ⅲ. ①脑神经－研究 Ⅳ. ①R322.85

中国版本图书馆 CIP 数据核字（2020）第 022231 号

责任编辑：刘小琳　　特约编辑：白天明
印　　刷：北京盛通印刷股份有限公司
装　　订：北京盛通印刷股份有限公司
出版发行：电子工业出版社
　　　　　北京市海淀区万寿路 173 信箱　邮编：100036
开　　本：787×1 092　1/16　印张：26　字数：525 千字
版　　次：2021 年 1 月第 1 版
印　　次：2021 年 1 月第 1 次印刷
定　　价：168.00 元

凡所购买电子工业出版社图书有缺损问题，请向购买书店调换。若书店售缺，请与本社发行部联系，联系及邮购电话：（010）88254888，88258888。

质量投诉请发邮件至 zlts@phei.com.cn，盗版侵权举报请发邮件至 dbqq@phei.com.cn。

本书咨询联系方式：liuxl@phei.com.cn，（010）88254538。

译者序

　　大脑从何而来？大脑如何从无到有并发育成熟？基因如何控制着大脑发育的各阶段？先天的基因与后天的环境如何对大脑产生纵横交叉的影响？大脑智能是如何形成的？神经发育异常会导致哪些疾病？这些问题都是当代科学中的前沿问题。《构建大脑：神经发育导论》用比较通俗易懂的语言，介绍了研究神经发育的模型和方法、神经发育解剖学、神经诱导、神经外胚层的形成、神经发生、神经元形态的发育、神经元迁移、轴突导向、神经系统发育中的生与死、脑图谱的形成、功能属性的成熟和依赖于经验的发育等发育神经生物学领域中的内容。本书涵盖了从线虫、果蝇、小鼠到人类等的多个物种，并展示了人类和其他物种神经发育之间的异同。同时，本书还以专栏的形式介绍了多种与神经发育异常相关的疾病。这是一本探究这些科学前沿问题的入门性专业教材，是一本发育神经生物学方面难得的教材，其条理清晰、章节连贯、相互呼应、图文并茂，既不乏前沿的最新研究介绍，也涵盖经典的实验、理论、模型和研究方法，对于学习者而言，尤其浅显易懂。

　　神经科学是一门综合性很强的科学，也是近几十年来得到迅猛发展的领域之一，吸引着诸多领域的科学家、工程师、老师和学生。本书是作者在多年的授课基础上形成的一本教材。正如作者在序言中所指："尽管这些学生的水平更高，但其中许多人很少或没有接受过几个关键学科，如胚胎学、神经科学、遗传学和分子生物学中一项或多项的培训。越来越多的具有数学、物理学或计算机科学背景的学生学习发育神经生物学。"因此，本书没有假设读者有大量生物学背景知识，为那些在本领域或相关领域几乎没有先验知识的学生提供了一个易于学习但又不乏严谨的神经发育机制介绍。

　　当前，基于深度学习的人工智能 2.0 虽然取得了巨大进步，但也面临着严峻的挑战，类脑智能或通用人工智能已成为下一个发展目标。研究人员再次从脑科学的新发现中吸取养分、受到启发是通往类脑智能的道路之一。但由于人工智能的研究者通常不具备脑科学方面的基础，而脑科学方面的英文读物专业性过强，容易造成阅读壁垒。本书有助于这部分读者跨越专业语言障碍，这也是我们翻译此书的初衷之一。

　　本书的翻译工作得到了中国传媒大学的大力支持。中国传媒大学脑科学与智能媒体研究院和湖北大学生命科学学院的部分师生参与了本书的翻译工作。具体分工如下：第 1~2 章由毛传樨翻译，第 3~5 章由李春选翻译，第 6~8 章由金珊翻译，第 9~10 章由王晔翻译，第 11~12 章由邓雅菱翻译，术语表由王晔和邓雅菱翻译，全书由曹立宏统一审校完稿。由于译者水平有限，书中难免有错误、遗漏和不一致之处，请读者见谅并指正！

曹立宏

2020 年 10 月 15 日

第 2 版序

第 1 版 *Building Brains: An Introduction to Neural Development* 出版以后的这 6 年中，许多重要的概念和技术上的进步使我们对神经系统发育有了更深入的了解。在第 2 版中，我们对本书进行了更新，包括特定领域的最新概念性突破，并增加了对可能在未来产生巨大影响的重大技术发展的新描述。技术的进步让我们能够快速有效地测序整个基因组和转录组，这使我们对正常和异常发育的遗传控制有了更多了解。除此之外，在公共数据库中，提供了正常和异常生物体的组织和细胞的基因组和转录组的大量数据，科学界可以使用新的计算方法对其进行分析。在第 2 版中，我们将介绍这些进展，并强调它们的潜力，以增进我们对人类发育和疾病的理解。我们以更多有关人类神经系统如何发育的背景作为补充，并展示了人类和其他物种神经发育之间的异同；描述了包括使用人类细胞进行培养的新方法，如生成类脑的结构，并在其中对正常和异常发育的机制进行建模和分析。转基因方法的进展，包括那些在特定时间、特定细胞中产生突变的方法，对我们了解人类细胞和模式生物体内发育的分子机制的能力产生了重大影响。我们将介绍这些方法及其为实验人员提供的机会。希望这些补充的内容不仅可以增加本书的实用性，还可以传达我们这些在该领域工作的人们所感到的兴奋感。为解决正常和异常大脑发育的深刻谜团做出重大贡献的机会从未如此之大。

借此机会，我们还提高了本书在第 1 版中让读者觉得理解困难的部分的清晰度。感谢所有提出建议并指出错误的人。感谢在爱丁堡上我们课程的本科生，他们提供了大量的反馈。特别是，Natasha Anstey 所提供的详细评论远远超出了我们的预期，谢谢！我们还要感谢 Natasha Price 帮助我们制作视频来解释棘手的主题，并描绘了第 1 章中提到的某些生物的原始图样。感谢 Wiley 所有帮助我们出版这本书的人，特别是 Mindy Okura-Marszycki、Rebecca Ralf 和 Ramprasad Jayakumar。

David J. Price

Andrew P. Jarman

John O. Mason

Peter C. Kind

2017 年 6 月

第1版序

几年前，我们开始在爱丁堡大学教授一门新课程，目的是激发中年级的大学生思考，试图让他们理解神经系统的挑战性和兴奋性。我们并未着手涵盖所有可能的内容，取而代之的是，选择了我们认为理解得最好或最有趣的示例部分，这些示例说明了遗传指令如何结合其他细胞和发育中生物环境的信息来控制发育事件。我们使用了神经发育各个阶段的示例，从最早的胚胎开始，到完善、成熟的功能结构。我们选择了脊椎动物和无脊椎动物的研究来阐明关键的发现，这些发现对发育机制提供了最大的洞察力，并且可以推论到许多甚至所有动物物种。我们写这本书的主要原因之一是将我们所教的材料汇集成一个单一的文本，这可能会吸引其他地方修读类似课程的学生。

我们还向许多其他学生讲授这些主题：有些是高年级的本科生，有些是在攻读医学学位的中年级学生，有些则是研究生。尽管这些学生的水平更高，但其中许多人很少或没有接受过几个关键学科，如胚胎学、神经科学、遗传学和分子生物学中一项或多项的培训。越来越多的具有数学、物理学或计算机科学背景的学生学习发育神经生物学。因此，我们必须在假设学生没有大量生物学知识的情况下讲授我们的主题。这也是我们写这本书的另一个原因，为那些在本领域或相关领域几乎没有或没有先验知识的学生提供一个易于学习但严谨的神经发育机制介绍。

编写本书的第3个原因是为学生提供许多令人难忘的、丰富多彩的发育机制插图，以及促成这些发现的实验介绍。神经发育是生物学的一个高度可视化的分支：对结构进行的实验通常可以在没有很大技术难度的情况下进行。正如我们的一位学生所指出的那样，神经发育的真正问题是需要理解遗传学、分子生物学、生物化学和生理学，然后将其全部应用于4个方面。在本书中，我们试图在开头部分描述胚胎发育的基本三维解剖结构，然后利用这些信息来帮助读者适应其余各章的内容，以解决这一令人生畏的艰巨任务。

最重要的是，我们希望读者能发现我们的书清晰有趣，并且希望它能成功传达出我们对该学科的热情。如果读者受到启发而更深入，例如，继续阅读一本有关神经发育的、内容更详细的书籍，那我们的主要目标之一就实现了。

感谢帮助我们的所有人。许多评论员（有些是匿名的）发表了非常有建设性的评论：特别感谢 Patricia Gaspar、Frank Sengpiel、Ian Thompson、Tom Pratt、Alex Crocker-Buque、Valentin Nagerl 和 David Willshaw。感谢我们的本科生给我们提供了宝贵的反馈。感谢 Gillian Kidd、Julie Robinson、Anna Price 和 Natasha Price 为插图提供的帮助；非常感谢 Gillian 在封面图方面的出色工作。感谢 Siân Jarman 的帮助和见解，以及 Nicky McGirr 和出版商的耐心支持。

最后，我们还想听听您的想法及本书是否有需要改进的地方，欢迎在 Facebook 上的 Building Brains 页面与我们联系。

David J. Price

Andrew P. Jarman

John O. Mason

Peter C. Kind

2010 年 8 月

引 言

成年人大脑的主要组成部分

尽管大脑非常复杂，但令我们欣慰的是，你只需要对它的解剖结构有一个相对简单的了解就可以了解它的发育机制。下图展示了本书中描述的主要大脑结构的位置，我们将在适当的地方参考这些结构。

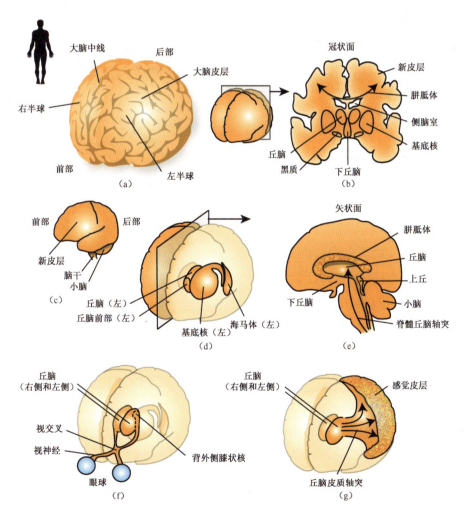

构建大脑：神经发育导论
Building Brains: An Introduction To Neural Development 2E

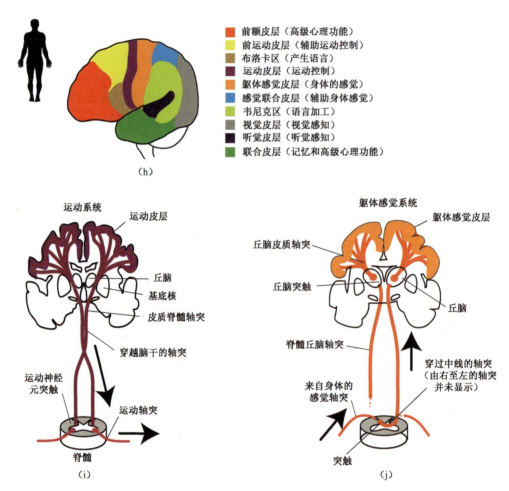

这里描述的结构在其他哺乳动物中也具有相同的名字，处于相同的相对位置，甚至在具有较小而简单的大脑的哺乳动物中也具有相似的功能。（a）大脑皮层位于头骨下方，分布在两个半球上，看起来像一个巨大的核桃。外表可见的皮层是新皮层，"新"是为了从进化的意义上将其与更原始的皮层区域区分开来，如海马体，见（d）。皮质的脊被称为回，而它们之间的谷被称为沟。如果将其伸展，则具有此类褶皱的皮质具有很大的表面积。（b）通过大脑切片揭示其内部结构（此处的切面称为冠状面）。侧脑室中充满了液体，它们与贯穿中枢神经系统中心的其他充液腔连接，这些腔在该平面中不可见（它们是第3脑室和第4脑室，位于脑和脊髓中央管）。丘脑位于脊椎动物大脑的中心，将感觉输入传递到大脑皮层，见（j）。基底核是由位于大脑皮层下负责运动控制的大量神经元组成的，包括黑质，即中脑上的一层灰质。下丘脑调节激素分泌并控制许多自主功能。胼胝体是一大束轴突，沿着它们的前后轴连接大脑半球。（c）大脑的侧视图。小脑调节一系列功能，包括运动控制、注意力和认知。脑干是脊椎动物的大脑后部,由延髓、脑桥和中脑组成。(d)通过半透明的左半球看到的与学习和记忆有关的左侧丘脑、丘脑前部、基底核和海马体。(e)在(d)所示的平面中将大脑切成两半,称为矢状面;(e)所示是右半球的内表面,上面提到的许多结构都有标记。上丘是中脑的一个区域,从视网膜接收视觉输入。脊髓丘脑轴突将主要来自皮肤的感觉信号(如触摸、温度等)从脊髓传递到丘脑,然后从那里传递到大脑皮层,这被称为躯体感觉系统,请参阅(j)。(f)眼球到大脑的输入:视网膜的轴突经由视神经到达视交叉,其中一些横穿大脑的另一侧,而其他则留在同一侧,并与丘脑中称为背外侧膝状核的神经元相连,该丘脑区域与视觉皮层相连。(g)丘脑皮层轴突将感觉信号从丘脑传递到在其后部的皮质感觉区域;另请参阅(j)。(h)新皮层被分为许多具有不同功能的区域。(i)运动系统:运动皮层的皮质脊髓轴突沿脊髓向下运动以控制另一侧身体的肌肉。(j)体感信息通过感觉神经、脊髓丘脑轴突和丘脑皮质轴突传递到对侧的皮层。

约定和常用缩写

基因和蛋白质的命名约定

基因及其蛋白产物的命名约定很复杂，并且因物种而异。在本书中，我们采取了如下的命名方法。希望在大多数使用基因或蛋白质名称的地方，上下文将提供读者所需的所有信息。

基因

在许多情况下，如果该基因以其蛋白质命名（如卵泡抑素基因），则将是罗马非斜体字。那些在相应的蛋白质之前被命名的基因一般用斜体，如 *reeler*。

基因缩写

这些字体用斜体表示并且首字母大写的基因，如 *Pax6*、*Hoxb4*，是小鼠中的惯例。青蛙、鸡和斑马鱼对于基因缩写有多种约定，但在这里我们大多遵循小鼠的表示方法。

基因家族的名称不一定遵循这些规则，我们在每个领域都遵循流行的惯例，例如，Hox 基因和 SMAD 基因不需要用斜体，但是 *Sox* 基因就是斜体。

特定物种的例外
人

除基因缩写为斜体且所有字母全部大写外，其余与上述相同，如 *PAX6*。

果蝇

基因和基因缩写用斜体表示。

如果基因突变是隐性的，如 *hedgehog* (*hh*)，则所有字母均为小写。

如果突变体是显性的，如 *Krüppel* (*Kr*)，或者该基因是以蛋白质的名字命名的，如 *Dscam*，则首字母大写。

秀丽隐杆线虫

基因缩写为小写斜体，并包含连字符，如 *ced-7*。

蛋白质（所有物种）

蛋白质通常使用小写罗马字母，如卵泡抑素和 reelin，但是在句子可能含混不清或奇怪的情况下（如 Dishevelled、Sonic Hedgehog），蛋白质可能带有首字母大写。

以基因缩写命名的蛋白质以罗马字母命名，所有字母均为大写，如 PAX6、SOX1、HOXB4 和 SMAD。

常用缩写

本书试图尽量减少缩写的使用。在第一次使用缩写的地方定义了缩写，在某些情况下，我们在多个位置重复使用缩写，我们认为这有助于提醒读者。下面是一些更常用的缩写列表。

英文缩写	英文全称	中文名称
AIS	Axon Initial Segment	轴突起始段
AMPA	α-Amino-3-Hydroxyl-5-Methyl-4-Isoxazole-Propionate	α氨基-3-羟基-5-甲基-4-异噁唑丙酸盐
AP	Anteroposterior	头尾的（前后的）
BDNF	Brain-Derived Neurotrophic Factor	脑源性神经营养因子
bHLH	basic Helix-Loop-Helix	基本螺旋-环-螺旋结构域
BMP	Bone Morphogenetic Protein	骨形态发生蛋白
BMPR	BMP Receptor	BMP 受体
BrdU	Bromodeoxyuridine	溴脱氧尿苷
CAM	Cell Adhesion Molecule	细胞粘附分子
cDNA	Complementary DNA	互补 DNA
CNS	Central Nervous System	中枢神经系统

续表

英文缩写	英文全称	中文名称
CP	Cortical Plate	皮质板
CR Cell	Cajal-Retzius Cell	Cajal-Retzius 细胞
CSPG	Chondroitin Sulphate Proteoglycan	硫酸软骨素蛋白多糖
CS	Carnegie Stage	Carnegie 阶段
DiI	1,1'-Dioctadecyl-3,3,3',3'-Tetramethylindocarbocyanine Perchlorate	1,1'-二十八烷基-3,3,3',3'-四甲基吲哚基花青高氯酸盐
dLGN	dorsal Lateral Geniculate Nucleus	背外侧膝状核
DNA	Deoxyribonucleic Acid	脱氧核糖核酸
DV	Dorsoventral	背腹的
ECM	Extracellular Matrix	细胞外基质
EGL	External Granule Layer	外部颗粒层
EPSP	Excitatory Post-Synaptic Potential	兴奋性突触后电位
ES Cell	Embryonic Stem Cell	胚胎干细胞
FGF	Fibroblast Growth Factor	成纤维细胞生长因子
G Protein	Guanine Nucleotide Binding Protein	G 蛋白
GABA	γ-Aminobutyric Acid	γ-氨基丁酸
GAP	GTPase Activating Protein	GTP 酶活化蛋白
GDNF	Glial Cell Derived Neurotrophic Factor	胶质细胞源性神经营养因子
GEF	Guanine-Nucleotide Exchange Factor	鸟嘌呤-核苷酸交换因子
GFP	Green Fluorescent Protein	绿色荧光蛋白
GMC	Ganglion Mother Cell	神经节母细胞
HES	Hairy/Enhancer of Split	多毛/增强分裂
HSN	Hermaphrodite Specific Neuron	雌雄同体特定神经元
HSPG	Heparan Sulphate Proteoglycan	硫酸乙酰肝素蛋白多糖
IPC	Intermediate Progenitor Cell	中间祖细胞
iPSC	induced Pluripotent Stem Cell	诱导多能干细胞
IPSP	Inhibitory Post-Synaptic Potential	抑制性突触后电位
ISO	Isthmic Organizer	峡部组织者
ISVZ	Inner Subventricular Zone	内脑室下区

续表

英文缩写	英文全称	中文名称
LGE	Lateral Ganglionic Eminence	外侧神经节隆起
LTD	Long-Term Depression	长时程抑制
LTP	Long-Term Potentiation	长时程增强
MAP	Microtubule-Associated Protein	微管相关蛋白
MAPK	Mitogen-Activated Protein Kinase	有丝分裂活化蛋白激酶
MD	Monocular Deprivation	单眼剥夺
mEPSP	miniature Excitatory Post-Synaptic Potential	微型兴奋性突触后电位
mIPSP	miniature Inhibitory Post-Synaptic Potential	微型抑制性突触后电位
ML	Mediolateral	中外侧
mRNA	messenger RNA	信使 RNA
MZ	Mantle Zone	外套层
MZ	Marginal Zone	边缘区
N-CAM	Neural Cell Adhesion Molecule	神经细胞粘附分子
NGF	Nerve Growth Factor	神经生长因子
NMDA	N-Methyl-D-Aspartate	N-甲基-D-天冬氨酸
NMJ	Neuromuscular Junction	神经肌肉接头
OD	Ocular Dominance	眼优势
oRG	outer Radial Glia Cell	外放射状胶质细胞
OSVZ	Outer Subventricular Zone	外脑室下区
PIP3	Phosphatidylinositol(3,4,5)-Trisphosphate	磷脂酰肌醇（3,4,5）-三磷酸
PKA	Protein Kinase A	蛋白激酶 A
pMN	progenitor Domain of the Motor Neurons	运动神经元的祖域
PNS	Peripheral Nervous System	外周神经系统
PSD	Post-Synaptic Density	突触后致密物
r1-8	Rhombomeres 1-8	菱 1-8
RA	Retinoic Acid	视黄酸
RGC	Retinal Ganglion Cell	视网膜神经节细胞
RNA	Ribonucleic Acid	核糖核酸
SOP	Sense Organ Precursor	感觉器官前体

续表

英文缩写	英文全称	中文名称
SVZ	Subventricular Zone	脑室下区
TCA	Thalamocortical Axon	丘脑皮质轴突
TS	Theiler Stage	Theiler 阶段
TTX	Tetrodotoxin	河豚毒素
UAS	Upstream Activating Sequence	上游激活序列
VEP	Visually Evoked Potential	视觉诱发电位
Vp0	Progenitor Domain of the V0 Interneurons	V0 中间神经元的祖域
VZ	Ventricular Zone	脑室区
ZLI	Zona Limitans Intrathalamica	丘脑内局限性区

粗体字和蓝色粗体字的意义

使用蓝色粗体字显示的所有术语均在本书末尾的"术语表"部分中定义。术语表中定义了所有使用粗体显示的术语。这些术语并不会在每次出现时都显示为粗体，只是在第一次出现或在其他可能会有所帮助的地方加粗显示。术语表还包含一些其他术语，这些术语在文本中未使用粗体显示，但其定义可能会有所帮助。

目 录

第 1 章 研究神经发育的模型和方法 ·················· **001**
    1.1 什么是神经发育 ·················· 001
    1.2 为什么研究神经发育 ·················· 002
        1.2.1 当前对神经发育的认识尚不明确 ·················· 002
        1.2.2 对人类健康的影响 ·················· 003
        1.2.3 对未来技术的影响 ·················· 004
    1.3 有助于理解神经发育机制的关键进展 ·················· 005
    1.4 无脊椎动物模型 ·················· 005
        1.4.1 果蝇 ·················· 005
        1.4.2 线虫 ·················· 009
        1.4.3 其他无脊椎动物 ·················· 012
    1.5 脊椎动物模型 ·················· 012
        1.5.1 青蛙 ·················· 012
        1.5.2 鸡 ·················· 013
        1.5.3 斑马鱼 ·················· 013
        1.5.4 小鼠 ·················· 015
        1.5.5 人类 ·················· 022
        1.5.6 其他脊椎动物 ·················· 024
    1.6 观察与实验：研究神经发育的方法 ·················· 025
    1.7 小结 ·················· 026

第 2 章 神经发育解剖学 027

- 2.1 神经系统从胚胎神经外胚层发育而来 027
- 2.2 描述胚胎结构的解剖术语 028
- 2.3 无脊椎动物线虫的发育 029
  - 2.3.1 秀丽隐杆线虫（*C.elegans*）......029
  - 2.3.2 果蝇（*Drosophila*）......031
- 2.4 脊椎动物神经外胚层发育及神经胚形成 033
  - 2.4.1 青蛙（*Frog*）......033
  - 2.4.2 鸡（*Chick*）......036
  - 2.4.3 斑马鱼（*Zebrafish*）......038
  - 2.4.4 小鼠（*Mouse*）......038
  - 2.4.5 人（*Human*）......045
- 2.5 脊椎动物的次级神经胚形成 049
- 2.6 无脊椎动物和脊椎动物外周神经系统的形成 050
  - 2.6.1 无脊椎动物 050
  - 2.6.2 脊椎动物：神经嵴和基板 051
  - 2.6.3 脊椎动物：感觉器官的发育 053
- 2.7 小结 054

第 3 章 神经诱导：细胞间信号如何决定细胞命运的一个例证 056

- 3.1 什么是神经诱导 056
- 3.2 特化与定型 057
- 3.3 神经诱导的发现 057
- 3.4 近期的突破：鉴别介导神经诱导的分子 059
- 3.5 果蝇神经诱导机制的保守性 062
- 3.6 默认模型之外——神经诱导涉及的其他信号通路 064
- 3.7 信号传导：细胞如何对细胞间信号做出反应 068
- 3.8 细胞间信号调节基因表达 069
  - 3.8.1 转录调控的一般机制 *070*
  - 3.8.2 参与神经诱导的转录因子 *072*

		3.8.3 转录因子控制哪些基因	*075*
		3.8.4 基因功能也能通过其他机制得到调控	*078*
	3.9	发育的本质:细胞间和细胞内信号的复杂相互作用	*080*
	3.10	小结	*080*

第 4 章 神经外胚层的形成 **082**

	4.1	神经系统的区域性形成	*082*
		4.1.1 形态发生素决定基因表达的模式	*083*
		4.1.2 发育是逐步完成的	*085*
	4.2	果蝇中枢神经系统 AP 轴的形成	*086*
		4.2.1 从信号分子梯度到转录因子表达区域	*086*
		4.2.2 外胚层分化产生体节	*088*
		4.2.3 编码体节身份特征——同源异形基因	*089*
	4.3	脊椎动物中枢神经系统 AP 轴的形成	*091*
		4.3.1 Hox 基因是高度保守的	*092*
		4.3.2 初始 AP 轴信息来源于中胚层	*093*
		4.3.3 调控前脑区形成的基因	*095*
	4.4	果蝇局部的形成:体节内神经形成的细化	*097*
		4.4.1 果蝇体节边界处的体节信号为其提供了 AP 轴位置信息	*098*
		4.4.2 果蝇背腹轴(DV)的形成	*100*
		4.4.3 神经干细胞的身份信息来自 AP 轴和 DV 轴形成中信息的整合	*102*
	4.5	脊椎动物神经系统的区域构建	*103*
		4.5.1 在脊椎动物大脑中,AP 轴边界组织了局部区域的构建	*103*
		4.5.2 脊椎动物 CNS 中 DV 轴的形成	*105*
		4.5.3 信号梯度驱动 DV 轴的形成	*106*
		4.5.4 SHH 和 BMP 是神经管 DV 轴前体结构域的形态发生素	*107*
		4.5.5 AP 轴和 DV 轴构建信息的整合	*108*
	4.6	小结	*110*

第 5 章 神经发生：神经细胞的产生 111

5.1 神经细胞的产生 111
5.2 果蝇的神经发生 112
5.2.1 原神经基因促进神经定型 112
5.2.2 侧向抑制：Notch 信号抑制定型 115
5.3 脊椎动物中的神经发生 117
5.3.1 原神经基因是保守的 117
5.3.2 在脊椎动物 CNS 中，神经发生与放射性胶质细胞有关 118
5.3.3 在脊椎动物 CNS 中的原神经因子和 Notch 信号 120
5.4 神经亚型身份的调控 122
5.4.1 不同的原神经基因——不同的神经发生方案 122
5.4.2 转录因子的组合控制形成神经元的多样性 123
5.5 在神经发生过程中细胞增殖的调控 125
5.5.1 促进细胞增殖的信号 125
5.5.2 神经发生过程中的细胞分裂模式 126
5.5.3 在果蝇中非对称细胞分裂需要 Numb 128
5.5.4 脊椎动物神经发生中非对称细胞分裂的控制 130
5.5.5 在脊椎动物中，分裂模式被调控以产生大量的神经元 132
5.6 神经身份的时序调控 135
5.6.1 神经细胞诞生的时间对于神经身份的确定是重要的 135
5.6.2 细胞出生时间决定神经元的空间分布模式 136
5.6.3 出生时间如何影响一个神经元的命运 138
5.6.4 果蝇神经干细胞中的时间控制内在机制 138
5.6.5 在哺乳动物大脑皮层中细胞的出生日期、神经元分层和性能 140
5.7 我们为什么需要了解神经发生 144
5.8 小结 144

第 6 章 神经元形态的发育 146

6.1 两种特殊类型的神经元分支 146
6.1.1 轴突和树突 147

6.1.2　成熟的轴突和树突内的细胞骨架 148
　6.2　生长中的神经突 150
　　　6.2.1　神经突的延伸源自其端部的生长 150
　　　6.2.2　生长锥的动力学机制 151
　6.3　神经突的生长阶段 152
　　　6.3.1　体外培养的海马体神经元中神经突的生长 152
　　　6.3.2　体内的神经突生长 154
　6.4　神经突的生长受神经元周围环境的影响 155
　　　6.4.1　细胞外诱因的重要性 155
　　　6.4.2　细胞外信号促进或抑制神经突生长 156
　6.5　生长锥中的分子应答 158
　　　6.5.1　细胞内信号转导的关键事件 158
　　　6.5.2　小G蛋白是神经突生长的关键调控因素 158
　　　6.5.3　效应分子直接影响微丝动力学 161
　　　6.5.4　其他神经突延伸过程的调控 162
　6.6　沿轴突的主动运输对于生长十分重要 162
　6.7　神经元极性的发育调控 163
　　　6.7.1　轴突特化过程中的信号 163
　　　6.7.2　轴突唯一性的保障 165
　　　6.7.3　哪个神经突将成为轴突 166
　6.8　树突 167
　　　6.8.1　树突分枝的调控 167
　　　6.8.2　树突分枝的自我回避 168
　　　6.8.3　树突域平铺 170
　6.9　小结 170

第7章　神经元迁移 172

　7.1　在神经系统的形成过程中许多神经元都会进行远程迁移 172
　7.2　如何观察神经元迁移 173
　　　7.2.1　观察活体胚胎中神经元的迁移 173

7.2.2 观察培养组织中的神经元迁移 ……………………………… 173
  7.2.3 间接追踪细胞迁移的方法 ……………………………… 176
 7.3 主要迁移模式 ……………………………………………………… 180
  7.3.1 由支架引导神经元迁移 ……………………………… 180
  7.3.2 神经元的群体迁移 …………………………………… 182
  7.3.3 神经元的单独迁移 …………………………………… 184
 7.4 迁移的起始 ………………………………………………………… 185
  7.4.1 神经嵴细胞迁移的起始 ……………………………… 186
  7.4.2 神经元迁移的起始 …………………………………… 187
 7.5 如何将迁移细胞引导到目的地 …………………………………… 188
  7.5.1 秀丽隐杆线虫神经元的定向迁移 …………………… 188
  7.5.2 神经嵴细胞迁移的引导 ……………………………… 189
  7.5.3 斑马鱼中神经前体细胞在侧线发育中的导向 ……… 191
  7.5.4 放射状胶质纤维的导向 ……………………………… 192
 7.6 移动 ……………………………………………………………… 195
 7.7 运动结束——迁移的终止 ………………………………………… 198
 7.8 胚胎大脑皮层包含放射状和切向迁移的细胞 …………………… 200
 7.9 小结 ……………………………………………………………… 202

第 8 章 轴突导向 …………………………………………………………… **203**
 8.1 许多轴突穿越长而复杂的路径 …………………………………… 203
  8.1.1 轴突如何被引导至靶点 ……………………………… 203
  8.1.2 生长锥 ………………………………………………… 205
  8.1.3 分解旅程——中间目标 ……………………………… 206
 8.2 接触引导 …………………………………………………………… 208
  8.2.1 行动中的接触引导：先驱者和追随者、成束和解束 … 208
  8.2.2 Eph 和 ephrin：起接触引导作用的多功能细胞表面分子 … 211
 8.3 趋化性——通过可扩散的诱导因子引导轴突 …………………… 212
  8.3.1 Netrin——在腹中线表达的一种趋化诱因 ………… 214
  8.3.2 Slit 蛋白 ……………………………………………… 217

XXII

	8.3.3	信号素	217
	8.3.4	其他轴突导向分子	218
8.4	轴突如何在选择点改变它们的行为	218
	8.4.1	连合轴突一旦穿过底板就会失去对 netrin 的吸引力	218
	8.4.2	综合分析——诱导因子及其受体在腹侧中线处协调指导连合轴突寻路	221
	8.4.3	穿越中线后，连合轴突朝向大脑投射	225
8.5	少量诱导因子如何引导大量轴突	226
	8.5.1	多个轴突路径遵循同一引导线索	227
	8.5.2	诱导因子及其受体之间的相互作用可以被辅助因子改变	227
8.6	一些轴突可能通过不同机制在非常短的距离内形成特定连接	228
8.7	生长锥在响应诱导因子方面具有自主性	228
	8.7.1	生长锥与胞体分离后仍然可以导航	228
	8.7.2	生长锥的局部翻译	229
8.8	转录因子调控轴突的引导决策	230
8.9	小结	232

第 9 章 神经系统发育中的生与死 … 233

9.1	正常发育过程中细胞死亡的发生和生理意义	233
9.2	细胞死亡的两种主要方式：凋亡或坏死	235
9.3	无脊椎动物的研究揭示了很多关于细胞如何自我毁灭的信息	238
	9.3.1	启动阶段	239
	9.3.2	死亡阶段	240
	9.3.3	吞噬阶段	240
9.4	线虫中调控程序性细胞死亡的大部分基因在脊椎动物中是保守的	241
9.5	神经发育过程中程序性细胞死亡发挥重要作用的例子	243
	9.5.1	早期祖细胞群中的程序性细胞死亡	243
	9.5.2	程序性细胞死亡对神经系统的性别差异有所贡献	244
	9.5.3	程序性细胞死亡会移除已完成其使命的暂时功能细胞	246

    9.5.4 程序性细胞死亡的数量与相互作用的神经组织中的细胞
        数量相匹配 250
  9.6 神经营养因子是细胞存活和死亡的重要调控因子 252
    9.6.1 神经生长因子 254
    9.6.2 细胞因子 254
  9.7 电活动在调节程序性细胞死亡中的作用 256
  9.8 小结 256

第 10 章 脑图谱的形成 258

  10.1 什么是脑图谱 258
  10.2 脑图谱的类型 259
    10.2.1 粗略图 260
    10.2.2 精细图 261
  10.3 脑图谱的形成原理 263
    10.3.1 发育过程中的轴突有序生长 264
    10.3.2 图谱的形成理论 266
  10.4 粗略图的发育：皮质区 267
    10.4.1 图谱源假说与皮层源假说 267
    10.4.2 皮层区的空间位置 267
  10.5 精细图的发育：拓扑图 269
    10.5.1 视网膜通路 269
    10.5.2 化学亲和假说 271
    10.5.3 ephrin 在小鸡视顶盖中起分子编码作用 273
  10.6 脑图谱发生碰撞时，来自多个结构的输入 275
    10.6.1 从哺乳动物的视网膜到皮层 276
    10.6.2 活动依赖性眼特异性分离：视网膜波的作用 277
    10.6.3 眼优势带的形成 280
    10.6.4 眼优势带是由丘脑皮层轴突的向内生长形成的 281
    10.6.5 神经活动和眼优势带的形成 282
    10.6.6 感觉图谱的整合 282

10.7	特征图的发育	283
	10.7.1 视觉系统中的特征图	283
	10.7.2 经验在方位图和方向图形成中的作用	286
10.8	小结	287

第 11 章 功能属性的成熟 288

11.1	神经元是可兴奋的细胞	289
	11.1.1 引起细胞兴奋	290
	11.1.2 神经元的电学特性	290
	11.1.3 内在神经生理学调控	293
11.2	发育中的神经元兴奋性	294
	11.2.1 神经元兴奋性在发育过程中发生显著变化	295
	11.2.2 早期动作电位由 Ca^{2+} 驱动，而不是 Na^+	295
	11.2.3 在突触形成前，神经递质受体调节兴奋性	297
	11.2.4 GABA 受体的激活使兴奋变为抑制	297
11.3	由神经元兴奋性调节的发育过程	299
	11.3.1 电兴奋性可调节神经元的增殖和迁移	299
	11.3.2 神经元活动和轴突导向	301
11.4	突触生成	302
	11.4.1 突触	302
	11.4.2 树突的电学特性	304
	11.4.3 突触生成的阶段	305
	11.4.4 突触特异化和诱导（Synaptic Specification and Induction）	306
	11.4.5 突触形成	310
	11.4.6 突触选择：稳定和消退	311
11.5	树突棘生成	312
	11.5.1 树突棘形态和动力学	314
	11.5.2 树突棘的理论	315
	11.5.3 树突棘生成的小鼠模型：*weaver* 突变体	317
	11.5.4 树突棘发育的分子调节剂	318
11.6	小结	319

第 12 章　依赖于经验的发育 320

12.1　经验对视觉系统发育的影响 321
12.1.1　双眼看世界：皮层细胞的眼优势 321
12.1.2　视觉经验对眼优势的调节 323
12.1.3　竞争会调节依赖于经验的可塑性：黑暗饲养和斜视的影响 324
12.1.4　解剖结构发生变化前眼优势的生理变化 326
12.1.5　协作的双眼交互作用和视觉皮层可塑性 329
12.1.6　发育可塑性的时机：敏感期或关键期 331
12.1.7　发育中视觉系统的多个敏感期 332

12.2　经验如何改变功能性连接 334
12.2.1　可塑性的细胞基础：突触增强和减弱 334
12.2.2　单眼剥夺引发突触权重变化的时间进程 337
12.2.3　诱发 LTP/LTD 的细胞和分子机制 339
12.2.4　调节 LTP/LTD 的表达和依赖于经验的可塑性的突触变化 341
12.2.5　元可塑性 345
12.2.6　脉冲时间依赖的可塑性 345

12.3　可塑性的细胞基础：抑制型网络的发育 348
12.3.1　抑制有助于单眼剥夺效应的表达 349
12.3.2　抑制通路的发育调节单眼剥夺敏感期的时间进程 350

12.4　稳态可塑性 351
12.5　结构可塑性和细胞外基质的作用 354
12.6　小结 355

术语表 356

第1章

研究神经发育的模型和方法

1.1 什么是神经发育

神经发育是指神经系统从胚胎的最初阶段发育到一个成熟的功能系统的过程。成熟的神经系统包含两类专有细胞：**神经元**（**Neuron**）和**胶质细胞**（**Glia**），它们之间具有紧密的相互作用（简称互作）。在大脑内部以及大脑和外周神经元之间，神经元利用**轴突**（**Axon**）传递电信号，并通过**突触**（**Synapse**）与其他细胞进行通信。神经元类型众多，都具有特殊的形状和功能，其**胞体**（**Soma**）直径从几微米到一百微米不等，轴突最长甚至能达到一米，最短的却只有几微米。胶质细胞同样具有多种不同类型。神经元和胶质细胞之间的相互作用是非常精确的，从而使神经系统有效地运作。图 1.1 展示的是神经元和胶质细胞相互作用而产生的复杂结构，其中荧光标记的郎飞结（Node of Ranvier）是神经系统中快速产生神经冲动的特殊结构。

早期胚胎细胞数量较少，在这些细胞建立差异的过程中，神经元和胶质细胞有组织地获得其分子、结构和功能的多样性。随着有机体中产生越来越多的细胞，新的细胞与先前存在的细胞相互作用以特定的方式分化，从而增加生物体的复杂性。有机体的发育类似于人类文明的发展（有机体发育也是一次又一次的重复）。二者的种群大小（无论是地球上的人类还是有机体中的细胞）与其复杂程度的增长密切相关、相辅相成，每个阶段都为之前生成的结构、功能和互作增加了更高的复杂性。在发育过程中，细胞行为和交互作用的调节机制通常用人类活动的术语来描述。本书有几处会用到这种类比来帮助读者理解。

为了了解生物体是如何发育的，我们需要知道胚胎中每个部分的细胞是如何以特定的、可复制的方式发育的，这是它们自身的内部机制与外部不断扩大的刺激相互作用的结果。国际上许多实验室都在研究这个领域。

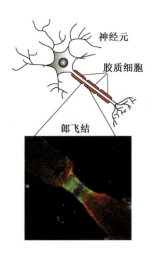

图 1.1　郎飞结：这些高度有序的结构是由轴突和神经胶质细胞相互作用形成的，对加速轴突上的电信号传输至关重要。在小鼠脊髓的神经纤维中，钠通道（蓝色）位于轴突和神经胶质细胞相连接的区域（称为轴突胶质连接，绿色），而轴突胶质连接又被两侧的钾通道（红色）所包围。该图片由爱丁堡大学的 Peter Brophy 和 Anne Desmazieres 提供。

1.2　为什么研究神经发育

1.2.1　当前对神经发育的认识尚不明确

研究神经发育的一个原因是我们对该领域仍然知之甚少。本书中，我们试图解释神经发育过程中的一些主要事件，尤其是这些事件的发生机制。然而，重要的是我们提出的许多结论，尤其是对分子机制的理解，更适合被看作不断发展的假设，而非既定事实。生物学家 Konrad Lorenz 说过，"科学中的真理可以被定义为不断优化的假说。"这在发育神经生物学中是非常适用的。

目前，我们对于发育神经生物学的理解是不全面的，甚至将来有可能被证实是错误的。在此，我们试图突出那些不确定或有争议的问题，并表明我们知识的局限性。因为，承认我们所不知道的东西与学习我们所知道的东西同样重要和有趣。发育神经生物学的动人之处就在于它研究的是大自然创造如此高效和可复制的神经结构的奥秘。

我们对神经发育的机制仍然知之甚少的一个原因是，成熟的高等动物神经系统细胞数目庞大且结构复杂。例如，人类大脑约有 10^{11} 个细胞，而它们之间大约有 10^{15} 个连接。这种连接的数量很难想象，大概相当于一小片海滩上的沙粒数目。在整个神经系统中，尽管具有相似性质的细胞和连接可以组合在一起，但它们的分子构成、形态和功能仍然存在很大差异。本书中我们关于神经发育的许多假设都是建立在组织或细胞群水平上的，而非单个细胞及其连接上，尤其是在高等哺乳动物中。只有在仅含几百个神经元的简单生物体中（如一些蠕虫），我们才能完全了解其神经系统里每个细胞的来源，即便如此也不能确定这些神经元及其连接是如何发育的。我们仍需要漫长的探索，来理解是什么样的细胞和分子机制在控制这些神经细胞以正确的类型、数目和连接，出现在正确的位置并发挥其正确的功能。

1.2.2 对人类健康的影响

我们投入时间和资源来探索一门学科不仅仅是因为对其知之甚少，还有许多现实意义促使我们去了解神经系统的发育。对神经发育的解析可以帮助我们解决目前无法治愈的神经系统疾病。许多先天性疾病影响神经发育[1]，但其原因尚不明确。我们将在后面的章节中举例说明。许多相对常见的精神疾病和神经系统疾病，如精神分裂症、智力障碍、自闭症和某些形式的癫痫（见图1.2），现在被认为有发育起源，但其机制尚不清楚。对生物体正常发育过程的研究有助于了解癌症的形成。癌细胞不受控制的生长通常是由于原本正常的分子和机制在正常发育过程中突然发生异常造成的。关于新的治疗方案，有人建议通过替换功能失调基因或移植新细胞来修复患病的大脑。植入的细胞仍然需要一个发育过程来使其存活下来，并将其功能整合到神经系统和环路中。如何实现这一目标，目前尚不清楚，但对正常发育机制的研究或许会有所帮助。

---

[1] 有关人类基因和遗传疾病的全面概要，参见 http://omim.org/about。关于神经发育疾病及其影响的综述，参见 Stoeckli E T. (2012) What does the developing brain tell us about neural diseases? European Journal of Neuroscience, 35: 1811-1817。

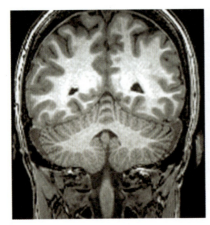 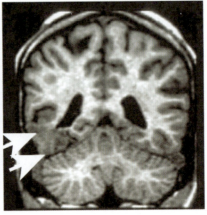

图 1.2 3%~7%的人患有精神分裂症、智力障碍、自闭症和癫痫等神经系统疾病。基于流行病学和神经生物学的证据，精神分裂症现在被认为是一种具有很大遗传因素的神经发育障碍。许多可能致病的易感基因已经被鉴定出来，但是这些基因的异常如何引起疾病的症状尚不清楚。同样，自闭症和智力障碍也具有高度遗传性，许多已知的遗传因素似乎都参与调节突触的形成。大脑皮层发育畸形是癫痫最常见的病因之一。有些是肉眼可见的大范围缺陷，另一些则只能在显微镜或分子水平上才能观察到。它们是皮层形成的正常步骤被中断的结果，如神经元迁移缺陷，可能是由于环境或遗传因素造成的。大量的皮层发育畸形已被报道，每种都有其病理和临床特征。右侧（箭头之间）患者大脑扫描图显示了一个导致癫痫的大型先天缺陷；作为对比，左侧显示了正常人的大脑扫描图。该照片由 John S. Duncan 教授和英国 National Society for Epilepsy MRI Unit 提供。

1.2.3 对未来技术的影响

理解大脑发育的另一个动机，是来自计算机技术的革新、机器人技术的改进，以及产生能够做出决定的自主机器的驱动。利用目前的工业方法来制造比现在复杂得多的计算机需要更小更快的电路。相比之下，进化产生了具有巨大计算能力的大脑，能够以极大的效率自我建构（Self-Construct）。从研究大脑构造自身的方式中获得的经验，能否用于发明新的、更有效的方法，通过自我建构来生成计算机呢？也许这听起来像科幻小说，但国际组织已经开始认真对待这个问题，并投入了大量的资金进行研究，以确定其可能性[1]。

---

[1] Douglas R. (2011) Constructive cortical computation. Procedia Computer Science, 7: 18-19.

1.3 有助于理解神经发育机制的关键进展

20世纪科技的重大突破大大增加了人类对神经发育的认识。最引人注目的是DNA结构的发现和操纵基因功能方法的发展。我们假设读者对DNA的结构和功能熟悉，操纵基因功能的方法将在后面的章节进行概述。

20世纪另一个非常重要的进展是，尽管不同动物在大小和结构上存在巨大差异，但它们调控发育的机制是高度相似的。许多调控无脊椎动物发育的基因在高等哺乳动物（包括灵长类动物）中都有其同源基因（Homologue）[1]。这就意味着，通过对易操作生物体进行一些相对简单的实验，研究其发育的调控机制，我们就可以了解很多与人类发育相关的知识，因为很多关于人类的研究是受实际和伦理限制的。

模式生物（Model Organism）在发育神经生物学研究中被广泛使用，因为它们在特定类型的研究中具有明显优势。下面将介绍那些已经被充分开发的模式生物，其中一些被使用得较少。

1.4 无脊椎动物模型

1.4.1 果蝇

果蝇是发育遗传学中最著名的无脊椎动物模型之一，因其常出没于腐烂的水果周围而得名。黑腹果蝇（*Drosophila Melanogaster*）的生命周期只有两周，且饲养简单，容易繁殖。果蝇卵易于收集，胚胎发生只需一天。利用果蝇展开的研究通常是从建构具有异常表型（Phenotype）[2]的突变体品系（Line）[3]开始的（见图1.3）。通过对突变体异常表型的分析便可了解相关基因的功能。

---

[1] 同源基因（Homologue）：在不同物种中序列相似的基因，由共同的祖先进化而来。
[2] 表型（Phenotype）：有机体表现出的外形和行为上的特征。
[3] 品系（Line）：由不断的近亲繁殖和人工选择而获得的基因相对纯的种群。

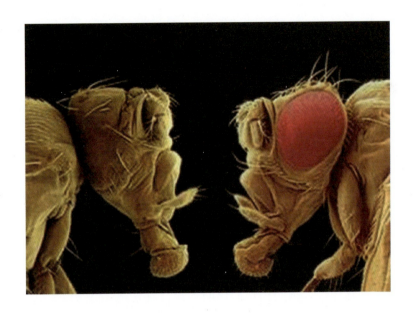

图 1.3　果蝇：右侧为正常的果蝇（野生型），左侧为突变体果蝇。在突变体中，一个对眼睛的形成起到至关重要作用的基因是有缺陷的。缺失这个基因的果蝇无法长出眼睛。这个基因就是 *Pax6*，它几乎存在于所有动物基因组中，如人类、果蝇、软体动物甚至非常简单的线虫。*Pax6* 基因在果蝇中也被称为 *eyeless*（无眼基因），因为果蝇的基因通常是根据突变表型命名的，因此，有点令人困惑的是，*eyeless* 却是形成眼睛所必需的。这张引人注目的图片是由德国 Max Planck Institute for Developmental Biology 的 Jürgen Berger 和 Ralf Dahm 授权展示的（www.ralf-dahm.com）。

从表型到基因的研究方式通常被称为**正向遗传学（Forward Genetics）**。专栏 1.1 更详细地说明了具有异常表型的果蝇如何在所谓的正向遗传筛选中产生。果蝇含有多达 17000 个基因，许多基因是以突变体表型命名的。相比之下，人类**基因组（Genome）**包含 20000～25000 个基因。值得注意的是，大约 50%的果蝇蛋白序列都在哺乳动物中有同源基因。果蝇被越来越多地用作研究人类疾病的模式生物[1]：75%的人类疾病相关基因在果蝇中都有同源基因。1995 年，Ed Lewis、Christiane Nusslein-Volhard 和 Eric Wieschaus 因在早期胚胎发育的遗传控制方面的发现而获得诺贝尔生理学或医学奖[2]。

---

[1] Botas J. (2007) *Drosophila* researchers focus on human disease. Nat. Genet, 39: 589-591.
[2] www.nobel.se/medicine/laureates/1995/illpres/index.html[2010-11-20].

专栏 1.1　正向遗传学：从表型到基因

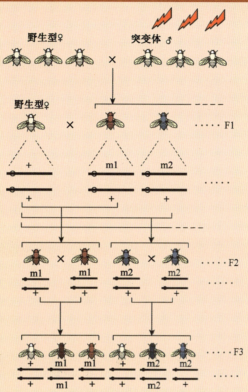

上图展示了在果蝇研究中广泛使用的一种策略，即随机突变大量的基因，然后筛选出在后代中产生异常表型的突变。一旦完成筛选，实验人员就可以继续鉴定他们感兴趣的异常表型究竟是由哪些基因突变造成的。这种方法通过给雄果蝇喂食强诱变剂甲基磺酸乙酯（Ethyl Methane Sulphonate）或 X 射线照射（右上），在雄蝇生殖细胞中引起突变。这些被诱变的雄蝇（蓝色和红色表示带有不同突变的果蝇）与正常的野生型雌蝇杂交（左上；两个染色体，野生型染色体标记+）。这就产生了大量的 F1 群体，其中许多果蝇是包含随机突变（m1, m2, …）的**杂合子**（Heterozygous）[1]。在此阶段，实验人员只知道携带**显性**（Dominant）突变的杂合体能产生表型。每只 F1 果蝇与野生型雌蝇杂交（第二行），产生 F2 群体（第三行）。下一步进行同胞交配产生 F3 果蝇群体（最后一行），其中一些对每个突变而言都是**纯合子**（Homozygous）[2]，从而可以识别**隐性**（Recessive）突变导致的表型。通过这种方式，实验人员可以建立许多带有显性或隐性突变的果蝇品系[3]。类似的方法也适用于其他物种。在哺乳动物中，小鼠是首选，且研究者们已经建立了许多携带自发突变和由化学物质或辐射诱导突变的品系。一旦感兴

---

[1] 杂合子（Heterozygous）：（特定遗传特性，如一个基因或突变）两个副本的功能是不同的。
[2] 纯合子（Homozygous）：（对于一个特定的遗传特征，如基因或突变）两个副本的特征是相同的。
[3] St Johnston D. (2002) The art and design of genetic screens: Drosophila melanogaster. Nature Reviews Genetics, 3: 176-188.

趣的表型被筛选出来,就可以开始鉴定引起这些表型的基因了。关于如何做到这一点的描述在很多文献中均可找到[1]。

果蝇不仅是正向遗传学的理想模型,还可以用于**反向遗传学**(**Reverse Genetics**),即从一个目的基因开始,通过操纵其活性,从而解析其功能。在果蝇中,利用 GAL4/UAS 系统可以调控特定基因的活性。专栏 1.2 概述了 GAL4/UAS 系统的工作原理[2]。该系统可以时空特异性地调控目的基因的表达,且可通过多种不同方式被运用。例如,研究人员通过激活果蝇基因组特定基因来解析其功能(称为功能获得型方法);或者,研究者利用 GAL4/UAS 系统激活目的基因的抑制因子,从而产生阻碍分子来抑制其活性和功能(称为功能丧失型方法)。这些阻碍分子是如何工作的,我们将在下面进行详细阐述。

> **专栏 1.2 反向遗传学:从基因到表型**
>
> GAL4/UAS 系统被许多研究者用来研究果蝇的基因功能(也被用于研究其他物种,如青蛙和鱼)。这个系统有两部分,每一部分都包含在不同的个体中。这两部分通过杂交匹配到一起,导致特定的基因在特定的细胞中被激活。
>
>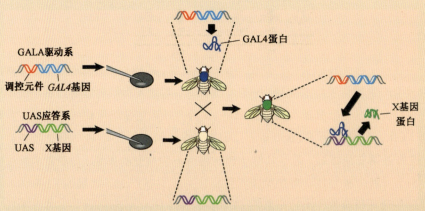
>
> (1)首先需要一种**转基因**(**Transgenic**)[3]果蝇品系,称为驱动系,其中一种名为 GAL4 的蛋白在目的蛋白(X)待激活的目标细胞中被特异性表达。如果需要构建新的驱动系,研究人员首先要将以下 3 个元件的 DNA 整合到一起:① *GAL4* 基因;②调控表达时间和空间的序列(称为调控元件),用于时空特异性激活 *GAL4* 基因;③P 元件序列(上图中未显示),可以在注射胚胎时将上述所有 DNA 一并插入基因组中。在构建过程中需要基于过去对调控基因表达方式的研究经验来选择合适的调控元件使

---

[1] Kile B T, Hilton D J. (2005) The art and design of genetic screens: mouse. Nature Reviews Genetics, 6: 557-567.
[2] Brand A H, Perrimon N. (1993) Targeted gene expression as a means of alteringcell fates and generating dominant phenotypes. Development, 118: 401-415.
[3] 转基因(Transgenic):指遗传物质被修饰或改造过的。

GAL4 基因可以按要求的方式被激活。基因是如何被调控元件所控制的，将在第 3 章进行描述。（注意，*GAL4* 是一个在酵母中发现的基因，经改造后用于果蝇中，基因是斜体的，而蛋白质是非斜体；见约定和常用缩写）。

（2）第二种品系（称为应答系）由下列 3 个元件构成：①待激活的目的基因（X）；②只有结合 GAL4 时才会激活下游 X 基因的序列（称为上游激活序列或 UAS）；③P 元件（上页图中未显示）。因为果蝇基因组中原本不含 GAL4，所以应答系在未与驱动系杂交之前是不会激活 X 基因表达的。

当这两种果蝇杂交后便会激活 X 基因，使其按照要求的时间和空间表达。这似乎是一个漫长而曲折的方法：例如，为什么不将 X 基因直接放到调控元件后激活其表达？最主要的原因是，已经有大量构建完成的 GAL4 驱动系，在实验中，研究者往往只需要构建应答系。一旦应答系构建完成，研究者就可以根据需求将其与不同的 GAL4 驱动系杂交，从而增加了实验的灵活性。

1.4.2 线虫

另一种无脊椎动物模型是秀丽隐杆线虫（*Caenorhabditis elegans*，*C. elegans*，如右图所示），由于其结构比果蝇更简单，因此它为神经发育的机制解析立下了汗马功劳。线虫生活在土壤中，以细菌和真菌为食，在实验室中也很容易饲养，其活体甚至可以冷冻保存。线虫发育极快，基本在 2～3 天就可以完成。它们身体透明，解剖结构清晰且详细。例如，它所有的神经元和连接都是已知的。此外，它的发育过程是高度定型的，从**受精卵**（**Zygote**）[1]到成虫，所有细胞分化过程都是已知的，譬如我们知道线虫每个细胞**谱系**（**Lineage**）的全部细节。这些都是非常有价值的，因为大多数其他生物模型都需要通过间接方法来推论细胞谱

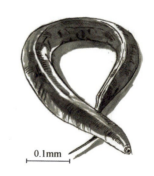

系，但得出的结论与完整的谱系相差甚远。细胞谱系的概念将在专栏 1.3 中进行详细解释。

在秀丽隐杆线虫体内，处于正常发育阶段的所有细胞的**命运**（**Fate**）都是已知的。在这个背景下，通过正向或反向遗传方法研究基因功能就会变得相对简单，即

---

[1] **受精卵**（**Zygote**）：发育成胚胎的受精细胞。

构建突变体线虫品系或干扰特定基因的作用（如使用 RNA 干扰方法，见图 1.4）。由于秀丽隐杆线虫的一种性别是**雌雄同体（Hermaphrodite）**[1]，而另一种是雄性，那些有严重缺陷且无法交配的突变体仍然可以通过自我受精进行繁殖。2002 年，Sydney Brenner、Robert Horvitz 和 John Sulston 因研究秀丽隐杆线虫的发育遗传而获得诺贝尔生理学或医学奖[2]。因为秀丽隐杆线虫的许多基因与人类基因都有相对应的功能，整个生化途径也是保守的，研究这个相对简单的生物有助于解析人类的发育过程（如 9.3 节中自然发生的细胞凋亡）。

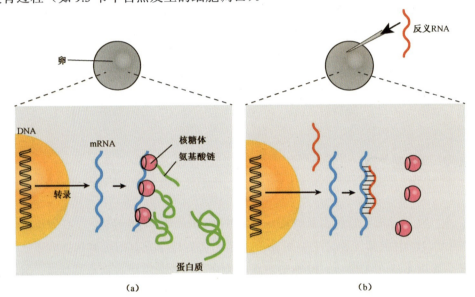

图 1.4　反向遗传学的 RNA 干扰可用于阻断基因功能。(a) 在正常细胞中，基因被转录产生单链信使 RNA（mRNA），该 RNA 被核糖体翻译以产生特定的蛋白质。(b) 为了阻断基因功能，与特定 mRNA 的正义序列互补的**反义 RNA（Antisense RNA）**被引入细胞，它们在细胞中与靶 mRNA 相互作用并阻断其翻译。反义分子类型众多，大致分为两大类：在结合靶 mRNA 后，一些反义分子会促进其被酶所降解，而另一些则阻断其翻译。例如，在爪蟾和斑马鱼发育研究中广泛使用的吗啉环就属于后者。作为实验工具，反义分子对于人类疾病的治疗也具有潜力。随着反义方法的发展，研究人员发现了大量微 RNA（microRNA）。这些小 RNA 分子由细胞自然产生，并在体内行使着反义分子的功能（见 3.8.4 节）。本图中，反义 RNA 是通过显微注射引入的，还有许多其他方法，如**电穿孔（Electroporation）**（见图 1.7）或病毒载体。每种方法都有利有弊，哪种方法最佳取决于靶细胞的数量和类型、生物的种类及年龄等因素。未来，这些抑制性 RNA 分子的使用可能会逐渐被基于 RNA 操作来突变基因的方法所取代（如 **CRISPR/Cas9** 系统；见 1.5.4 节）。

---

[1] **雌雄同体（Hermaphrodite）**：同时具有雄性和雌性的性特征和器官的有机体。
[2] http://nobelprize.org/nobel_prizes/medicine/laureates/2002/horvitz-lecture.html [2010-11-20].

专栏 1.3 细胞谱系

细胞谱系是一个术语,用来描述在生物体中产生任何特定细胞的细胞分裂顺序。因此,为了描述细胞的谱系,我们必须直接观察或用间接方法推断其分裂过程。直接观察在简单生物体中是可行的。1870年,Charles Whitman 首次对水蛭胚胎进行了细胞谱系研究。自此,直接观察法被陆续用于追踪其他无脊椎动物的细胞谱系,如线虫和果蝇。然而,在分析无脊椎动物谱系的一些特殊情况及脊椎动物谱系的大多数情况下,直接观察法是无法实现的。在这种情况下,使用分子标记追踪整个细胞分裂和发育过程就可以帮助确定细胞谱系。合适的标记物包括染料或报告分子(如绿色荧光蛋白,见专栏 1.4 和 7.2 节)。报告分子的基因被整合到所选细胞的基因组中,其优点在于,它们不会在每轮分裂中被稀释。在水蛭(见下文)和线虫等简单生物中,细胞分裂的模式在个体之间非常相似或相同,并且以这种模式产生的细胞谱系是不变的。在高等生物复杂的神经系统中,很难知道哪个谱系是不变的。高等生物的细胞谱系很可能出现更大的变化,因为正如我们将要提到的(见之后的章节),它们的细胞命运在很大程度上依赖于细胞之间的信号传导,而这一过程天生就容易受到个体差异的影响。

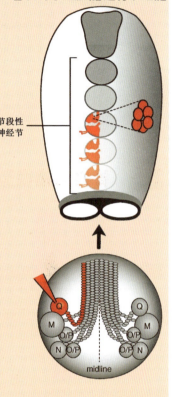

如右图所示,下方早期水蛭胚胎由双侧端细胞发育而来,每侧各 5 个细胞分别称为 M、N、O/P、O/P 和 Q。向端细胞注射染料(红色)以标记由该端细胞产生的一系列细胞(带状分布的较小红色细胞)。图片上方是成熟水蛭的前端(与身体其他部分切断,未显示),显示出一侧注射的节段性神经节端细胞产生的被染料标记的细胞(红色阴影标记)。

1.4.3　其他无脊椎动物

还有一些无脊椎动物也被用作神经发育研究的模式生物,如海胆(19 世纪初开始被使用,因为它们的胚胎在显微镜下易于观察)、水蛭(见专栏 1.3)和海鞘(尽管它们的外形更像脊椎动物)。这些物种为神经发育研究提供了宝贵的见解,展现出特有的优势。我们将会在第 3 章的神经诱导中再次讨论。

1.5　脊椎动物模型

1.5.1　青蛙

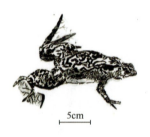

在脊椎动物模型中,非洲爪蟾(*Xenopus Laevis*),如右图所示)为胚胎发生包括神经系统的最初形成机制提供了最早也最重要的见解。从 19 世纪末开始,德国科学家利用青蛙和其他两栖动物相对较大的、健壮的卵进行实验,旨在了解特定的细胞群如何指导其他细胞群以特定的方式发育。他们研究了特定的细胞群会在多大程度上遵循被指导的命运。

这项工作的核心问题是:通过实验操作是否可以改变细胞的发育命运?这些实验涉及对胚胎进行显微手术,因为胚胎在体外发育,所以很容易获得。在一些实验中,部分胚胎被移植到其他区域,以观察它们如何在新位点发育,以及它们对新邻居的影响。在其他实验中,细胞被分离培养。Hans Spemann 在胚胎学领域做出了巨大的贡献,并因此在 1935 年获得了诺贝尔生理学或医学奖[1]。他的发现将在第 3 章中进行讨论。

遗憾的是,非洲爪蟾对正向遗传学来说并不理想,因为其雌性需要几个月的时间才能发育成熟,这将增加构建突变体的耗时。同时,非洲爪蟾的许多基因都有 4

---

[1] www.nobelprize.org/nobel_prizes/medicine/laureates/1935/spemann-lecture.html [2010-11-20].

份（异源四倍体），使得遗传研究复杂化。而热带非洲爪蟾成熟更快，且是二倍体（Diploid）[1]，其研究可行性更强。在反向遗传实验中，非洲爪蟾卵和胚胎的大小、可获得性和稳健性更有利于注射用来提高或降低特定基因表达水平的分子。通过注射 mRNA 可以提高目的蛋白的水平；而注射干扰特定 mRNA 功能的分子，可以降低特定蛋白的水平（也称为敲减，见图1.4）。

1.5.2 鸡

鸡**胚胎**是普遍使用的模式生物，因为很容易获得和储存其卵子。此外，其胚胎孵化时间短；神经系统只需要几天就能发育好；通过在蛋壳上开一个小窗口来观察和操作胚胎也是相对容易的。自20世纪初以来，研究人员运用良好的手术方法（显微操作）将胚胎的一部分移植到另一个地方来观察被移植部分的反应（在第3章进一步讨论）。最近，鸡胚胎已被证明是利用 mRNA 介导的反向遗传法检测发育调控基因功能的有用模型（见图1.4）。

1.5.3 斑马鱼

在过去的几十年里，原产于印度的小型淡水斑马鱼（见右下图）已经成为另一种普遍使用的脊椎动物模型。由于它的卵是体外受精的，且胚胎是在体外发育的，所以很容易进行实验操作。斑马鱼的胚胎发育迅速，呈半透明状态，使形态发生相对容易地被观察和记录。通过标记融合蛋白，如绿色荧光蛋白（Green Fluorescent Protein，GFP）及其变体（见专栏1.4），这个过程可以在显微镜下被实时监测（见图1.5）。斑马鱼不仅在反向遗传法中得到了充分的利用，同时也被证明适用于大规模的正向遗传筛选，其中诱变剂被用于构建带有异常表型的鱼系（见专栏1.1）。

---

[1] 二倍体（Diploid）：指每种染色体都有一对的生物体。

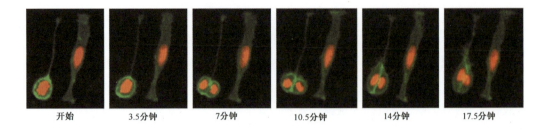

图1.5 英国伦敦国王学院 Jon Clarke 实验室的 Paula Alexandre 通过标记斑马鱼胚胎神经细胞，拍摄了一组活体延时成像图片，显示了一个细胞正在分裂，而另一个保持静止。绿色是绿色荧光蛋白（GFP），用于标记细胞膜。红色是红色荧光蛋白（RFP），在这里用来显示细胞核（关于这些荧光分子的详细信息，见专栏1.4）。

专栏1.4 绿色荧光蛋白（GFP）

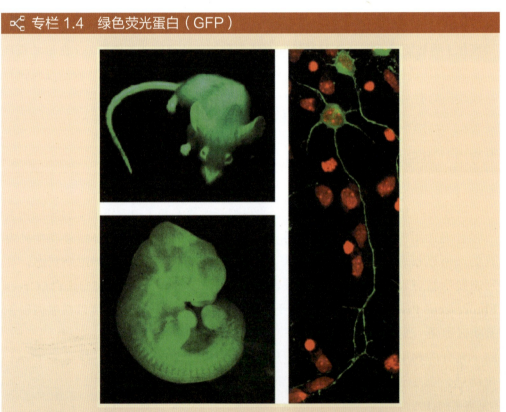

活细胞中的绿色荧光蛋白在蓝光照射下会发出明亮的绿色荧光。它最初是从水母中分离出来的。它的基因可以通过多种方式被引入生物体中，以标记所有的细胞（如左上的小鼠或左下的小鼠胚胎）或仅标记部分细胞（如右侧所示：红色标记所有细胞核）。是标记所有细胞，还是只标记一些特定的细胞，取决于实验者对激活 GFP 基因的调控序列的选择。GFP 也可与特定的蛋白质结合，以观察其亚细胞定位。带有 GFP 标签的细胞可以有多种用途，如用于追踪细胞谱系（见专栏 1.3 和 7.2 节）或研究调控元件在何时何地激活其基因。我们将在整本书中多次描述使用 GFP 的例子。Martin Chalfie、Osamu Shimomura 和 Roger Y. Tsien 在 2008 年因发现了 GFP 并开发了 GFP 的使用方法而获得了诺贝尔化学奖[1]。现在可用的还有 GFP 的变体，它们带有其他颜色的荧光，这样一来就可以同时使用多个标签。GFP 标记胚胎和细胞的图片由英国爱丁堡大学的 Tom Pratt 提供；GFP 标记的成年小鼠的图片转载自文章 Hadjantonakis A–K, et al. (1998) Generating green fluorescent mice by germline transmission of green fluorescent ES cells. Mechanisms of Development, 76:79-90.

1.5.4 小鼠

在众多哺乳动物中，小鼠在分子遗传学的研究上有着巨大的优势。最初，孟德尔研究的是小鼠的遗传，但他的工作被奥地利的宗教统治阶层所阻止，他们认为一个神父与交配动物共处一室是不合适的。20 世纪初，法国遗传学家 Lucien Cuenot 对小鼠的遗传重新进行了研究，他证实了孟德尔在植物中的预测。现存有许多近交系和特定表型选择系，并通过世界各地的大型养殖设施饲养和繁殖，如美国 Jackson Laboratories 和日本 RIKEN BioResource Centre[2]。有些品系是通过异常表型的筛选获得的，其突变是自发发生或由诱变剂随机诱导产生的（如化学诱变剂 N-乙基亚硝基脲或 ENU）[3]。对于许多品系，已经鉴定出与表型相关的基因及其突变。这是正向遗传学的一个范例（见专栏 1.1），但也有很多品系是在 20 世纪 80 年代的重大突破中通过反向遗传法获得的。

有一项突破来自 Martin Evans、Matthew Kaufman 和 Gail Martin 的发现，即早期小鼠胚胎的**干细胞（Stem Cell）**[4]可以在培养条件下生长。当重新被移回小鼠胚胎时，这些细胞能够在体内分化出所有细胞类型，这种特性被称为**多能性（Pluripotency）**（见图 1.6）。这些干细胞的基因组，被称为**胚胎干细胞（Embryonic Stem Cell，ES 细胞）**，可以添加 DNA 序列（如编码特定蛋白质的 DNA 序列），或

---

[1] http://nobelprize.org/nobel_prizes/chemistry/laureates/2008/chalfie-lecture.html [2010-11-20].
[2] http://www.jax.org/[2010-11-20]; http://mus.brc.riken.jp/en/.
[3] Kile B T, Hilton D J. (2005) Theart and design of genetic screens: mouse. Nature Reviews Genetics, 6: 557-567.
[4] 干细胞（Stem Cell）：一种相对非特化的细胞，可重复分裂以再生，并能产生更特化的细胞，如神经元或神经胶质细胞。

通过**同源重组（Homologous Recombination）**[1]用突变序列替换内源 DNA 序列来突变基因（见图 1.7）。这些编辑过的 ES 细胞可以用来构建基因工程小鼠，我们稍后将做进一步解释。首先，我们要对 DNA 操作步骤进行简要的扩展。

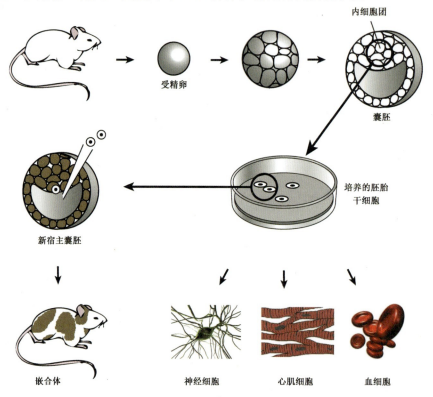

图 1.6　小鼠胚胎干细胞（ES）来源于小鼠囊胚的内细胞团（这里是一组小白鼠）。将内细胞团转移到培养基中，内细胞团中的细胞分裂并散布在培养皿表面，形成 ES 细胞。ES 细胞在培养中可以分化为多种类型的细胞，包括神经细胞、心肌细胞和血细胞。它们可以被注射到新的囊胚中，这里使用一组小棕鼠（尽管图片中该囊胚细胞被涂成棕色以示区别，但实际上它们与小白鼠囊胚的颜色没有区别）。注射的囊胚被植入子宫从而产生嵌合体后代（见专栏 1.5），该嵌合体由来自 ES 细胞和宿主囊胚的细胞混合而成（嵌合小鼠的皮毛为棕白色）。

目前，大多数研究者会采用 **CRISPR/Cas9**[2] 系统等新方法来提高改变 ES 细胞遗传信息的效率（见图 1.7）。CRISPR 一词产生于 20 世纪 80 年代，是细菌用来制造 RNA 的短 DNA 序列，这些 RNA 可以通过切割病毒的 DNA 来防御病毒攻击。

---

[1] **同源重组（Homologous Recombination）**：在两条相似或相同的 DNA 链之间交换核苷酸序列的现象。
[2] **CRISPR/Cas9**：细菌中天然存在的防御系统，已被应用于所有实验物种中，以用作靶向、高效的基因编辑。

CRISPR(发音为"crisper")表示成簇恒间隔短回文重复序列(Clustered Regularly-Interspaced Short Palindromic Repeat,CRISPR)。"Cas"是"CRISPR associated protein"的缩写,它是一种连接在防御性 RNA 分子上的酶,能够切割 DNA。科学家们已经将这种自然发生的系统扩展到 DNA 的特定位置进行切割。其他地方也能看到更多关于 CRISPR/Cas9 如何工作的细节[1](见图 1.7)。值得注意的是,与传统的只能在小鼠身上有效使用的方法不同,CRISPR/Cas9 已经被广泛地应用于其他脊椎动物和无脊椎动物中。

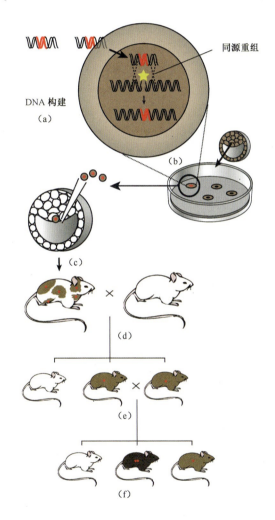

图 1.7 反向遗传学:转基因小鼠的产生。这种方法允许实验者操纵特定的基因以了解其功能。例如,一个正常的基因可能被一个修改的版本所取代,以产生一个敲除突变体,或者我们可

---

[1] Sander J D, Joung J K. (2014) CRISPR-Cas systems for editing, regulating and targetinggenomes. Nature Biotechnology, 32: 347-355.

能想要插入序列来产生某个条件突变（见图 1.8）。为此，我们在培养过程中操纵胚胎干细胞的基因组（见图 1.6）。(a) 实验者首先构建 DNA 分子，包含与突变位点两端一致的延伸序列，以及一个中心部分，它与靶基因的结合将阻止该基因的功能（红色）。(b) 为使胚胎干细胞能够吸收这些 DNA 分子，实验者将它们放入胚胎干细胞周围的溶液中，然后用电流通过细胞（称为电穿孔）。在一些细胞中，侧翼序列与基因组中的相同序列交换位置［一种称为同源重组的概率事件，由 (b) 中两条交叉的虚线表示］，将中心部分带入基因组以抑制目标基因的功能。如今，实验者通过使用 CRISPR/Cas9 系统在 DNA 靶向区域的特定位置（黄星）诱导断裂，将大大提高这一过程的效率。这是通过将具有 DNA 切割功能的 Cas9 核酸酶连接到细胞 RNA 分子上来实现的（图中未示出）。实验者选择相应的 RNA 序列来引导构建的 DNA 分子到基因组中的靶位点，这些 RNA 被称为向导 RNA。如果实验者仅仅希望破坏基因，而不是替换任何碱基，就不需要电穿新的 DNA 分子，而只需要诱导靶位点断裂，因为当它修复时，通常会非精确地愈合，留下破坏性的突变。(c) 将突变的胚胎干细胞注射到囊胚中以产生嵌合体。(d) 嵌合体内的部分细胞是突变的，包括一些生殖细胞。(e) 由于这些嵌合体中的一些生殖细胞是突变的，在与正常小鼠杂交后产生的后代中，有一些是杂合突变体，有一些则是正常的。(f) 杂合子之间通过第二轮杂交就会产生一些纯合突变体（双红点）、一些杂合突变体（单红点）和一些正常小鼠。利用此方法可以进行许多基因的编辑，如将由合适的调控元件控制的整个基因插入基因组中，从而在动物的特定组织中过量表达特定蛋白。

一经修改，胚胎干细胞都可以被注射到早期的小鼠胚胎中以产生**嵌合体（Chimera）**：嵌合体是不同**基因型（Genotype）**[1]的细胞聚集在一起形成胚胎时产生的个体（见专栏 1.5）。在这些嵌合体中，基因编辑过的胚胎干细胞产生的一部分细胞将分化成生殖细胞，因此，胚胎干细胞中的遗传改变可以通过生殖系统传递给后代（见图 1.7）。通过这种方法，科学家们已经建立并研究了数百种带有特定 DNA 序列插入（knock-in）或特定基因敲除（knock-out）的**转基因（Transgenic）**小鼠品系。基因敲除小鼠的构建是反向遗传学一个很好的例子，它促进了人们对神经发育机制的理解。最初在果蝇中发现的许多调控发育的重要基因都在哺乳动物中有同源基因，这些基因在哺乳动物中枢神经系统的发育中发挥着重要作用。Mario Capecchi、Martin Evans 和 Oliver Smithies 因此获得了 2007 年的诺贝尔生理学或医学奖[2]。

---

[1] **基因型（Genotype）**：细胞或有机体的遗传组成。
[2] http://nobelprize.org/nobel_prizes/medicine/laureates/2007/evans-lecture.html [2010-11-20]。

> **专栏 1.5　异源嵌合体和同源嵌合体**
>
> 异源嵌合体和同源嵌合体是指遗传上具有多个不同细胞群的生物体。这两个术语含义不同，有时会被错误使用。当来自不同受精卵的细胞聚集在一起形成单个胚胎时，就产生了异源嵌合体。异源嵌合体可以通过 ES 细胞注射（见图 1.6 和图 1.7），或通过其他方式产生，例如，将两个非常早期的胚胎融合在一起。在同源嵌合体中，不同类型的细胞都来源于同一个受精卵。例如，正常的雌性哺乳动物都是同源嵌合体。它们有两条 X 染色体，但在胚胎发生早期，一条 X 染色体上的绝大多数基因是没有活性的，这一过程称为 X 染色体失活。这种失活是随机发生的，在大约一半的雌性细胞中，来源于父亲的 X 染色体是没有活性的，而另一半则是母系来源的 X 染色体失活。这个过程具有重要的生物学和医学意义，尤其是对于与 X 染色体相关的遗传疾病，如脆性 X 综合征和 Rett 综合征（见专栏 12.3）。

自采用转基因方法构建全身突变小鼠（有时称为**组成型突变体，Constitutive Mutant**）以来，其他靶向突变的方法已陆续发展起来，这些突变方法针对的只是某一类细胞，或在特定发育时期才引发突变，抑或两者兼而有之。这种小鼠是嵌合体（见专栏 1.5），通常被称为条件性转基因（**Conditional Transgenic**）[1]。这种方法的一个优点是，它允许实验者只关注目的基因在感兴趣的特定细胞中的影响。如果生物体的所有细胞都发生突变，那么感兴趣的细胞可能会受到目的基因在其他区域缺失而产生的次要附加作用的影响。条件性转基因方法还可在发育早期标记特定细胞，以追踪其后代的发育过程。这是一种复杂的谱系追踪形式（见专栏 1.3），我们将在第 7 章中详述（见专栏 7.2）。**cre-*loxP*** 系统是用于构建条件转基因小鼠的一种非常成熟的方法（见图 1.8）。在这种方法中，首先通过上述方法获得两种不同的转基因小鼠。一种可以产生**噬菌体（Bacteriophage）**蛋白——cre（Causes Recombination）重组酶，这种蛋白质通常不会在小鼠体内产生，只会在我们想要突变的细胞中产生。在另一种转基因小鼠中，目的基因靶点两侧被插入了 *loxP* 位点（也来自噬菌体），它们的序列非常短，不会干扰周围 DNA 的功能。当 cre 重组酶在小鼠中通过两系杂交识别这些 *loxP* 位点时，它将把 *loxP* 位点连接在一起，移除它们之间的 DNA。

---

[1] 条件性转基因（Conditional Transgenic）：体内只有部分细胞发生突变的动物。

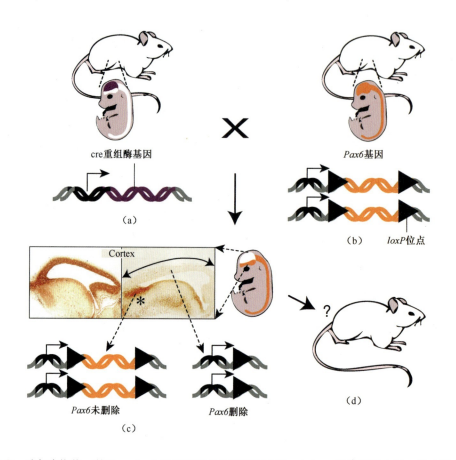

图 1.8 反向遗传学：利用 cre-*loxP* 系统构建条件转基因小鼠。(a) 一种转基因小鼠，该小鼠在胚胎（紫色）时，在其大脑皮层中特异性地产生噬菌体酶——cre 重组酶。为了达到这一目的，根据以前的研究，由已知的调控序列控制 cre 重组酶只在大脑皮层中起作用（调控序列的上方有直角箭头，这是一种常见的表示方式；在第 3 章中将进一步讨论）。(b) 一种包含 *loxP* 位点的转基因小鼠，它的 *loxP* 位点（三角形，同样是一种常见的表现形式）位于胚胎神经系统中表达的一个基因两个复本的两侧；在本案例中，该基因称为 *Pax6*（橙色；它编码一种转录因子；第 3 章中将具体介绍）。(c) 在这两种小鼠杂交后代中，只有那些产生 cre 重组酶的细胞（如大脑皮层细胞）才会被敲除目标基因。在大脑切片的照片中，*Pax6*（被免疫细胞化学方法染成棕色，见专栏 3.4）从条件突变体的大脑皮层中被敲除。双头箭头下方的即皮层。左边是正常胚胎，右边是突变体。皮层下方区域的 *Pax6*（星号）不受影响。(d) 有时人们会发现，条件突变体比所有细胞都突变的小鼠存活时间更长，从而延长了研究突变效应的时间。这取决于突变基因的作用（读者可以在第 7 章找到 cre-*loxP* 的其他用途，见专栏 7.2）。

虽然小鼠的神经系统比人类的小得多，但两者的主要结构是相同的，这些结构执行着相似的功能。因此，对于希望研究人类神经发育分子机制的科研人员来说，小鼠是一种很好的模式生物。它繁殖速度相对较快，容易繁殖大量后代，且易于进行遗传学操作。此外，2002年多国研究指出，99%的小鼠基因在人类基因组中有同源基因，且这两个物种96%的基因在染色体上排列顺序相同。因此，人类和小鼠基因组之间的相似度是显而易见的。同时也出现了另一个有趣的问题：那么在我们的DNA中，到底是什么让我们不同于小鼠（见专栏1.6）？

专栏 1.6　核酸测序与人类遗传学

构成 DNA 的 4 个碱基——腺嘌呤（A）、鸟嘌呤（G）、胞嘧啶（C）和胸腺嘧啶（T）——编码了生物体的**基因组**（Genome）。测定短链 DNA 中碱基顺序的方法（称为**测序**，Sequencing）是在 20 世纪 70 年代发明出来的。20 世纪 90 年代科学家发明了一种技术，可以快速、高效地测定一个生物体整个基因组中的数十亿个碱基，这种技术被称为**二代测序**（Next-Generation Sequencing）[1]。对一个有机体的基因组进行测序，使我们能够解读构成一个有机体所需要的全部遗传蓝图。对越来越多的物种（包括人类）的基因组进行测序，显示出了它们基因型的相似性和差异性，这就可以解释它们在表型上的相似性和差异性。一个普遍的结论是，基因组中只有很小一部分编码蛋白质（在人类中不到 2%），而且许多蛋白质在不同物种中都非常保守。例如，我们的蛋白质与黑猩猩有 99% 一致，与小鼠有 85% 相同。研究人员已经开始在蛋白质编码区之间的广大区域中寻找关键的差异。这些神秘的区域有时被贬义地称为"垃圾 DNA"，它们比蛋白质编码序列表现出更大的物种间差异。许多"垃圾 DNA"通过编码不同类型的 RNA，来影响蛋白质编码基因，如 **microRNA**（将在 3.8.4 节中进行讨论）。这些非编码区中某些差异的进化，在人类中发生得特别快速（称为人类进化加速区），其可能对进化改变做出了重大贡献，并且有助于从遗传学的角度解释是什么使我们成为人类。参考文献可以让我们了解更多关于这个主题的内容[2]。这些方法也可以用来对 RNA 分子进行测序，以确定细胞的转录组；而且现在的方法已经先进到可以对单个细胞的核酸进行测序了。

---

[1] Goodwin S, et al. (2016) Coming of age: ten years of next-generation sequencing technologies. Nature Reviews Genetics, 17: 333-351; Bras J, et al. (2012) Use of next-generationsequencing and other whole-genome strategies to dissect neurological disease. Nature Reviews Neuroscience, 13: 453-464.
[2] Pratt T, Price D J. (2016) Junk DNA used in cerebral cortical evolution. Neuron, 90: 1141-1143.

1.5.5 人类

我们对人类如何发育的理解,在很大程度上是基于非人类模式生物(包括上述生物)而推断出来的。然而,如果认为我们无法更直接地研究自身的发育,那就大错特错了。当然,利用**磁共振成像(Magnetic Resonance Imaging,MRI)**[1]检查人类胚胎并在死后获得的标本中详细研究其结构和分子构成也是可能的。虽然从人类身上获取胚胎或胎儿的材料比从其他物种获取要复杂得多,但通过一些**生物样本库(Biobank)**[2]来收集材料就会方便得多,这里为大家提供一个生物样本库的访问地址[3]。

由于伦理问题,如果想要超越简单地观察人类发育转而研究其根本机制,我们对人类的操作比对其他物种更加受限。虽然我们不能出于实验目的操纵人类胚胎或其基因组,但研究人员通过研究自然突变的后果,可以更好地解析疾病的遗传基础。事实上,科学家们通过鉴定与疾病有关的基因,对发育神经生物学做出了重大贡献。我们将在后续章节中举例说明[4]。总体来说,这种方法可以被看作正向遗传学的一个很好的例子,从表型到基因:从患有遗传疾病的病人开始,发现其潜在的基因缺陷。测序技术的进步极大地增强了这种方法在发育神经生物学研究中的作用(见专栏1.6)。这些方法使我们能够有效地对整个基因组进行测序,也能够破解目的细胞中产生的所有 mRNA 分子的序列(称为**转录组,Transcriptome**——不同于基因组,转录组在不同类型的细胞之间差异很大,正是这种差异使细胞具有各种类型)。这些方法彻底改变了我们对人类生物学的理解,但它们同样适用于任何其他物种。

我们可以用反向遗传学的方法来研究人类发育吗?要做到这一点,我们需要从一个(或多个)基因开始,为了了解这个基因的功能,对其进行遗传学操作,如敲除该基因。在专栏 1.7 中,我们可以了解干细胞技术的最新进展,这些技术提供了一些解决方案,能够避免在活体胚胎上进行不可接受的实验。

---

[1] **磁共振成像(Magnetic Resonance Imaging,MRI)**:一项利用强磁场拍摄人体内部结构和功能图像的技术。

[2] **生物样本库(Biobank)**:一种储存供研究用的生物样本(通常是人类)储存库(通常由国家或国际组织资助)。

[3] http://www.hdbr.org/.

[4] 扩展阅读参见:Strachan T, Goodship P, Chinnery P. (2014) Genetics and Genomics in Medicine, Garland Science.

专栏 1.7　使用干细胞模拟人类发育

诱导**多能**（Pluripotent）[1]干细胞（induced Pluripotent Stem Cell，iPSC）是一种新型干细胞，于 2006 年首次被发现。从人类或小鼠等其他物种中都可以获得。上图描述了一种常见的获得 iPSC 的方法。(a) 从供体获取**体细胞**（Somatic Cell）[2]，如皮肤细胞，并置于培养基中。然后将 cMYC、OCT4、KLF4 和 SOX2 四种**转录因子**（Transcription Factor，TF）[3]加入培养的细胞中。第 3 章中将介绍更多关于转录因子的信息。(b) 值得注意的是，仅仅添加这四种转录因子就足以将完全分化的细胞转化为

---

[1] **多能**（**Pluripotent**）：多能细胞是具有分化能力的细胞，可分化成多种或所有类型的细胞，如胚胎干细胞或诱导多能干细胞。
[2] **体细胞**（**Somatic Cell**）：生物体中除生殖细胞以外的细胞。
[3] **转录因子**（**Transcription Factor，TF**）：与 DNA 结合以调节基因转录的蛋白质。

性质与ES细胞非常相似的细胞（见图1.6）。iPSC表现出了多能干细胞的关键特征。它们可以在培养基中无限分裂，并能分化出各种类型的后代，包括神经元。利用CRISPR/Cas9（见1.5.4节）操纵它们的基因组相对简单，例如，敲除或高表达特定基因，让我们能够在发育中的人脑模型中进行实验。（c）与ES细胞一样，培养的iPSC可以在平面的二维（2D）培养基中分化成神经元。近来，iPSC被用来培养**大脑类器官**（Cerebral Organoids）[1]，这是一种类似胚胎大脑的三维结构（有时被称为微型大脑）。iPSC和类器官在大脑发育的研究中具有巨大的潜力。我们也可以直接从神经发育障碍患者身上获得iPSC和大脑类器官，包括**精神分裂症（Schizophrenia）**[2]、**自闭症（Autism）**[3]和智力障碍。这将使我们能够研究这些疾病的遗传基础，因为这些iPSC与它们的供体患者具有相同的遗传组成。例如，最近的一项研究从Rett综合征患者中获得了iPSC分化出的前脑神经元。Rett综合征是一种由MECP2基因突变引起的神经发育障碍，出现在6~18月龄的幼儿中，其特征是智力障碍和自闭症样症状[4]（见第11章和第12章）。与来自正常人的iPSC衍生神经元相比，来自患者的神经元在抑制性神经元网络的发育上出现了延迟（有关抑制性神经元的讨论见第11章）。然后，我们可以对这些病人衍生的iPSC进行研究，尝试挽救它们的缺陷。这类研究很可能为神经发育疾病提供新的见解和治疗方法[5]。

1.5.6 其他脊椎动物

还有许多其他哺乳动物已经被用于研究发育的特定方向，如大脑皮层发育和视力发育。其中最突出的是雪貂、猫和猴子。虽然CRISPR/Cas9基因操作法（见1.5.4节和图1.7）似乎适用于任何物种，但它们在分子遗传学方面没有小鼠的优势。然而，这些物种确实在某些类型的研究中显现出了相当大的优势。例如，雪貂在出生时比许多其他研究中常用的哺乳动物更不成熟，这使得研究者更容易接触到早期发育中的神经系统。与小鼠不同，猫的双目视觉分辨率较高，因此几十年来其一直是

---

[1] Mason J O, Price D J. (2016) Building brains in a dish: prospects for growing cerebral organoids from stem cells. Neuroscience, 334: 105-118.
[2] 精神分裂症（**Schizophrenia**）：一种精神障碍，其特征是行为异常，不能理解现实。
[3] 自闭症（**Autism**）：一种以社交、语言/非语言交流困难及重复行为为特征的精神障碍。
[4] Tang X, et al. (2016) KCC2 rescues functional deficits in human neurons derived frompatients with Rett syndrome. Proc. Natl Acad. Sci. USA, 113: 751-756; Chailangkarn T, et al. (2012) Modelling neurodevelopmental disorders using human neurons. Current Opinion in Neurobiology, 22: 785-790.
[5] Hockemeyer D, Jaenisch R. (2016) Induced pluripotent stem cells meet genome editing. Cell Stem Cell, 18: 573-586.

研究视觉系统发育的对象；1981 年，诺贝尔生理学或医学奖授予 David Hubel 和 Torsten Wiesel[1]，肯定了他们在该领域研究的成功（见专栏 10.5）。猴子的优点是与人类亲缘关系密切。它们有许多灵长类动物独有的特性，这是在其他物种中无法研究的，因此它们已被用于研究高级神经网络的发育、连接和功能。对啮齿动物和无脊椎动物的研究远远多于对高等动物的研究。高等动物饲养成本高，繁殖速度慢，其使用需要强有力的伦理依据。关于这些物种的研究将在本书的最后几章进行讨论。

1.6 观察与实验：研究神经发育的方法

生物研究通常经过以下几个阶段：①观察到自然发生的现象；②对造成这种现象的机制进行假设，并设计实验来检验；③进行实验；④根据实验结果改进假设。为了解析导致某种现象的机制，常常需要通过改变生物系统的某些方面并评估其效果来挑战生物系统。例如，在研究神经发育的过程中，一种常用的方法是通过构建基因敲除小鼠来抑制特定基因的功能，以证明该基因是否对上述发育现象是必要的。或者使一个基因异位表达，以发现在这些细胞中该基因的活性是否足以引起发育现象或者存在其他更重要的因素。类似地，大脑区域也可以被移除或操纵。这些方法严重依赖于对发育细胞及其组织环境的操作方法。在本章中，我们描述了几种模式生物如何为改变基因功能、蛋白质表达和细胞环境（如通过移植细胞）的实验干预提供优势。

此外，实验生物学依赖于观察生物现象和评估实验操作效果。随着科技的进步，科学家们已经能够运用越来越多复杂的分子、细胞、解剖和功能解析方法来观察特定基因在发育过程中起作用的时间和空间，观察细胞的增殖、生长、迁移、分化和凋亡，以及观察细胞的生理功能。这些观察方法将在本书后续章节中进行适当的解释。

最后，还有一个重要的问题，即决定哪些实验最有可能阐明发育机制。使用发育系统的正式计算模型是行之有效的解决方法。设计正式的模型来验证与特定生物学问题有关的假设是目前在生物学的许多领域中普遍采用的方法。这些模型由一组数学方程组成，代表了生物体系中细胞或亚细胞元件的行为及其相互作用。方程的求解通常使用计算机模拟，它指定了（根据模型）生物体系在给定条件下的行为。如此可以先进行理论预测，然后进行实验测试。

---

[1] http://nobelprize.org/nobel_prizes/medicine/laureates/1981/wiesel-lecture.html [2010-11-20].

所有的生物学研究都是建立在假设的基础上的，但是这些假设通常都不是用正式的（数学）术语表达的，而是用文字或图表来表达的。正式的模型是生物学过程的一个极端版本，但数学的使用能迫使研究人员在逻辑上保持所做的假设不变。这种方法的优点是，它可以从理论上来筛选那些看起来合理的假设。而且，正式的模型比非正式模型能够容纳更多的因素及其相互作用。当然，这个方法也存在一些问题。首先研究者需要基于一些基础生物学机制做出假设，在某些情况下，这些假设是有问题的，或者模型可能过于简单。最坏的情况是无法通过设计的正式模型鉴定原先的假设或结论。正式模型的应用也不总是可行的——它取决于系统和具体的实验问题——但是只要它们的应用是可行的，它们便可以为实验研究提供宝贵的指导。这一点将在第 10.3 节中加以讨论。

1.7 小结

（1）了解神经系统如何发育仍然是对影响人类健康和未来技术研究的主要挑战。

（2）大多数现代发育神经生物学试图解析调控关键发育事件的分子机制。

（3）全基因组和转录组测序方法的开发使我们可以在更广泛的物种中通过更多的途径来操作基因的功能。

（4）少数被称为生物模型的物种，被应用于大多数发育神经生物学的研究中。它们在不同类型的研究中都有各自明显的优势。这些生物包括果蝇、线虫、爪蟾、斑马鱼、鸡、小鼠和人类。

（5）了解发育的分子遗传学机制通常使用两大类方法：①正向遗传学，即通过研究特异的表型找出导致该表型的基因；②反向遗传学，即从一个基因开始，通过操纵它来发现其功能。

（6）发育神经生物学的某些问题可以在实验之前，利用日益强大的计算建模方法来检验所提出的假设。

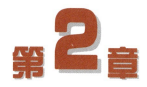

第 2 章

神经发育解剖学

人类对自身神经系统（Nervous System）发育机制的了解是建立在神经发育解剖学基础上的。已有众多文献对多物种神经系统的三维立体结构进行了描述。为了便于读者对后面知识的理解，本章着重介绍一些与神经系统相关的基础知识。其重点是第 1 章所涉及的生物模型。

神经系统的发育是外周神经和中枢神经同时进行的。外周神经首先获得体内和体外的信息，将神经信号传递给加工和储存神经信息的中枢神经。中枢神经集中这些信息进行决策后把决策信号返回到外周神经引起身体的反应。脊椎动物具有最复杂的神经系统，大脑和脊髓组成**中枢神经系统**（Central Nervous System，CNS）。所有位于中枢神经系统以外的神经细胞或神经元，或延伸到中枢神经系统外的部分组成**外周神经系统**（Peripheral Nervous System，PNS）。

2.1 神经系统从胚胎神经外胚层发育而来

动物胚胎的共同特征是早期它们被分为 3 个初级组分，称为胚层（Germ Layer）。这些胚层如右图青蛙胚胎剖面所示：①最外层的叫**外胚层**（Ectoderm）（黄色和橙色）；②中间一层称为**中胚层**（Mesoderm）（紫色）；③最内一层叫**内胚层**（Endoderm）（灰色）。外胚层将来发育成表皮（皮肤）和神经系统。神经系统来源于**神经外胚层**（Neuroectoderm）（神经源性区域的外胚层，

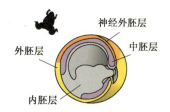

橙色）。由于神经外胚层的组成细胞是**上皮组织（Epithelium）**[1]的一部分，有时也被称为神经上皮。上述颜色将在本章中用于描述同一部位，以便于读者认识各胚层及其所发育而成的结构。中胚层发育产生的结构包括肌肉和骨骼；内胚层发育产生的结构包括肠道和相关的器官。物种之间在三胚层系统上虽然存在巨大差异，但它们的存在和相对位置是保守的。

胚层是由于受精卵多次分裂，后经细胞团重新排列而形成的。这种重排称为**原肠胚形成（Gastrulation）**。在原肠胚形成过程中，细胞从胚胎的外表面向内部移动。这种现象在各物种间普遍存在，但却存在很大差异。左图显示的是果蝇原肠胚形成胚胎的横截面。目前，细胞移入胚胎内部的机制尚不确定，很可能是细胞形状的改变产生的机械力。在左图中，胚胎底部的一些细胞沿着外边缘变窄，就像被一根绳子拉着，有效地挤压了这个表面。被夹住的细胞向内移动。在第6~8章中，我们将更详细地讨论细胞形状是如何控制的，以及其所涉及的相关蛋白质类型。同时，也存在来自细胞外的其他力量将它们拉入胚胎，但我们对此知之甚少。

2.2 描述胚胎结构的解剖术语

本章重点介绍几种模式生物神经系统的发育过程。首先，在描述发育中生物不同部位时要避免使用前、后、上、下和侧面，因为在不同的物种中使用可能会指不同的部位（如鱼的上部是它的脊柱，而人的上部是头）。在胚胎头部形成的部位称为**前部或前侧（Anterior）**，它的另一端是**后部或后侧（Posterior）**。前部被描述为**喙部（Rostral）**（意思是"与喙有关"）；后部也被描述为**尾部（Caudal）**。从前到后穿过胚胎的轴被称

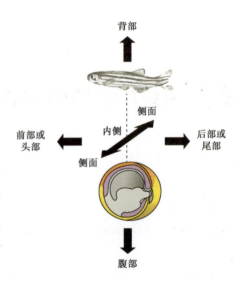

---

[1] 上皮组织（Epithelium）：所有动物的外表面和内表面，包括内腔、器官和身体其他自由开放的表面及它们不成熟的发育形态的组织。

为头尾轴（Anteroposterior Axis）或喙尾轴（Rostrocaudal Axis）（脊椎动物）。垂直于这个轴的是**背腹轴**（**Dorsoventral Axis**），是从胚胎的**背部**或**背侧**（**Dorsal**）（脊椎动物中脊椎生长的地方）延伸到它的**腹部**或**腹侧**（**Ventral**）（胸部一侧）的轴。第三轴是**中外侧**（**Mediolateral**）轴，是垂直于上述两个轴的自**内侧**（**Medial**）（靠近中线）向**外侧**（**Lateral**）（远离中线）的轴。这些轴均用来描述动物成体和胚胎（见上页右图）。

2.3 无脊椎动物线虫的发育

2.3.1 秀丽隐杆线虫（C. elegans）

受精卵（Zygote）的第一次分裂产生一个大的被称为 AB 分裂球（Blastomere）[1] 的细胞和一个较小的 P1 细胞。AB 分裂球产生的外胚层细胞扩散形成胚胎的外壁，最初被称为下皮层，但现在有时也被称为表皮（Epidermis）[2] 和神经系统。神经系统几乎完全来自 AB 分裂球。线虫的原肠胚形成不像其他物种的细胞移动的距离那么远，但其内胚层和中胚层细胞的内化同样重要。这些细胞来自 P1 细胞，其产生胚胎内部的结构，包括肌肉、肠道和性腺，如图 2.1（a）所示。

神经系统在发育过程中，位于胚胎腹部的外胚层细胞迁移（Migrate）进入胚胎内部［见图 2.1（b）红色箭头］分化形成神经元［见图 2.1（c）］。发育完全的线虫有 302 个神经元，约有 7000 个突触和 56 个神经胶质细胞。神经元沿线虫的长轴组成背侧和腹侧神经索。线虫没有真正的大脑，其头部存在于由密集的感觉神经元或中间神经元组成的**神经节**（**Ganglia**）。在尾部也有较小的神经节。神经索连接这些头部和尾部神经节，它们包含运动神经元和接收感觉输入的神经元[3]。

---

[1] **分裂球**（**Blastomere**）：在早期胚胎时期，受精卵在最初的几次分裂中产生的细胞。"Blast"是许多描述胚胎及其零部件词汇的一个组件，如胚叶细胞、成神经细胞和胚盘。它来源于希腊语 blastos，意为萌芽。
[2] **表皮**（**Epidermis**）：覆盖外部表面的最外层的细胞层。
[3] http://www.wormatlas.org/[2010-11-20].

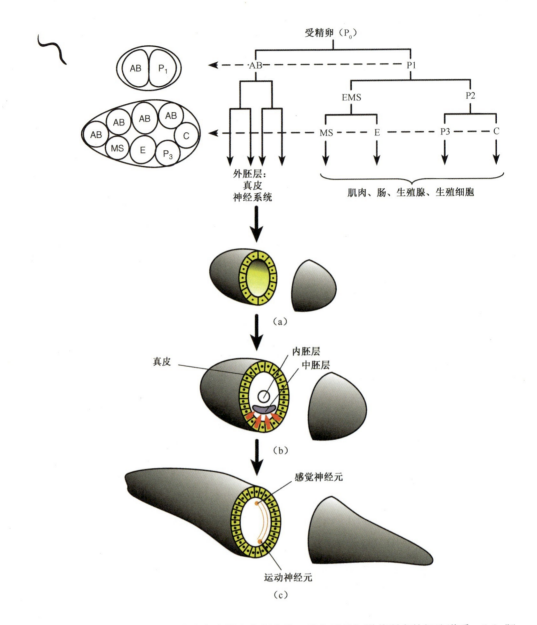

图2.1 线虫发育的关键阶段。线虫发育是高度保守的,我们已经知道其所有的细胞谱系。(a)胚胎的第一次分裂。神经系统是由AB分裂球产生的。AB分裂球的后代细胞一旦覆盖了P1细胞的衍生组织,原肠胚就形成了。(b)红色箭头显示,在胚胎腹侧的AB分裂球派生的外胚细胞向内迁移。(c)沿着机体纵轴,AB分裂球派生的外胚细胞形成感觉神经元和运动神经元。

2.3.2 果蝇（*Drosophila*）

果蝇在发育早期阶段有一个无细胞分裂的细胞核复制过程，这一过程形成了**合胞体（Syncytium）**，即许多细胞核存在于一个细胞中。合胞体形成阶段极为重要。该阶段的细胞核之间可以进行直接的物质和信息的交流（将在第 4 章进一步讨论）。随着时间的推移，在受精后的几个小时里分裂产生的细胞核转移到胚胎表面，并被膜包围，形成细胞。这时胚胎形成了**胚盘（Blastoderm）**[1]。图 2.2 描述的发育从这一点开始。

在形成原肠胚过程中，胚胎的腹部形成一条沟。未来的中胚层细胞向内移动[见图 2.2（a）]。当这种情况发生时，外胚层细胞最初在胚胎腹部两侧进行定位，随后出现在腹部正中线[见图 2.2（a）中箭头所示]。这些腹部的外胚层细胞发育成神经外胚层，最终形成了果蝇的中枢神经系统。中枢神经系统的形成包括神经外胚层细胞的增大和移动进入胚胎内部，在那里形成**神经干细胞（Neuroblast）**[见图 2.2（b）]，该过程称为分层。

神经干细胞可以分裂产生神经元和神经胶质细胞。外胚层被划分为重复的单位，称为**节段（Segment）**。在每个节段内，5 次分层过程最终形成约 60 个神经母细胞的立体阵列。神经干细胞可以多次分裂，形成无数的中间细胞，称为神经节母细胞（Ganglion Mother Cell, GMC）[见图 2.2（c）]。每个 GMC 再次分裂成神经细胞和神经胶质细胞。GMC 及其后代堆积在神经干细胞上形成双侧对称**腹侧神经索（Ventral Nerve Cord）**。

果蝇幼虫中枢神经系统（神经节）的每个节段最终包含大约 800 个神经元，晚期胚胎中枢神经系统包含大约 10 万个神经元。轴突束的支架是在腹侧神经束的内（或背侧）表面产生的[见图 2.2（d）]。有些神经束呈头尾的方向排列，被称为纵向**束（Fascicle）**[2]，而另一些则与它们垂直，被称为横向**连接（Commissure）**[3][见图 2.2（d）]。图 2.2 所示的外周感觉器官的发育将在 2.6 节中讨论。果蝇神经系统发育的第二阶段在蛹的**蜕变期（Metamorphosis）**，产生了一个更复杂的拥有更多神经元的果蝇成虫神经系统[4]。本书集中研究果蝇发育的早期胚胎阶段。

---

[1] **胚盘（Blastoderm）**：卵中含有较多卵黄的物种早期胚胎的表层；细胞分裂发生在这一层，在昆虫的卵黄周围，但在鸟类的卵黄的一端是一个扁平的圆盘。

[2] **束（Fascicle）**：一束神经或肌肉纤维。

[3] **连接（Commissure）**：一束轴突（连合轴突）扩展穿过中线连接神经两侧的结构。连接在协调动物两侧神经活动中起重要作用。

[4] Tissot M, Stocker R F. (2000) Metamorphosis in Drosophila and other insects: the fate of neurons throughout the stages. Prog Neurobiol., 62: 89-111.

构建大脑：神经发育导论
Building Brains: An Introduction To Neural Development 2E

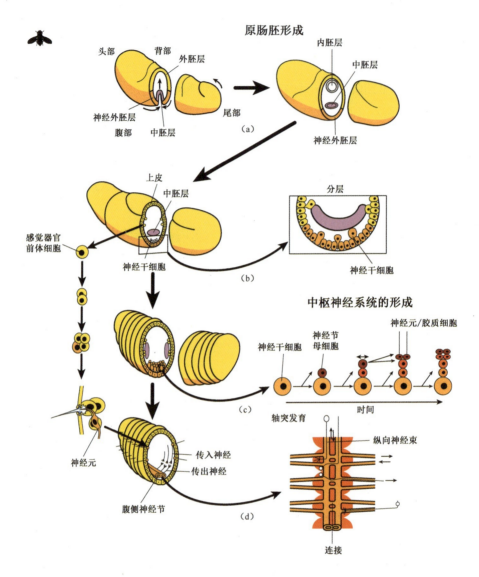

图 2.2 果蝇的主要发育阶段。（a）胚盘期：箭头表示原肠胚形成中细胞运动的方向。神经外胚层（橙色）最初被分为两个沿着胚胎腹侧分布的区域，而中胚层内卷将这两个区域融合在一起。（b）随后这个腹侧神经源性区（Ventral Neurogenic Region）的一些细胞移动成为神经干细胞，这个过程称为分层。外胚层外侧的其他细胞分层成为感觉器官的前体：这些细胞的发育如（b）和（d）的左侧图所示（见 2.6.1 节）。（c）果蝇神经干细胞分裂产生了中枢神经系统的神经元和神经胶质细胞，其中大多位于腹侧神经索中。该过程还要经过中间细胞——神经节母细胞，它们最终分裂产生成对的神经元或神经胶质细胞。（d）发育中的感觉器官的感觉神经集中于腹侧神经索。运动神经从腹侧神经索出来，支配身体。腹侧神经索内的轴突组织成束，沿着胚胎的长轴排列，称为纵向神经束（Longitudinal Fascicle），穿过中线的神经束，称为连接。

2.4 脊椎动物神经外胚层发育及神经胚形成

在脊椎动物的大脑和脊髓深处有一个狭窄的腔,里面充满了脑脊液(Cerebrospinal Fluid),这个腔称为中央管。在大脑内它扩展成几个更大的腔,称为脑室(见下图)。脊椎动物的中枢神经系统是由胚胎的**神经管(Neural Tube)**发育而来的,其拥有相对厚的壁和液体填充的狭窄的管腔。当它最初形成时,其壁和腔的尺寸非常相似,随着胚胎的发育,其形状变得越来越复杂了。神经管形成并获得越来越复杂的形态学的过程被称为**神经胚形成(Neurulation)**。它通过不同区域以不同的速度快速增长,是由于细胞运动和细胞形状的变化而发生的。

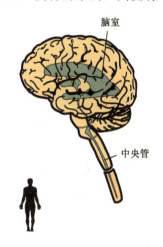

神经胚形成通常有两种类型:初级和次级。**初级神经胚形成(Primary Neurulation)**指神经外胚层板——被称为**神经板(Neural Plate)**翻卷形成神经管。图2.3橙色区域显示了简化的脊椎动物胚胎(以青蛙为例)的神经外胚层。当神经板向上翻卷时,其褶皱形状与细胞形态变化有关:一般来说,它们呈圆柱状。在某些区域如神经板中心区域,其形状变化会更复杂。很难说细胞形状的变化是神经板形状变化的原因还是结果。目前,人类对神经管闭合的机制知之甚少。**次级神经胚形成(Secondary Neurulation)**与初级神经胚发育的结果是相同的,也是神经管的形成过程,但不同的是,它是一个固体组织的空洞化过程。它发生在许多脊椎动物发育神经管的后端,负责某些鱼类整个神经管的发育。本节主要讨论初级神经元的形成,之后我们将在2.5节中介绍次级神经元的形成。

在下面的小节中,本书试图将新的解剖学术语的数量控制在最少。本书遵循常用的命名规则,读者会发现不同的词语有时被用来描述不同物种中具有相同功能的结构。如果书中引入的新术语与其他已知物种中类似结构相同,将在后面进行说明。

2.4.1 青蛙(Frog)

图2.4(a)展示了青蛙(和其他两栖类动物)的第一步发育。随着细胞分裂的进行,胚胎的背部区域充满了许多小细胞,被称为**动物帽(Animal Cap)**。胚胎腹侧区域的细胞更少、更大,富含蛋黄,被称为植物半球(Vegetal Hemisphere)。在

原肠胚形成之前，在动物帽下面出现一个充满液体的囊胚腔（Blastocoel）。此时胚胎被称为**囊胚**（**Blastula**）。

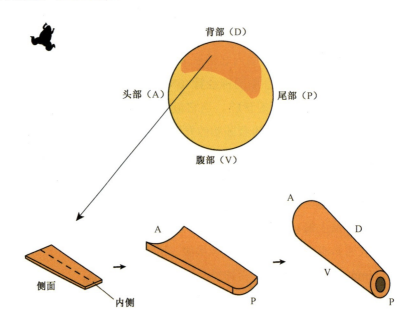

图 2.3 脊椎动物的初级神经胚形成示意图：显示神经板的外侧边缘如何卷起至背侧愈合，而在神经板内侧的细胞最终形成神经管的腹侧，从而建立了脊椎动物神经管的背腹轴。

图 2.4（b）显示了原肠胚的形成，涉及细胞从胚胎在一个称为**胚孔**（**Blastopore**）的区域由外层向内部的运动。这种单层细胞的改变类似于气球表面被戳变形一样。第一批迁移的细胞从胚孔的背唇移入（具有重要的组织功能，在第 3 章和第 4 章中讨论）取代囊胚腔（囊胚腔消失），最终形成内胚层。它与原肠（Archenteron）、形成头部的中胚层和一个短暂的背侧中胚层结构——**脊索**（**Notochord**）共同存在，这是分化产生神经外胚层的关键。在这些事件中，从动物极中分散开来的细胞形成外胚层覆盖胚胎，这一过程被称为**外包**（**Epiboly**），产生一个由被外胚层（Ectoderm）包围的胚胎，里面是原肠和内胚层（Endoderm），中间是中胚层（Mesoderm）。

图 2.4（c）说明了神经发育的后续主要步骤，包括初级神经胚发育（见图 2.3）。在神经管背侧方向的**神经嵴**（**Neural Crest**）的发育将在周围神经系统形成中进一步讨论（见 2.6 节）。

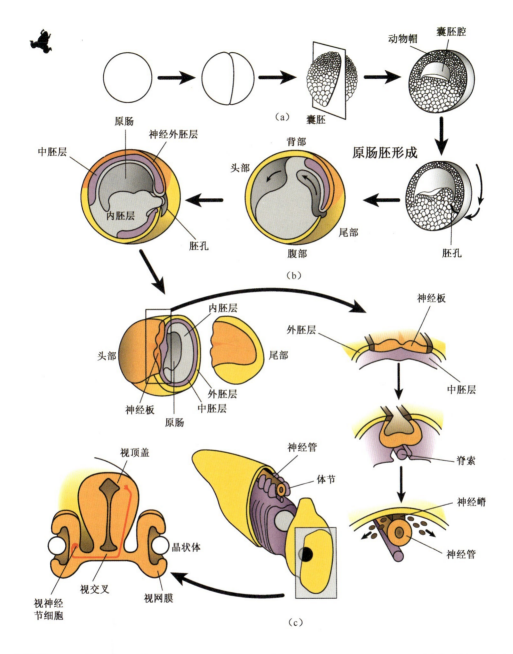

图 2.4 非洲爪蟾的主要发育阶段：(a) 囊胚的形成；(b) 原肠胚形成；(c) 通过初级神经胚发育形成神经板和神经管（橙色）。在 (c) 中，神经板首先显示在胚胎横截面上，沿前后轴向读者倾斜。神经板外侧边缘的细胞（棕色）形成神经嵴，其细胞向两侧移动扩散开（见 2.6 节）。最下面的图显示了蝌蚪阶段视网膜和视顶盖等大脑结构。它们是视觉系统的主要组成部分，由神经管发育而成，并通过轴突相连。它是用于轴突导向研究非常好的模型（将在第 8 章进一步讨论）。

2.4.2 鸡（Chick）

鸡卵在生下来时，胚胎是卵黄表面的一层细胞。这是**胚盘（Blastoderm）**，这个词主要用于含有较多卵黄的胚胎。胚盘细胞产生 3 个胚层，因此相当于两栖动物囊胚壁的细胞（见 2.4.1 节）或哺乳动物的囊胚（见 2.4.4 节和 2.4.5 节）。鸡（和其他鸟类）的胚层包括一个中央透明区域（透明区域）及一个不透明的外围区域［见图 2.5（a）］。因为透明区域是在卵黄和覆盖在上面的单层上皮细胞之间的一个充满液体的腔，最初是没有细胞的，所以是透明的。这个上皮细胞层被称为**上胚层（Epiblast）**[1]。不透明区域的细胞位于与蛋黄接触的上胚层之下，没有空腔。上胚层产生了胚胎的 3 个胚层。

透明区的后半部分有一个由 Koller 镰刀细胞组成的月牙形的脊，如图 2.5（a）所示。图 2.5（b）显示了在该区域发生的主要事件。上胚层细胞产生后会从上胚层向后移动到 Koller 镰刀区，从那里沿着中线移动形成一种称为**原条（Primitive Streak）**的结构。原条的形成涉及上胚层细胞移入胚胎内部，产生胚胎的各胚层［在受精后 30h 左右发生的原肠胚的形成，见图 2.5（b）和图 2.5（c）］。当原条从后向前延长时，一个称为亨森结（Hensen's Node）的凸起出现在条纹的前端，相当于蛙的胚孔的背唇，亨森结具有重要的组织功能（将在第 3 章中详细讨论）。

亨森结包含了脊索前体细胞。脊索是中胚层结构的中线，在非洲爪蟾发育中描述过［见图 2.4（c）］。它长而薄，通过一种称为趋同延伸的细胞运动过程形成。在这种运动中，组织伸长是通过将相邻的细胞聚集形成更窄、更长的薄片组织来实现的，下图显示了该过程。

这个过程形成了原条前脊索的整个长度。亨森结从胚胎的前端退缩，残余的结构位于头突（最终形成了鸡的头部细胞）的后部，随后形成脊索。图 2.5（c）右边图中的箭头表示亨森结的相对运动。

随着亨森结的退缩，结构开始分化；由于亨森结首先从胚胎的前端退缩，该区域的发育较尾部要快。神经胚形成的过程和其他脊椎动物相似，如图 2.5 所示。

---

[1] 上胚层（Epiblast）：在鸟类、爬行动物和哺乳动物的早期胚胎中形成的细胞层产生了原肠胚的三胚层。

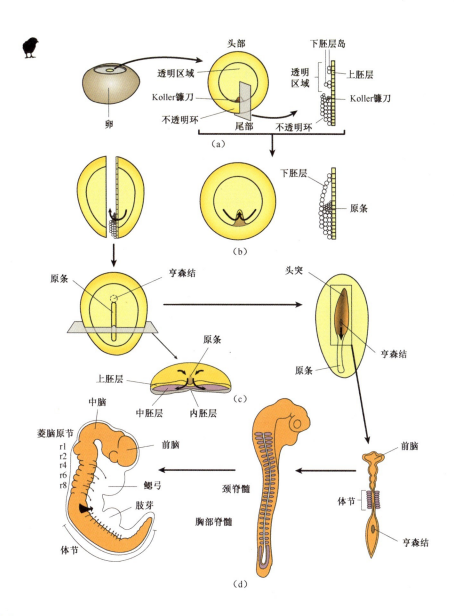

图 2.5 鸡发育的主要阶段。(a) 将鸡卵壳的一小部分移开,以暴露早期胚胎(黄色),中间为放大观察图。胚胎尾部的垂直切面显示了在上胚层下的位于 Koller 镰刀区周围的细胞。(b) 箭头表示在上胚层后部的细胞运动,在胚胎内部形成原条,在它的前端是亨森结。(c) 在胚胎的切片中显示原肠胚形成,包括上胚层细胞的运动和三胚层的形成。这在原则上类似于非洲爪蟾的原肠胚形成。亨森结从头部的前端退缩,同时在其退缩部位形成头突,同时延伸神经板。(d) 随后的阶段显示了神经系统的延伸、体节的形成、大脑结构的发育和中枢神经系统(箭头)的神经生长。鳃弓是咽(Pharynx)[1]两侧的中胚层结构。

---

[1] 咽(Pharynx):咽喉位于口腔和气管之间的部分。

图 2.5（d）显示了发育的后期阶段，包括：①神经管的延伸和弯曲。②前突（Anterior Swelling）的形成。前突将形成**前脑（Forebrain）**、**中脑（Midbrain）**和**后脑（Hindbrain）**。关于大脑的这些区域将在后面小鼠发育的部分介绍。③将后脑划分为一系列解剖学上可区分的组织块，称为**菱脑原节（Rhombomere）**（见 4.4 节）。④**体节（Somite）**[1]的形成。

2.4.3 斑马鱼（Zebrafish）

在斑马鱼原肠胚形成之前，其囊胚在动物极上有一群细胞位于卵黄之上。卵黄上的细胞形成胚盘，胚盘最终会形成外胚层、中胚层和内胚层，就像鸡一样。它们被称为包膜层（Enveloping Layer）的单层上皮细胞所覆盖（见图 2.6）。随着囊胚的生长，囊胚在蛋黄周围扩散开来（就像把一只长统袜拉到人的头上一样）。这是一个极好的外包的例子（与之前在介绍蛙类的 2.4.1 节中提到过的相似）。在受精后 5h，原肠胚开始形成，外包便完成了一半，一个增厚的环出现在扩大的囊胚的边缘，称为胚环（Germ Ring）（见图 2.6）。这个环是由胚盘细胞移动时自身折叠形成的，被称为退化（Involution）（见图 2.6）。胚环的外层是上胚层，在介绍鸡胚发育的 2.4.2 节中也有描述，在它下面移动的细胞形成了下胚层（Hypoblast）。鸡和斑马鱼胚胎发育的一个明显区别是在鸡的上胚层产生了所有的 3 个胚层，而下胚层对胚胎胚层没有贡献，很少被提及［见图 2.5（a）、图 2.5（b）］；在鱼类中，上胚层形成外胚层，下胚层形成中胚层和内胚层。在鱼形成外包后，胚胎伸长，形成体节，神经管发育（见图 2.6）。其神经管的形成过程与其他许多物种不同（见 2.5 节和图 2.12）。

2.4.4 小鼠（Mouse）

小鼠卵受精后，胚胎通过**胚泡（Blastocyst）**阶段发育［见图 2.7（a）］，然后植入子宫壁并进行原肠胚发育［见图 2.7（b）］。在植入时，小鼠胚泡由 3 个组织组成：位于胚胎一极的外胚层、其下的原始内胚层、包裹组织和囊胚腔的滋养外胚层（稍后将消失）。哺乳动物的胚泡常被认为与两栖动物和鱼类的囊胚类似（见 2.4.1 节和 2.4.3 节）。

---

[1] **体节（Somite）**：脊椎动物胚胎在发育过程中，位于脊索和神经管两侧的节段型中胚层。

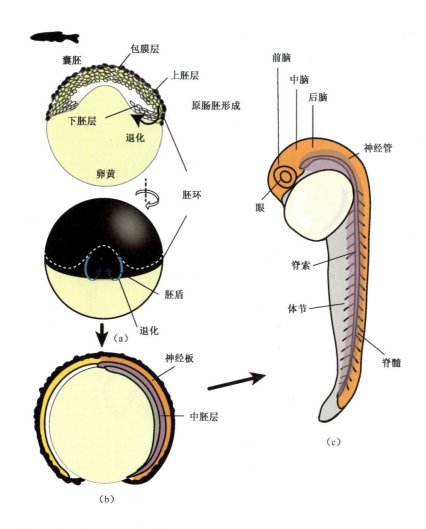

图 2.6 早期斑马鱼的发育。(a) 在受精 5h 后,胚盘覆盖了大约一半的囊胚,开始形成原肠胚。上图显示了胚胎的切面。下图是一个旋转了 90° 的胚胎,其背部面对着读者。细胞在上胚层沿箭头方向移动形成下胚层。细胞向胚环的背面流动,产生一种称为**胚盾**(Embryonic Shield)的结构。这相当于两栖动物囊胚的背唇(见 2.4.1 节)和鸡的亨森结(见 2.4.2 节)。所有这些结构都有重要的组织功能(在第 3 章中讨论)。(b) 胚胎中的一个切面,比(a)中上图晚一些。下胚层产生中胚层(紫色)和内胚层(灰色)。(c) 脊索和体细胞形成于中胚层。胚胎长大了,看起来像一条小鱼了,卵黄开始消失。

在胚胎植入后,上胚层扩大,中间有一个充满液体的空腔。上胚层组织形成上皮围绕着这个腔,它们又被原始的内胚层包围着。滋养外胚层产生的组织,如胎盘外锥体(Ectoplacental Cone)和胚外外胚层,进而形成胎盘和围绕胚胎的膜。

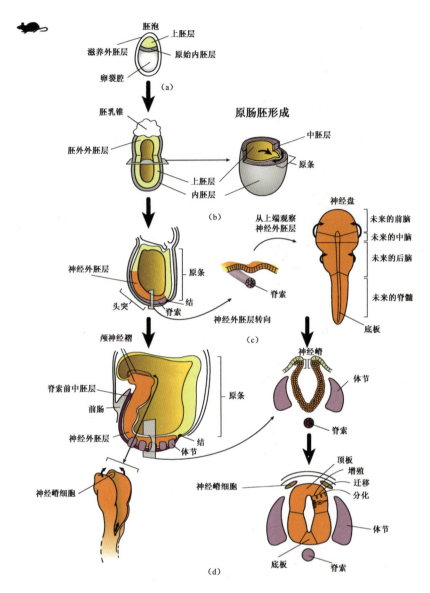

图 2.7 从胚泡阶段（a）到神经管闭合（d）的小鼠神经系统发育。(b) 在受精后 6 天左右，箭头指示的细胞运动导致原始条纹的形成。为了帮助理解这一阶段，参考图 2.5（c）左边的扁平的鸡胚，它的右边和左边的边缘连接起来，原条位于里面；如图（b）所示。(c) 脊索和神经外胚层的形成早于结（Node）。如图 2.5（c）右图所示：页面的左边为神经外胚层（橙色），原条在右侧，结位于中间。如果神经外胚层的末端向上弯曲，它的结构布局与（c）和（d）左图所示结构相同。在从侧边折叠之前，神经板被分为几个将形成前脑、中脑和后脑的区域，如箭头所示。(d) 胚胎进一步发育：神经外胚层折叠形成神经管；体节由中胚层形成；非神经外胚层为暗黄色。神经嵴的起源显示在右侧图。神经管的生长是通过靠近管腔一侧的细胞增殖，然后迁移到另一侧分化完成的。其进一步发育如图 2.9 所示。

尽管鸡的上胚层是卵黄表面的一扁平圆盘，而老鼠的上胚层是胚胎内部的凹陷，但在这两个物种中，其原肠胚的形成过程是相似的。就像在发育中的鸡胚中一样，在小鼠胚胎中，原肠胚形成涉及外胚层和内胚层之间形成的一个新的中胚层[见图2.7（b）的右图]。受精6天后，原条沿着小鼠胚胎中轴的前后方向延长（见2.2节）。在原条的前端形成结（Node），相当于鸡的亨森结[见图2.7（c）]。脊索从结的前方生长，形成一个狭窄的中杆，结束于未来前脑的**脊索前的中胚层（Prechordal Mesoderm）**。脊索位于胚胎中线以下的外胚层下，将形成神经系统，即神经外胚层[见图2.7（c）]。

初级神经胚形成过程始于神经外胚层，神经板的形成和折叠形成神经管[见图2.6（c）]。前侧神经板较宽，产生的皱褶[颅神经皱褶，见图2.7（d）]比后面的大。它们融合后在神经管前端形成一个膨泡（称为囊泡），将发育成大脑。

细胞沿着背神经管在表面外胚层和神经外胚层的交界处形成神经嵴[见图2.7（d）和2.6节]。在发育的神经管两侧的中胚层产生了包括椎骨、肋骨和骨骼肌在内的体节[见图2.7（d）]。

神经管闭合开始于中脑的后部，像一个拉链一样在两个方向上闭合[见图2.7（d）]。同时，前方还会有其他闭合起点，最终汇合形成神经管。神经管闭合如图2.8所示。对神经管封闭机制的研究为人们了解人类发育提供了重要的线索。人类的神经管闭合也与该方式非常相似。该过程出现缺陷是比较常见的，如脊柱裂（见专栏2.1）。

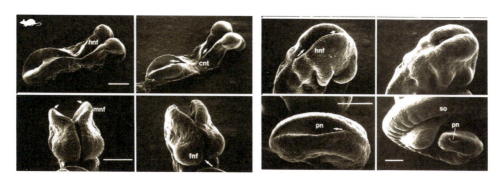

图2.8 小鼠胚胎神经管闭合的扫描电镜显微图（Copp A J, Brook F A, Estibeiro J P, Shum A S W, Cockroft D L, 1990）。哺乳动物神经管缺陷的胚胎发育（Prog Neurobiol, 35: 363-403）。hnf代表后脑（Hindbrain）；mnf代表中脑（Midbrain）；fnf代表前脑神经褶（Forebrain Neural Folds）；cnt代表尾神经管（Caudal Neural Tube）；pn代表后神经孔（Posterior Neuropore）；so代表体节（Somite）。箭头指示神经管闭合的方向。比例尺：0.1～0.3mm。

专栏 2.1 神经管缺陷

神经管缺陷是中枢神经系统发育的先天性畸形（Congenital Malformation），是由于神经胚发育异常引起的。目前已发现有许多不同类型的畸形，其中最常见的如下。①无脑畸形（Anencephaly）。发育中的胚胎颅神经褶不融合，导致大脑的大部分或全部丢失。②脊柱裂（Spina Bifida）。神经管在末端融合失败导致脊柱开放病变，神经和脊髓损伤严重，也有可能是脊柱封闭的异常。这两个缺陷的发病率在世界各地略有不同，约为千分之一。无脑畸形患儿大部分出生时死亡，而存活的脊柱裂患儿则存在不同程度的残疾。囊性脊柱裂（Spina Bifida Cystica）是一种严重的神经损伤疾病。患者脊髓的膜和脊髓神经从脊柱的开口中突出来，导致其背部形成一个充满脑脊液的囊。隐性脊柱裂（Spina Bifida Occulta）是一种症状相对较轻的疾病，尽管在脊柱中有一个缺口，但脊髓是正常的，背部没有开口，随着年龄的增长可能会出现精细运动和感觉问题。颅脊柱裂（Craniorachischisis）是一种相对罕见的整个脊柱未闭合疾病。神经管缺陷的原因包括遗传和环境因素，但人们对此知之甚少[1]。

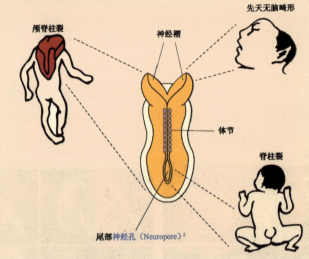

在神经管闭合阶段，胚胎会显著地改变它的形状。在这一阶段的开始，关闭的神经管的大部分以前后轴方向弯曲成一条大的曲线，它的腹侧部分向内凸起：如图 2.7（d）所示，看起来像一条竖起来头的蛇。图 2.9（a）箭头所指的是细胞运动的方向。这个过程导致它的前后轴沿着它的腹侧面变成凹的［见图 2.9（a）］，神经管卷曲成一个形状直到出生。神经管的前部形成**前脑（Prosencephalon）**或前脑泡、**中脑（Mesencephalon）**或中脑泡，以及**后脑（Rhombencephalon）**或菱脑［图 2.9（a）］。**双侧视泡（Optic Vesicle）**形成并产生视网膜和视神经（眼睛的发育在专栏 2.2 中有更详细的描述）。神经管的后半部分形成脊髓。

---

[1] Copp A J, Greene N D. (2010) Genetics and development of neural tube defects. J. Pathol., 220: 217-230.
[2] **神经孔（Neuropore）**：在神经管的一端或另一端通常会闭合的开口。

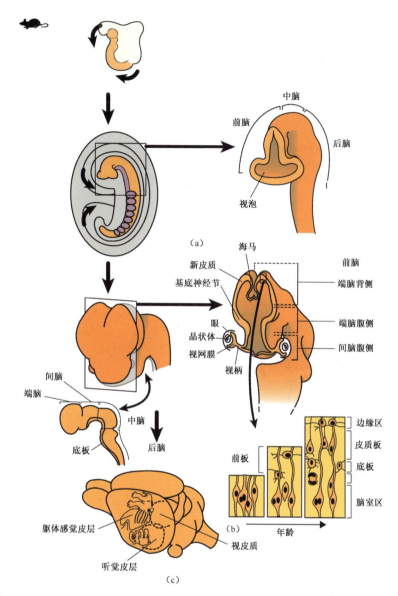

图 2.9 小鼠大脑的发育（见图 2.7）。(a) 发育中胚胎形状的改变是由粗箭头所指示的细胞运动引起的。顶部的图是图 2.7（d）的简化版。右图显示前脑、中脑、后脑和视泡形成的细节。(b) 大脑经进一步的发育和分化增加了其复杂性。大脑的生长是通过在脑室区域持续的细胞分裂来实现的，随后这些细胞转移到大脑的外表面，在那里进行分化（有关更多细节，见图 2.11 和图 5.16）。(c) 成熟的大脑，包含感觉皮层（关于这一点，见 10.1 节和 10.2 节）。

图 2.9（b）显示了胚胎大脑的更多细节。你可以在本书的图表中找到许多下列术语。前脑泡扩张形成两个**双侧端脑**（Telencephalic）泡和**中央间脑**（Diencephalic）泡。间脑泡被迅速扩张的端脑泡所吞噬。端脑被分为背侧和腹侧两部分，在解剖学

和分子组成上都不相同。背侧端脑产生**大脑皮层**（**Cerebral Cortex**），包括**新皮质**（**Neocortex**）（大脑皮层的一部分在更高级的哺乳动物的进化过程中大量扩张）和其周围的在进化中较早出现的旧皮层区域，如**海马体**（**Hippocampus**）。腹侧端脑产生**基底神经节**（**Basal Ganglia**）（位于大脑皮层下的大量神经元，参与控制运动）。间脑的主要衍生物是**丘脑**（**Thalamus**），它负责将感觉输入传递到大脑皮层。

专栏 2.2 哺乳动物眼睛的发育

（a）颅神经褶［见图2.7（d）］将会发育成前脑，该区域有两个凹陷，被称为视沟（Optic Sulci）。（b）视沟向外侧延伸，从前脑的两侧凸出来形成视泡。（c）视泡通过视柄与发育中的前脑相连，视柄将成为视神经，并接近表面外胚层。（d）外胚层下的神经外胚层发育形成视杯。视杯内层形成视网膜。（e）晶状体形成于覆盖在视杯上的，来自表面外胚层（被称为晶状体基板，见图2.14）的囊泡。（f）分化成熟后的眼睛。

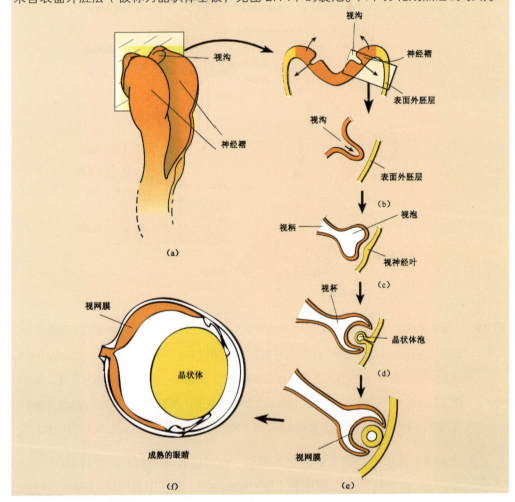

在初级神经胚形成的过程中,产生母细胞或神经元的细胞增殖大多发生在靠近神经管腔体的最内侧[见图 2.7(d)和图 2.9(b)]。分裂产生的细胞从这个增殖区向外转移,最终分化成成熟的神经元。因为胚胎大脑的腔在成年后会形成脑室,所以这一区域被称为**脑室区**(Ventricular Zone,VZ)。在发育的大脑中,第二层增殖的细胞称为**脑室下区**(Subventricular Zone,SVZ)[见图 2.9(b)]。这里的命名有点混乱,因为我们通常把脑室区画在皮质底部,而脑室下区画在上面。同样令人困惑的是增殖细胞的名称:**放射状胶质细胞**(Radial Glia Cell)。如果仔细观察图 2.9(b)中脑室区的细胞,你会看到这些细胞。它们跨越发育皮层深处,投射方向是放射状的(见 7.3.1 节)。科学家们曾经认为这些细胞是神经胶质细胞,为迁移的神经元提供指导,但事实证明它们不仅提供指导,而且还通过分裂产生神经元[1]。脑室下区包含一种不同类型的分裂细胞,称为**中间祖细胞**(Intermediate Progenitor Cell),有时也称为基母细胞,它是放射状胶质细胞的子代,分裂产生神经元(它们有效地放大了放射状神经胶质的输出)。

第一批产生的神经元通过迁移和分化,形成一种称为前板的结构,然后由新生神经元分裂成一种称为边缘区的浅层结构和一种称为**亚板**(Subplate)的深层结构,后者形成一种称为皮层板的快速增厚层[见图 2.9(b)]。边缘区形成皮层的第 1 层,皮层板形成第 2~6 层,亚板是一个瞬时结构,在出生后基本消失。这些过程将在后面章节进行详细讨论(见 9.5.3 节)。

2.4.5 人(*Human*)

人类胚胎比上面描述的模式生物的胚胎发育时间要长得多。表 2.1 列出了人类胚胎发育重大事件的大致时间,读者会发现这些事件都曾发生在其他哺乳动物中。前面在小鼠中曾经介绍过(见 2.4.4 节)。青蛙、鸡、斑马鱼和老鼠的发育以小时或天为单位,而人类则以周为单位。例如,斑马鱼从受精后到原肠胚形成的时间约为 5 小时,青蛙为 26 小时,鸡为 30 小时,小鼠为 6 天,而人类则是 3 周。发育成一只可辨认的小型斑马鱼需要 3 天左右的时间,青蛙需要 12 天才能脱胎换骨,鸡需要 20~21 天才能孵化,小鼠需要 20~21 天才能出生,而人类的怀孕则需要 9 个月。

---

[1] Noctor S C, et al. (2001) Neurons derived fromradial glial cells establish radial units in neocortex. Nature, 409: 714-720; Malatesta P, et al. (2000) Isolation of radial glial cells by fluorescent-activated cell sorting reveals a neuronal lineage. Development, 127: 5253-5263.

表2.1 人类胚胎发育的大致时间

年龄/周	重大事件
1	囊胚形成
2	胚胎植入子宫
3	原肠胚形成，脊索和神经板发育
4	神经管的形成
5	大脑皮层开始在前脑形成，基板出现
8	轴突开始生长
16	神经元的形成接近尾声，突触的形成开始

图2.10比较了老鼠和人类的早期发育。其主要事件是相同的，尽管它们发生的方式有差异。到目前为止，我们已经用小时、天和周的标准单位来描述发育时间，但是如果读者在其他地方读到人类和老鼠的发育，可能会发现老鼠和人类胚胎的发育是根据它们的发育阶段来描述的，而不是用标准的时间单位。Theiler阶段用于老鼠身上［以解剖学家Karl Theiler（1920—2007年）的名字命名］，Carnegie阶段被用于人类（以美国Carnegie科学研究所命名）。在这些系统中，胚胎是根据其解剖外观（如体细胞数目）来分类的。使用它们的原因是，通常很难确定哺乳动物何时受精，胚胎何时能以略微不同的速度生长。从受精到出生有28个Theiler阶段，有23个Carnegie阶段，但它们只包括人类胚胎发育的前60天（在那之后，通常不再称为胚胎了，而称为胎儿）。图2.10显示了一些阶段。

从图2.10中可以看出，人和小鼠在原肠胚形成前胚胎的三维布局是不同的，但其组成部分是相同的。与前面章节描述的其他物种一样，原肠胚形成涉及原条和结（Node）的形成（相当于鸡体内的亨森结，见图2.5）。结起源于上胚层并诱导神经板的形成（见第3章），其标志着神经系统发育的开始。神经板折叠形成神经管的方式与其他脊椎动物如青蛙、鸡和小鼠的方式基本相同。

在灵长类动物的进化过程中，大脑皮层的大小和划分的区域数量大幅增加，但它的六层结构被保留了下来（尽管这些层变得更加复杂）。它在表面积［通过折叠形成**脑回**（**Gyrus**）[1]和**脑沟**（**Sulcus**）[2]来适应这种膨胀］上比在深度上扩展得更多。近年来的研究发现了高等哺乳动物大脑皮层发育方式有着不仅仅是规模上的重要差异。这些重要差异是什么呢？

---

[1] **脑回**（**Gyrus**）：大脑皮层表面两个裂隙之间的脊或褶。
[2] **脑沟**（**Sulcus**）：位于大脑皮层表面两脊之间的裂缝。

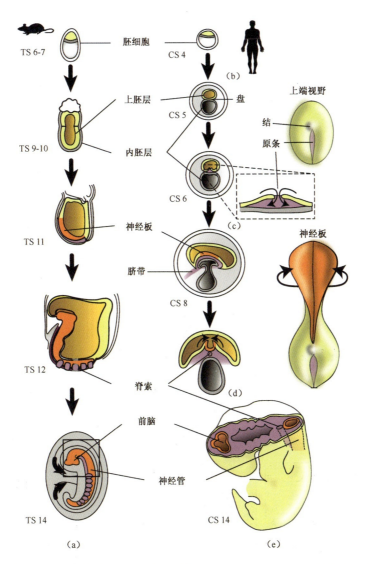

图 2.10 小鼠与人脑的发育比较。(a) 左侧的图取自图 2.7 和图 2.9, 并在图中进行了解释。它们排列成人类胚胎经历相同事件的对应图。从上到下, 老鼠需要一周多的时间, 人类则需要 4 周多的时间。(b) 从囊胚开始, 囊胚在人类中更圆。人类发育中的上胚层(原始外胚层)位于下胚层(原始内胚层)之上。人类胚胎是由上胚层和下胚层交界处的双层圆盘状结构发育而来的, 这与小鼠胚胎的排列方式不同。由此, 人类胚盘看起来有点像鸡的早期胚胎 [图 2.10 (c) 和图 2.5 (c)]。(c) 原肠胚形成的开始是以原条的形成为标志的, 原条前面有结(以前遇到过类似的结构, 见图 2.5 和图 2.7)。上皮细胞进入原条形成中胚层(紫色)。(d) 神经板(橙色)在结前面发育, 折叠形成神经管(弯曲箭头)。(e) 神经管在其前端扩张形成大脑。图中, TS 代表 Theiler 阶段, CS 代表 Carnegie 阶段。

我们在 2.4.4 节和图 2.9 中描述了小鼠的胚胎皮层神经元是如何在**脑室区**（**Ventricular Zone，VZ**）和脑室下区（**Subventricular Zone，SVZ**）生成的，并以有序的方式通过中间区迁移进入**皮质板**（**Cortical Plate**），随后增厚并形成层（最终将形成大脑皮层），如图2.11（a）所示（取自图2.9）。灵长类动物有两个脑室下区，一个称为**内脑室下区**（**Inner Subventricular Zone，ISVZ**），另一个称为**外脑室下区**（**Outer Subventricular Zone，OSVZ**）［见图2.11（b），现在这个命名法似乎更合理了，因为OSVZ更接近大脑的外部！］。ISVZ更像啮齿动物皮层脑室下区，其含有大量的中间祖细胞，但在啮齿类动物中没有相当于外脑室下区的细胞。脑室下区，特别是OSVZ细胞包含放射状胶质细胞，其过程可到达大脑外表面，但不能到达脑室表面。这些细胞被称为**外放射状胶质细胞**（**outer Radial Glia Cell，oRG**），它们与中间祖细胞一起，放大了灵长类动物的神经输出。如果读者想进一步了解非常迷人的灵长类动物神经发育的特点，这里有更多的信息[1]。

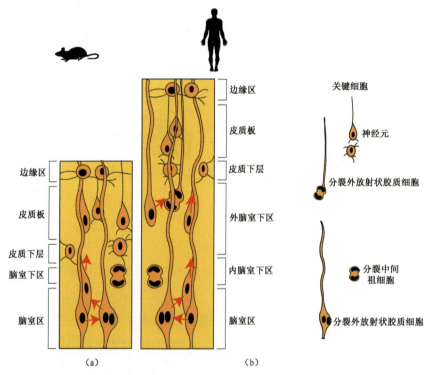

图2.11 小鼠与人类大脑新皮质发育比较。（a）正在发育的小鼠新皮层，见图2.9。箭头所指的是一个放射状胶质细胞在分裂过程中产生一个向放射状移动的细胞。它可能在脑室下区成为中间祖细胞并再次分裂形成两个神经元，或者可能直接进入皮质板成为一个神经元。

---

[1] Dehay C, et al. (2015) The outer subventricular zone and primate-specific cortical complexi-fication. Neuron, 85: 683-694; Rakic P. (2009) Evolution of the neocortex: a perspective from developmental biology. Nat. Rev. Neurosci., 10: 724-735.

(b) 发育中的灵长类皮质具有与小鼠脑室下区相似的内脑室下区（ISVZ），但具有较大的外脑室下区（OSVZ），由外放射状神经胶质细胞构成，经过较长时间后与皮质的外侧边缘相连。OSVZ 是灵长类新皮层产生大量神经元的主要来源。边缘区已在 2.4.4 节中描述。

2.5 脊椎动物的次级神经胚形成

初级神经胚形成了高等脊椎动物的大部分神经管［见图 2.12（a）］，其后部的管腔是由最初实心的细胞棒空腔化而来的，而不是由神经板的滚动闭合形成的。这被称为**次级神经胚形成**（Secondary Neurulation）［见图 2.12（b）］。

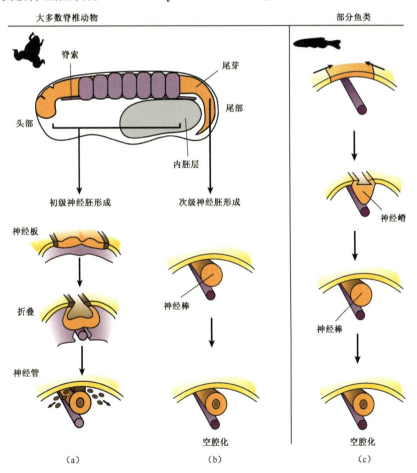

图 2.12 在不同物种的神经形成过程中，神经管不同位置的差异。（a）在大多数脊椎动物中，初级神经胚形成是指神经外胚层围绕中央管腔旋转或折叠的过程，这一过程沿着神经板的

大部分长度发生。(b) 在尾部区域，次级神经胚的形成包括最初形成一根神经棒，然后形成空腔。(c) 在一些鱼类中，如斑马鱼，其神经管通过神经板的加厚形成神经嵴，这是由于神经外胚细胞向中线（箭头）移动而形成的；嵴形成了一根细胞棒状结构——神经棒，随后空腔化[1]。

当脊椎动物的身体沿着它的前（或喙）轴延伸到后（或尾）轴时，次级神经胚便形成了。一种称为尾芽的结构在它的后端形成（见图 2.12）。神经外胚层尾端的细胞产生一个实心棒，实心棒发生空腔化后形成后神经管。有趣的是，它们还产生了与尾芽、脊索和体节的产生有关的中胚层细胞。这可能是由于尾神经外胚层和中胚层的细胞来自有能力产生几种不同类型分化细胞，即**多能性（Multipotent）**的尾部**干细胞（Stem Cell）**[2]导致的。次级神经胚形成的结果是产生后神经管，后神经管与初级神经形成的神经管相连接。次级神经发生类似于某些鱼类产生整个神经管的过程。在这些动物中，神经胚发生的第一步产生了一种称为神经龙骨的神经外胚结构，它沿着头部到尾部的神经板而增厚 [图 2.12（c）]。随后的几步形成一根实心的细胞棒，这个细胞棒沿着它的长轴发生空腔化现象。

2.6 无脊椎动物和脊椎动物外周神经系统的形成

前几节描述的主要是中枢神经系统发育。外周神经系统是由所有驻留在中枢神经系统外的神经元组成的。它们对动物从身体内部和外部环境中提取感觉信息和控制身体的动作至关重要。

2.6.1 无脊椎动物

果蝇的感觉神经系统为研究特定类型细胞发育机制提供了一个很好的模型系统。它在较大程度上被一群称为**感觉器（Sensilla）**的小感觉器官所代表，见下页图。它们包括一个或多个**双极神经元（Bipolar Neuron）**[3]和一些支持细胞（Support

---

[1] Cearns M D, et al. (2016) Microtubules, polarity and vertebrate neural tube morphogenesis. Journal of Anatomy, 229: 63-74.

[2] 干细胞（Stem Cell）：一种相对不特异的细胞，它可以反复分裂以再生自身（自我更新）和分化成特殊的细胞，如神经元或神经胶质细胞。

[3] 双极神经元（Bipolar Neuron）：一个神经元，从细胞体发出两个分支。

Cell)。对于不同的感觉模式有不同类的感觉器。最明显的类型是感觉刚毛,它由一个感觉神经元和 3 个支持细胞组成,它们组成了刚毛杆和窝,还有一个神经元的鞘细胞(见下图和图 2.2)。

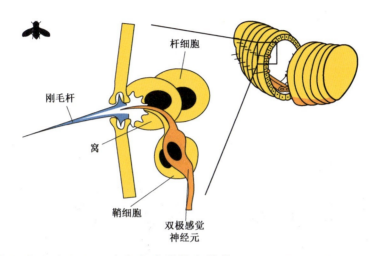

感觉器的发育来源于一种称为**感觉器官前体**(Sense Organ Precursor,SOP)的细胞,也称为感觉母细胞。它们的位置和发育如图 2.2(b)~图 2.2(d)的左侧所示。SOP 以一个节段重复的模式出现,就像神经干细胞一样,只不过它们大多来自表面外胚层。每个 SOP 都以一种保守的方式进行分裂产生 4 个细胞,最终分化为感觉器。根据 SOP 的位置,来自其谱系中的第五个细胞要么死亡,要么形成一个神经胶质细胞,要么形成一个单独的**多极神经元**(Multipolar Neuron)[1]。在胚胎形成的末期,尽管在头部有更多的神经元,但每个幼虫的每边都仅有 43 个感觉神经元。

成虫也被感觉器(果蝇是刚毛)所覆盖,这些都是在变态过程中的蛹中出现的。在蛹内表面是未分化的外胚层细胞的上皮细胞层,被称为成虫盘,它产生了果蝇的外表皮。成虫的感觉器来源于这些成虫盘,它们形成的模式是非常保守的。幼虫和成虫的 PNS 特征使它们在揭示神经发育的遗传机制方面具有明显优势,这项工作将在第 4 章和第 5 章中进一步讨论。

2.6.2 脊椎动物:神经嵴和基板

在脊椎动物中,外周神经系统的大部分细胞源自**神经嵴**(Neural Crest)细胞

---

[1] 多极神经元(Multipolar Neuron):一个神经元,它有一个单轴突和几个从胞体延伸出来的树突。

[见图 2.4（c）、图 2.6（d）和图 2.13]，神经嵴细胞起源于神经外胚层外侧。一旦神经管形成，神经嵴细胞就会在背部融合线处消失 [见图 2.4（c）]。神经嵴细胞在身体各处广泛地迁移，产生感觉神经元、**自主神经元（Autonomic Neuron）**[1]、支配内部器官的神经元，如肠道、**施旺细胞（Schwann Cell）**[2]和其他外周神经胶质细胞（见图 2.13）。神经嵴也产生非神经细胞。其中一些参与肾上腺髓质的形成，还有一些则形成色素细胞，被称为黑色素细胞，它们会转移到皮肤、头发和眼睛。来自颅骨区域的神经嵴细胞会参与头部包括骨骼、软骨和结缔组织在内的非神经结构的形成。

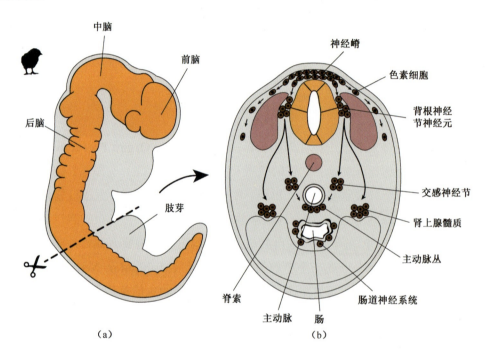

图 2.13　鸡胚胎神经嵴细胞的迁移路径。(a) 从侧面看到的胚胎被切断穿过主干的横截面，如图 (b) 所示。一些神经嵴细胞在皮肤下迁移并形成黑色素细胞（色素细胞）。另一些则更多在腹侧方向迁移到神经管区域（形成背根神经节）、靠近主动脉（Aorta）[形成自主神经元、主动脉丛（Aortic Plexuses）、肾上腺髓质（Adrenal Medulla）]和肠道（形成肠道神经系统）。

在身体中，周围的神经细胞和神经胶质细胞聚集成一个称为**神经节（Ganglia）**的致密结构（见图 2.13）。神经节在脊椎动物的头部，如传递面部感觉的三叉神经

---

[1] **自主神经元（Autonomic Neuron）**：在外周神经系统中控制低于意识水平的身体机能的神经元，如呼吸、心率、消化等。
[2] **施旺细胞（Schwann Cell）**：外周神经系统的胶质细胞在轴突周围产生髓鞘。

节（见图 10.4）及前庭-耳蜗神经节（传输耳部信号）等，不仅来自神经嵴，也来自脊椎动物头部两侧增厚的外胚层中称为颅基板的结构（见图 2.14）。除为颅神经节（Cranial Ganglia）提供神经元外，基板还产生感觉结构，包括嗅觉感觉上皮、晶状体和内耳。

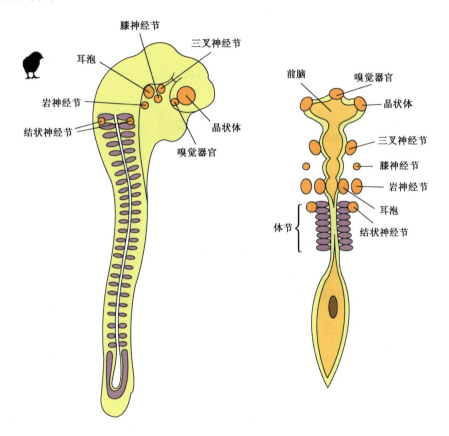

图 2.14 鸡胚颅基板。类似于果蝇的 SOP（见图 2.2 和 2.6.1 节），颅基板源自外胚层侧面。嗅觉板位于最前面，它产生嗅觉上皮及其感觉神经元。再往后是三叉神经节、膝神经节、岩神经节和结节性基板，所有这些都为颅感觉神经节提供神经元，耳基板生成内耳，包括感觉上皮、听觉和前庭神经节。

2.6.3 脊椎动物：感觉器官的发育

晶状体从晶状体基板的位置发育的方式已经在 2.2 节中描述过了。内耳的发育为脊椎动物感官的发育提供了另一个很好的例子。

脊椎动物的内耳是由充满液体的腔组成的迷宫。这些都来自**耳基板（Otic**

Placode），它在发育的后脑中的位置如图 2.14 所示。耳基板（有点像晶状体泡，见专栏 2.2），从表面外胚层分离形成**耳泡**或**耳囊**（Otic Vesicle 或 Otocyst）（见图 2.15）。随着耳泡的生长，它的形状发生了巨大的变化，产生了内耳的复杂结构（见图 2.15）。耳泡产生了具有特定功能的细胞：①能检测感觉刺激的毛细胞；②与毛细胞紧密连接的听觉感觉神经元。控制内耳毛细胞形成的分子机制将在第 5 章（见 5.3.1 节）进行讨论[1]。

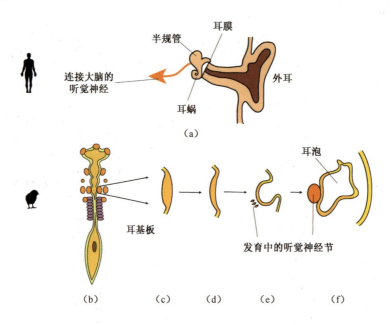

图 2.15 （a）显示人类耳朵的主要组成部分，包括前庭神经，也称为听觉或第八对**颅神经**（Cranial Nerve），负责将声音和平衡的信息传递给大脑。（b）～（f）为鸡的内耳早期形成过程。从耳基板通过形成杯状物，最终形成一个充满液体的腔室，在它的内侧有听觉神经的前庭-耳蜗神经节。

2.7 小结

（1）在原肠胚形成阶段，细胞从神经外胚层向内移动，形成动物的早期胚胎具有 3 个称为胚层的组织：在外部的外胚层，处于中间的中胚层，在内部的内胚层。

---

[1] 更多信息参见 Ladher R K, et al. (2010) From shared lineage to distinct functions: the development of the iuner ear and epibranchial placodes. Development, 137: 1777-1785。

这 3 种胚层的形状在不同物种之间存在着一些差异，但它们的存在和相对位置仍然是保守的。

（2）神经系统来自外胚层中被称为神经外胚层的部分。

（3）在大多数脊椎动物中，早期的神经外胚层（可以被认为就是一层细胞）卷起形成了神经管。这个过程被称为初级神经胚形成过程。

（4）神经管的前部形成了前脑、中脑和后脑。神经管的后半部分形成了脊髓。

（5）大多数细胞增殖发生在离其腔最近的神经管的内侧。那些注定要成为神经元的细胞从这个增殖区向外转移，以分化成成熟的神经元。

（6）果蝇的外周神经系统是由被称为感觉器官前体（SOP）的外胚细胞发育而来的。在脊椎动物中，外周神经系统的大部分细胞都来自神经嵴细胞，它们分布在背神经管的背部；其他部分则来自外胚层中被称为基板的部分。

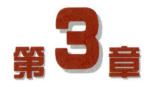

第3章

神经诱导：细胞间信号如何决定细胞命运的一个例证

3.1 什么是神经诱导

神经系统发育的第一步是胚胎中的一组细胞被诱导分化为神经细胞，这个过程称为**神经诱导**（Neural Induction）。在生物学中的**诱导**（Induction），其内涵与其在其他学科或者日常生活中类似。例如，在物理学中，我们可以通过在磁场中移动导线来诱导产生电流。在发育生物学中，诱导指的是一种组织（诱导者）引起另一种组织（应答者）发育方向改变的现象。在**神经诱导**中，诱导组织可引导应答组织分化为神经组织。无论是一个个体、器官还是组织，在定向诱导过程中，必然涉及诱导者与应答者之间的信息交流。

目前的研究表明，一些早期的胚胎细胞通过与其他细胞的相互作用被诱导成为神经细胞，这一过程被称为细胞通信。被诱导的细胞首先要具有成为神经细胞的潜能，而这种潜能还需要来自其他细胞的信号刺激才能实现。细胞通信通常涉及一个细胞产生的信号分子和另一个细胞表面的受体蛋白的结合。其他形式的细胞通信也可能存在，如脂溶性分子（如一些激素）能够透过细胞膜进行扩散，或者在某些情况下通过细胞连接，一些小分子物质可以直接在细胞间扩散。

尽管神经诱导是本章的主题，但事实上，诱导发生在神经系统的整个后续发育过程中（诱导也发生在非神经组织中）。神经组织经历初始诱导后，进一步的诱导过程产生特定种类的神经细胞，并赋予它们与其年龄和位置相适应的形态、分子和

第3章 ■ 神经诱导：细胞间信号如何决定细胞命运的一个例证

功能特征。神经诱导中出现的许多概念，也会反复出现在本书的后续部分中，例如，这些概念将构成第 4 章的主题内容。由于神经诱导是复发性主题的极佳例证，我们将借此机会在本章的结尾更广泛地讨论细胞间信号传导影响细胞活动的机制。

3.2 特化与定型

在描述已知的神经诱导机制之前，我们需要讨论发育中的细胞的两个可变特性（无论这些细胞处于胚胎的什么位置、类型和发育阶段）：细胞**特化**（**Specification**）与细胞**定型**（**Commitment**）。一个特化的细胞或组织在特定环境中向既定的命运发育（如神经）。细胞定型是一个正在发育的细胞沿着自身命运发育的过程。对特化细胞或组织，如果受到干扰，其命运可能会发生改变。这与人类的行为习惯很类似：就像在诱导组织的影响下细胞能够朝着特定的命运发展一样，人们也是在父母或者朋友的教育或影响下度过自己的一生的。然而，某个人沿着某个特定路径开始并不意味着他只能不可挽回地致力于那条路。我们很容易想到如何通过改变周围的环境来检验他人对自己所走道路的坚定程度。例如，可以给他们提供新的工作机会，或者把他们介绍给潜在的新伙伴。通过这种方式我们能够知道真正对那个人重要的事情。同样地，由诱导组织特化的细胞在环境发生改变时也会改变自己既定的发育命运。在包括神经诱导在内的许多发育过程中，这些都是很重要的原则，因为它们提供了一个框架，在其中设计实验可以确定细胞的命运是如何被正确决定的。例如，在这一章中我们将看到，虽然脊椎动物的背外胚层通常发育为神经组织，但是改变外界环境条件（分离培养或者其他实验手段）也能够改变它们的发育命运。这些实验揭示了在正常情况下维持细胞沿正确方向发育的机制。

3.3 神经诱导的发现

神经诱导的概念是德国科学家 Hans Spemann 和 Hilde Mangold 在 20 世纪初（1924 年）最早明确提出的。在研究两栖动物的胚胎时，科学家们发现，如果将胚孔（**Blastopore**）[1]的背唇移植到另一个胚胎的新位置上，会诱导第二体轴的形成，并且形成第二个**神经板**（**Neural Plate**），该神经板将发育为第二神经管并最终发育成第二个成熟的神经系统（见图 3.1）。两个体轴的产生创造了一个类似于连体双胞胎

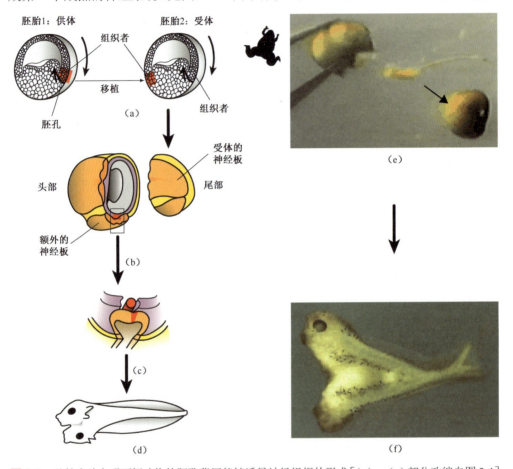

图 3.1 移植实验表明两栖动物的胚孔背唇能够诱导神经组织的形成[(a)～(c)部分改编自图2.4]。(a) 将取自胚胎1（供体）的胚孔背唇（红色部分）放置在胚胎2（受体）中的不同地方，此时胚胎2同时拥有本身的背唇和供体的背唇。(b) 移植导致在胚胎2中产生了一个额外的神经板，这个神经板中的小部分细胞来自供体（标记为红色），大部分细胞来自受体胚胎。这一结果显示供体组织通过诱导受体细胞产生额外的神经板，而不是通过供体组织本身产生。(c) 额外的神经板通过神经化（见2.4节）产生第二神经系统。(d) 实际上，第二神经系统是整个第二体轴的组成部分。(e) 移植操作的图片。箭头所指的是从供体胚胎（镊子夹住的）中切下的部分（镊子旁的），它将移植到受体胚胎中。(f) 移植胚胎的图片。

---

[1] **胚孔**（**Blastopore**）：原肠胚形成中，通过细胞内陷，在早期胚胎中形成中胚层和内胚层。它是原肠的入口，并且在某些物种中最终形成肛门。

图片得到了 De Robertis 的许可,并由 Macmillan 出版社有限公司提供:De Robertis E M. (2006) Spemann's organizer and self-regulation in amphibian embryos. Nat. Rev. Mol. Cell Biol, 7: 296-302。

的机体,并且各自拥有独立的神经系统。值得注意的是,第二体轴来自受体胚胎(移植物所在的胚胎)的细胞,而不是来自供体组织本身。由于这项工作,两栖动物的胚孔背唇被称为**组织者**(**Organizer**),因为它能够使受体组织产生一个适当有序的第二体轴。随后的研究表明,鸟类、哺乳动物胚胎中原条前端的**亨森结**(称为节点)、不同鱼类的**胚盾**(**Embryonic Shield**)也具有组织者的作用(见图 2.5~图 2.7 和图 2.10)。组织者的发现提供了第一个能诱导周围组织接受特定命运的独立组织的例子。许多其他关于诱导周围神经组织接受合适命运的例子已经被发现,具体的例子参见后续章节(特别是第 4 章)。

Spemann 和 Mangold 的实验表明,早期胚胎中正常形成表面外胚层(最终发育成皮肤)的细胞能够被那些移植到它们中间的组织者诱导并改变其命运。因此,这些细胞必须拥有接受诱导并改变自身命运的**能力**(**Competence**)。当组织者发出的信号被具有相应反应能力的细胞接收后,神经诱导便能成功实现。在正常情况下,只有背部外胚层细胞能被诱导为神经组织,尽管胚胎其他部位的细胞也具有被诱导的潜力。Hans Spemann 因其在胚胎诱导方面的研究成果,于 1935 年获得诺贝尔生理学或医学奖[1]。

3.4 近期的突破:鉴别介导神经诱导的分子

在组织者被发现后的数十年中,人们进行了各种研究,试图找出诱导神经组织产生的分子,但是收获甚微。最终在 20 世纪 90 年代取得了进展,并形成了一种被称为**默认模型**(**Default Model**)假说,用于解释神经诱导。正如我们所见,最近的研究表明默认模型不能完全解释神经诱导,但在许多物种中,它仍是我们理解神经诱导的重要基础。

该模型主要来自关于两栖类胚胎发育中被诱导为神经元的囊胚组织的研究。这个组织称为**动物帽**(见图 3.2 上半部分中红色虚线上方的胚胎区域)。当动物帽被剥

---

[1] www.nobelprize.org/nobel_prizes/medicine/laureates/1935/spemann-lecture.html [2010-11-20]. De Robertis E M, Kuroda, H. (2004) Dorsal–ventral patterning and neural induction in Xenopus embryos. Ann. Rev. Cell Dev. Biol., 20: 285-308.

离并完整地培养成密集的细胞群时，它们并没有发育成神经组织（就像在胚胎中那样），而是发育为表皮［见图 3.2（a）］。然而，当动物帽的细胞彼此分离时［这个过程称为**解离（Dissociation）**[1]］，它们形成了神经细胞［见图 3.2（a）］。这些结果的一个可能解释是，解离使得阻止神经诱导的分子逃离动物帽细胞并进入周围的液体，从而导致这些阻塞分子的浓度下降并使得这些细胞默认地接受了成为神经元的命运。

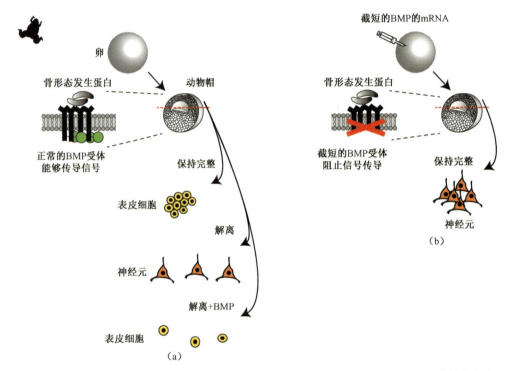

图 3.2 有证据表明，骨形态发生蛋白的功能抑制在神经诱导中起着重要作用。（a）正常的卵产生具有 BMP 受体的胚胎，这些受体对 BMP 做出反应并引导细胞发育成表皮（有关 BMP 受体信号机制的更多信息，见图 3.5）。培养的动物帽细胞（红色虚线以上区域）如果保持完整就会形成表皮，这可能是因为它们远离了胚胎中 BMP 拮抗剂的影响，并受到周围 BMP 的影响。如果它们被离散（Dissociated），就会形成神经元，这可能是因为它们周围的 BMP 分子被移除了。然而，如果将 BMP 加入到这些离散的细胞中，这些细胞就会形成表皮。（b）如果对胚胎进行实验操作，使其产生结构不完整、无功能的 BMP 受体，该残缺不全的受体对 BMP 失去应答能力。如果从这种胚胎中分离动物帽细胞并进行培养，它们将发育成神经元而不是表皮。注意：有关蛋白质和基因名称如何书写的问题，请参阅本书开头的常用缩写部分。

阻止神经诱导的分子是什么？最初在 20 世纪 80 年代通过对骨骼的研究，人们

---

[1] **解离（Dissociation）**：通过化学和/或物理的方式使组织中的细胞彼此分离。

发现了一个由大约 20 个细胞间信号分子组成的家族,被称为**骨形态发生蛋白**(**Bone Morphogenetic Protein,BMP**),它能介导许多位置及许多发育阶段的细胞之间的信号传导。这个家族的成员在囊胚的动物帽中被发现,包括 BMP2、BMP4 和 BMP7。通过添加 BMP 到培养物中能够抵消解离的动物帽细胞转化为神经细胞的能力[见图 3.2(a)];在这种情况下,只产生表皮细胞,这表明 BMP 可能是阻止神经诱导的关键分子。进一步的实验对这一观点提供了更多的支持:当动物帽从被清除 BMP 信号刺激的胚胎中分离出来并进行完整培养时(不解离),动物帽细胞将会向着成为神经组织的命运发育[见图 3.2(b)]。这些实验显示神经诱导可以通过阻断 BMP 信号来实现。

这些实验表明,在动物帽中组织者可能通过产生抑制 BMP 的分子来促进神经诱导,从而阻止其细胞向着表皮的命运发展;然而,组织者产生的诱导神经组织的活性分子是什么呢?

早在 20 世纪 90 年代初,加州大学伯克利分校的 Richard Harland 的实验室就在研究暴露在紫外线下的青蛙胚胎,这些青蛙缺乏神经组织。Harland 的实验室当时正试图找到扭转这种缺陷的方法。他们发现,用一组由组织者产生的能合成正常蛋白质的互补 DNA(cDNA)[1]分子来处理这些胚胎,能够消除上述缺陷。通过把开始的细胞池分割成更小的细胞池,他们锁定了活性蛋白,并将其命名为 noggin,这个名字源于这种高浓度的蛋白质可以产生长着异常大头部的胚胎(noggin 是头的俚语)。

同时,其他实验室也发现了一些组织者特有的重要蛋白质,包括 chordin(这一命名是因为它不仅存在于组织者中,还分布于脊索)、follistatin(已出现于不同的教材中,是卵巢液的组成部分)和 cerberus(以希腊神话中守卫阴间入口的三头狗命名)。实验表明:①noggin、chordin、follistatin 和 cerberus 都能和 BMP 结合并抑制其活性;②如果这些蛋白质在非洲爪蟾的胚胎通过被吗啉代反义寡核苷酸(见图 1.4)敲低后,这些胚胎将会出现严重的神经板缺失。图 3.3 所示的神经诱导的默认模型主要是基于对两栖动物的研究提出的[2]。它被称为默认模型是因为假定不能对 BMP 做出反应,外胚层细胞默认发育为神经细胞。

---

[1] 互补 DNA(cDNA):能够产生蛋白质的 DNA 分子,是 mRNA 的复本。
[2] Hemmati-Brivanlou A, Melton D. (1997) Vertebrate neural induction. Annual Reviews of Neuroscience, 20: 43-60.

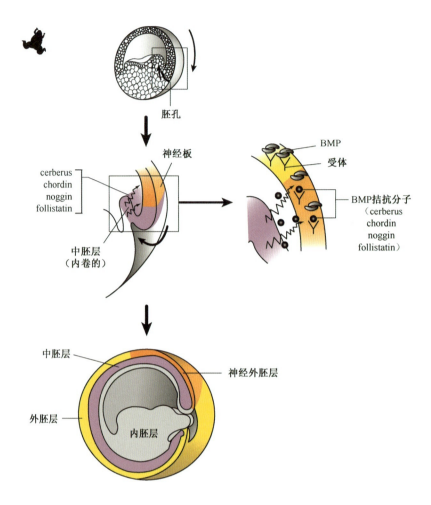

图3.3 神经诱导的默认模型主要基于对两栖动物的研究：胚孔背部的中胚层分泌的分子抑制部分胚孔背部的外胚层中的BMP，将其转化为神经外胚层。

3.5 果蝇神经诱导机制的保守性

无脊椎动物的研究表明，其主要组分（通过抑制BMP信号实现的神经诱导）即使在高度差异的物种中仍具有保守性。这进一步强化了默认模型。脊椎动物神经诱导模型的分子与上述无脊椎动物具有同源性。果蝇中的基因 *dpp*（*decapentaplegic*，生物皮肤生长因子）编码的产物和脊椎动物中 BMP2 与 BMP4 是同源物。脊椎动物中编码 chordin 的基因和果蝇的 *sog*（*short gastrulation*）基因是同源基因。这些基因对于诱导果蝇产生神经外胚层至关重要。

果蝇的卵和早期胚胎含有一种叫 Dorsal 的蛋白质，其分布呈梯度变化（见图3.4）。Dorsal 在腹侧的浓度最高。Dorsal 能刺激其他分子的生成——这些分子依赖于 Dorsal 相对于两个阈值的浓度（见图3.4）。在高浓度下，Dorsal 刺激中胚层的生成，诱导分子如 Snail。中等浓度的 Dorsal 刺激双侧神经外胚层中的 SOG 蛋白的产生。DPP 蛋白质产生于背侧，Dorsal 在这里的浓度极低或缺失。在第 4 章中，我们将探讨这些物质的活性及其相关分子在果蝇中枢神经系统背腹轴构建中的作用。

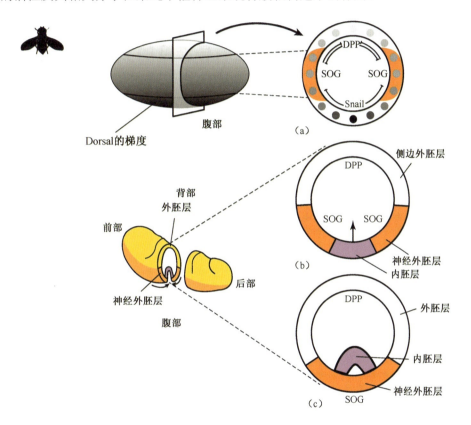

图3.4 果蝇中的神经诱导：（a）卵母细胞（卵）和早期胚胎中 Dorsal 沿背腹轴呈梯度分布（灰色阴影）。相对于两个阈值的高、中、低浓度的 Dorsal，分别激活腹部、中间区域和背部的不同基因。高浓度的 Dorsal 导致腹侧中胚层的分化。中等浓度的 Dorsal 导致神经组织的形成（橙色），分布在胚胎的腹外部两侧。外侧神经组织含有和脊椎动物的 chordin 同源的 SOG 蛋白，它能拮抗与脊椎动物 BMP 同源的 DPP 蛋白。（b）和（c）显示的是胚胎发育，中胚层移动到胚胎的内部，外侧的神经组织向腹部移动并融合在一起，背部的组织形成表皮（见图 2.2）。

DPP 和 SOG 相互拮抗，就像它们在脊椎动物中的同源物 BMP 和 chordin 一样。在 *sog* 基因功能缺失的果蝇突变体胚胎中，由于缺乏 *sog* 对 *dpp* 的拮抗，其表皮组织扩大，神经外胚层的区域缩小。在缺失 *dpp* 活性的果蝇突变体中，神经外胚层扩大，表皮组织缩小。诸如此类的实验得出了一个结论：尽管果蝇腹部的特定神经区域与脊椎动物背部的神经上皮在胚胎中的位置相反，但神经诱导的分子机制却高度保守。

3.6 默认模型之外——神经诱导涉及的其他信号通路

最近的实验结果表明，在研究的大多数物种中，上述默认模型的简单版本不足以解释神经诱导。例如，在鸡中发现 BMP 及其拮抗物出现的时间和地点表明事情比我们的想象更加复杂。①BMP 的拮抗剂 noggin 和 follistatin 在适当的时期并不存在于组织者中，这表明它们不是神经诱导所必需的。②BMP 的拮抗剂 chordin 存在于组织者中，但即使当该组织失去了神经诱导活性后它仍然存在，这说明它不足以诱导神经组织，还存在其他更重要的因子。③在神经诱导开始之前，外胚层中 BMP 本身的浓度非常低，这表明没有太多的拮抗作用。此外，在 BMP 拮抗剂被添加到鸡**上胚层（Epiblast）**[1]的实验中，其并不总是诱导神经组织，这再次表明存在其他重要的因子。

来自许多脊索动物（Chordate）（包括原索动物的成员——专栏 3.1）的证据表明有其他信号分子参与了神经诱导。其中最突出的是成纤维细胞生长因子（FGF）和 Wnt，它们是最早在其他组织中被发现的分子家族。FGF 于 20 世纪 70 年代被发现，早期的工作表明 FGF 诱导成纤维细胞的增殖；在哺乳动物中**成纤维细胞生长因子（Fibroblast Growth Factor，FGF）**家族成员超过了 20 个。**Wnt** 是在 20 世纪 70 年代到 80 年代，通过对果蝇和哺乳动物同源基因的汇总研究发现的；在哺乳动物中 Wnt 家族成员大约有 20 个。这些信号贯穿于整个发育过程的许多发育程序的调控中，这将在接下来的章节中进行阐述。

---

[1] 上胚层（Epiblast）：鸟类、爬行动物和哺乳动物早期胚胎中原肠作用时形成 3 个胚层的细胞层。

第3章 ■ 神经诱导：细胞间信号如何决定细胞命运的一个例证

在某些物种中，默认模型似乎根本不能解释神经诱导。在像海鞘这样的原索动物中（见专栏 3.1），负责神经诱导的是 FGF 而不是 BMP 拮抗剂，这表明在这些物种中，神经诱导与默认模型几乎没有任何相关性。在脊椎动物中，一些实验已经证明抑制 Wnt 信号或激活 FGF 信号可以在动物帽中产生神经诱导分子。诱导分子 cerberus 不仅能拮抗 BMP，也能拮抗 Wnt。下面一段文字概述了目前关于 FGF 信号、Wnt 拮抗物及 BMP 拮抗物是如何诱导神经外胚层发育的一些观点。要深入了解上述机制，需要通过更多的研究来完成。有关上述内容的详细解释超出了本书的范围，但最新成果可以在文献中找到[1]。

专栏 3.1 脊索动物

脊索动物是由脊椎动物（拥有脊柱的动物）和原索动物组成的庞大而多样的动物群体。原索动物没有脊柱，但在一些重要的方面与脊椎动物相似：尤其相似的是在它们生命史（Life History）的某个阶段，它们都有背神经管和脊索。例如，海鞘（**海鞘类，Ascidian**）在整个幼虫阶段都有神经管和脊索，尽管这些结构在成熟的海鞘蜕变成桶状时会消失。下图显示了海鞘胚胎的组织：左边的图是头尾轴，右边的图是横截面。

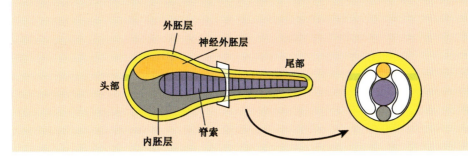

其他证据表明，在脊椎动物中，FGF 不是直接的神经诱导因子，但是 BMP 拮抗剂产生的神经诱导需要 FGF 信号。研究者通过对细胞在受到 BMP 和 FGF 刺激时细胞内发生变化的研究提出了一个假设，这将在 3.7 节中讨论。在图 3.5 中，可以看到 FGF 能改变 BMP 引起的细胞内变化，这与 BMP 自身的拮抗剂有相同的效果。另一种假设认为，FGF 通过两种不同的途径起作用，一种是抑制 BMP 的产生，另一种不涉及 BMP 或它们的信号通路。关于 Wnt 信号，有证据表明，神经诱导需要典型 Wnt 信号通路的激活，使 β-连环蛋白转移到细胞核内（见图 3.6），从而抑制 BMP 基因的激活。

---

[1] Stern C D. (2005) Neural induction: old problem, new findings, yet more questions. Development, 132: 2007-2021; Dorey K, Amaya E. (2010) FGF signalling: diverse roles during early vertebrate embryogenesis. Development, 137: 3731-3742.

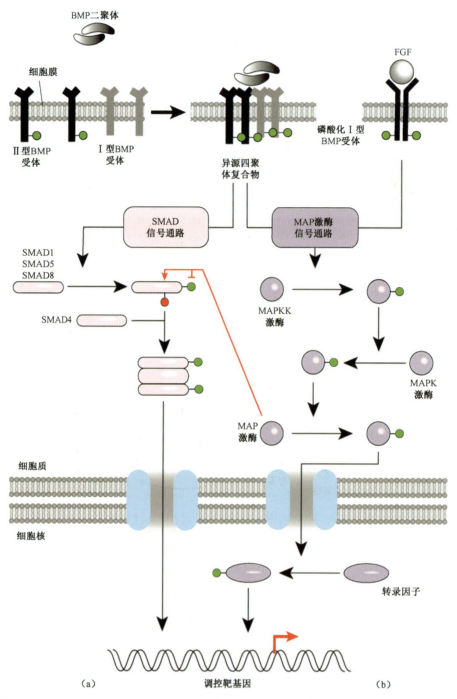

图 3.5 （a）BMP 信号（BMP Signalling）：BMP 的受体分为 I 型受体和 II 型受体。BMP 分子结合在一起形成二聚体，然后结合到 II 型受体上，形成包含四种受体蛋白的复合物，这四种受体蛋白由两种 I 型受体和两种 II 型受体组成（这种复合物称为异源四聚体）。这种复合物会导致 I 型受体的磷酸化并激活两条通路：SMAD 信号通路和有丝分裂活化蛋白激

第 3 章 ■ 神经诱导：细胞间信号如何决定细胞命运的一个例证

酶（Kinase）[1]（MAPK）信号通路（引起激活的磷酸化用小绿圆圈表示）。Ⅰ型 BMP 受体磷酸化会导致 SMAD1、SMAD5 或 SMAD8 的磷酸化，然后这些磷酸化的 SMAD 与 SMAD4 结合形成复合物并进入细胞核，调控特定靶基因的转录。同时也会引起 3 种激酶分子的顺序磷酸化：首先是 MAPKK 激酶（MAPKKK），其次是 MAPK 激酶（MAPKK），最后是 MAP 激酶（MAPK）本身。磷酸化的 MAPK 蛋白能够进入细胞核，通过磷酸化激活控制特定靶基因转录的转录因子。机体内有多种不同的 MAPKKK、MAPKK 和 MAPK。（b）**FGF 信号**（**FGF Signalling**）：有若干种 FGF 受体（FGFRs），它们都是受体酪氨酸激酶。FGF 的结合会引起 FGF 受体二聚化、在酪氨酸部位发生自磷酸化（Autophosphorylation）[2]，激活 MAPK 通路。除调控基因转录外，MAPK 还具有细胞质功能，其中一个功能就是在中间而非末端位置磷酸化 SMAD1（小红圈），从而抑制该通路（该抑制通路位于图中央红色部分）。在神经诱导过程中，BMP 拮抗和 FGF 信号的集合效应是抑制 SMAD1 的活性。

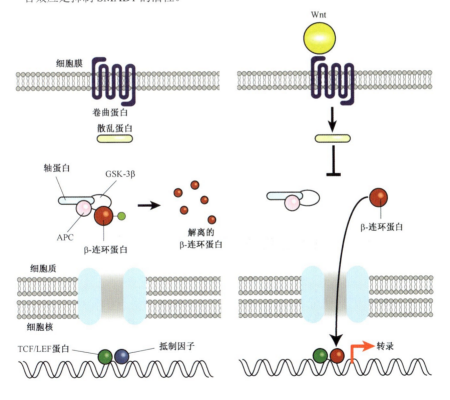

图 3.6 **Wnt 信号**（**Wnt Signalling**）：Wnt 能够激活多个信号通路，这里只介绍最重要的一种。从秀丽隐杆线虫到哺乳动物，该经典的 Wnt 通路（现在通常被称为 Wnt/β-连环蛋白通路）和

---

[1] **激酶**（**Kinase**）：将磷酸基团转移到特定分子上的酶，这一过程称为磷酸化。
[2] **自磷酸化**（**Autophosphorylation**）：激酶蛋白通过自身的酶活性进行的自身磷酸化过程。

其主要组分都是保守的。Wnt 蛋白与 Frizzled 蛋白家族的细胞表面受体结合，使其激活细胞内的 Dishevelled 家族蛋白成员。当 Dishevelled 蛋白被激活时，它会抑制包括轴蛋白（Axin）、糖原合成酶激酶 3（GSK-3）和腺瘤性结肠息肉病蛋白（APC）在内的复合蛋白。当缺乏 Wnt 信号时，这种复合蛋白会引起 β-连环蛋白的磷酸化（小绿圆圈），从而导致 β-连环蛋白被**蛋白降解（Proteolytic Degradation）**[1]。抑制这种复合蛋白活性会阻止 β-连环蛋白的磷酸化和降解，β-连环蛋白能够进入细胞核并替换抑制蛋白，并和 TCF/LEF（T 细胞因子/淋巴增强因子）家族蛋白结合，从而影响特定靶基因的转录。

FGF 和 Wnt 也被认为参与了脊椎动物体轴的伸长。神经诱导在原肠胚时期仍在继续，但必须以一种可控的方式停止，以使脊椎动物具有其特有的体长和**体节（Somite）**[2]，（见图 2.4～图 2.8）。人们认为，在原肠胚形成末期外胚层细胞失去了对神经诱导的应答能力，而此时神经系统末端的分化与 FGF 信号和 Wnt 信号的丧失有关[3]。身体伸长的过程与神经系统沿喙尾轴模式形成密切相关（前后轴模式将在第 4 章中讨论）。

综上所述，对神经诱导机制的研究使我们认识到，在许多物种中，BMP 信号需要在早期胚胎发生的几个阶段进行调控，这几个阶段包括原肠作用之前及原肠作用过程中，便于神经诱导和神经板发育成功进行。与这些事件有关的分子包括 BMP 的拮抗剂 cerberus、chordin、noggin 和 follistatin，以及 FGF 和 Wnt，也许还涉及其他的信号分子。在胚胎形成的早期阶段，甚至在原肠作用之前，这些分子产生的时间、地点和水平的调控可能是至关重要的，且它们在不同物种之间存在差异。

3.7 信号传导：细胞如何对细胞间信号做出反应

对神经诱导机制的研究表明，在发育中的细胞之间进行信号传递对确定其命运至关重要。这一例证充分说明细胞间信号调控影响到细胞的特化。我们将在后续的章节中看到，在整个发育的过程中，上述过程不仅成立，而且在不同的发育阶段和发育过程中存在许多相同的活性分子和信号通路。细胞间信号传递涉及**配体（Ligand）**[4]与特定受体的结合并激活细胞内的生化级联反应（细胞内反应），这一

---

[1] 蛋白降解（Proteolytic Degradation）：蛋白质分解成多肽和氨基酸。
[2] 体节（Somite）：脊椎动物发育过程中，脊索和神经管两侧的中胚层的节段性结构。
[3] Wilson V, et al. (2009) Stem cells, signals and vertebratebody axis extension. Development, 136: 1591-1604.
[4] 配体（Ligand）：与受体分子结合的分子或离子，如在细胞表面产生生物应答。

过程称为**信号转导**（Signal Transduction）。

信号传导是通过细胞内酶的顺序激活来实现的。这个过程通常被称为**细胞内信号**（Intracellular Signalling），即细胞内信号通路；intra 表示之内，inter 表示之间。酶可以通过多种方式被激活，例如，一些酶能通过**磷酸化（Phosphorylation）**[1]引起构象的可逆变化而激活。整个过程就是多米诺效应，一种酶的激活导致另一种酶的激活，以此类推。少量的配体对细胞有很大的影响，因为激活的酶可以修饰大量的底物分子。因此，这些信号级联传导的一个重要特性是它们放大了原始信号，从而增加了细胞内生化通路的原始强度（提高了信噪比）。

信号传导通路的另一个重要特性是它们之间的相互联系。这可以通过研究如图 3.5 所示的 BMP 和 FGF 传导通路来理解。在这些通路中最重要的是称为 SMAD 的分子家族。这些蛋白和秀丽隐杆线虫基因 *sam* 编码的蛋白及果蝇基因 *mad*（*mothers against decapentaplegic*）编码的蛋白是同源产物（表皮生长因子在 3.5 节中已经讨论过了）。BMP 信号通过磷酸化 SMAD1 的末端氨基酸残基激活 SMAD1，而 FGF 信号则通过磷酸化 SMAD1 的中间氨基酸残基抑制其活性（在图 3.5 的中间用红色标记的地方）。这意味着 FGF 和 BMP 拮抗剂可以产生相同的效果，这些结果有助于理解为什么这两种分子都能诱导神经组织。

图 3.6 显示的是 Wnt/β-连环蛋白信号通路。BMP、FGF 和 Wnt 通路与许多其他信号传导通路一样，最终都会导致特异性基因转录水平的改变。这些变化对细胞的分子组成和命运有着深远的影响。它们将在 3.8 节中被讨论。

3.8 细胞间信号调节基因表达

细胞间信号通过其对基因转录的调控，深刻地影响着细胞的命运。一些研究表明，信号传导通路的蛋白（见图 3.5 中的 MAPK）能激活与 DNA 结合的调控分子；另一些研究则表明，它们自身能直接与 DNA 结合并调节基因的转录（见图 3.5 中的 SMAD）。

---

[1] **磷酸化（Phosphorylation）**：在分子中加入磷酸基团，经常引起分子的激活或失活。

3.8.1 转录调控的一般机制

在所有的胚胎中，受精后需要一段时间基因才能开始转录（具体时间因物种而异）。在早期发育阶段，控制发育的是在卵子形成的过程中进入卵子的母体基因的产物。最终，发育控制转换为由胚胎核基因组来调控。在一些物种中，这种情况发生得非常早，例如，在小鼠中，它发生在两细胞阶段；而在另一些物种中发生得较晚，例如，在非洲爪蟾和果蝇中，它发生在原肠作用前和原肠作用中。目前有关发育调控的转换机制并不十分清楚。一旦胚胎基因组被激活，正常的胚胎发育将会沿着自身基因组控制的方向发育下去。

与 DNA 结合并调控基因表达的蛋白质称为**转录因子（Transcription Factor）**；人类有几千个基因编码的转录因子。DNA 上与转录因子结合的特定区域称为**调控元件（Regulatory Element）**，其中包括**启动子（Promoter）**和**增强子（Enhancer）**。转录因子调控 DNA 到信使 RNA（mRNA）的转录，然后 mRNA 翻译成蛋白质，这个过程被称为**基因表达（Gene Expression）**。在发育过程中，转录因子决定着细胞中不同基因在不同部位和不同时期的激活或抑制。

在发育过程中，转录因子在特定时间、特定区域的表达是理解发育中细胞如何特化的最有趣的证据。这些转录因子为发育中的细胞建立特化特性。其他转录因子在大多数或所有细胞中广泛表达；虽然它们是转录机制运转所必需的，但它们并不能解释细胞之间的差异是如何产生的。专栏 3.2 进一步提供了关于特异和普通转录因子是如何结合在一起并调控基因转录的信息。

> **专栏 3.2 转录因子是如何行使功能的**
>
> 合成 RNA 的酶（RNA 聚合酶）与基因组中的特定区域结合。这些酶结合的区域称为启动子。而它们的结合，需要其他蛋白质的参与。所有这些蛋白质都被称为转录因子。一些能与基因组中启动子非特异性结合的转录因子通常被称为普通转录因子。其他的转录因子则通过识别特定的序列结合在特定的位点上。发育生物学家对这些位点特异性转录因子非常感兴趣。位点特异性转录因子的水平可以决定它们控制的基因是否或在何种水平上在细胞内表达，从而决定细胞的发育路径。下页图显示了转录因子和其他所谓的共激活蛋白所产生的复合物是如何激活基因转录的：①通过招募**组蛋白（Histone）**修饰酶（Histone Modifying Enzyme，HME），该酶能改变**染色质（Chromatin）**（结合相关蛋白质的 DNA）使其更利于转录；②通过招募激酶使复合物中 RNA 聚合酶磷酸化进而激活它们以合成 RNA（绿圈表示磷酸化）。在前一过程中，组蛋白的修饰包括乙酰化（引入乙酰基）。如下页图所示，一些位点特异性转录因子能激活转录；另一

些转录因子则通过阻止蛋白复合物的形成来抑制转录。增强子可以离它们所调控的基因编码序列很近，但在许多情况下它们离得非常远，甚至位于其他染色体上，这使识别哪些增强子调控哪些基因的工作变得很复杂（见专栏3.5）。

组蛋白是活细胞中在DNA周围紧密折叠的蛋白质，而核小体（Nucleosome）就是这种折叠形成的结构。有效的DNA折叠是必不可少的，因为染色体中所包含的DNA展开后可达10厘米长！染色质以这种方式组装不仅可以将大量的DNA打包到一个小空间中，而且其紧密的物理结构也限制了转录因子的结合，同时染色质的结构在发育过程中以高度调控的方式动态变化。染色质修饰可能是决定基因组特定部分是否表达的重要因素，因此这种修饰可能在发育的调节中起重要作用[1]。

注意，在下图中DNA被表示为一条线而不是一个长线圈，这也是我们在本章和前几章的其他图中所采用的方式。

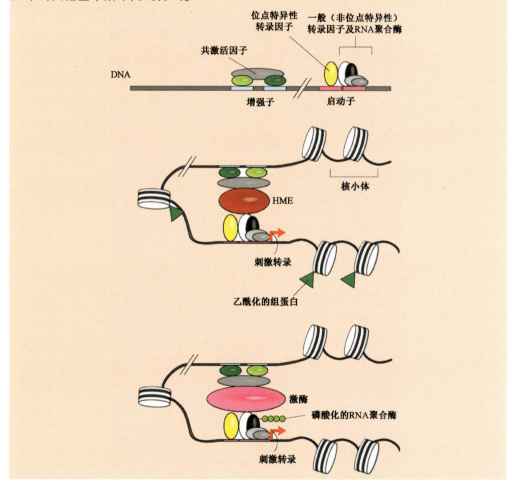

---

[1] Ho L, Crabtree G R. (2010) Chromatin remodelling during development. Nature, 463: 474-484; Kwon C S, Wagner D. (2007) Unwinding chromatin for development and growth: a few genes at a time. Trends Genet., 23: 403-412.

从发育的最初阶段开始,许多不同的转录因子就结合在一起使细胞发生特化。转录因子蛋白序列上有一个特殊的区域称为**基序(Motif)**,它使得转录因子能与 DNA 相互作用。专栏 3.3 展示了一些在转录因子中发现的 DNA 结合基序的三维结构,这些基序在神经发育的许多方面起着特化作用。不同的转录因子结合在基因组中特定的位置上,每个系列含数千个位点。这使得转录因子对基因调控更加广泛(见 3.8.3 节)。

> **专栏 3.3　在三类转录因子中发现的 DNA 结合基序的例子**
>
>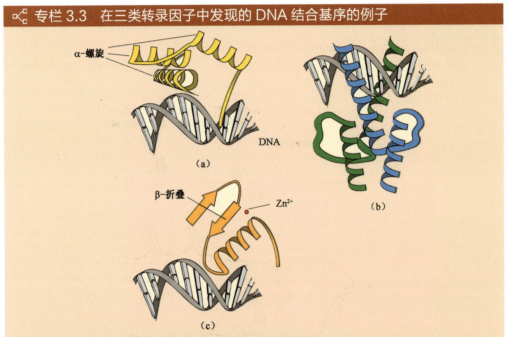
>
> (a)**同源域(Homeodomain)**由大约 60 个氨基酸组成,它们被折叠成 3 个螺旋结构(黄色),由短环相连,其中一个直接与 DNA 相互作用。(b)**基本螺旋–环–螺旋结构域(bHLH)**的特征是两个螺旋结构由一个环连接,通常形成二聚体(蓝色和绿色显示)。(c)**锌指(Zinc Finger)**结构域(橙色)由一个与 DNA 相互作用的螺旋结构和 β–折叠组成,β–折叠由一个锌原子稳定并维持其相对位置;一些转录因子含有多个锌指结构域,它们串联排列。每组转录因子的成员都有不同的氨基酸序列,但有相同的基序结构。对于任何给定的转录因子,我们仍然不知道哪些是它的靶基因,以及靶基因是否随表达位置和发育时间而变化;现在许多研究集中在这一领域。

3.8.2　参与神经诱导的转录因子

现在我们回到神经诱导的情景中,考虑细胞间信号传导是如何使外胚层细胞变成神经外胚层的问题。诱导细胞成为神经外胚层的信号通路必须控制这些细胞的基

第3章 神经诱导：细胞间信号如何决定细胞命运的一个例证

因表达，以确保它们产生适应神经外胚层形态、功能和命运所需的蛋白质。我们在图 3.5 和图 3.6 中看到了信号通路如何将信号从细胞表面传递到基因组的例子。这些通路通过影响转录因子的功能而结束。这些转录因子影响其众多靶基因的表达。由于某些靶基因编码了其他转录因子，细胞间信号对细胞的影响变得更加广泛、深远而复杂（这些问题将在下面的 3.8.3 节中进一步讨论）。神经外胚层细胞以一种特定的方式发育，因为它们能表达一组特定的转录因子。这不仅适用于神经外胚层细胞，也适用于整个发育过程中其他类型的细胞。在随后的章节中，我们将会看到由特异性转录因子混合物所特化的其他类型细胞的例子。在发育后期，常常出现相同的转录因子行使不同功能的现象。虽然我们还不清楚细胞间信号引起特异性转录因子表达的分子通路细节，但我们了解到一些转录因子在特定细胞类型发育中的重要性，这些细胞包括神经外胚层细胞（有关不同神经细胞特化的转录因子的例子将在第 4 章和第 5 章中进行讨论）。

在进化上高度保守的 ZIC 和 SOX 家族的转录因子对脊椎动物和无脊椎动物胚胎中神经外胚层的发育尤其重要。图 3.7 展示了通过**原位杂交**（**In Situ Hybridization**）（专栏 3.4 描述了检测基因表达的方法）在神经外胚层中检测 *zic* 和 *sox* 基因早期表达的例子。能发育为神经细胞的外胚层细胞表达了许多 *sox* 基因家族的成员。随着神经诱导的进行，*sox* 基因的表达仅限定在一些将发育成神经组织的细胞中（见图 3.7）。

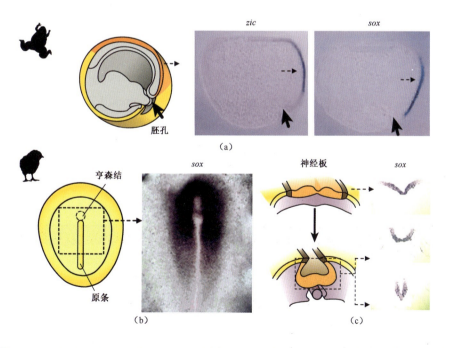

图 3.7　(a) 在该实验中，*zic* 基因和 *sox* 基因的 mRNA 通过 RNA 探针检测，这是一种被称为原

位杂交的技术（方法的描述见专栏 3.4），它揭示了神经外胚层中各个基因的转录情况（用小箭头标记的紫色斑点；大箭头标记胚孔）。(b) 在这个实验中，使用相同的方法检测了 *sox* 基因的 mRNA，显示该基因在鸡胚胎的整个外胚层中都有表达（紫色染色），它有潜力发育成神经组织（外胚层发育解剖学的描述见图 2.5）。(c) 在这个实验中，同样的方法也被用在神经板的切片上，结果显示 *sox* 基因仅在发育中的神经板中表达。图片来自以下文献：Mizuseki K, et al. (1998) Xenopus Zic-related-1 and Sox-2, two factors induced by chordin, have distinct activities in the initiation of neural induction. Development, 125: 579-587; Rex M, et al. (1997) Dynamic expression of chicken Sox2 and Sox3 genes in ectoderm induced to form neural tissue. Dev. Dyn., 209: 323-332; Wakamatsu Y, et al. (2004) Multiple roles of Sox2, an Hmg-box transcription factor in avian neural crest development. Dev. Dyn., 229: 74-86。注意：关于蛋白质和基因的名称是如何书写的，请参阅本书开头的说明和常用缩写部分。

zic 基因表达的激活可能是神经诱导最早的过程之一。科学家发现，如果阻断外胚层中的 BMP 信号（如使用 chordin 或 noggin，见 3.4 节），就会诱导 *zic* 基因的表达。如果 *zic* 基因的功能被阻断（如使用图 1.4 中描述的方法），将会抑制神经板中 *sox2* 基因的表达，而 *sox2* 对于维持神经的正常发育至关重要。我们对 ZIC 和 SOX 转录因子如何运作的认识还远远不够，尚不清楚为什么每个家族中都有许多成员具有重叠表达模式。这些答案将来自我们对各个转录因子的功能、它们与其他因子结合的功能的持续研究中[1]。

另外一些转录因子对神经外胚层的发育也很重要。Churchill 就是一个例子，它在发育中的神经板中表达，是神经板特化所必需的。Churchill 是在鸡体内发现的，对 FGF 产生应答的神经组织会表达 Churchill。Churchill 对于合成一些抑制中胚层基因表达的因子是必需的，对于阻止形成中胚层时上皮细胞在**原条（Primitive Streak）**[2]中过度迁移也是必需的。探讨这些转录因子如何协同作用以促进神经外胚层的正常发育，仍然是未来研究的挑战。

> **专栏 3.4 检测基因表达的方法**
>
> 下面用图 3.7（b）中的鸡胚胎作为例子讲述两种常用的检测基因表达的方法：最上面一排显示在这两种情况下，组织被放在含有与目标 mRNA 互补的核酸探针或与该 mRNA 产生的蛋白质特异性结合的抗体的溶液中。目的是标记细胞中的目标 mRNA 或

---

[1] Lee H K, et al. (2014) Neural transcription factors: from embryosto neural stem cells. Mol. Cells, 37: 705-712.
[2] **原条（Primitive Streak）**：表皮细胞沿脊椎动物中线向前移动时形成的结构。

蛋白质，如下图所示。(a)**原位杂交**（In Situ Hybridization）：在基因表达边界上的两个细胞会被区分，一个表达目的 mRNA，另一个不表达。核酸探针（红色）与目标 mRNA 通过**互补配对**（Complementary）[1]结合。探针被标记过。在第二次反应中，标签被用于标记表达目标 mRNA 的细胞，例如，在细胞中生成有色产物。(b)**免疫组织化学**（Immunocytochemistry）：一抗（橙色）与目标蛋白质特异性结合，称为二抗的另一种抗体，通常用来识别一抗，从而表明一抗的结合部位。二抗带有一个标签，可以用来标记含有目标蛋白质的细胞。

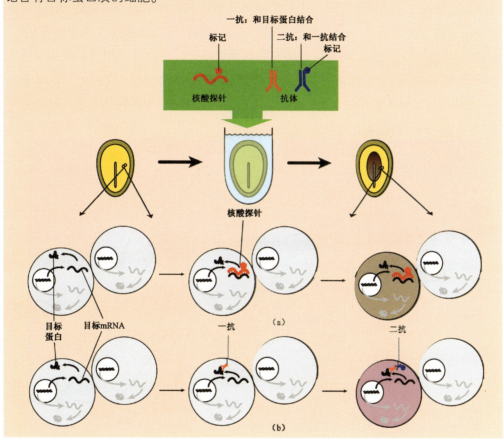

3.8.3 转录因子控制哪些基因

转录因子通常控制着下游靶基因的表达。细胞发育的不同是因为它们表达的转录因子和下游靶基因不同。那么，各个转录因子控制哪些下游靶基因，又是如何使

---

[1] **互补配对**（Complementary）：描述了一条可以与另一条链结合的 DNA 或 RNA 链，因为其中一条链上的每个碱基可以依次与另一条链上的碱基配对（A 和 T 配对，C 和 G 配对）。

细胞沿着既定命运发展的呢？例如，SOX 转录因子如何调控神经组织的发育？我们知道，这些转录因子必须通过调控与神经特化过程有关的基因来行使功能，比如树突和轴突的形成、神经递质和受体的产生等；这些转录因子基本调控本书中提到的分子类型。然而，我们对细节仍然不清楚，原因很简单，就是细节极其复杂。

　　转录因子的下游直接调控靶点，即那些能被转录因子与调控元件结合而激活或抑制的成百上千个靶点。特定转录因子的直接靶点可能随年龄和细胞类型的不同而改变，这取决于转录因子在细胞中的浓度等变量或其他转录因子的表达。确定转录因子的直接下游靶点是一个复杂的过程，对其描述已经远远超出了本书的范围[1]。专栏 3.5 提供了对一些已经使用过的方法的简要描述。因此，我们对转录因子作用的分子通路知之甚少就不足为奇了[2]。相关**基因调控网络（Gene Regulatory Network）**可能是广泛而复杂的。图 3.8 显示了一个相对简单的网络示例。这些通常

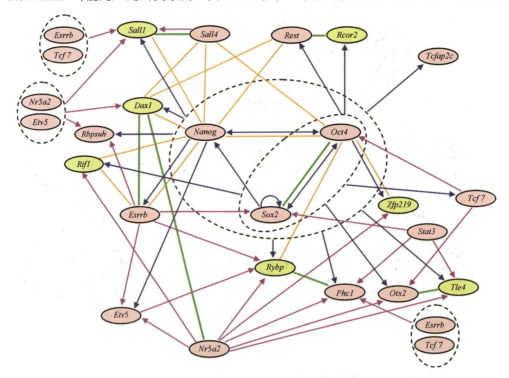

图 3.8　小鼠干细胞中的基因调控网络的一个例子：这个网络看起来似乎很复杂，但却是一个相对简单的例子。它包括一个 sox 基因，该基因可以直接或间接地调控自身及其他基因。本章中讨论了 sox 基因；其他的基因没有讨论，只是在这里命名来说明图中的调控网络。黄色

---

[1] Holstege F C, Clevers H. (2006) Transcription factor targetpractice. Cell, 124: 21-23.
[2] Peter I S, Davidson E H. (2016) Implications of developmental gene regulatory networks inside and outside developmental biology. Curr. Top. Dev. Biol., 117: 237-251.

第 3 章 ■ 神经诱导：细胞间信号如何决定细胞命运的一个例证

基因编码的蛋白质与粉色基因编码的蛋白质相互作用；橙色和绿色的线代表蛋白质的相互作用。蓝色和粉色箭头表示蛋白质与作为下游目标的基因之间的调控关系；来自虚线椭圆的箭头表示目标是由椭圆内部的所有调节器控制的。为了减少交叉箭头的数量，部分调控者多次出现在网络中。数据来自以下文献：Zhou Q, et al. (2007) A gene regulatory network in mouse embryonic stem cells. Proc. Natl Acad. Sci. USA, 104: 16438-16443。

被称为基因调节网络。增进对这一领域的了解是今后研究的主要目标。它不仅需要生物学实验方法，而且需要分析计算大量数据的能力，这些数据来自同时检测的几千个潜在基因的活动。这一领域被称为生物信息学（Bioinformatics）[1]。

专栏 3.5 鉴定一个转录因子所调控的靶基因

转录因子能与相对专一的 DNA 序列结合，但不是绝对专一，这使得仅凭对基因组序列的了解很难预测它们的结合位点。另一个复杂的问题是，相同的转录因子常常在不同的细胞群或不同的发育阶段行使功能，这些转录因子可能会结合到基因组中的不同位点。因此，重要的是能够通过实验找到基因组中特定转录因子的结合位点。为了做到这一点，我们可以纯化和测序转录因子结合的 DNA 区域，然后在基因组中寻找这些序列以确定它们的位置。这一过程可以通过**免疫共沉淀**（Immunoprecipitation）的方法来实现。

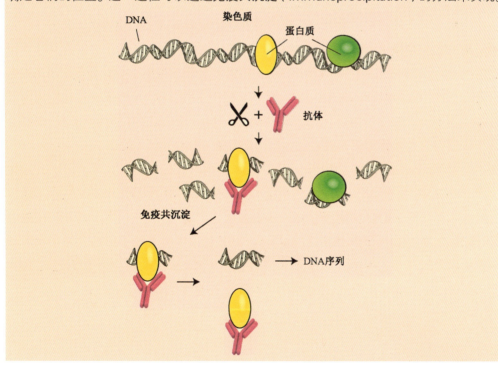

---

[1] Rister J, Desplan C. (2010) Deciphering the genome's regulatory code: the many languages of DNA. Bioessays, 32: 381-384.

基因组 DNA 及其相关蛋白，即染色质（Chromatin）[1]，包括我们感兴趣的转录因子（图中为黄色），被随机切成短片段；然后加入与目标转录因子特异性结合的抗体，将抗体分子从结合了蛋白质和 DNA 的混合物中分离出来，例如，使抗体附着在固体表面或磁珠上。这就是免疫共沉淀的步骤。将获得的短 DNA 片段从蛋白质中释放出来，并使用第 1 章（见专栏 1.6）中描述的方法进行测序。这种先将染色质免疫共沉淀然后测序的方法通常缩写为 CHIP-seq。一旦我们发现了一个转录因子的结合位点，我们仍然需要找出哪些基因是由这些位点控制的。通常我们认定，最接近这些位点的基因受到调控。但在很多情况下这可能是不正确的。验证该假设的一个方法是，当我们改变目标转录因子的水平时，例如，使转录因子发生突变，检测哪些基因的表达量发生了改变。我们可以采用专栏 1.6 中描述的二代测序，对正常或突变的细胞产生的所有 RNA 进行测序（这通常被称为 RNA-seq）。这将使我们能够评估我们认为可能由转录因子调控的基因的表达水平是否受到了转录因子的影响。处理来自 RNA-seq 和 CHIP-seq 实验的所有序列数据需要大量的计算和生物信息学分析。

3.8.4 基因功能也能通过其他机制得到调控

除转录因子的直接结合外，还有其他机制控制着基因的时空表达，其中一个特别有趣的机制是微 RNA（microRNA）。在第 1 章中，我们描述了如何将实验者得到的微 RNA 注射到细胞中以阻断特定的 mRNA 功能（见图 1.4）。事实证明，细胞自身也会产生非常微小的 RNA 分子。这些自然产生的微 RNA 完成调控功能的方式基本上与实验中的分子相同。2006 年，Andrew Fire 和 Craig Mello 因在这一机制上的开创性工作而获得诺贝尔奖，这一机制被称为 **RNA 干扰（RNA Interference）**[2]。图 3.9 显示了自然产生的小调控 microRNA 是如何产生的。

microRNA 约有 22 个长度，它们能与多个靶 mRNA 中的互补序列结合，通常限制或阻止这些 mRNA 的翻译。尽管我们知道它们是与一种叫 RNA 诱导沉默复合物（RISC）的蛋白质共同作用于 mRNA，但是目前其机制还不清楚。现在我们知道在生物界的许多生物体内有数百种不同的 microRNA，其中人类可能有超过 1000 个 microRNA。microRNA 已经被视为一种古老而重要的基因调控方式。

---

[1] 染色质（**Chromatin**）：在细胞核中 DNA 与组蛋白包裹的复合物。
[2] http://nobelprize.org/nobel_prizes/medicine/laureates/2006/mello-lecture.html [2010-11-20].

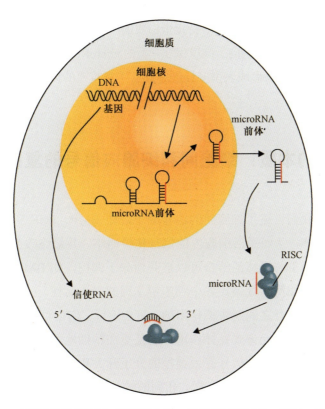

图 3.9 microRNA 对基因功能的控制：基因组中的一些序列被转录为 mRNA，这些 mRNA 被运出到细胞质中用于翻译。另一些序列可以被转录成 microRNA 前体，这种 RNA 前体能形成发夹结构并被剪切成 microRNA，然后被运出细胞核。整个过程包括核内的 RNA 酶 Drosha 和细胞质中的 Dicer。成熟的 microRNA 与 RNA 诱导的沉默复合物（RISc）结合，然后抑制或阻断特定 mRNA 的翻译。一般来说，microRNA 结合在靶点 mRNA 的 3′端非编码区（成熟的 mRNA 中不编码蛋白质的区域）。

  microRNA 的编码序列存在于蛋白编码基因之间（基因间）和蛋白编码区的内含子中（基因内）。这些区域转录产生原始转录本，然后原始转录本被加工以释放它们所包含的 microRNA。关于基因组中 microRNA 编码序列的转录是如何被调控的这一重要问题我们仍然知之甚少。

  识别 microRNA 靶点的 mRNA 并不容易，因为大多数 microRNA 并不会与 mRNA 完全互补。我们还需要做大量的工作来了解哪些 RNA 被这种机制调控，以及这种调控发生在哪一发育阶段[1]。这一领域将会进一步扩大，以便为阐述不同物种及其神经系统发育机制的差异提供重要的依据。自 20 世纪 60 年代以来，我们已经认

---

[1] Ambros V. (2004) The functions of animal microRNAs. Nature, 431: 350-355.

识到生物的表型多样性主要来自调节特定蛋白质的产生水平。即使在表型差异巨大的物种之间，这些蛋白质本身也趋向于高度保守。新的 microRNA 和调控 microRNA 表达的特定分子的进化很可能在形成表型多样性中起着非常重要的作用[1]。

3.9 发育的本质：细胞间和细胞内信号的复杂相互作用

在本章中，我们讲述了细胞间的信号分子，如 BMP、FGF 和 Wnt，是如何作用于细胞表面受体，从而激活细胞内的信号传导通路，并最终改变基因表达的。我们已经知道信号分子与受体的结合可以被其他分子调控，如 BMP 拮抗剂。我们也讨论了转录因子是如何通过调控各个细胞中基因的表达活性，在信号传递过程和神经细胞形态与功能发育之间起协调作用的：事实上，它们很可能不仅仅是以基因表达的开启或关闭这种二元方式发挥作用，而是更加精细地调控着基因的活性水平。

转录因子是由细胞外的信号有效调控的分子开关和变阻器，它影响着细胞的进一步发育。正如细胞间信号分子一样，相同的转录因子在整个发育过程中行使着许多不同的功能。在任何特定的地点和时间，转录因子的功能取决于它们所处的胞内和胞外的环境，如那些与它们一起表达的其他转录因子。

细胞的命运取决于它们所表达的转录因子的组合。这些组合受到细胞间信号的影响。信号本身又是由转录因子调控的，转录因子控制着信号、受体和信号传导分子的产生。细胞间信号传导和细胞内的基因表达调控之间的复杂相互作用是所有组织发育调控的核心。

3.10 小结

（1）诱导是指一个组织引导另一个组织发育变化的过程。在神经诱导中，诱导组织引导应答组织发育为神经组织。

（2）对脊椎动物的研究表明，当组织者发出的信号被外胚层细胞接收时，神经诱导就会发生。外胚层细胞能够对这些信号做出反应，并成为神经外胚层细胞。

---

[1] Pratt T, Price D J. (2016) Junk DNA used in cerebral cortical evolution. Neuron, 90: 1141-1143; Kosik K S. (2009) MicroRNAs tell an evo-devo story. Nature Reviews Neuroscience, 10: 754-759.

（3）在脊椎动物中发现的神经诱导的默认模型显示，如果组织者产生的分子抑制了外胚层细胞之间的信号传递，那么它们就会发育为神经组织。自那以后，默认模型已经得到了扩展和修改，但是可能并不适用于所有物种。

（4）默认模型的主要组分在脊椎动物和无脊椎动物之间是保守的。

（5）细胞接收到的信号通过激活细胞内调节其基因表达、分子组成和表型的传导通路来调控细胞的命运。在整个发育过程中，许多信号通路被反复用于不同的发育途径和过程。

（6）基因表达控制是通过转录因子形成的网络的作用介导的。其他分子如microRNA 也会影响基因的作用。

第4章

神经外胚层的形成

4.1 神经系统的区域性形成

成熟的神经系统是一个拥有各种不同复杂结构及功能的集合体,最显著的差异就在于其**头尾轴**(Anteroposterior Axis,AP 轴)结构:头部末端有大脑,而尾部有脊髓(脊椎动物)或神经索(无脊椎动物)[1]。这些结构起源于胚胎的**神经外胚层**(Neuroectoderm)[2]沿头尾轴的分化(见图 4.1),这种分化始于神经外胚层发育早期(如脊椎动物的神经板),在随后的发育中变得越来越复杂(如脊椎动物神经胚形成中及形成后)。最初,分化仅表现在基因表达上的不同,其他方面看起来十分相似。然而随着神经发育的推进,由于不同区域细胞功能的差异使其在形态上也出现了变化。尤其是大脑,初始简单的神经结构随着组织折叠包裹、细胞的增殖和运动而变得复杂(见 2.4.4 节关于小鼠的描述)。

因此,一旦通过在第 3 章中介绍的机制建立了神经外胚层,神经发育的下一步就是将其划分成不同区域,为成熟神经系统结构的区域专门化奠定基础。这个过程被称为神经外胚层的形成。

在头尾轴结构形成的同时,神经外胚层的垂直轴也出现了。垂直轴是胚胎**背腹轴**(Dorsoventral Axis,DV 轴)的一部分,呈中线镜像对称,也就是**双侧对称**(Bilaterally Symmetrical)[3](见图 4.1 和图 3.4)。随后神经元沿着 DV 轴在不同的

---

[1] 在脊椎动物中,它通常被称为喙尾轴;体轴的定义见 2.2 节。
[2] 神经外胚层(Neuroectoderm):将发育成神经系统的外胚层神经性区域。
[3] 双侧对称(Bilaterally Symmetrical):大多数动物身体都被大致分为镜像对称的左右两半。

水平线上生成,其所处的位置决定了产生的神经元的类型。

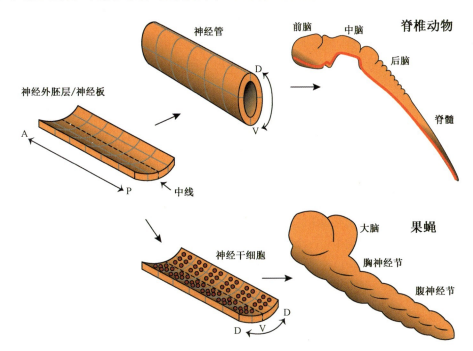

图 4.1 在果蝇和脊椎动物中,神经系统的形成都涉及神经外胚层(或神经板)中两个轴上的子区域。其长轴是头尾轴,神经系统的主要分区都是沿着这个轴起源的,头部的末端就是大脑。右边是双侧对称的背腹轴(DV),背腹轴包含通过中线(虚线)分隔的镜像对称的左右两半。A 是指头部;P 是指尾部;D 是指背部;V 是指腹部。在脊椎动物中,随着神经外胚层的形成,神经板中线变成神经管的腹脊(Ventral Apex),神经板的侧面边缘融合形成背脊,从而形成背腹轴。在果蝇中,背侧的中线决定了整个胚胎的腹侧极性(参见图 3.4 的神经外胚层)。果蝇的神经外胚层并不经历神经胚的阶段(见图 2.2),但是 AP 轴和 DV 轴决定了形成神经外胚层的神经母细胞的位置。

本章将围绕果蝇和脊椎动物介绍神经外胚层形成的概念和机制。这两种模式生物中包含两种类型的神经外胚层形成过程中常见的概念和发育机制。

4.1.1 形态发生素决定基因表达的模式

在很大程度上,神经上皮的形成涉及细胞定位的远程信息。这种信息称为**位置信息**(**Positional Information**),它包括多种有特殊功能的信号分子。我们已经了解细胞可以通过产生一些扩散信号分子来影响其他细胞的命运（第 3 章中讲到的神经诱导）。在发育生物学中，神经上皮形成的基础在于细胞接受扩散信号分子的量的不同，从而导致不同的应答反应。如果一个信号分子由源头扩散出来形成一个浓度梯度，那么接受信号的细胞的应答就会反映出它到信号源的距离，细胞通过这种方式获取位置信息。信号分子可以通过该机制远程调控细胞行为，信号源通常被称为**组织者**（这个称呼可以应用到所有诱导组织中，如第 3 章中介绍的神经诱导）（见专栏 4.1）。这种因浓度不同而刺激细胞产生不同应答的信号称为**形态发生素**（**Morphogen**）（见专栏4.1）。

> **专栏 4.1　形态发生素和位置信息的法国国旗模型**
>
> 　　形态发生形素的概念在 19 世纪 60 年代由 Lewis Wolper 提出，他用法国国旗进行类比。在假定的上皮细胞中，一个信号分子由细胞群体一侧的细胞（**组织者**）产生、扩散并形成浓度梯度。细胞根据接收的信号强度变成蓝色、白色或者红色的细胞类型。靠近信号源的细胞接收到最大值的信号（蓝色线），变成蓝色。接收到低水平信号的细胞变成白色。进一步，没有接收到足够信号的细胞变成红色。在缺乏信号的情况下（突变细胞中），所有细胞都将变成红色细胞。
>
> 　　细胞对形态发生素的反应通常不直接决定细胞的命运。细胞对形态发生素的快速应答是表达特异性转录因子。转录因子的表达是形态发生素梯度引起的细胞内反应的结果，随后通过转录因子表达和其他基因来调控细胞的行为和命运。
>
> 　　接收形态发生素的细胞对于其梯度具有本能的应答调控能力，这个能力由其早期的发育历史决定，被称为**潜能**（Competence）。同时，在胚胎的细胞可以通过激活绿色、白色、橙色基因（爱尔兰国旗）对另一种形态发生素的梯度进行应答。细胞对信号的反应依赖于环境（Contextdependence），这可以解释一个信号通路微小的变化如何在神经发育过程中反复使用，并产生各种各样的结果。

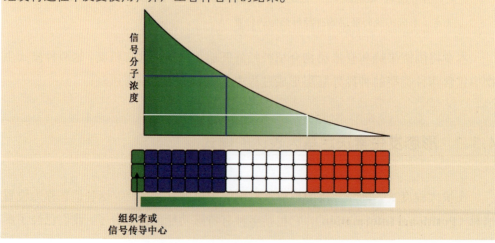

细胞对于形态发生素信号的初始应答是细胞内的信号级联反应导致了基因编码区域特异性**转录因子（Transcription Factor）**[1]的激活（见 3.8 节）。这些转录因子影响着神经外胚层细胞的行为和特性，最重要的是影响神经细胞产生的模式，继而导致在各不同区域产生差异。神经外胚层中神经细胞的形成——神经生成，是下一章的主要内容。本章我们集中讨论神经外胚层分化为不同区域的机制。

4.1.2 发育是逐步完成的

另一个能帮助解释复杂性的构建原则是发育是逐步完成的。我们看到，在发育的初始阶段，各组织器官就已经拥有了大致的区域，随后它们进行结构细化，并使其变得越来越复杂（见图 4.2）。有些动物的身体沿头尾轴分成体节，这在昆虫外部结构中尤其清晰，如胸部分成 3 **节（Segment）**[2]，每节附有一对腿。昆虫神经系统分为 15 个单元，称为**神经节（Ganglia）**。胚胎发育末期，每个神经节包含 800 个神经元（见图 2.2），分节在发育进程中有明显的优势。决定胚胎中枢神经系统（CNS）中大量神经元排布的任务包括两个更容易处理的步骤：首先，神经外胚层被分成一系列重复的区域；随后，每个区域采用同样的局部蓝图构造神经细胞排布。分节策略也发生在脊椎动物后脑的发育中，但这并不是脊椎动物 CNS 其他区域形成的主要方式。

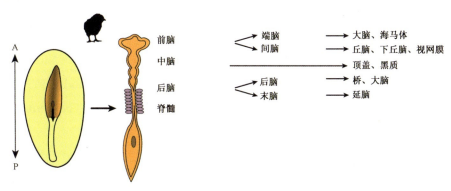

图 4.2 区域特化出现在鸡神经管的前后 AP 轴（也称喙尾轴，见 2.2 节）。在神经胚形成后，神经管前部或头部末端逐步细分发育成大脑区域；再往后，神经管形成脊髓（参照人类大脑区域）。

---

[1] **转录因子（Transcription Factor）**：结合在 DNA 上，用于调节基因转录的蛋白。
[2] **节（Segment）**：很多动物被分成若干称为节片的重复单元，这在有些动物中是清晰可见的（如蚯蚓的体节），但是有些动物的体节只在发育过程中可见（如脊椎动物后脑菱脑原节），节片也称体节。

4.2 果蝇中枢神经系统 AP 轴的形成

早期对果蝇胚胎 AP 轴发育的研究发现了一些有趣的现象，揭示了简单的起源可以产生复杂结构的遗传机制。这是第一个使用遗传筛选进行的发育过程，其目的是通过筛选发育障碍的突变体发现与这个进程相关的基因（见专栏 1.1）。这项工作具有十分重要的影响，参与研究的两位科学家 Christiane Nüsslein-Volhard 和 Eric Wieschaus 因此获得了 1995 年诺贝尔生理学或医学奖[1]。尽管他们的研究是基于**表皮（Epidermis）**[2]的，但是他们发现的相关基因参与了神经系统的发育调控。这些基因参与了这两种组织分离之前的早期胚胎的调控（见 3.5 节）。许多被证实的基因在脊椎动物中具有同源基因，它们参与调控包括神经系统在内的脊椎动物组织的发育形成。

4.2.1 从信号分子梯度到转录因子表达区域

果蝇 AP 轴的形成起始于胚胎发生的初始阶段。这个过程包含一系列的级联调控事件，首先整个卵及后来的整个胚胎的长度被划分为几个大的区域，随后再分成更多小的区域。胚胎的整个 AP 轴是产生**形态发生素**浓度梯度的源头（见图 4.3）。形态发生素是由 bicoid 基因编码的一个转录因子。母体的**滋养细胞（Nurse Cell）**[3]合成 bicoid mRNA，置于成熟的卵前端的细胞质中。受精后，Bicoid 蛋白开始合成并在细胞质中向后扩散形成浓度梯度。早期果蝇胚胎是**合胞体（Syncytium）**，即在一个细胞质中有多个细胞核存在。在进一步发育之前没有细胞膜将核分隔，Biciod 蛋白可以自由扩散并进入整个胚胎的核中。其首要任务就是诱导合成另一个转录因子 Hunchback，它也将沿 AP 轴产生浓度梯度。

沿 AP 轴分布的细胞核暴露在不同浓度的 Bicoid 及 Hunchback 中。这个浓度差异诱导了众多 gap 基因编码蛋白沿 AP 轴的表达（见图 4.3）。gap 基因之所以这样命名是由于当这些基因突变时，表达这些基因的区域就会消失。例如，gap 基因

---

[1] http://nobelprize.org/nobel_prizes/medicine/laureates/1995/index.html[2010-11-20].
[2] **表皮（Epidermis）**：覆盖在身体表面最外层的细胞。与神经系统一样，它从胚胎初期的外胚层分化而来。
[3] **滋养细胞（Nurse Cell）**：在卵巢中为卵细胞生长提供营养的细胞。

之一的 *Krüppel*。该基因表达于胚胎的中部，当 *Krüppel* 基因突变时，果蝇幼虫具有正常的头部和后腹部体节，但是缺少了胸部和前腹部体节。

gap 基因对体节发育的调控在分子水平上解释了形态发生素的浓度依赖性效应。*Krüppel* 的定位表达区域是由 Hunchback 蛋白的浓度决定的。在高浓度蛋白水平时，Hunchback 是 *Krüppel* 基因的转录抑制因子：前部的细胞核因暴露在高浓度的 Hunchback 蛋白水平中而不能表达 *Krüppel* 基因；在稍低水平时（中部的核），Hunchback 就变成了 *Krüppel* 的转录激活因子；在更低水平时（后部），Hunchback 就不能影响 *Krüppel* 的表达了，因此 *Krüppel* 就不表达了。结果就是 Krüppel 蛋白仅在胚胎中部区域表达（见图 4.3）。gap 基因产物都是转录抑制因子，它们最初在一个界限不明的区域重叠表达，但是 gap 基因之间的相互抑制作用使得它们的表达边界逐渐清晰，并形成不同的表达区域（见图 4.3）。

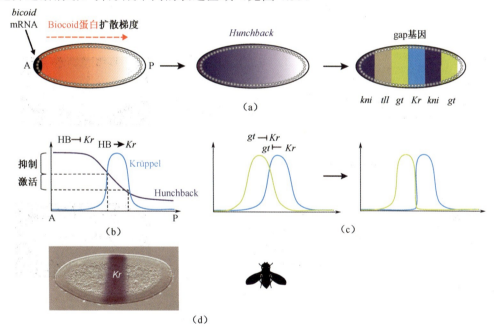

图 4.3 建立区域性表达的 gap 基因。（a）形态发生素、Bicoid 和 Hunchback（HB）的表达梯度形成于合胞体。它们沿着 AP 轴在不同的区域启动不同的 gap 基因表达，包括 *knirps*（*kni*）、*tailless*（*tll*）、*giant*（*gt*）和 *Krüppel*（*Kr*）。（b）HB 蛋白对 *Krüppel*（*Kr*）基因的调控，图中显示了沿胚胎中 AP 轴的蛋白表达水平。HB 在高浓度时（靠近前部）抑制 *Kr* 的表达，但是在适当的浓度下（中部）激活 *Kr* 的表达。（c）gap 基因（如 *gt* 和 *Kr*）在较宽的重叠区域表达，相互抑制作用使区域边界变得清晰。（d）通过原位杂交检测胚胎中的 *Kr* mRNA。
图片来源：Haecker, et al. (2007) *Drosophila* brakeless interacts with atrophin and is required for tailless-mediated transcriptional repression in early embryos. PLoS Biology, 5, e145。

gap 基因的表达使早期胚胎的细胞核第一次形成的信号沿 AP 轴排列。为了细化这一初始划分，gap 基因产物进一步调控两组基因——成对规则基因和同源异形基因。

4.2.2 外胚层分化产生体节

在早期胚胎中，经过 gap 基因产物对**成对规则基因（Pair-Rule Gene）**的反复激活，确立了早期胚胎体节的数目和位置。成对规则基因 *even-skipped*（*eve*）在 7 个条纹区域内被激活，这些位置便成了偶数体节（当该基因发生突变时，偶数体节便缺失了，见图 4.4）；*fushi tarazu*（日语的意思是"没有足够的体节"）的表达区域与条纹区域互补，因此标记了奇数体节。还有许多其他成对规则基因通过彼此复杂的相互调控作用改善体节的长度和边界[1]。

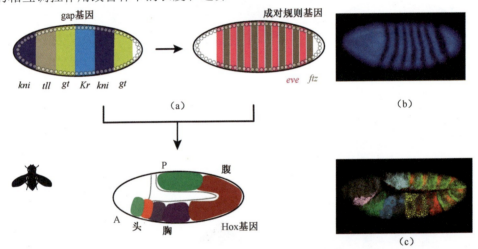

图 4.4 （a）成对规则基因和 Hox 基因由 Hunchback 和 gap 基因激活。*eve* 和 *ftz* 等成对规则基因激活后，呈现 7 段条纹，标记了不同的体节。gap 基因和成对规则基因联合在不同体节中激活 Hox 基因。要注意的是：Hox 基因被激活时，胚胎便到了扩展阶段，胚胎的后部回圈住身体的其他部位。（b）通过原位杂交在固定的胚胎中检测 *ftz* mRNA 的表达。通过荧光染色的胚胎细胞核发出强烈的光，而 *ftz* mRNA 呈现 7 条黑暗的条纹，相当于奇数体节（图片来源：牛津大学的 Ilan Davis）。（c）利用多重荧光探针在胚胎中检测出 7 种不同的 Hox 基因的 mRNA。图片来源：Lemons D, McGinnis W. (2006) Genomic evolution of hox gene clusters. Science, 313: 1918-1922。

---

[1] Wolpert L, Tickle C. (2011) *Principles of Development*, Oxford University Press.

4.2.3 编码体节身份特征——同源异形基因

在成对规则基因的作用下产生的体节在最初阶段是完全相同的，随后出现的每个体节神经的形成模式也是相同的。但是这个结构必须基于体节在 AP 轴位置的不同而进行细化。例如，成虫胸部体节（附着有腿和翅膀）与无肢的腹部体节相比，拥有完全不同的肌肉组织，因此在这些体节内的运动神经元是完全不同的。因而需要一个机制来构建各体节的不同特征。

20 世纪 40 年代，Ed Lewis 开始研究一群特殊的基因。与引起身体部位的缺失或畸形不同，这些基因（现在已知是 **Hox 基因**）的突变在体节身份信息中会引起**同源异形（Homeotic）**[1]变换。例如，*Ultrabithorax*（*Ubx*）突变导致第三胸部体节按照第二胸部体节的信息发育，结果导致突变果蝇除在正常的第二胸部体节上有一对翅膀外，在第三胸部体节上还有一对的翅膀。由此可见，Hox 基因的正常功能就是给体节分配体节特征。这个基因也被称为**选择基因（Selector Gene）**[2]。Lewis 的这项工作使其和 Nüsslein-Volhard 及 Wieschaus 分享了诺贝尔生理学或医学奖。

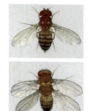

随着分子克隆技术的出现，人们发现了一系列编码转录因子家族的同源基因。这些基因都有一段相似的序列，称为**同源框（Homeobox，Hox）**，该序列编码的是转录因子蛋白的 DNA 结合域(**同源域 Homeodomain**)（见专栏 3.3）。在进化过程中，Hox 基因家族是从一个原生的 Hox 基因通过一系列**串联复制（Tandem Duplication）**[3]形成的。这些重复的基因在染色体上聚集成簇，尽管在果蝇的进化中它们分裂成了相对很近的两簇，如图 4.5（a）所示[4]。这样的基因复制非常古老，在大多数动物中都发现了类似的 Hox 基因家族。

不同的 Hox 基因在 AP 轴上的表达区域有重叠，神奇的是这些区域的顺序反映了基因在染色体上的顺序，如图 4.5（a）所示。表达区域的重叠导致每个体节表达了一组具有唯一性的独特的 Hox 基因联合体，也就是这组联合基因给了 AP 轴区域各自的特征，这被称为 **Hox 编码**[5]。

---

[1] 同源异形（Homeotic）：指突变导致身体的一个部分模拟另外一个部分生长，如腿变成翅膀或胸部体节变成腹部体节。
[2] 选择基因（Selector Gene）：调节整个发育进程（如胸部体节和腹部体节），而不是特定细胞类型的基因，Hox 基因就是很好的例子。选择基因的突变会导致同源异形。
[3] 串联复制（Tandem Duplication）：进化过程中选择了某个 DNA（包括一个或多个基因）进行复制，因而染色体上现在有两个相同的基因串联在一起。这是基因家族最初形成的常见方式。
[4] 我们所说的 "最近" 指的是过去 2500 万年之内。
[5] 要进一步阅读 *Hox* 基因功能，参见 Myers P Z. (2008) Hox genes in development: the Hox code. *Nature Education*, 1 (1). http://www.nature.com/scitable/topicpage/ hox-genesin-development-the-hox-code-41402。

总之，随着 gap 基因、成对规则基因和 Hox 基因的表达，外胚层被分成多个体节，每个体节都有其各自在 AP 轴上的定位信息。gap 基因和成对规则基因的表达是短暂的，而且仅限于早期胚胎。但是 Hox 基因的表达模式长久地标记了这些体节，并指导其未来的发育方式，随后每个体节各自进行局部发育造型。但是在探讨局部形态变化之前，我们将先了解一下脊椎动物发育过程中，沿着脊椎动物中枢神经系统的 AP 轴的形成。

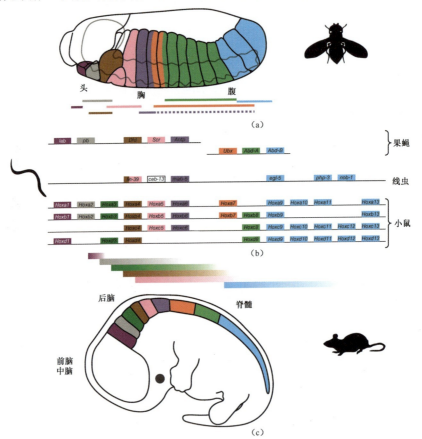

图 4.5　Hox 基因是 AP 轴形成的基础。（a）和（c）展示了果蝇及小鼠中 Hox 基因的活跃区域，（b）分别展示了果蝇、线虫及小鼠中 Hox 基因在染色体上的分布。这些基因均用颜色标注以便展示它们在不同物种之间的序列同源性。果蝇中包括两个基因簇。在小鼠中，该基因簇被复制了两次，并在每个簇中伴随着某些基因的丢失或复制。尽管线虫并没有体节，但是这个基因簇仍以一种简单的方式被保存了下来。图中胚胎用颜色来标记每个基因影响最大的区域，这也反映了基因在染色体上的顺序，每个胚胎旁边都描绘了相似的基因表达区域。可以看出，在小鼠中，每个基因影响的区域都与其早期的表达区域相符。Hox 基因并没有参与果蝇及小鼠最前端的头部（包括大脑）的形成。该图的使用已获得 Macmillan 出版公司许可：Pearson J C, Lemons D, Mcginnis W. (2005) modulating hox gene functions during animal body patterning. Nature Reviews Genetics, 6: 893-904。版权许可 2005。

4.3 脊椎动物中枢神经系统 AP 轴的形成

脊椎动物的神经管从前部到后部，被分为前脑、中脑、后脑和脊髓。后脑的**原基（Primordium）——菱脑（Rhombencephalon）**是神经管关闭不久的 8 个短暂的膨突进一步分化出的体节。这些体节被称为**菱脑原节（Rhombomere）**，标记为 r1～r8（见图 4.6 和图 2.5）。这些体节对后续后脑的结构及功能形成都是十分关键的。例如，在后脑中，最初的神经元展现出了在每个体节中重复的模式，尽管在后期神经形成中这种模式被大量神经生成掩盖了，颅神经（Cranial Nerve）[1] 出口的排列也表现出了这种分节。与后脑相比，前脑没有出现分节现象。

脊髓就神经根而言具有明显的节段性，但是这并不是在早期形成过程中获得的。这种节段性是在神经管发育后期由邻近的中胚层体节（Somite）[2] 传出的信号诱导产生的。而脊髓是不均一的，它被分成传入神经和传出神经区域，如颈部脊髓含有可以支配前肢的运动神经元（见图 4.6）。

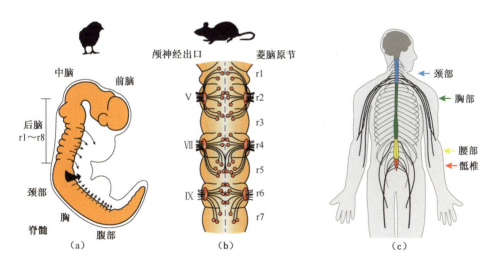

图 4.6 随着神经管的发育，出现了更进一步的结构细分。(a) 在鸡胚胎中，后脑以被称为菱脑原节的膨突为特点，而脊髓被分为颈部、胸部和腰部区域（箭头所指的是神经出口）。(b) 在小鼠中，菱脑原节是分节，每个分节单元在后期发育中都有相似模式。另外，奇数和偶数的菱脑原节之间是有区别的，如颅神经出口的排布［见图 (b)］及神经嵴细胞的编队。值

---

[1] 颅神经（Cranial Nerve）：直接形成于脊椎动物大脑的神经质。
[2] 体节（Somite）：在脊椎动物胚胎中，分布在脊索或神经管两侧的部分中胚层。

得注意的是鸡有 8 个菱脑原节，但在小鼠中只能观察到 7 个。人体中清晰可见脊髓区域的神经出口排布［见图（c）］。(c) 脊髓的不同区域发散出不同的神经。例如，颈部脊髓拥有支配手臂（也称手臂区）的神经，而胸部区域拥有可以支配肋骨肋间肌肉的神经。

4.3.1　Hox 基因是高度保守的

脊椎动物 AP 轴的形成有很多特点和概念都与果蝇类似，尽管在细节上有一些差异。发育生物学上一个具有里程碑意义的发现就是果蝇 Hox 基因的结构和功能在很多动物中是高度保守的，从线虫到人类皆是如此。想想昆虫和脊椎动物的共同祖先拥有如此复杂的 Hox 基因系统来协助 AP 轴形成，实在令人惊叹。在脊椎动物早期进化过程中，整簇的基因被复制了几次，产生了 4 个分离的 Hox 基因簇（见图 4.5）。

和果蝇一样，这些基因在神经管中沿着 AP 轴在一系列重叠区域中表达，表达顺序与其在基因簇上的顺序一致。Hox 基因对于脊椎动物后脑和脊髓的形成是十分重要的。与果蝇的体节类似，后脑的菱脑原节也有其独特的特征。例如，r1 将形成**小脑（Cerebellum）**[1]。这些身份特征可能是 Hox 基因所赋予的（见图 4.5）。多个 Hox 基因的表达界限与菱脑原节边界一致（见图 4.5 和图 4.7）。由于 Hox 基因的表达模式及其以联合方式工作的特性，Hox 基因在菱脑原节特征赋予中的功能是十分复杂的。在鸡中，异位表达 *Hoxb1*（一个正常情况下在 r4 表达的基因）会导致 r2 转换成类似 r4。相反，在小鼠中，突变 *Hoxb1* 基因会导致 r4 转换成类似 r2。因此，*Hoxb1* 对于 r4 的特征形成是一个**同源异形选择基因（Homeotic Selector Gene）**。同样，突变其他 Hox 基因也会产生包括缺失菱脑原节等的突变表型。因此，与在果蝇中不同，Hox 基因在分节及体节身份特征确定中起着十分重要的作用。

Hox 基因调控产生了脊髓区域差异。在鸡中，脊髓的颈部区域是通过表达 *Hoxc6* 基因来确定身份特征的，而更后面的部分（如胸部脊髓）表达的是 *Hoxc9* 基因（见图 4.5）。在神经管中，胸部脊髓的区域异位表达 *Hoxc6* 可诱导其产生正常情况下仅在颈部区域（支配前肢的区域）中才有的运动神经元类型[2]。

---

[1] 小脑（**Cerebellum**）：是处于脑干之上，与大脑分离的结构。其调控包括运动控制、注意力及认知在内的多项功能。
[2] 由于基因复合体的复制，脊椎动物的 *Hox* 基因功能是复杂的。关于该知识的详细描述，参见 Phillipidou P, Dasen J S. (2013) Hox genes; choreographers in neural development, architects of circuit organisation. Neuron, 80: 12-34。

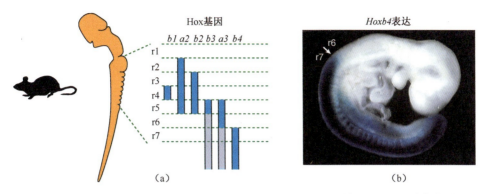

图 4.7 Hox 基因在小鼠神经管中的表达区域。(a) Hox 基因的表达模式与小鼠后脑菱脑原节一致。(b) 通过原位杂交发现 *Hoxb4* mRNA 在小鼠神经管后部的 r6 表达。图片来源：Brend, et al. (2003) multiple levels of transcriptional and post-transcriptional regulation are required to define the domain of Hoxb4 expression. Development, 130: 2717-2728。

4.3.2 初始 AP 轴信息来源于中胚层

脊椎动物 Hox 基因表达是对沿 AP 轴位置信息调控分子的应答，这与果蝇是一样的；但是脊椎动物中并不存在涉及 Bicoid 的机制。取而代之，早期位置信息是由中胚层传递给**神经板（Neural Plate）**[1]的，此过程与神经诱导本身密切相关，在第 3 章中进行过介绍。这个过程十分复杂，人们对其了解相对较少。由于非洲爪蟾和鸡的早期胚胎更易于观察，因此人们对它们研究得最多（见图 4.8）。如第 3 章所述，**骨形态发生蛋白（Bone Morphogenetic Protein，BMP）**[2]的拮抗剂可以诱导神经发生。实际上，这些作用在整个神经板中诱导了"前部"身份特征。在后部，进一步的信息是后期形成的，后部的中胚层发育并赋予后部神经身份信息。成纤维细胞生长因子（Fibroblast Growth Factor，FGF）、Nodal、视黄酸（见专栏 4.2）及 Wnt（见图 3.6）都是重要的"后部化"信号因子。在鸡中，这些信号分子的表达梯度会在 AP 轴延伸的过程中，在亨森结从前至后的退缩过程中保存下来（见 2.4.2 节）[3]。

这些信号分子的行为在**动物帽（Animal Cap）**实验（见 3.4 节）中已经阐述过了。用神经诱导剂头蛋白（一种 BMP 的拮抗剂）处理动物帽会形成前部的神经组

---

[1] **神经板（Neural Plate）**：翻卷形成神经管的一部分神经外胚层。
[2] **骨形态发生蛋白（Bone Morphogenetic Protein，BMP）**：是一个有大约 20 种胞内分泌型信号分子的家族，其功能贯穿整个发育过程，在神经外胚层的建立和形成过程中的作用尤为重要。
[3] Wilson V, et al. (2009) Stem cells, signals and vertebratebody axis extension. Development, 136: 1591-1604.

织（noggin 俚语意思是"头"）。如果在操作中加入 FGF，那么就会诱导产生后部的神经组织。

这些信号对 Hox 基因进行调节，从而改变 Hox 基因表达区域位置信息的相关序列。有些 Hox 基因是 RA 的直接靶基因（见专栏 4.2）。此外，在胚胎后部区域，RA 和 FGF 调节 Cdx 基因家族编码的转录因子，这些转录因子又反过来调控 Hox 基因。Cdx 基因与果蝇中的 *caudal* 基因类似，在果蝇胚胎后部，该基因可以调控 gap 基因和 Hox 基因。

除后部化信号外，神经系统最前端也需要特殊的信号，这些信号由中胚层最前端的**脊索前板（Prechordal Plate）**发出。其中一个信号就是前脑信号，这是 3.4 节中介绍过的一个头部的诱导因子，这个信号具有很强的前脑诱导活性（见图 4.8）。前脑信号可能是一个 BMP、Nodal 和 Wnt 的多功能拮抗剂，这就可以解释其在促进头部发育中的重要作用。

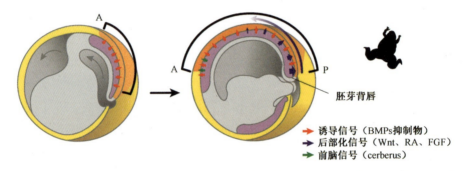

图 4.8 在非洲爪蟾中，神经板 AP 轴的形成是由中胚层诱导的。黑色弧线标注的是位于中胚层之上的外胚层 AP 轴。诱导信号（红色）促进神经诱导，而后期形成的后部中胚层（蓝色）的分级后部化信号需要用来给后部神经赋予身份信息。在没有后部化信号（前部）的位置，神经组织便表现出前部的特性。后部化信号来自后部中胚层（蓝色短箭头），或胚孔自身的晚期背唇（弧形蓝色箭头），也有可能二者皆有。近年来的研究发现前脑（绿色）的诱导还需要一个分离前部信号。

专栏 4.2 视黄酸信号通路

与其他神经发育中的信号分子不同，视黄酸（Retinoic Acid, RA）并不是蛋白质，而是一个与维生素 A 相关的有机分子，其信号传导通路相对简单。由于 RA 是脂溶性分子，它穿过细胞膜进入受体细胞的细胞质，与受体蛋白（RA 受体或者 RAR）结合。RA-RAR 复合体进入细胞核，结合到一个被称为视黄酸反应原件（RARE）的 DNA 序列上，激活靶基因，这些序列进一步调控一些 Hox 基因。

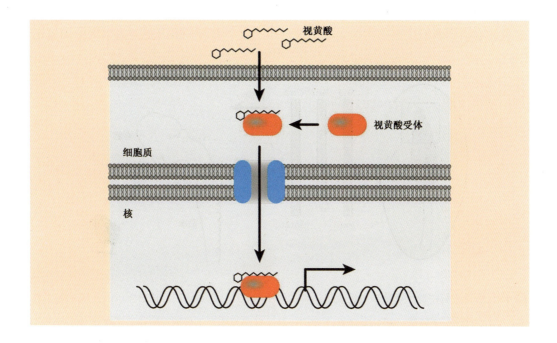

4.3.3 调控前脑区形成的基因

从图 4.5 中可以看出 Hox 基因并不在前部大脑中表达，它们并不参与这个区域的形成，而另外一群转录因子对头部信号进行应答并参与前脑区的形成（见图 4.9）。例如，在神经板中，中脑和后脑的发育是通过靠近 *Otx2* 和 *Gbx2* 基因表达的区域来实现的，这些基因编码同源域转录因子。*Otx2* 基因对于前脑区的形成十分关键，*Otx2* 基因的突变会导致小鼠缺失整个前脑和中脑。前脑和中脑的区分在于转录因子基因 *Pax6* 和 *En1* 的表达区域不同。*Six3* 和 *Irx3* 基因的联合表达区域形成了前脑的边界，这被称为丘脑内局限性区（Zona Limitans Intrathalamica，ZLI），它对间脑（Diencephalon）[1]的形成也十分重要。

在前脑中，端脑会根据后期转录因子基因表达的区域进行细分。例如，*Emx1* 和 *Emx2* 将大脑半球的端脑分为将形成前部主管运动的区域和后部主管感觉的区域。*Emx2* 基因突变会导致人类严重的先天缺陷（专栏 4.3）。第 9 章将会介绍大脑半球结构的细化。有趣的是，*Otx2* 和 *Emx1/2* 基因是果蝇中参与前部大脑形成的两个基因 *orthodenticle*（*otd*）和 *empty spiracles*（*ems*）的同源基因（Homologue）[2]。尽管

---

[1] 间脑（Diencephalon）：是脊椎动物早期前脑的组成部分，位于端脑泡的前部，后期形成成体中的丘脑等结构。
[2] 同源基因（Homologue）：一个基因或者结构在进化中起源于相同的先祖而在不同的物种中仍十分相似。

昆虫和脊椎动物的大脑在结构上的相似性不大，但是该同源性暗示着 CNS 的前部形成，存在一个十分古老的机制。

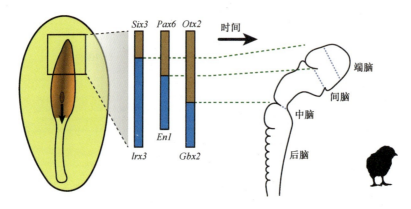

图 4.9 前部大脑中的区域是由神经板早期转录因子的表达区域决定的。长条表示的是配对基因表达的 AP 轴长度，如 *Six3* 和 *Irx3* 基因。每对基因都确立了后期大脑中两个区域的边界，在后期发育中清晰可见（右图）。因此，*Otx2* 和 *Gbx2* 基因表达的边界就确立了中脑-后脑的分界线。与果蝇的 gap 基因类似，每对基因最初都是被广泛激活，在一些区域重叠表达，后来通过相互制约使其边界变得清晰。

专栏 4.3　人类大脑前部分区基因突变将导致先天性疾病

很多神经系统疾病都是神经形成过程中发生基因突变造成的。在很多病例中，仅在人类基因突变的杂合体（有一个正常基因的复制）个体上可以观察到异常。这是由于纯合突变导致在大脑发育中出现灾难性的错误，患者在出生前或刚出生时即死亡，使纯合突变的患者十分稀少。

SIX3：人类 *SIX3* 基因突变杂合体症状为前脑无裂畸形。在这种病严重时，患者前脑在发育过程中左右前脑半球无法分离，这与 *SIX3* 基因在前部神经管形成中的功能有关。

PAX6：*PAX6* 突变杂合体会表现出视觉异常、部分嗅觉系统和大脑的缺陷。目前已经发现了多个突变个体，极少有 *PAX6* 纯合突变患者出现。纯合突变会导致前脑结构缺失，而使患者在围产期致死。

EMX2：带有 *EMX2* 突变基因的个体会有严重的脑裂，其大部分大脑半球可能完全缺失，如下面的计算机 X 射线断层（CT）扫描图所示，患者会出现严重的智力低下和癫痫。

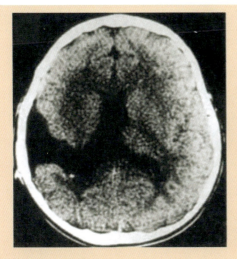
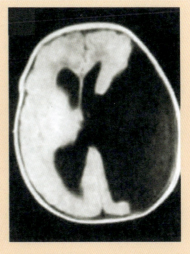

图片来源:Brunelli s, et al. (1996) Germline mutations in the homeobox gene emX2 in patients with severe schizencephaly. Nature Genetics, 12: 94-96。

4.4 果蝇局部的形成:体节内神经形成的细化

在果蝇和脊椎动物中,我们已介绍的早期发育可以将 AP 轴大致分为几个区域。随后在这些区域内出现结构细分,形成亚区域及局部的神经发生。有机体有一个共同的特征,即相邻区域边界处细胞之间出现了短距离信号传达,随后这里便作为该相邻区域结构建成的新的信号传达中心。

之前我们介绍过,果蝇在成对规则基因的作用下产生了体节。在每个体节中固定排列着由独立的神经外胚层细胞分化出的 60 个**神经干细胞(Neuroblast)**[1](见图 4.1 和图 4.10)。这些神经干细胞随后分化为每个体节神经节的 800 个神经元。通过细胞谱系示踪研究发现,每个神经干细胞都有独特的身份信息,以确定它会形成哪类神经元。这个身份信息来自其所处的位置,也就是其在神经外胚层中 AP 轴和 DV 轴的定位(见图 2.2)。接下来我们要介绍的是,在果蝇体节中,AP 轴及 DV 轴的位置信息是如何确立并传递给神经干细胞的。

---

[1] 神经干细胞(Neuroblast):将发育成神经细胞的分裂细胞;这个术语可用于哺乳动物和非哺乳动物中,但是更常用于描述昆虫的发育。

4.4.1　果蝇体节边界处的体节信号为其提供了 AP 轴位置信息

在果蝇体节中，成对规则基因进一步激活了后续的一系列基因，这些基因对体节 AP 轴的形成十分重要，被称为**分节基因**（Segmentation Gene）或**体节极性基因**（Segment Polarity Gene）。在每个体节连接处，前部和后部的细胞相互作用，导致边界处的细胞表达了扩散性信号分子，如 *wingless*（*wg*）和 *hedgehog*（*hh*），如图 4.10 所示。*wg* 编码了一个 Wnt 信号蛋白（见 3.6 节），而 *hh* 编码了一个高度保守的信号蛋白，它们在脊椎动物中的同源性将在本章后续内容中重点介绍（见专栏 4.4）。在每个体节的边界，*wg* 和 *hh* 在体节间穿梭扩散，起到形态发生素的功能，最终导致一系列其他分节基因在跨体节邻近的 1~2 个细胞宽度区域表达（见图 4.11）。在这个区域建成过程中，外胚层细胞就获得了在体节内定位的准确信息[1]。

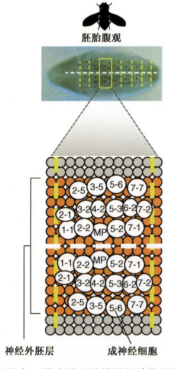

图 4.10 果蝇神经干细胞的身份信息。图中展示了果蝇胚胎腹部抗体标记的神经干细胞。虚线标注的是腹部中线和体节边界。在每个体节中，神经干细胞来自固定位置的神经外胚层细胞，它们具有独特的身份信息。它们分几批出现，图中展示了第一批出现的神经干细胞。

---

[1] Ingham P W, Placzek M. (2006) Orchestrating ontogenesis: variations on a theme by sonic hedgehog. Nature Reviews Genetics, 7: 841-850.

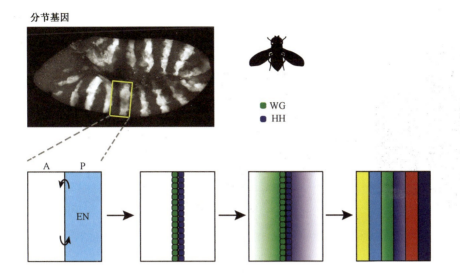

图 4.11 果蝇体节中 AP 轴的形成。从果蝇胚胎的图片可以看出，每个体节后部的细胞都表达了分节基因——转录因子 *engrailed*（EN）。EN 引发了体节分界处前部和后部细胞之间区域性的相互作用，产生表达 *wg* 和 *hh* 信号分子的细胞条带。这些信号分子的 mRNA 在狭窄的条带区域表达，分泌性蛋白产物扩散到了体节的其他位置，最终激活了体节内沿 AP 轴 1~2 个细胞宽度条带范围内的其他分节基因。

专栏 4.4　Hedgehog（HH）信号通路

HH 的受体是跨膜蛋白 Patched。在缺乏 HH 时，Patched 抑制另一个跨膜蛋白 Smoothened 接触细胞表面。结合 HH 后，Patched 受体被下调，从而使 Smoothened 可以运动到细胞表面。在这里，它抑制了分解 GL1 转录因子（果蝇中由 *cubitus interruptus* 基因编码）的蛋白酶复合体的功能。GL1 蛋白被分解后是一个转录抑制因子，而它在未被切割状态下是一个转录激活因子。因此，HH 结合到细胞的受体后，GL1 从一个抑制因子转变为激活因子，从而改变靶基因的表达。

HH 被发现是由于其突变时胚胎表面覆盖着多刺的髓石（如同刺猬的刺），表皮的形成遭到了破坏。随后便发现 HH 在几种脊椎动物中的同源基因，其中一个是 *sonic hedgehog*（SHH）基因（名字来自一个视频游戏角色，是一名科学家尝试变得时髦但失败的例子），它在脊椎动物神经的形成中十分重要。HH 信号通路相当保守，唯一的区别是在脊椎动物中，当 Smoothened 蛋白对 SHH 信号产生应答而到达细胞表面时，它便进入细胞内的初级**纤毛**（Cilium）中行使功能[1]。

---

[1] 影响纤毛形成的突变（在人类中称为纤毛病），会破坏发育性 Hedgehog 基因信号。Goetz S C, Anderson K V. (2010) The primary cilium: a signalling centre during vertebrate development. Nature Reviews Genetics, 11: 331-344.

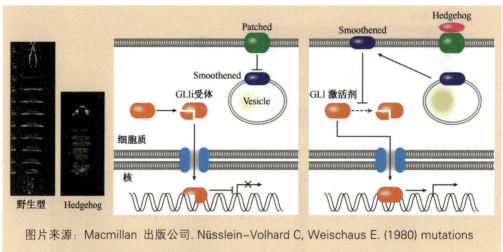

图片来源:Macmillan 出版公司. Nüsslein-Volhard C, Weischaus E. (1980) mutations affecting segment number and polarity in Drosophila. Nature, 287: 795-801。

4.4.2 果蝇背腹轴（DV）的形成

3.5 节介绍了在神经诱导作用下，果蝇外胚层通过背侧大量表达 *dpp* 和腹侧大量表达 *sog*（一个 *dpp* 的拮抗物）分成了两大区域。*dpp* 区域标记了侧面的外胚层，这部分将发育成表皮和 PNS 的**感觉器官前体**（**Sense Organ Precursor，SOP**）[1]；*sog* 区域标记了神经外胚层，CNS 的**神经干细胞**（**Neuroblast**）就是从其中分离出来的。

神经诱导后，*dpp* 扮演了神经外胚层中形态发生素的角色。这是可能的，因为复杂的相互作用使得 DPP 蛋白向着腹侧扩散到神经外胚层，形成从背侧到腹侧的浓度梯度。转录因子 Dorsal（DL）持续表达形成反向的从腹侧到背侧的浓度梯度。该浓度梯度调控了 3 个编码同源域转录因子基因——**柱状基因**（**Columnar Gene**）。这些柱状基因包括 *vnd*（*ventral nervoussystem defective*）、*ind*（*intermediate defective neuroblast*）和 *msh*（*musclesegment homeobox*），它们沿着神经外胚层纵向呈没有重叠的柱状表达（见图 4.12）。这 3 个基因对不同水平的 DL 和 DPP 进行应答，如 *vnd* 的表达需要高活性的 DL，而它对 DPP 的抑制作用最敏感；同时这也限制了 *vnd* 在最靠近腹部中线的细胞群中表达。

---

[1] 感觉器官前体（Sense Organ Precursor，SOP）：也称感觉母细胞，是将发育成器官或感受器的独立外胚层细胞。

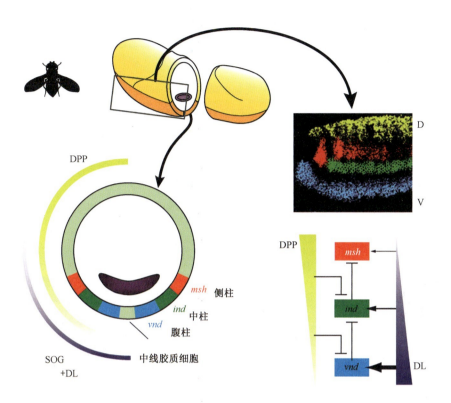

图 4.12 果蝇柱状基因的激活。形态发生素 DL 和 DPP 的浓度梯度表达激活了沿 DV 轴外胚层不同区域中 vnd、ind 和 msh 的表达。左下方展示的是横截面示意图，右侧是侧面从上至下依次展示胚胎中 dpp、msh、ind 和 vnd 表达的 mRNA。右下方展示的是柱状基因的相互调控作用；vnd 被高浓度的 DL 激活，但是其对于 DPP 的抑制作用十分敏感，这就限制了其仅在靠近腹部中线区域的表达。虽然 ind 也被 DL 激活，但是对于 DPP 的抑制作用并没有那么敏感，而是在中线附近被 vnd 抑制，以保证其表达局限于纵列中部，与 vnd 表达区域紧密相连。ind 抑制了 msh 的表达，但其自身对 DPP 抑制的敏感性比 msh 更强。最终导致 msh 在外胚层最外部（侧面）的区域表达。图片来源：Kosman D, et al. (2004) Multiplex detection of RNA expression in Drosophila embryos. Science, 305: 846。

目前已知的是，柱状基因系统是划分神经系统 DV 轴的一种非常古老的机制。包括脊椎动物、环节动物及原始脊索动物等多种有机体在内，在 DV 轴神经形成早期，柱状基因的同源基因表达的区域都是相似的[1]。

---

[1] Mizutani C M, Bier E. (2008) EvoD/Vo: the origins of BMP signalling in the neuroectoderm. Nature Reviews Genetics, 9:663-677.

4.4.3 神经干细胞的身份信息来自 AP 轴和 DV 轴形成中信息的整合

AP 轴和 DV 轴形成机制中的位置信息联合起来赋予了固定排布的 60 个**神经干细胞（Neuroblast）**的身份信息（见图 4.13）。AP（分节）和 DV（柱状）基因共同作用将神经外胚层分成网状结构。这些基因表达产物的相互作用给每个正在形成的神经干细胞提供了独特的基因表达集合，从而赋予其独特的身份信息。例如，5-2 神经干细胞就来自表达 *gsb*（*gooseberry*）和 *vnd* 而产生的神经外胚层（见图 4.13）。神经干细胞的身份信息便决定了后续会分裂产生哪种神经元。此外，Hox 基因通过一种体节特异性的方式来修改这种身份信息。

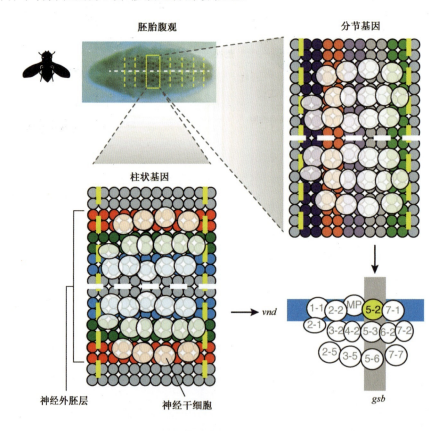

图 4.13 果蝇神经干细胞身份的形成。本图将图 4.11 和图 4.12 中 AP 轴和 DV 轴形成中的基因功能一并展示。图中展示的是单一体节，个体较大的浅色细胞是神经外胚层的神经干细胞（从胚胎内的视角观察）。每个神经干细胞都有独特的特征，这是由在神经外胚层形成中 AP 轴和 DV 轴相结合的定位信息决定的。例如，5-2 神经干细胞共同表达了特殊的 *vnd* 与 *gsb*。同样，*wg* 和 *ind* 的共同表达了 4-2 神经干细胞的特征。

4.5 脊椎动物神经系统的区域构建

我们现在来关注一下脊椎动物神经系统区域构建的问题。总体来说，类似的机制在局部区域中会影响神经生成，但是规模要大得多。

4.5.1 在脊椎动物大脑中，AP 轴边界组织了局部区域的构建

与果蝇类似，在发育的脊椎动物大脑中，区域之间的边界会成为关键的信号转导中心因而十分重要。在后脑菱脑原节之间及前部大脑区域之间都是如此的（见图 4.14）。研究得最多的例子就是**峡部组织者**（**Isthmic Organizer**），这是一群靠近**中脑-后脑边界**（**Midbrain–Hindbrain Boundary**）的细胞。它们表达 FGF8 和 Wnt1，这两种产物在局部内扩散激活很多基因。特别是 *En1* 和 *En2*（*engrailed* 的同源基因）编码的转录因子，这两者在组织者的两侧均有表达，被用于指导前部的视顶盖（**Tectum**）[1] 和后部的小脑（**Cerebellum**）的定位（见图 4.14）。有趣的是 *En1/En2* 的激活是分级的方式。在后续的发育中，这个梯度会直接参与视顶盖中 Eph 和 ephrin 表达梯度的形成，在视顶盖图谱的形成（见第 10 章）中指导神经相互作用。

来自信号转导中心的相同信号向前部和后部扩散通常会在两边诱导产生不同的转录应答。ZLI 通过产生 Sonic hedgehog（SHH）来诱导间脑形成。SHH 是与果蝇 Hedgehog 同源的 3 个基因之一（见专栏 4.4）。在对鸡的研究中，来自 ZLI（见 4.3.3 节）的 SHH 信号转导激活了前部 *Dlx2* 及后部 *Gbx2* 转录因子的表达。对 SHH 不同的应答导致了前丘脑（**Prethalamus**）[2] 和丘脑（**Thalamus**）[3] 的形成。*Irx3* 是最先参与到确立边界的两个基因之一（见 4.3.3 节）。如果 *Irx3* 基因早于 ZLI 基因进行异常表达，那么前部的细胞就会激活 *Gbx2* 而不是 *Dlx2* 来对 SHH 进行应答。因此神经板早期的细分不仅产生了形成局部二级组织者的边界，并且也确定了细胞对这些组织者信号的应答方式，也就是它们确定了细胞的**功能**（**Competence**）[4]。

在后脑中，菱脑原节边界对于其神经生成来说是重要的组织者。在果蝇的体节

---

[1] 视顶盖（Tectum）：在非哺乳类脊椎动物中，接收来自视网膜神经节细胞神经支配的大脑一侧；在哺乳动物中被称为上丘。

[2] 前丘脑（Prethalamus）：脊椎动物间脑的一部分。

[3] 丘脑（Thalamus）：脊椎动物大脑中央的一个结构，负责将感官输入传递到大脑皮层，并接收来自大脑皮层的反向输出。

[4] Kiecker C, Lumsden A. (2005) Compartments and their boundaries in vertebrate brain development. Nature Reviews Neuroscience, 6: 553-564.

边界形成过程中，菱脑原节边界的细胞是通过对交叉边界相互作用的应答而形成的，这个过程涉及 Eph/ephrin 信号转导（这些信号转导分子将在 8.2.2 节和 10.5.3 节中讨论）[1]。边界细胞随后会产生一些局部信号来调控神经的形成，这些信号的信息现在还不十分清楚。

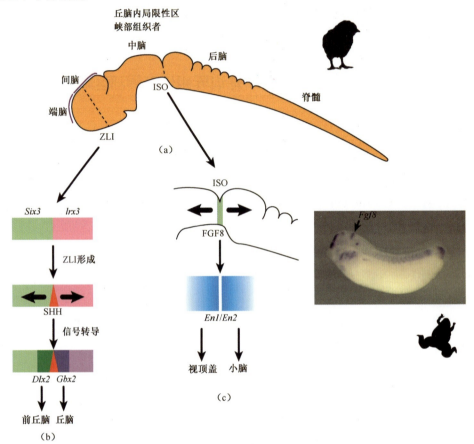

图 4.14　大脑区域之间的边界变成了局部构建的新信号转导中心。(a) 这里介绍了两个信号转导中心：丘脑内局限性区（ZLI）形成于间脑，而峡部组织者（ISO）形成于中脑-后脑边界。(b) ZLI 在 *Six3* 和 *Irx3* 表达的边界处形成。由 ZLI 诱导的 SHH 信号诱导了前部 *Dlx2* 及后部 *Gbx2* 的表达，使前丘脑和丘脑各自形成。ZLI 两边表达的转录因子基因（*Six3* 和 *Irx3*）不同，导致对 SHH 的细胞应答也不同。(c) 在 ISO 中，FGF8 扩散到中脑和第一菱脑原节并激活 *En1* 和 *En2* 基因，诱导了视顶盖和小脑的形成。图片展示了热带非洲爪蟾胚胎中 *Fgf8* mRNA 的表达，箭头所示为 ISO 的表达条带。图片来源：Lea R, et al. (2009) Temporal and spatial expression of FgF ligands and receptors during Xenopus development. Developmental Dynamics, 238: 1467-1479.

---

[1] Kania A, Klein R. (2016) Mechanisms of ephrin-Eph signalling in development, physiology and disease. Nature Reviews Molecular Cell Biology, 17: 240-256.

总之，初始转录因子表达区域的边界变成了对局部构建进行微调的二级信号转导中心。来自这些边界细胞的信号转导促进了区域内参与构建的基因的表达，从而在区域水平上直接影响了神经的微调造型。这个从远程到局部的重复循环构建概念是构建神经系统复杂性的关键。

4.5.2 脊椎动物 CNS 中 DV 轴的形成

如图 4.1 所示，垂直于 AP 轴的是 DV 轴。在 DV 轴上，神经板是呈中线双侧对称（**Bilaterally Symmetrical**）的。这种对称性一直延续到神经胚形成，中线变成神经管的腹极，而神经板内侧边界参与形成了背极（见图 4.15）。DV 轴构建的结果可见于成熟脊椎动物脊髓横截面图（见图 4.15）。在每一边，沿着神经管的 DV 轴，

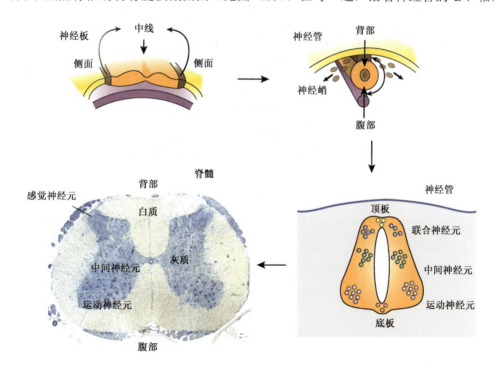

图 4.15 脊髓 DV 轴中的神经构建。左下方图展示的是成熟的猫脊髓横截面，图中可以观察到其左右对称及背腹（DV）结构。运动神经元存在于腹部，而感觉神经元是经由背部神经中枢根部进入背部的。神经形成始于神经板（左上方）的正侧面，随后变成神经管（右边）的 DV 轴。沿着 DV 轴，不同位置产生了不同类型的神经元。

不同位置都出现了各种类型的神经元，这些神经元可以通过其形态、功能及基因表达模式来区分。这些细胞都来自沿神经管 DV 轴独立的神经前体细胞池。事实上，我们可以区分出至少 11 个独立的神经区域（见图 4.16）。此外，神经管存有两种对**底板（Floor Plate, FP）**[1]和**顶板（Roof Plate, RP）**形成十分重要的暂时性神经胶质细胞群。形成脊髓的脊椎神经管为探索神经元的形成机制提供了一个很好的模型。

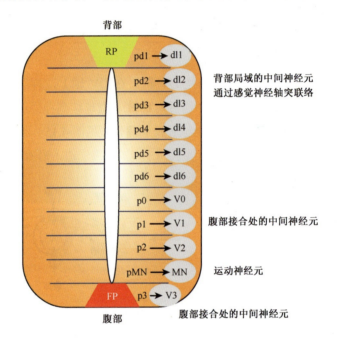

图 4.16 沿着脊髓的 DV 轴，可以区分出至少 11 个神经前体细胞区域（从腹部的 p3 到背部的 pd1）。在神经构建过程中，这些前体细胞会形成不同类型的神经元，这些神经元可以通过其表达的标记基因、形态及通信进行区分。例如，pMN 中含有运动神经元的前体细胞，而 p2 则产生 V2 中间神经元。此外，特异性的胶质细胞各自在神经管的腹极和背极形成底板（FP）和顶板（RP），它们对 DV 的形成非常关键。

4.5.3 信号梯度驱动 DV 轴的形成

神经管中 11 个前体细胞区域的形成涉及 BMP 和 SHH 两个相反的信号分子（见专栏 4.4）。BMP 的功能让人不禁想起了其同源物 DPP 在果蝇中的作用，但是果蝇中 Hedgehog 并未参与 DV 轴的形成。这些信号分子首先作用于神经板。神经诱导

---

[1] 底板（Floor Plate，FP）：神经管的最腹侧区域。

过后，BMP 从侧面的神经外胚层开始扩散，促进神经板中其他相邻区域中细胞的应答（见图 4.17）。神经板侧面边缘处的细胞通过激活 snail 基因被诱导变成神经嵴（Neural Crest）[1]细胞。值得注意的是，在神经管的形成过程中，信号转导也诱导了顶板的形成。在神经管形成之后，顶板成了神经管背侧 BMP 的第 2 个来源。

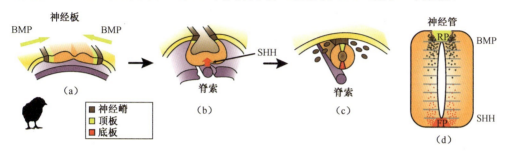

图 4.17 脊椎动物外胚层 DV 轴的形成始于神经板。(a) BMP 成员（主要是 BMP4 和 BMP7）从外胚层侧面扩散，诱导前神经嵴和顶板（RP）细胞的形成。(b) 来自脊索的 SHH 信号诱导了底板（FP）细胞在中线处的形成。(c) 在神经管闭合之后，底板和顶板分别成为 SHH 和 BMP 新的信号转导中心，如图（d）所示。

神经管腹侧的构建起始于脊索的 SHH，脊索（Notochord）是位于神经板中线处的一个中胚叶结构（见图 4.17）。SHH 的作用在于通过诱导翼状螺旋转录因子 FOXA2 的表达来诱导底板。在它们形成之后，底板和顶板就分别成了神经管的两级 SHH 和 BMP 的新来源（见图 4.17）。

研究者早在 20 世纪 90 年代的鸡移植实验中，便揭示了脊索的诱导功能。在侧面的神经板下方移植入第 2 个脊索会诱导侧边区域形成一个异常的腹脊（见图 4.18）。随后便发现脊索产生的诱导信号分子就是 SHH。而且，任何来源的 SHH 都可以替代脊索在诱导神经管形成中的作用，如一个浸透了 SHH 的小珠子。

4.5.4 SHH 和 BMP 是神经管 DV 轴前体结构域的形态发生素

在神经管闭合之后，底板和顶板就分别成了 SHH 和 BMP 的新来源。这些分子扩散到神经管的两侧，形成相反的浓度梯度。它们是典型的形态发生素（见专栏 4.1），以浓度依赖的方式，在神经管的不同位置诱导产生不同的神经元[2]。关于 SHH，已

---

[1] 神经嵴（Neural Crest）：位于神经管和表皮之间的一部分外胚层；在脊椎动物身体中，为神经元和其他细胞供给营养。
[2] Briscoe J, Small S. (2015) Morphogen rules:design principles of gradient-mediated embryo patterning. Development, 142, 3996-4009.

有很多研究证据，尤其是对于鸡的研究。高浓度的 SHH 在底板处诱导了 Vp3 前体结构域的形成，而离底板较远的浓度逐渐降低，分别诱导了 pMN、Vp2、Vp1 和 Vp0（见图 4.19）。据推测，SHH 通过调节转录因子尤其是同源域家族的表达区域来起作用。我们认为每个前体细胞是通过被称为**同源域码（Homeodomain Code）**的独特转录因子的集合来表达确定的（见图 4.19）。

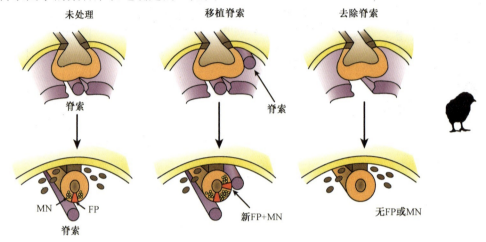

图 4.18　脊索诱导了腹部神经管的形成。在鸡中，在神经管侧边移植入一个脊索会导致神经管出现第 2 个两侧伴有运动神经元（MN）的底板（FP）。相反，如果通过手术摘除脊索，神经管中这些腹部类型细胞就消失了。结论就是脊索对于诱导鸡神经管的腹侧形成是充分且必要的。脊索信号转导的直接作用是诱导底板的形成。其他腹部元件（如运动神经元）的诱导是来自底板的二级信号转导。

BMP 在诱导背部前体细胞命运中的功能尚不十分清楚。来自鸡移植实验的证据表明，它也是以浓度依赖的方式诱导了背部细胞的命运，因此它具有与果蝇 DPP 相当的背部形态发生素功能。进一步对比其与果蝇的相似之处发现，来自脊索的 BMP 抑制因子（如腱蛋白，*sog* 的同源物）有助于 DV 轴中 BMP 浓度梯度的形成。

4.5.5　AP 轴和 DV 轴构建信息的整合

尽管脊椎动物的神经前体身份信息是以区域为基础确立的，而不是像果蝇中那样以细胞-细胞的方式确定，但是与果蝇中神经干细胞的形成相同，在脊椎动物 CNS 形成中 AP 轴和 DV 轴的信息是联合起来的。例如，我们知道 SHH 通过激活 *Nkx2.2*

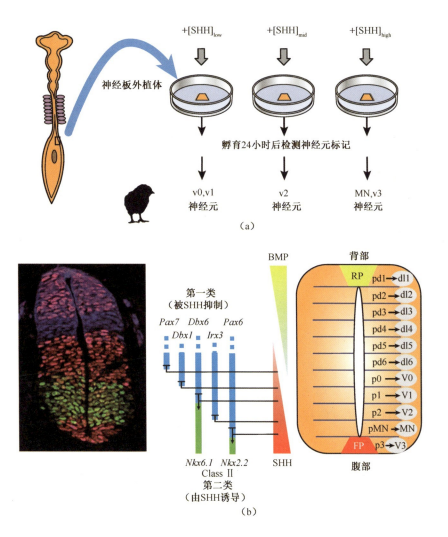

图 4.19 来自底板的 SHH 信号转导作为参与神经管形成的形态发生素。(a) 鸡的移植实验阐明了 SHH 在神经管分化中的浓度依赖性效应。将幼年神经板的片段（未经处理的实验组）在含有不同浓度 SHH 的培养基中进行体外培养。24h 后，一些体外培养的移植体中产生的神经元类型与体内神经板的神经元相似。也就是说，用高浓度 SHH 处理移植体能够产生与神经板类似的神经元亚型，若是用低浓度 SHH 处理则会产生类似背部区域后续会发育成底板的神经元。(b)SHH 通过激活和抑制同源域转录因子诱导神经元前体细胞的形成。有一类因子（ClassⅡ）是在不同浓度阈值的 SHH 作用下被激活的，使其在背侧不同范围的腹侧区表达。另一组（ClassⅠ）基因则与其相反，它们在不同浓度的 SHH 中被抑制，使其在腹侧的背侧区表达。这些因子表达的交叉就诱导了每个前体细胞区域的定位信息。部分基因的表达已展示于左下方图中。BMP 在背部神经管中的作用与 SHH 类似。图片来源：Vanessa Ribes, Institut Jacques Monod, France。

的表达来诱导一个腹部区域内运动神经元的形成。在整个神经管长度范围内都是这样发生的，但是来自 pMN 的特殊类型运动神经元，依据其沿 AP 轴的位置，起源各不相同。例如，颈部脊髓运动神经元支配前肢，而胸部脊髓运动神经元支配胸肋间肌肉。这些差别与 *Nkx2.2* 和 *Hox* 基因各 AP 轴表达区域的相交是一致的。

4.6 小结

（1）神经系统被划分为特异性的区域，如前部末端的大脑。神经形成机制为其提供了相应的信息。

（2）神经形成过程是逐步推进的。首先初步划分大范围区域，然后再进行细分，以获得更多的复杂性。

（3）神经形成过程需要分级信号来指导沿轴不同区域内基因的表达。

（4）神经形成始于神经外胚层，其过程中出现了 AP 轴和 DV 轴两个轴。

（5）在昆虫和脊椎动物后脑的发育中，神经形成出现了分节。

（6）初分的大区域内有精细的神经形成模式，这通常依赖区域边界处新的信号转导中心的产生。

总的来说，神经形成机制的结果以多种方式影响随后神经元和胶质细胞的产生（神经形成和纤毛形成），包括对神经元产生的时机和速率，以及神经元类型的影响。这些过程是怎样被调控的将在下一章中进行介绍。

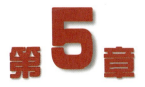

神经发生：神经细胞的产生

5.1 神经细胞的产生

随着神经系统的发育,大量神经元和神经胶质细胞(统称**神经细胞,Neural Cell**)通过神经上皮中相对较少的**神经祖细胞（Neural Progenitor）**[1]分化而成。产生神经细胞的过程称为**神经发生（Neurogenesis）**。根据系统和物种的不同,这个过程可以持续相当长的一段时间,从神经外胚层的初始构建和形成直到出生甚至出生之后。一般来说,祖细胞会经历反复的细胞分裂（增殖）。一些子细胞仍然是具有分裂能力的祖细胞,另一些子细胞的命运则被定型为神经元或神经胶质细胞。后一种细胞被称为**神经前体（Neural Precursor）**细胞——它们不再分裂（是后分裂细胞）,最终通过**分化（Differentiation）**成为预期的成熟细胞,如神经元或神经胶质细胞。

神经发生需要在增殖和分化之间达到平衡。这种平衡需要精细的调控,以确保在合适位置拥有特定种类的神经元数量。只有少数细胞必须经过调控,以确保任何时候都有增殖的细胞存在而不被耗尽。

神经发生依赖于不同类型神经细胞进一步分化的机制,这种分化表现在结构（如**锥体神经元 Pyramidal Neuron**[2]）、功能（如运动神经元）和神经递质类型（如

---

[1] **神经祖细胞（Neural Progenitor）**：当一个细胞分裂产生子细胞时,其中一些子细胞将分化为神经干细胞。祖细胞通常具有多种分化潜能,可看作神经前体细胞。
[2] **锥体神经元（Pyramidal Neuron）**：脊椎动物脑中的一种主要类型的神经元,其特征是具有三角形的细胞体。

谷氨酸能神经元 Glutamatergic Neuron[1]）等方面，这些机制被称为**神经亚型特化**（**Neural Subtype Specification**）。不同类型的神经元在神经系统的不同区域产生。例如，运动神经元和连合中间神经元分别产生于脊髓的腹侧和背侧。由此可见，前一章所描述的构建过程的一个主要结果是确保新生成的神经前体细胞能够依据其位置进行恰当的分化。

在神经亚型中，除了空间的差异外，在许多位置上不同时间也会产生不同的神经细胞。比如在脊髓中，早期产生的细胞发育成神经元，而后来产生的细胞分化为神经胶质细胞。在这一章中，我们将看到，控制分化的机制、细胞增殖的维持和神经亚型特化是密切相关的。

5.2 果蝇的神经发生

祖细胞有分化成神经元的潜力，这些细胞被认为具有神经**潜能**（**Competence**）。在任何时候，只有一小部分这样的细胞会分化成神经元——这一过程被称为神经元**定型**（**Commitment**）。神经发生的一个中心问题是：激发祖细胞进行神经分化的机制是什么？人们对神经细胞发育潜能和早期定型的了解来自对果蝇的遗传学研究[2]。

5.2.1 原神经基因促进神经定型

如第 2 章所述，果蝇中枢神经系统是由被称为神经干细胞的祖细胞形成的（见 2.3.2 节），而外周神经系统则是由**感觉器官前体细胞**（**Sense Organ Precursor Cell**）[3]形成的（见 2.6.1 节）。这些细胞分别来自神经外胚层和外侧外胚层（见图 5.1）。在这个系统中，外胚层细胞具有发育成神经组织的能力，但只有一部分细胞将定型为神经干细胞或感觉器官前体细胞。在前面的遗传分析中（见专栏 1.1），论述了对这一过程至关重要的两组基因的识别。

---

[1] 谷氨酸能神经元（**Glutamatergic Neuron**）：一个产生神经递质谷氨酸的神经元或突触。
[2] Jarman A P. (2013) Neurogenesis in *Drosophila*. In *eLS* (electronic Library of Science), John Wiley & Sons, Ltd, Chichester. http://www.els.net/Wiley. DOI: 10.1002/9780470015902.a0000825.pub2. 0003124705.
[3] 感觉器官前体细胞（**Sense Organ Precursor Cell**）：在昆虫中，感觉器官或感受器由各自的外胚层细胞发育而来。尽管被称为前体细胞，但这些细胞在许多方面与祖细胞相似，虽然它们经历了细胞分化。

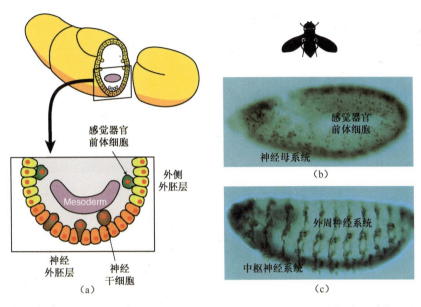

图 5.1 在果蝇中，神经干细胞和感觉器官前体细胞（SOP）分别形成中枢神经系统和外周神经系统。(a) 神经干细胞和感觉器官前体细胞是离开上皮层的外胚层细胞。(b) 这些细胞通过使用抗体锚定细胞中特定的蛋白质，而在发育的胚胎中被检测到（从侧面看），这种方法通常被描述为"标记"。请注意，这是一种反复出现的感觉器官前体细胞的模型。(c) 在一个晚期胚胎中，这些细胞通过分裂，部分子细胞分化成中枢神经系统和外周神经系统的神经元。中枢神经系统形成腹侧神经索（见图2.2）。

第一组基因被识别出来是因为它们的突变导致了神经干细胞和感觉器官前体细胞的缺少。它们被称为**原神经基因**（**Proneural Gene**），是因为它们的活动对于神经细胞的定型和功能是必需的。原神经基因包括 *achaete*、*scute* 和 *atonal*，它们编码一种具有基本螺旋-环-螺旋结构域（basic Helix-Loop-Helix，bHLH）[1]的蛋白质基序的转录因子（见专栏 3.3）。正如我们所预期的那样，原神经基因最初在外胚层表达，在那里蛋白质存在于一种被称为**原神经簇**（**Proneural Cluster**）的离散群的细胞中（见图 5.2）。只有这些细胞簇的细胞具有发育为神经组织的潜能。随后，表达被限制在各个细胞簇的每一个细胞中，产生各自的蛋白质，完成神经干细胞的定型——最终分化为感觉器官前体细胞还是神经干细胞则取决于它们所在的位置。

---

[1] 基本螺旋-环-螺旋结构域（basic Helix-Loop-Helix，bHLH）：一个能够与 DNA 上特定部位结合的结构，这种结构域存在于许多在发育中重要的转录因子蛋白中，通过环连接两个螺旋，通常形成二聚体。

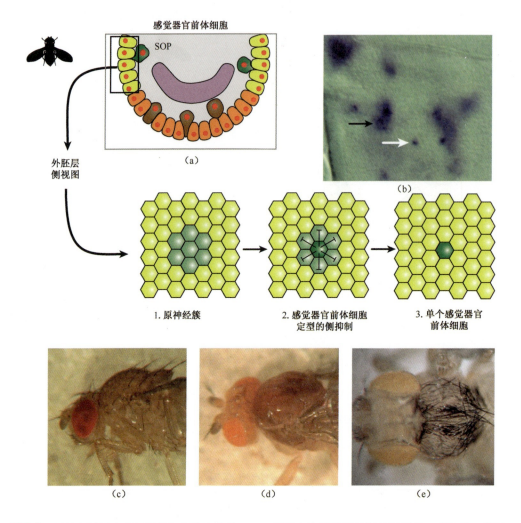

图 5.2 原神经基因在外胚层的细胞簇中表达。(a) 展现在这里的是外侧外胚层的一群细胞（浅绿色）的连续图。每个簇的细胞都有发育成感觉器官前体细胞的潜能。一个细胞获得这种命运（深绿色）然后抑制其余的细胞（侧向抑制）。同样的过程也发生在神经外胚层的神经干细胞中。(b) 果蝇正在发育的翅膀中一个原神经基因的表达模式（scute mRNA）。一些原神经簇是可见的（黑色箭头）。也能观察到单个细胞中的表达（白色箭头），它代表已经定型的感觉器官前体细胞（a 组第 3 阶段）和原位杂交发现的 scute mRNA（见专栏 3.4），(c) 每个感觉器官前体细胞都会形成一个感觉刚毛，这些刚毛可以在果蝇的背部看见。(d) 一个 scute 突变体果蝇，表明刚毛的缺乏是由于感觉器官前体细胞定型的失败。这种突变在 20 世纪 30 年代首次被描述。(e) 当 scute 基因在整个外胚层中异位表达时（用 UAS-GAL4 系统，见专栏 1.2），更多的外胚层细胞成为感觉器官前体细胞并且果蝇的刚毛变得更多。

5.2.2 侧向抑制：Notch 信号抑制定型

在一个原神经簇内，只有一个细胞能够从拥有发育为神经元的潜能到完成定型。这个细胞通过一个细胞间抑制信号来阻止其周围的细胞发育为神经细胞。这个通路的受体称为 Notch（见专栏 5.1）。定型细胞表达一种 Notch **配体**（**Ligand**），该配体被称为 Delta，在配体表面能够接触原神经簇的周围细胞的 Notch 受体。在这些细胞中，Notch 受体的激活导致了 HES 蛋白质的产生，这个蛋白是一种转录抑制剂，它抑制了原神经基因的表达。这种细胞命运决定机制在发育生物学中非常普遍，它也被称为侧向抑制（Lateral Inhibition）[1]。侧向抑制的结果是，在定型的神经细胞周围的细胞，关闭了原神经基因的表达，进而失去了它们原有的发育为神经组织的潜能，最终只能分化为外胚层细胞的另一个发育命运——表皮细胞（Epidermal Cell）[2]。正如预期一样，Notch 信号通路中的基因突变与原神经基因的突变具有相反的效果：在每一个原神经簇中，这种突变会导致大量的外胚层细胞定型为神经细胞[3]。

> **专栏 5.1　Notch 信号通路**
>
> 这个高度保守的通路是以受体 Notch 的名字命名的，这种受体会在所有的胚胎细胞中表达。Notch 受体是根据观察到的它的一种表型命名的，即当编码该受体的基因发生突变时，果蝇会有锯齿状的翅膀。与大多数其他的信号通路不同，Notch 配体不是扩散性信号分子，而是信号细胞表面的跨膜蛋白。因此，这是一个通过细胞接触介导的信号通路。在定型的神经细胞中（信号细胞，如下图左边显示），原神经因子触发了 Notch 配体 Delta 的表达。Delta 蛋白出现在细胞膜表面与相邻细胞的 Notch 受体结合，通过早老素（Presenilin）触发 Notch 蛋白分解（Proteolytic Cleavage）[4]。随后 Notch 的细胞内结构域（Notch ICD）移动到细胞核与称为 SU（H）（无毛抑制基因）的转录因子结合成复合体，该复合体激活 *split*（分离）基因（HES 家族成员）的增强子转录，这个基因编码 bHLH 转录抑制因子，抑制原神经基因在感受细胞中表达，使该细胞丧失发育为神经组织的潜力。

---

[1] 侧向抑制（Lateral Inhibition）：一个神经细胞抑制周围细胞获得同样命运的过程。
[2] 表皮细胞（Epidermal Cell）：覆盖于身体表面的最外层细胞。
[3] Bray S J. (2009) Notch signalling: a simple pathway becomes complex. Nature Reviews in Molecular Cell Biology, 7: 678-689.
[4] 蛋白分解（Proteolytic Cleavage）：蛋白质分解成更简单的多肽和氨基酸。

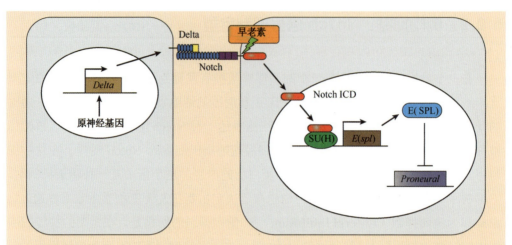

在脊椎动物中，这个通路非常简单。在小鼠中有 4 个 Notch 基因和若干 HES 基因（多毛/增强分裂）。这暗示一个事实，E（spl）基因也与**配对基因（Pair-Rule Gene）**（hairy）有关。

是什么做出了最初的那个细胞定型的决定呢？在定型前，可以认为一个原神经簇的所有细胞都在竞相成为感觉器官前体细胞，因为每个细胞最初都表达 Delta 配体。因此每个细胞都抑制其邻近细胞，但是因为所有的细胞都受到抑制，没有一个细胞能够定型。由此产生的隔离被称为**相互抑制（Mutual Inhibition）**——这种能力在所有细胞中都能够维持一段时间（见图 5.3）。随后，一个细胞逃避抑制，并且

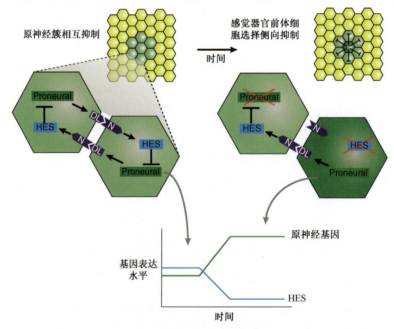

图 5.3 起初，在原神经簇的所有细胞之间 Notch 信号都引起交互抑制（1），原神经因子和 HES 拮抗物在这个阶段是一起表达的，并且所有的细胞都具有发育为神经组织的潜力。后来，这

个过程转变为侧向抑制，在这个阶段只有一个细胞将信号传给细胞簇的其余细胞（2）。这个细胞（感觉器官前体细胞）只表达神经因子而周围的细胞只表达 HES。该图描绘了基因表达的转变过程（重现了在感觉器官前体细胞中的过程）。

能够更有效地抑制其周围细胞，关闭它们的原神经基因表达。因此，相互抑制转化为侧向抑制。目前，还完全不清楚是什么触发了这一转变，但有一种可能性是一个细胞（也许偶然）最初表达的原神经基因比其他细胞更多一点，使它在抑制其他细胞基因表达上更有优势。

5.3 脊椎动物中的神经发生

5.3.1 原神经基因是保守的

通过跟随对果蝇的研究，一些脊椎动物原神经 bHLH 基因的同源基因也被发现，其中有很多在外围神经系统和中枢神经系统的组织形成中起着重要的作用。例如，*Ascl1*（Achaete-scute-like 1）在神经嵴（**Neural Crest**）[1]、一些感觉基板（**Placode**）[2]和部分神经管中表达（见 2.6 节）。小鼠敲除研究表明，它是多种中枢神经元和感觉神经元所必需的。神经原素基因（*Neurog1* 及 *Neurog2*）与果蝇原神经基因——*atonal* 有关，它对于大脑和脊髓中许多神经发生是必不可少的。

与果蝇类似，脊椎动物中带有基本螺旋-环-螺旋结构域（bHLH）的原神经基因产物活性与 Notch 信号功能相拮抗。一个很好的例子是内耳（**Inner Ear**）的耳部感觉基板的感觉细胞发育过程（见 2.6 节和图 5.4）。在正在发育的内耳的感觉上皮细胞中，通过表达 *Atoh1* 可以成为感觉毛细胞，另一个是与果蝇的 *atonal* 有关的基因（有趣的是，这个基因对于果蝇听觉感觉神经元是必需的）。侧向抑制确保了只有一部分胚上皮细胞成为内耳毛细胞，反之剩下的细胞分化为支持细胞。

---

[1] 神经嵴（**Neural Crest**）：神经嵴来自神经管和表皮之间的部分外胚层，可形成神经干细胞和其他细胞而分布于脊椎动物的全身。
[2] 基板（**Placode**）：脊椎动物头部外胚层两侧增厚，产生感觉器官的结构。

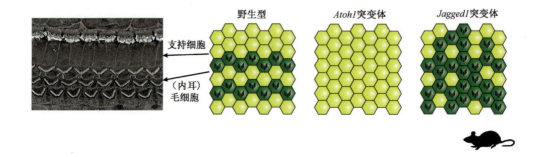

图 5.4 小鼠内耳的感觉细胞形成。耳上皮细胞分化为感觉细胞"毛细胞",介导听觉感觉传导和非感觉支持细胞。原神经基因 *Atoh1* 在耳的上皮组织中表达,使该细胞定型为听毛细胞。如果在小鼠中敲除 *Atoh1* 基因,突变体小鼠就不形成内耳毛细胞,所有的细胞都分化为支持细胞。*Jagged1* 编码一个 Notch 配体。在 *Jagged1* 突变体中,一些支持细胞分化成了额外的内耳毛细胞,这起因于侧向抑制的缺乏。内耳毛细胞的缺失(由于外伤或者年龄导致)是听觉丧失的一个主要原因。为了恢复听力,有许多研究试图通过再次激活 *Atoh1* 的表达,驱使新的内耳毛细胞形成。图片由 Elizabeth Orton、Karen Steel、Sanger Institute 和 Cambridge,UK 提供。

5.3.2 在脊椎动物 CNS 中,神经发生与放射性胶质细胞有关

当研究脊椎动物的中枢神经系统时发现,其神经发生与果蝇相比有明显差异,主要是因为其必须产生更多的神经元。在脊椎动物神经管中,神经元和神经胶质细胞在被称为**放射状胶质细胞(Radial Glia Cell)**(尽管叫这个名字,但它们没有和神经胶质细胞一样的功能)的祖细胞中产生。这些细胞位于神经管上皮腔(内部的)面,一个通常被称为**脑室区(Ventricular Zone,VZ)**的区域(见图 2.9 和图 2.11)。放射状胶质细胞拓展了其胞突跨越神经管上皮的过程(见图 5.5)。它们从定义上讲就是**神经干细胞(Neural Stem Cell)**,因为它们具有两个特性:①(细胞)多能性——它们能够产生子代细胞,这些子代细胞能够分化成一系列的神经细胞和神经胶质细胞。②自我更新——当它们的一些子代细胞退出细胞周期(细胞分裂)而进行细胞分化时,部分子代细胞保留了其神经干细胞的特征,从而在较长时间发育过程中维持了能进行反复分裂的祖细胞群的数量。

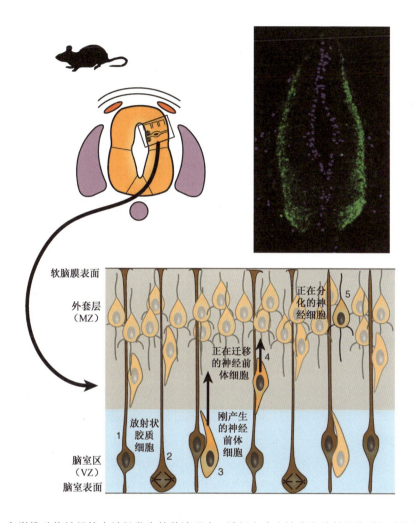

图 5.5 在脊椎动物神经管中神经发生的普遍观点。神经上皮由被称为放射状胶质细胞的神经干细胞组成（棕色），它延伸到上皮细胞（在下面图片中的 1）。这些细胞在脑室区连续分裂（2）。一些子代细胞退出细胞周期成为有丝分裂后神经前体细胞（3）。这些神经前体细胞沿着放射状胶质细胞移动（4）到外套层（Mantle Zone），在那里进行分化（5）。图片（右上）是来自一个小鼠神经管的切面图。放射状胶质细胞的细胞核（洋红）位于脑室区的两侧，同时成熟的神经元（绿色）已经移动到了外套层。图片来源：Macmillan 出版公司：Petersen P H, et al. (2002) Progenitor cell maintenance requires *numb* and *numblike* during mouse neurogenesis. Nature, 419: 929-934。版权许可 2002。

退出细胞周期的子代细胞会沿着剩下的放射状胶质细胞的胞突迁移到神经管的外表面，在那里它们聚集并分化形成未来的中枢神经系统的灰质。在分化之前，这些后分裂细胞被称为**神经前体（Neural Precursor）**，而在脊髓或大脑皮层的皮质板（**Cortical Plate**）中它们形成的层被称为**外套层**（**Mantle Zone**）。在第 7 章中将讨论皮质前体的迁移。

5.3.3 在脊椎动物 CNS 中的原神经因子和 Notch 信号

尽管脊椎动物的中枢神经系统的神经发生与果蝇的有很大不同，但原神经基因仍然是这个过程的核心。在神经管中，原神经基因（如 *Neurog2* 和 *Ascl1*）在脑室区的祖细胞中表达。原神经因子在定型的神经前体细胞中的作用上调，在这里它们激活了多种基因，而这些基因对细胞周期停滞、神经元细胞迁移和神经分化是必要的。这些原神经因子也抑制了转录因子的功能，如那些由 *sox* 基因编码的转录因子。*sox* 基因（见 3.8.2 节）对于维持神经祖细胞的干细胞特性十分重要。

在中枢神经系统中也存在着对抗性的 bHLH/Notch 相互作用：神经管祖细胞具有表达原神经蛋白及与原神经蛋白有拮抗作用的 HES 蛋白的特性，就像在交互抑制阶段的果蝇细胞一样（见图 5.6）。然而，在神经管中一个重要的不同是 Notch 抑制不会引起被抑制的细胞产生非神经命运的改变。相反，它们只是临时被抑制并且保留着作为神经祖细胞的潜力。因此，通过阻止 Notch 抑制为进一步的神经发生维持着祖细胞的数目。

在神经祖细胞命运的维持过程中，Notch 信号功能的一个有趣现象是 *Notch* 或者 *Hes* 突变体小鼠（小鼠体内敲除相关基因）出现整体神经元数目减少的异常现象，相反，在小鼠内耳中或者是果蝇中神经元的数目却增加了。这是因为在缺乏 Notch 信号时，bHLH 基因是不受影响的，因此所有的祖细胞过早地进行神经元分化。这使得神经发生提前了，但同时这会耗尽增殖的祖细胞。尽管初期的神经元形成了，但是没有进行分裂增殖的祖细胞留下来去形成对一个成熟的大脑来说所需要的绝大多数神经元。

近年来，人们逐步发现，在放射状胶质细胞中原神经基因/Notch 相互作用会引起此起彼伏的基因表达变化，而这种变化起因于相互抑制的反复循环（见图 5.6）。这对维持它们功能的状态至关重要。现在还不知道的是，到底是什么引起个别细胞停止起伏的基因表达状态并进行定型的。一个假设是，在往复周期的某个点这些细胞表达了高水平的原神经因子，它们能够对周围环境的神经信号作出回应进而引起细胞定型。因为细胞间的这种振荡状态是不同的，这将确保在给定时刻只有一部分能够回应这些信号，这样就可以防止祖细胞的损耗[1]。

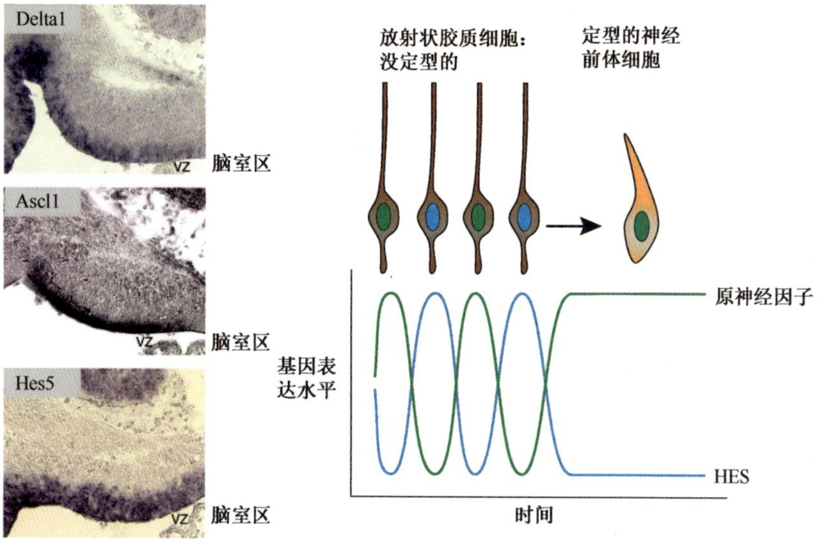

图 5.6 在神经管的脑室区，祖细胞（放射状胶质细胞）表达原神经因子，包括 Ascl1、Notch 配体（包括 Delta1）和与之拮抗的 HES（包括 Hes5）。这在左图中正在发育的小鼠小脑的截面原位杂交图中很清楚地显示出来。在不同情况下，mRNA（紫色）是集中在下层的脑室区中而不是上部正在迁移的神经前体细胞和正在分化的神经元所在的区域。强有力的证据表明，在放射状胶质细胞中这些基因的表达是起伏变化的，见右图。如图所示，在祖细胞定型为神经前体细胞之前，在放射状胶质细胞内一个短暂的基因表达振荡曲线可以展示出来。这就相当于果蝇神经发生的相互抑制阶段。随着发育的进行，一些细胞停止了这种起伏表达，并持续高水平地表达了原神经基因，从而成为神经前体细胞。因此原神经因子的功能是能够驱使这些细胞（祖细胞）退出细胞周期、迁移和分化，和图 5.3 中显示的与果蝇感觉器官前体细胞定型进行比较和对照。原位杂交图来源：Machold R P, Kitell D J, Fishell G J. (2007) Neural Development, 2: 5。

因此，在脊椎动物神经发生中，原神经因子会暂时地改变功能。开始时，在祖细胞间，它们与 Notch 信号结合对于维持祖细胞状态十分重要。一旦收到定型为神经前体细胞的信号，它们会引起细胞周期停止、细胞迁移和神经元分化（见图 5.6）。后面我们将会看到这个细胞定型开关与细胞分裂模式密切相关。

---

[1] Imayoshi I, Kageyama R. (2014) bHLH factors in self-renewal, multipotency, and fatechoice of neural progenitor cells. Neuron, 82: 9-23.

5.4 神经亚型身份的调控

新生成的神经前体细胞最终将分化形成神经系统中广泛且不同的神经元亚型。一般来说，神经亚型身份的获得需要在分化过程中，在不同的神经元群体中表达多种转录因子，调控涉及神经元表型各方面的基因，如神经递质类型。这里有一个重要的原则，我们已经在第 4 章中谈论过。一般来说，很少有特定的转录因子能特异性地完全调控出某一个神经细胞类型。如此一一对应的方式将会需要大量的不同转录因子调控神经亚型的形成。因此，取而代之的是，转录因子的独特**组合（Combinatorial）**[1]调控不同神经亚型的形成。通过这种组合方式，只需相对较少的转录因子就能调控大量不同的神经亚型形成。

通过把位置信息给予祖细胞的构建机制，神经亚型身份的组合调控在神经发生之前就开始了，正如我们看到的果蝇腹侧神经索（见 4.4.3 节）和脊椎动物神经管（见 4.5.4 节）。负责 AP 和 DV 构建的因子通过组合方式激发了对于基于空间位置的神经发生和神经身份所需要的转录因子。

5.4.1 不同的原神经基因——不同的神经发生方案

构建因素对神经亚型身份的一种影响是，不同的原神经基因在神经系统的不同区域被激活。这些基因不仅会引起神经发生，还会调节不同的神经分化程序以产生不同的神经亚型。这是首次在果蝇的外周神经系统中被证实的，不同的原神经基因（包括 *scute* 和 *atonal*）驱动感觉神经元特有的亚型形成。用 Gal4/UAS 系统（见专栏 1.2）错误表达每个原神经基因导致了不同类型感觉神经元的过度增多。在脊椎动物神经管中，不同的原神经基因在特定区域的祖细胞中被激活，在那里它们产生不同亚型的神经元（见图 5.7）。在脊椎动物神经管中，构建因子 Pax6 激活了 bHLH 因子 *Neurog1*，而在背部区域 Pax7 激活了 *Ascl1*。

---

[1] 组合（**Combinatorial**）：引用这样一个事实，即分子（信号因子或转录因子）通常是以复合体的形式影响细胞行为或基因表达。这意味着相对较少的调控分子能够影响大量不同的产物形成。

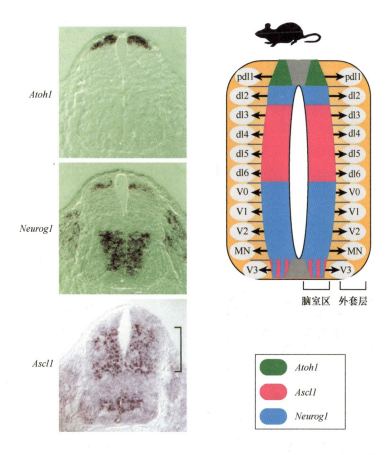

图 5.7 神经发生是由神经系统不同区域的不同前神经因子触发的。这导致了在神经亚型产生上的区域差异。这个例子展示了在小鼠神经管 DV 轴上不同的前体细胞区域,不同原神经基因 mRNA 的表达。参考图 4.19 中神经管原理的说明。图片来源:Muroyama Y, et al. (2002) Wnt signalling plays an essential role in neuronal specification of the dorsal spinal cord. Genes Dev, 16: 548-553.

5.4.2 转录因子的组合控制形成神经元的多样性

为了在神经系统中形成神经亚型的多样性,原神经基因与不同家族的许多转录因子结合并协同行使功能。在某些情况下,早期构建因子,通过正在分化的神经元中的持续表达,直接产生空间位置信息。其他则是在神经发生中被激活的额外转录因子。

在许多不同的系统中已经提及同源域（Homeodomain）[1]和原神经 bHLH 因子的组合对不同的神经细胞命运是十分重要的。这在脊椎动物视网膜发育上得到了很好的证明，在这里一个"bHLH + homeodomain"代码指导了不同细胞类型的分化（见图 5.8），我们对主要的视网膜细胞类型已有较多的了解。应该注意的是，每种类型都有许多可区分的子类型，我们对这些亚型是如何分化形成的知之甚少。例如，20 多种无轴突神经细胞的亚型已经明确，但是，并不确定引起表型的相关因素[2]。在整个神经系统中也有类似的细胞类型。在腹侧脊髓中，运动神经元形成了不同的"池"，使得不同的肌肉群受到神经的支配。这些"池"可能是由同源域蛋白质的 LIM 家族中不同成员的活动来区分的。

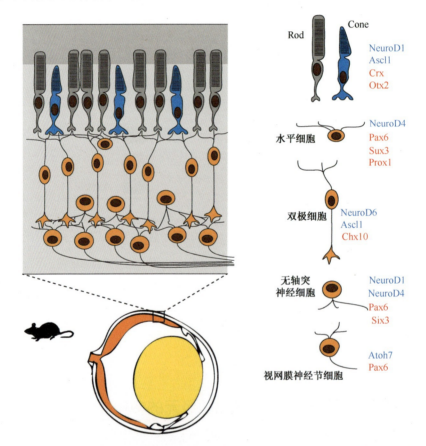

图 5.8 在脊椎动物视网膜中，bHLH（蓝色）和同源域（红色）转录因子的不同组合产生了不同种

[1] 同源域（Homeodomain）：存在于许多发育重要的转录因子蛋白质的区域，大约 60 个氨基酸折叠成 3 个螺旋体，其中一种直接与 DNA 相互作用，这 3 个螺旋体通过短环相连接。
[2] Livesey F J, Cepko C L. (2001) Vertebrate neural cell-fate determination: lessons from theretina. Nature Reviews Neuroscience, 2: 109-118. Zagozewskia J L, Zhang Q, Pinto V I, Jeffrey T, Wigle J T, Eisenstat D D. (2014) The role of homeobox genes in retinal development and disease. Developmental Biology, 393: 195-208.

类的神经细胞和神经胶质细胞。这些因子对神经亚型区分十分重要，相关的证据来自对小鼠突变体的分析和实验诱导培养正在生长的视网膜**外植体（Explant）**[1]组织中不同 bHLH 和同源域蛋白组合的共表达。

一个重要的组合控制推论是：单一的转录因子在不同的区域甚至在不同的时间拥有不同的功能，这取决于与它共同表达的其他的因子类型。这就解释了一个原神经基因例如 *Neurog1* 为什么能够产生若干种不同的神经类型。在早期神经板中也可以看到另一个例子，*Otx2* 是一个对于早期大脑区域化、建立中脑—后脑边界和界定**丘脑（Thalamus）**[2]十分重要的基因（见 4.3.3 节）。在神经发生中，在丘脑祖细胞中继续表达促进祖细胞分化为兴奋性的**谷氨酸能（Glutamatergic）**神经细胞而不是抑制性的 **γ-氨基丁酸能（GABAergic）**[3]神经细胞。在神经发生的几个阶段中，构建因子和原神经因子都有复杂多变的作用[4]。

5.5 在神经发生过程中细胞增殖的调控

5.5.1 促进细胞增殖的信号

细胞分裂的控制是神经发生的一个关键。我们知道，前神经元 Notch 的相互作用对于维持增殖祖细胞和定型的神经前体细胞之间的平衡是十分重要的。环境因子对促进祖细胞增殖也十分重要。这些因子以外源信号的形式出现，这些外源信号促进或抑制有丝分裂（前者被称为分裂素）。例如，在大脑皮层中，**成纤维细胞生长因子（Fibroblast Growth Factor）**[5]2（FGF2）促进了皮层祖细胞的增殖，在自然环境中这个因子会进入孤立的皮层细胞中使它们保持增殖状态（见 11.3 节，神经活性影

---

[1] **外植体（Explant）**：一种被单独切除和培养的有机体的一部分。
[2] **丘脑（Thalamus）**：一个在脊椎动物大脑中心的结构，它传导感觉到大脑皮层和接受来自大脑皮层的信息。
[3] **γ-氨基丁酸能（GABAergic）**：一个含有氨基丁酸这种神经递质的神经元或突触。
[4] Guillemot F. (2007) Spatialand temporal specification of neural fates by transcription factor codes. Development, 134: 3771-3780.
[5] **成纤维细胞生长因子（Fibroblast Growth Factor）**：一个与胚胎发育和其他过程例如伤口愈合有关的生长因子家族。

响增殖的例子)。在人类小脑（Cerebellum）[1]中，SHH（见专栏4.4）作为表达 *ATOH1* 的颗粒神经元（Granule Neuron）的有丝分裂素，在幼儿早期强烈刺激其增殖[2]。正如所预测的那样，增殖信号的失调是有害的（见专栏5.2）。例如，髓母细胞瘤是小脑的幼生期肿瘤。髓母细胞瘤的一种形式与SHH受体——Patched 和 Smoothened 的突变有关，这种突变会导致SHH信号过度激活，从而导致不受控制的增殖。

> **专栏 5.2　对正常神经发生的研究为脑癌研究提供线索**
>
> 神经发生在祖细胞增殖和分化成神经元和神经胶质细胞之间有着微妙的平衡。目前许多证据表明癌症代表了正常发育过程的失调。在许多情况下，癌细胞增殖扩散失控并表现出相对未分化的形态（也就是说，它们类似于未分化的祖细胞）。与祖细胞有关的因子在癌细胞中通常被发现有上调。例如，HLH 基因 *OLIG1* 和 *ID* 对星形胶质细胞祖细胞的维持和增殖是必须的，同时它们也在由星形胶质细胞（Astrocyte）[3]产生的肿瘤（星形细胞瘤）中异常表达。*ID* 在神经干细胞瘤中也有很高的表达，罕见的幼儿期肿瘤通常来源于自主神经系统（Autonomic Nerous System）或肾上腺髓质（Adrenal Medulla）的神经祖细胞。相反，驱动神经分化的因子，例如原神经基因 *ATOH1*，能够抑制肿瘤的形成。这种分化基因的失活可能是肿瘤发展的原因之一[4]。

5.5.2　神经发生过程中的细胞分裂模式

为了产生如同那些在哺乳动物大脑皮层中发现的大量神经元，细胞周期促进与退出之间的平衡需要得到严密的调控。此调控的一个关键方面是细胞分裂本身的性质。在细胞增殖过程中，我们通常认为一个细胞对称地（Symmetrically）分裂为两个相同的子代细胞。然而，分裂也可以是**非对称的（Asymmetric）**，凭此子代细胞会获得不同的发育潜能。有两种类型的非对称细胞分裂，这两种分裂在神经发生中都是重要的。在第一种类型中，一个细胞分裂成两个具有不同分化特征的子代细胞，产生细胞多样性。这样的例子可以在果蝇感觉器官的形成中看到。各个SOP（见5.2.1节）都经历了一系列有限的非对称细胞分裂来产生感觉神经元和3个组成一个感觉器官的支持细胞（见图5.9）。SOP 最初分裂为中间细胞 pIIa 和 pIIb。pIIa 再形成外

---

[1] 小脑（Cerebellum）：意思是"小脑袋"，是大脑底部的一个离散结构，在脑干上方。它调节一系列功能包括运动控制、注意力和认知功能。
[2] 不同脑区的定位参见引言。
[3] 星形胶质细胞（Astrocyte）：一种胶质细胞，它们是星形的，围绕神经突触形成。
[4] Huse J T, Holland G C. (2010) Targeting brain cancer: advances in the molecular pathology of malignantglioma and medulloblastoma. Nature Reviews Cancer, 10: 319-331.

部支持细胞（轴和插口），而 pIIb 分裂形成了一个内部支持细胞（神经胶质细胞）和感觉神经元。

第二种类型的非对称细胞分裂是自我更新分裂，祖细胞就是这样：在这种情况下，一个子代细胞保留了母代的多潜能和高增殖潜力的祖细胞特性，另一个细胞执行分化。这种分裂模式是干细胞（Stem Cell）[1]的特点。这种非对称细胞分裂在无脊椎动物和脊椎动物的中枢神经系统中具有重要意义（见图 5.9）。

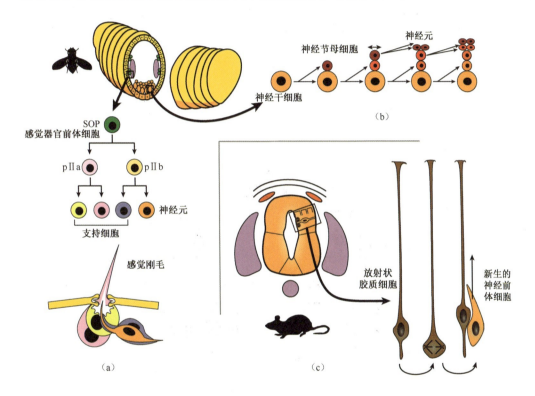

图 5.9　神经系统中非对称细胞分裂的例子。(a) 这样的分裂会产生细胞的多样性，像在果蝇外周神经系统中看到的那样。每个感觉器官前体细胞都非对称地分裂为两个中间细胞（pIIa 和 pIIb），然后它们再次非对称地分裂为感觉神经元和 3 个支持细胞，这在果蝇体表形成一个感觉刚毛。3 个支持细胞包括：一个包裹神经元的胶质细胞，一个形成杆状刚毛的细胞和一个杆状刚毛窝的细胞。非对称细胞分裂也可能是一种自我更新或干细胞类型的细胞，这是果蝇和脊椎动物中枢神经系统中祖细胞的特征。在果蝇中枢神经系统中 (b)，神经母细胞经历反复的非对称分裂。在每个分裂细胞中，一个子代细胞保留了神经干细胞的特性；而另一个细胞分化为神经节母细胞，这个细胞的分裂潜力非常有限，它只分裂一次产生两

---

[1] 干细胞（Stem Cell）：一个相对非特化的细胞，它能够反复分裂自我更新，也能够产生更多专门化的细胞，例如神经元或神经胶质细胞。

个神经元。(c) 在脊椎动物神经管中，放射状胶质细胞经历了反复的非对称细胞分裂，产生神经前体细胞。祖细胞理论上能够无限期地继续分裂——它们有很高的增殖潜力。如果不同的神经细胞是在不同的分裂中产生的，那么祖细胞也是具有多能性的（如通过 pMN 胶质细胞产生神经元和星形胶质细胞）。这些都是干细胞的关键特征。

5.5.3　在果蝇中非对称细胞分裂需要 Numb

在果蝇的遗传分析中发现了调控非对称细胞分裂的若干机制[1]。在一个开创性的研究中，前瞻性基因筛选（见专栏 1.1）揭示了一个具有显著 PNS（外周神经系统）表型特征的突变：每个感觉器官的 4 个细胞分化为一种类型的支持细胞——插口细胞（见图 5.10）。因为感觉神经元的缺乏，这种突变体被命名为 *numb*（麻木的）。

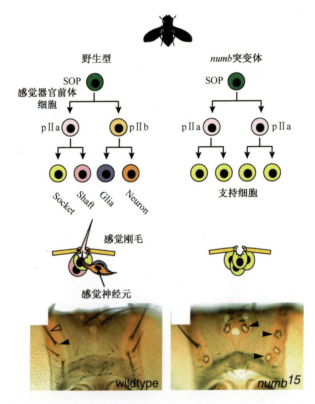

图 5.10　在果蝇感觉器官中 *numb* 基因对于非对称细胞分裂是必需的。每个感觉刚毛的 4 个细胞都是由非对称分裂产生的。表面上，只有杆状细胞和插口细胞是可见的（实心箭头和空

---

[1] Wu P S, Egger B, Brand A H. (2008) Asymmetric stem cell division: lessons from Drosophila. Semin. Cell Dev.Biol, 19: 283-293.

心箭头所示，在靠近果蝇头部的位置）。在遗传筛选中由于刚毛外形的改变影响细胞分裂的突变是十分明显的。在 numb 突变体果蝇（numb[15]）中，由于非对称细胞分裂，可以观察到 4 个插口细胞。图片上显示了几个插口细胞簇的例子，但请注意，在这种特殊的果蝇中不是所有的刚毛都受到了影响。图片来源：Berdnik D, Torok T, González-Gaitán M, Knoblich J A. (2002) The endocytic protein α-adaptin is required for numb-mediated asymmetric cell division in Drosophila. Dev. Cell, 3: 221-231。

在突变体果蝇中，在 SOP 谱系中每个细胞分裂都是对称的。因此，SOP（感觉器官前体细胞）产生了两个 pⅡa 细胞；每个 pⅡa 细胞随后产生两个插口细胞。图 5.10 中显示 numb 是如何影响每个分裂的，而与细胞命运无关。因此，numb 不是仅仅在某个特别的细胞类型中起作用，而是在每一个非对称分裂中都是必须的。在每一个分裂中都有一个"默认的命运"（如 pⅡa）和一个由 numb 促进的"另一种命运"（如 pⅡb）。

numb 基因编码一个胞质蛋白，它在分裂的细胞中产生并且这个蛋白在分裂中分布非对称，因此只有一个子代细胞会得到这个蛋白，这确保了细胞的另一种命运（见图 5.11）。为了证明 Numb 蛋白非对称分离的重要性，人们进行了相关实验，在实验中 Numb 蛋白在分裂细胞中被人为地增加了以至于两个子代细胞都能得到它（见专栏 1.2 中描述的 GAL4/UAS 系统）。在这种情况下，两个子代细胞在各自分裂中均呈现另一种细胞命运——pⅡb 在第一次分裂和在第二次分裂的感觉神经元命运，导致了 4 个神经元的族群同时失去了所有的支持细胞（这是一个展示预期的分裂模式的好范例）。

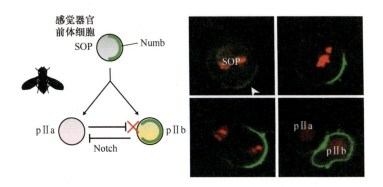

图 5.11 在非对称分裂的细胞中，Numb 蛋白（在图片中绿色表示）定位在细胞膜下面呈新月形。这确保它只能通过一个子代细胞进行遗传（在感觉器官前体细胞分裂的情况下，这将变成 pⅡb 细胞）。人们认为 Numb 蛋白会阻碍两个子代细胞之间 Notch 信号抗 pⅡb 的活性。这些图像显示出了活体果蝇中正在分裂的感觉器官前体细胞的一系列荧光显微照片。

在这里 Numb 蛋白被直观地标记为绿色荧光蛋白（GFP，见专栏 1.4），而染色体被标记为红色。图片来源：Mayer B, et al. (2005) Quantitative analysis of protein dynamics during asymmetric cell division. Current Biology, 15: 1847-1854。

Numb 的作用好像是阻断细胞内 Notch 受体的活性。感觉器官前体细胞的两个子代细胞采取一种 Notch 依赖的侧向抑制的形式，通过这种形式每个子代细胞都试图成为 pⅡb 并抑制同一批其他细胞同样成为 pⅡb 的命运。拥有 Numb 的细胞免受 Notch 信号的抑制作用，因而呈现首选的 pⅡb 细胞命运，而它的姐妹细胞则被迫呈现 pⅡa 细胞的命运。因此，Notch 信号不仅对于外胚层中感觉器官前体细胞的特化是必需的，而且对于非对称细胞分裂也是必要的。

5.5.4　脊椎动物神经发生中非对称细胞分裂的控制

正如我们之前看到的，放射状胶质细胞经历了反复的自我更新式的非对称细胞分裂（图 5.9）。最初，间接的证据来自对固定组织中的细胞的检查，但近年来显微技术的进步使人们能够通过显微镜定时拍摄，在活体组织中直接观察这种分裂（专栏 5.3）。在鸡、斑马鱼和小鼠中，在人工培养的活的神经管切片中，能够跟踪神经发生，在那里一些细胞表达一种荧光蛋白，如**绿色荧光蛋白（Green Fluorescent Protein，GFP）**，见专栏 1.4 和图 5.12。

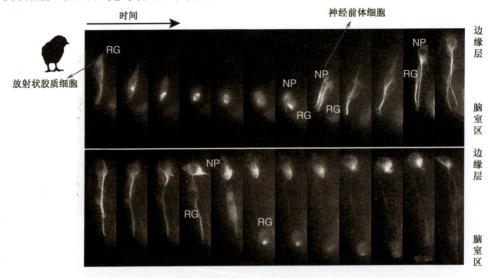

图 5.12　鸡神经管中提取的活体组织切片的非对称分裂。这些图像是在 24 小时内连续拍摄的，显示了单个放射状胶质细胞的分裂过程，这个胶质细胞是用 GFP 标记的。注意分化前和分

化后在边缘区与脑室区（MZ，VZ）之间放射状胶质细胞（RG）的细胞核是怎样剧烈运动的（这被称为**核互动迁移，Interkinetic Nuclear Migration**）。当放射状胶质细胞重建并再次分裂时新生成的神经前体细胞（NP）移动到边缘区。图片来源：Wilcock A C, Swedlow J R, Storey K G. (2007) Mitotic spindle orientation distinguishes stem cell and terminal modes of neuron production in the early spinal cord. Development, 134: 1943-1954。

专栏5.3　荧光显微技术

一台显微镜是发育神经生物学家进行研究时必不可少的工具。这本书中所展示的许多图片都是通过荧光显微技术对胚胎和组织中的**荧光（Fluorescent）**分子进行观察。这些可能是被荧光素标记抗体检测到的神经元蛋白、进入神经元的荧光蛋白（如GFP）或为了追踪神经元的形成而注射的荧光染料（如DiI）。在这项技术中，一种特定波长的光照在标本上。显微镜会发出不同波长的光，这些光通过显微镜中的光学滤波器并用于观察。我们看到的是一个在黑色背景下的明亮图像（荧光分子发出的光）。几种不同的荧光分子可以同时被检测，这使得它能够同时检测两个或更多的基因产物，图4.4是一个多样化标记的好例子。

然而，对于胚胎或大脑切片等厚的组织，被检测到的大部分光线都分散在标本的突出部分，这使得图像非常模糊。为了克服这一问题，人们已经开发了许多方法，最常用的是激光扫描共焦显微镜（LSCM）。这项技术是由Marvin Minsky在1960年发明的，但直到1990年，才被发育神经生物学家普遍应用。在激光扫描共焦显微镜中，激光会产生强烈的光斑在样品中进行扫描。标本发出的荧光不能被直接观察到。它需要一个电子探测器和一台计算机来重建被扫描的图像以供观看。这种照明形式的优点是当任何模糊不清的背景光被丢弃时，只有来自焦点的光被滤出。因此图像是聚焦平面的一个清晰的光学切面。很多部分都可以从不同的组织层面记录下来，然后计算机可以将这些图像重组成整个组织的三维图像。共焦显微镜彻底改变了发育生物学，它经常被用于世界各地的实验室中。本书中的大多数荧光图像都是用这种工具拍的。

然而，激光扫描共焦显微镜的一个问题是，因为大多数光（焦点没对准的光）被丢弃，它需要非常强烈的激光照射。这对于固定的标本来说是可以接受的，但它严重破坏了活的胚胎和细胞。最近，一些新的方法已被用于研究活细胞。一种是基于共焦显微镜，使用低能量（红外线）的激光来避免光损伤。这种显微镜被称为双光子激发显微镜（见专栏11.5），它能更好地穿透组织，在活组织中进行更深的成像。双光子显微镜（Two-Photon Microscopy）使神经元在清醒的、运动的动物中得以可视化。另一项技术——反卷积显微技术（Deconvolution Microscopy）——使用了一种完全不同的方法来处理光的焦点没有对准的问题。该样品是用普通光源而不是强激光照射的，但通过基于显微镜光学特性的复杂计算分析，将焦点外的光收集起来并"重新聚焦"。因为这个方法不

> 会抛弃出焦外光,因此敏感性更高,不需要如此强烈的照明。通过这些技术,我们能够追踪活细胞的分裂、迁移、形状变化、突触形成、死亡等。

在许多方面,放射状胶质细胞通过非对称细胞分裂产生神经元。这样的神经元产生方式与果蝇中枢神经系统中神经干细胞的分裂极为相似。在脊椎动物神经发生中有两个 *numb* 基因功能上的同源物(在小鼠中被称为 *Numb* 和 *Numblike*)。研究表明 Numb 蛋白在放射状胶质细胞中是非对称分布的,并且这个蛋白会被一个子代细胞继承。因此人们很容易认为 Numb 会通过抑制 Notch 促进神经前体的形成,正像在果蝇中一样。然而,研究证明脊椎动物 *Numb* 的功能复杂,扮演着不同于在果蝇中的角色,并且其在脑室表面维持祖细胞的附着是必需的。与此一致的是,小鼠 *Numb* 的突变体显示出了祖细胞的缺失和神经元的过度生产[1]。另一个未解决的问题是:在神经定型过程中,非对称细胞分裂和原神经基因振荡是如何协调的。

5.5.5 在脊椎动物中,分裂模式被调控以产生大量的神经元

在果蝇和脊椎动物神经发生中有一个重要的区别。在果蝇中,神经干细胞的分裂模式是固定不变的——每个神经干细胞都是严格地非对称分裂以产生一个不变的(Invariant)子代类型。在脊椎动物中,放射状胶质细胞的分裂模式更加灵活。细胞分裂并不总是非对称的,并且分裂模式的调控是控制神经元产生的一种重要机制。在大脑皮层中,神经管形成后,祖细胞最初通过对称分裂以扩大祖细胞数量(见图5.13)。随后,越来越多的祖细胞转变为重复的非对称分裂以产生神经前体细胞。在神经发生即将结束的时候,这些细胞又转变为对称分裂以产生两个进行有丝分裂的神经前体细胞,从而耗尽祖细胞[2]。

目前我们对这些分裂模式的转变是怎样调节的理解是粗浅的。在果蝇中,不变的非对称分裂模式出现是因为神经干细胞有一个蛋白质网络,也被称为极性复合体 Polarity Complex)。这个蛋白质网络确保了决定因素的非对称定位,像 Numb 与**有丝分裂纺锤体(Mitotic Spindle)**[3] 的定向协调。因此,当细胞分裂时,一个细胞(总是那个位于神经干细胞内侧的细胞)准确地继承了这种决定因素。这些蛋白质包括 **PAR 复合体(PAR Complex)**,它是第一个被发现的对早期线虫胚胎中非对称细胞分裂必要的物质。PAR 复合体位于神经干细胞中 Numb 的对面一侧,所以 PAR 在

---

[1] Zhong W, Chia W. (2008) Neurogenesis and asymmetric cell division. Curr. Op. Neurobiol, 18: 4-11.
[2] Shitamukai A, Matsuzaki F. (2012) Control of asymmetric cell division of mammalian neural progenitors. Development, Growth and Differentiation, 54: 277-286.
[3] **有丝分裂纺锤体(Mitotic Spindle)**:一批微管的组合,在细胞分裂期间形成并将染色体拉入每个子细胞中。

神经干细胞分裂期间被保留下来并保持着类似于干细胞那样的特性。

在脊椎动物中，最新研究的目标是理解蛋白定位和有丝分裂纺锤体的定向是如何与细胞分裂模式的变化相关的。在分裂的放射状胶质细胞中，蛋白复合体包括PAR和Numb定位到细胞的脑室侧的顶膜部分（见图5.14）。一个有吸引力的想法是相对而言细胞分裂的定向可能是至关重要的。人们发现，大多数对称增殖分裂（那些分裂会导致两个放射状胶质细胞的产生）起因于一个相对于上皮组织平面的垂直方向的分裂，因此顶膜部分被两个子代细胞平分和继承。相反，非对称增殖分裂趋向于与偏离中心的分割面有关，因此只有一个子代细胞会继承这一顶膜部分。这些观察表明顶膜部分的继承对于一个子代细胞保持神经祖细胞特性是至关重要的（见图5.14）。

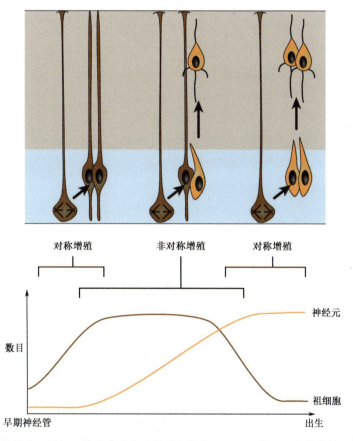

图 5.13　在神经管中，神经元的产生速率随着时间的推移与分裂模式的变化有关。第一个阶段是通过对称增殖分裂来扩大神经祖细胞的数量。然后，祖细胞转向非对称的增殖分裂，从而稳定地产生神经细胞。最后，对称增殖分裂导致所有的后代细胞变成神经干细胞或神经胶质细胞，从而耗尽了祖细胞的数量。改变转化的时间节点可能是演化过程中一个特别不稳定的过程。

如 2.4.5 节所述，最近的研究表明，与脊髓相比，发育中的哺乳动物**大脑皮层**（Cerebral Cortex）的细胞分裂模式更为复杂，主要与产生大量神经元所需的额外类型的细胞分裂有关，尤其是在人类神经发生方面。细胞分裂模式的破坏会导致几种类型的人类大脑疾病（见专栏 5.4）[1]。

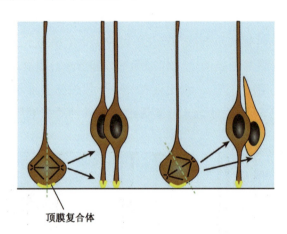

顶膜复合体

图 5.14 细胞分裂方向可以决定一个放射状胶质细胞是对称分裂还是非对称分裂。蛋白质，如 PAR 复合体和 Numb 定位到一个顶膜复合体上。如果这是对称分裂，两个子代细胞都会继承放射状胶质细胞的性质。如果分裂是偏离中心的，则只有一个细胞保留这种命运并且另一个细胞定型成了一个神经前体。

专栏 5.4　小头畸形和在哺乳动物大脑皮层中细胞分裂的控制

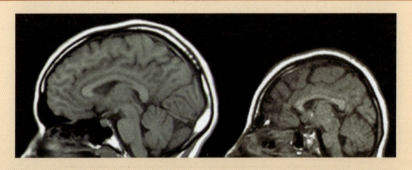

调节细胞分裂模式的基因突变已经在不同类型的人脑失调的患者中被发现。小头畸形婴儿出生时头盖骨异常小，起因是大脑皮层的缩小（小头畸形意味着小脑袋）（右边是小头畸形的磁共振图像）。在小头畸形的婴儿中，神经发育通常会延续到神经的形成，随后在端脑中放射状胶质细胞增殖受限（并且往往最终死亡），导致形成非常小的大脑

---

[1] Paridaen J T, Huttner W B. (2014) Neurogenesis during development of the vertebrate central nervous system. EMBO Reports, 15: 351-364.

皮层。在被发现的小头畸形患者中，大多数突变基因编码与中心体有关的蛋白质，在对称和非对称细胞分裂的控制过程中，该突变基因被认为在调节中心体复制、有丝分裂纺锤体的定向方面发挥了作用。这类基因包括 ASPM、CDK5RAP2 和 MCPH1。最近，小头畸形引起了媒体的高度关注，这可能是受寨卡病毒感染的影响。可能是在胎儿时期的病毒感染破坏了皮层放射状胶质细胞的分裂。图片来源：Editorial (2004) Evolutionary History of a Gene Controlling Brain Size. PLoS Biol, 2(5): e134, 版权许可。

5.6 神经身份的时序调控

5.6.1 神经细胞诞生的时间对于神经身份的确定是重要的

关于干细胞分裂模式的研究发现，一个祖细胞能在较长时间内生产神经前体细胞。我们已经了解祖细胞怎样根据它们的定位（基于区域特异性转录因子的区域表达）产生神经细胞类型。在中枢神经系统的很多部位，产生的神经细胞类型也会随着时间发生变化。一个显著的例子就是所谓的**胶质转换（Gliogenic Switch）**，这个转变开关发生在脊椎动物中枢神经系统发育到一半的进程时，导致神经元的生产停止和神经胶质细胞生产的开始。这就提出了一个问题：单个祖细胞是否能够在不同的时间产生不同类型的细胞，即它们是具有**多能性（Multipotent）**的？或者不同的特化祖细胞群在不同的时间变得活跃？对祖细胞的多潜能性研究通常是通过观察在两类实验中它们分裂产生的细胞类型。这两类实验是一个在体内，另一个在体外。在第一类实验中，通过逆转录病毒感染整个大脑，使各个祖细胞被标记上了**报告基因（Reporter Gene）**[1]。祖细胞的分裂会导致标记细胞的**克隆（Clone）**，随后就能检查出它包含哪些细胞类型。第二种方法是培养各个祖细胞并检查祖细胞产生的神经元的克隆。一般来说，包含神经亚型和胶质亚型的混合克隆在每一类实验中都被观察到，证明在中枢神经系统的许多部位祖细胞确实是多功能的。然而，目前还不清楚这种情况是否普遍适用。

有一个多潜能祖细胞存在的区域是小鼠脊髓的 pMN 区（见图 5.15）。在该区，

---

[1] 报告基因（Reporter Gene）：通常是一个中性基因，该基因是用来标记内生基因的表达模式的。比较广为人知的报告基因是 lac Z（一种编码 β-半乳糖苷酶的细菌基因）和绿色荧光蛋白。

祖细胞先产生神经元，而后产生两种胶质细胞——先产生**少突胶质细胞**（**Oligodendrocyte**）[1]，再产生星形胶质细胞（**Astrocyte**）[2]。在整个时间段内，祖细胞中转录因子表达的变化和这些不同神经类型的身份相关。一般的结论是，神经细胞的身份受到在发育过程中产生相应的细胞的时间点的影响，这个时间点被称为细胞的出生时间或出生日期（**Birth-Dating**）。

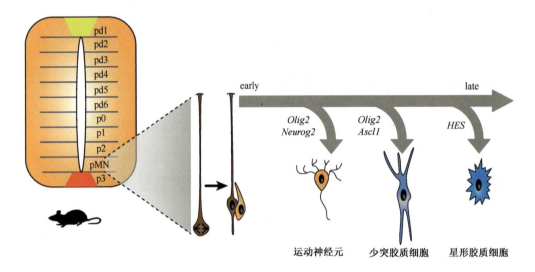

图 5.15 脊髓神经管中的祖细胞在不同时间会产生不同种类的神经细胞。那些 pMN 祖细胞存在的区域振荡地表达 *Neurog2*、*Olig*（另一个 bHLH 基因）和 *HES*。它们最初分裂产生将分化为运动神经元的前体细胞（其间，*Neurog2* 表达变得稳定，同时 *HES* 表达下调）。随后，*Ascl1* 被激活，且新产生的细胞分化为少突胶质细胞。在祖细胞中，*Ascl1* 下调的同时 *HES* 表达稳定，引导它们分化成星形胶质细胞。

5.6.2　细胞出生时间决定神经元的空间分布模式

不同神经细胞类型按顺序生成的一个重要结果是形成神经元类型的空间分布模式。在神经系统的某些部位，在脑室到软膜轴，神经元形成分层，也称为薄层（**Laminae**）。最显著的表现是成熟的哺乳动物大脑皮层（**Cerebral Cortex**）由 6 个

---

[1] 少突胶质细胞（**Oligodendrocyte**）：参与中枢神经系统轴突形成的神经胶质细胞。在脊髓中，这些胶质细胞在 pMN 区产生，随后移动到整个脊髓。
[2] Molofsky A V, Deneen D. (2015) *Glia*, 63: 1320-1329. Sloan S A, Barres B A. (2014) Curr. Op. Neurobiol, 27: 75-81.

主要的神经元层组成。每层的神经元都有各自的形态特征、树突分支模式和轴突投射模式（见图 5.16）。例如，在大脑皮层中的感觉功能区，第 4 层的细胞接收来自丘脑的感觉输入并做局部的轴突投射，而第 5 层和第 6 层的神经元将轴突中的信号传送到大脑其他部位（将在第 10 章详细进行介绍）。

大脑皮层是从背侧端脑发育而来的（见图 5.16 和图 2.9）。就像在脊髓中，放射状胶质细胞非对称分裂产生神经前体细胞，神经前体细胞向外迁移到大脑**皮质板（Cortical Plate）**[1]进行分化。最先产生的神经前体细胞保持靠近脑室带以形成最深的神经元层。后来产生的神经元穿过这些神经元形成新的更浅层的神经元层。随着时间推移，更多的细胞向外迁移，经过一个越来越厚的正在分化的神经元皮层，从而形成更浅的表层。所以，皮层集合被认为是随时间推移从内向外发育的。因此，在大脑皮层中一个神经元的身份和它最终的位置均可以反映出它的出生时间。

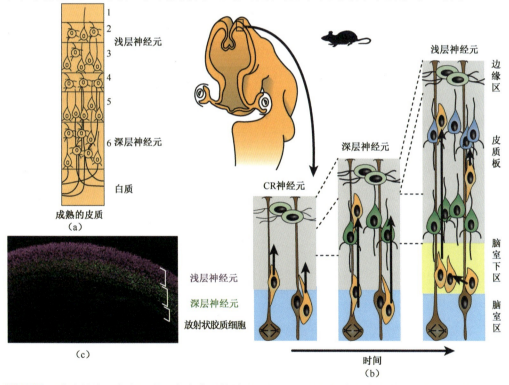

图 5.16 端脑的神经发生形成了大脑皮层的神经元层。(a) 主要的感觉皮层由 6 个神经元层组成。(b) 发育期间，形成第一神经元层的细胞从别处迁移到此，这些是被称为 **Cajal-Retzius** 的细胞（CR），它们在控制迁移方面的作用将在第 7 章中描述。随后在脑室区（VZ）皮层祖细胞分裂产生一系列神经前体细胞，这些神经前体细胞向外迁移形成连续的神经元

---

[1] **皮质板（Cortical Plate）**：正在发育的哺乳动物大脑中一个片状神经组织，这个组织产生了大脑皮层的大部分神经元层。

层。迁移细胞首先定位在深层（绿色神经元），如 2.4.5 节所述。在随后的发育阶段，迁移细胞停留在脑室下区（SVZ）。在脑室下区这些**中间祖细胞**对称分裂，子代细胞向外迁移形成浅层（蓝色细胞）（MZ 为边缘区，CP 为皮质板）。(c) 发育中的小鼠皮质部分用能使深层神经元显示（Tbr1，绿色）和浅层神经元显示（Satb1，品红）的抗体染色。一些洋红色的细胞可以在绿色细胞层中看到，这些是刚产生的浅层神经元前体细胞，正在通过深层神经元迁移到浅层。放射状胶质细胞没有被染色。图片来源：Thomas Theil, University of Edinburgh, UK。

5.6.3　出生时间如何影响一个神经元的命运

在上面的例子中可以看到，出生的时间与神经细胞的身份特征有关。那么是什么机制使得细胞出生时间影响着神经元的命运呢？我们已经知道转录因子对细胞的作用是如何随时间而改变的。问题是这个过程是如何调控的？一个神经元的命运是直接由它的出生时间所决定（一种细胞内在机制）的吗？还是出生时间的影响只是间接的，而是在它出生后或迁移后，由于受时间或空间变化的环境因素影响了神经元分化（一种细胞外在机制）？在前一种情况下，祖细胞的某种内在机制决定不同时间形成相应的细胞类型。在后一种情况下，在整个过程中，外部信号会触发不同类型的细胞产生。我们将首先在果蝇中枢神经系统中，然后在哺乳动物的大脑皮层中探讨这个机制问题。

5.6.4　果蝇神经干细胞中的时间控制内在机制

在果蝇中枢神经系统中，随着时间的推移，神经干细胞分裂产生不同类型的神经元。这已被证明是探索神经身份类型的时间控制的非常好的模型系统。在分裂以产生连续的**神经节母细胞（Ganglion Mother Cell）**[1]时，神经干细胞按时间序列严格表达转录因子基因。因此，所有的神经母细胞在前两个分裂过程中，首先表达 *hunchback*（*hb*）基因，接下来表达 *Krüppel*、*pdm-1*，然后表达 *castor*。注意：前两个基因在第 4 章描述的早期构建中扮演了不同的角色。基因的这种表达顺序存在于

---

[1] 神经节母细胞（Ganglion Mother Cell）：昆虫中神经母细胞的子细胞；这个细胞只分裂一次产生两个神经元或一个神经元和一个胶质细胞。

前 5 个干细胞的分裂中，使得前 5 个神经节母细胞是以表达不同的"时间身份因子"为特点的（见图 5.17）。在神经节母细胞中每一个转录因子被赋予不同的身份，导致它在分裂后产生不同的神经元和神经胶质细胞。一般而言，对于所有的干细胞，第一个产生的神经节母细胞将会成为运动神经元，而之后的细胞则成为中间神经元。

这种时间序列产生了一种类似于脊椎动物皮质层的空间模式，只不过在这种情况下，较晚出生的神经元会取代较早出生的神经元，使其远离神经干细胞。最终结果是，hb 表达的是先出生的神经元（通常为运动神经元），并最终位于神经索（Nerve Cord）[1] 的内部（见图 5.17）。值得注意的是，所有的神经干细胞都表现出相同的遗传因子顺序，尽管区域构建导致了神经干细胞的身份有空间上的不同。因此，由早期出生的细胞产生的运动神经元的实际类型依赖该细胞从母细胞继承来的空间模式信息。时间身份因子提供了神经节母细胞出生时间的一般标记，必须结合其空间身份才能解释神经节母细胞的出生时间。

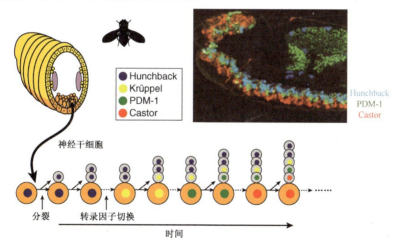

图 5.17 在果蝇中枢神经系统中，所有的神经干细胞分裂时都按共同顺序表达转录因子。各个神经节母细胞都稳定地继承了这种转录因子，该因子在神经干细胞分裂时表达。与神经节母细胞相比，在这个过程中神经干细胞会在每个分裂过程中转换下一个对应转录因子（Transcription Factor, TF）的表达。最终结果是神经节母细胞和它们的后代以一种与它们产生顺序相一致的空间顺序表达这些转录因子（注意：Hunchback 基因在前两个神经节母细胞中表达），这是一个胚胎的侧视图，显示了在腹侧神经索中表达了 Hunchback 基因、pdm1 基因和 castor 基因细胞的空间排列（在这个实验中没有发现 Krüppel 的表达）。图片来源：Thomas Brody, National Institutes of Health, USA。

---

[1] 神经索（Nerve Cord）：位于中枢神经系统腹侧的结构，它决定了昆虫的长度；相当于脊椎动物的脊髓。

时间身份因子的作用已经在对它们的表达时间受到操控的实验中得到证实。如果 hb 基因在稍微老一点的神经干细胞中用实验方法被重新激活，它们可以重新编码以产生更多的"早期"神经元。这表示，在响应 hb 基因的表达时，神经干细胞保留了一些产生早期神经元的命运的能力。然而，越老的神经干细胞通过重新激活 hb 基因的表达来重新编码的能力越弱。换言之，神经干细胞产生一系列神经类型（它们的多潜能性）的潜能随着时间的推移而降低。

该模型为探索神经元时间身份问题提供了一个平台。是什么导致了从一个身份因子到另一个身份的转换？什么是确保转换开关与细胞分裂协调的"计时器"？培养单一的果蝇神经干细胞揭示了时间身份因子转变通常发生在分离细胞中——它们一定有一个内在的"时钟"。对于从表达 hb 到 Krüppel 基因转变，似乎细胞分裂本身就担当起引发转录因子转换的开关。如果细胞分裂被抑制，神经干细胞会只表达 hb。一个被称为 seven-up（svp）的基因在这个过程中担当"转变因子"——在细胞分裂时，svp 会抑制 hb 的表达并允许 Krüppel 被激活。然而，随后的身份因子转换开关会继续按时进行，即使后来细胞分裂被抑制，表明一些其他的内在分子时钟在起作用。这个时钟的本质目前还不清楚。

5.6.5　在哺乳动物大脑皮层中细胞的出生日期、神经元分层和性能

回到哺乳动物的皮质，体外培养分离的皮质祖细胞可以分裂产生一个神经亚型的时间序列，该序列非常好地反映了在**体内（In Vivo）**[1]观察到的序列。这表明，皮质祖细胞有一个神经亚型产生的内部驱动程序，类似于果蝇的神经母细胞。从基因表达与命运变化的时间进程相关的基因中识别潜在的时间识别因子已经取得了很多进展。这个领域是复杂的，但是在小鼠中与果蝇极为相似的地方是早期产生的深层皮质层神经元的身份需要 Ikaros 基因的功能，该基因与 hb 有关。然而，总的来说，尚不清楚在个体祖细胞中，命运在多大程度上像在果蝇神经母细胞中那样，是有序的、定型的。

尽管对体外培养的皮质祖细胞进行了观察，但一些经典的体内研究表明，哺乳动物的皮质中存在着决定时间命运的内在和外在机制。这些研究采用了**异源移植（Heterochronic Transplant）**实验，就是将发育中皮层的神经细胞移植到处于发育不同阶段的另一个胚胎的皮层中，以测试被移植细胞的命运变化，这种变化反映了

---

[1] **体内（In Vivo）**：属于完整有机体的环境。

被移植细胞原来的动物年龄或者它是否可以被重新编码以呈现出与宿主动物的年龄相适应的命运。该研究是用雪貂作为模型系统进行的，因为雪貂的大脑皮层是在出生后开始发育的，这使得该研究更加容易进行。一个重要的结论是，如果正在迁移的神经前体被移植，它们总是接受适合它们年龄的命运而不是宿主的年龄。因此，神经元在迁移的时候已经确定了它们的命运。这个结果排除了它们根据所迁移的环境进行分化的可能性。

然而，在迁移之前，新形成的神经前体细胞会有不同的反应。当把早期产生的神经前体细胞（这个细胞通常会接受深层的命运）移植到较成熟的宿主大脑后，当表面皮层形成时，被移植的细胞改变命运并迁移到更浅层的皮层（见图5.18）。这表明神经前体细胞会对环境信号做出反应，这个环境信号会影响它们的命运选择。然而，当较晚产生的细胞被移植到年龄更小的雪貂中时，在宿主中更深层的神经元层仍在形成时，移植的细胞则迁移到了浅层层面，表明它们的命运已经被决定了，并且它们不会对早期皮质中的任何环境信号做出反应。因此，与果蝇神经干细胞发育模式类似，神经祖细胞在能够产生的细胞类型方面渐进受到限制——随着时间的推移，细胞多潜能性不断降低。早期祖细胞具有产生许多神经亚型的潜能——它们可以根据急剧的年龄变化进行调整适应和"快进"——但是晚期祖细胞的潜能会受到多方的限制——它们不能"把时钟拨回去"。

因此，出现的神经命运的时间控制图是一种内在机制（随着时间推移，祖细胞潜能会发生改变），这种内在机制会通过外部信息（脑室区祖细胞环境）来调节或改进。

在大脑皮层中引起神经元层多样性形成的外在影响因素目前尚不清楚。然而，了解较多的是前面所描述的胶质基因转换开关。在这里，发育时间进程似乎部分由发育的信号转变所驱动，祖细胞暴露于这个信号下。在早期，**骨形态发生蛋白（Bone Morphogenetic Protein，BMP）**通过促进原神经基因的表达而起到神经源信号的作用，但是后来祖细胞受 FGF2 和睫状神经营养因子（Ciliary Neurotrophic Factor，CNTF）的影响，它们作为胶质基因信号促进 HES 表达[1]。CNTF 更广为人知的是作为**细胞因子（Cytokine）**[2]，它在神经元的存活中起着重要作用（见 9.6.2 节）。

---

[1] Kohwi M, Doe C Q. (2013) Temporal fate specification and neural progenitor competence during development. Nat. Rev. Neurosci, 14: 823-838.
[2] **细胞因子（Cytokine）**：由多种细胞分泌的分子，包括神经系统和免疫系统的细胞，它在细胞之间传递信号，并通过多组分受体而不是酪氨酸激酶受体起作用。

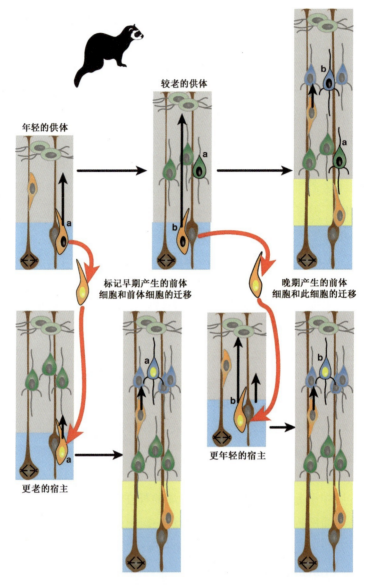

图 5.18 雪貂的异时性移植研究。来自较年轻的雪貂的前体细胞 a 被提取和标记（左上；黄色细胞核表示被标记了），随后被移植到较年长的宿主的脑室区中（左下角）。正常情况下，该细胞会促进早期产生的神经元形成深层神经元层（上图中的绿色细胞），但是在较年长的宿主中它被重新编码形成晚期产生的浅层神经元层（蓝色）。与此相反，来自较年长雪貂的前体细胞 b 被移植到一个较年轻的宿主体内，这个前体细胞形成了晚期产生的浅层神经元层（右下角），就像它们在原组织中的正常命运那样（右上）。因此，早期产生的前体细胞（a）能够被重新编码成为一个晚期产生的神经元，但是晚期产生的前体细胞（b）不能成为早期产生的神经元。

专栏 5.5　发育以外的神经发生：成年的神经干细胞

也许人们会认为，神经发生仅仅是一个发育过程，不会发生在成人的大脑中。然而早在 1960 年，人们就发现在成人大脑的几个特定区域中有新的神经元产生，尤其是在哺乳动物的嗅球（Olfactory Bulb）[1] 和海马体（Hippocampus）[2] 中。在嗅球中，新的神经元可能被用于取代陈旧的嗅觉感觉神经元。海马体的齿状回区包含一小部分"成年干细胞"，这些干细胞在成年期继续产生新的神经元[3]。越来越明显的是这种神经发生对海马体的功能很重要，即记忆的形成。例如，人们利用遗传研究方法切除成年鼠海马体中新产生的神经元，这样的动物会呈现出空间记忆的损伤。似乎是在整个生命过程中，新的神经元必须被添加补充，以维持积累记忆的能力。那么，这些细胞能否应用于神经修复或疾病中细胞的再生，或者甚至可以增强学习和记忆呢[4]？

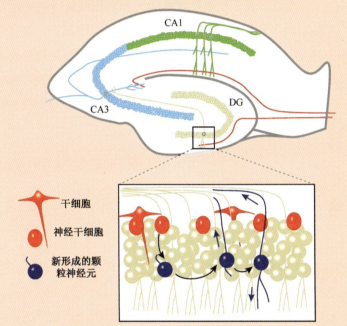

这幅图描绘了成人海马体中齿状回的神经发生。显示了神经投射的信息流入海马体（红色）的过程，信息先进入齿状回（DG）（灰色）的颗粒神经元和 CA3 神经元（蓝色），之后传送到 CA1 神经元（绿色）。在齿状回中干细胞非对称分裂产生神经干细胞，神经干细胞进一步分裂产生颗粒神经元前体细胞。这些前体细胞迁移、分化，并与现有的神经网络连接形成新的轴突和树突，这可能是新的感觉经验的结果。

---

[1] 嗅球（Olfactory Bulb）：从嗅觉神经元接收输入信号的大脑区域。
[2] 海马体（Hippocampus）：脊椎动物前脑的结构，尤其与学习和记忆的形成有关。
[3] Jessberger S, Gage F H. (2014) Adult neurogenesis: bridging the gap between mice and humans. Trends Cell Biol, 24: 558-563.
[4] Ernst A, Frisén J. (2015) Adult neurogenesis in humans-common and unique traits in mammals. PLoS Biology, 13: e1002045.

5.7 我们为什么需要了解神经发生

在本章所述的研究中所获得知识的一个潜在未来应用是干细胞疗法，用于治疗诸如神经退行性疾病。为了实现这一目标，需要利用神经干细胞以产生特定的不同类型的神经细胞。随着我们对神经发生的分子机制的不断了解，将有可能在细胞培养中重复这个过程，以驱动**胚胎干细胞（Embryonic Stem Cell，ES Cell）**[1]或诱导多能干细胞（iPSC，见专栏1.7）分化为特定的神经亚型。目前，根据本章概述的进展，运动神经元、皮质前体、小脑颗粒神经元和多巴胺能中脑神经元的培养条件已经明确，后者是帕金森病患者退化的神经元。在某些情况下，这些细胞甚至可以在被注入发育中的小鼠大脑中并成功地整合。另一个重要发现是神经发生在成人的大脑中（涉及所谓的**成体干细胞，Adult Stem Cell**）扮演着有限但重要的角色，这对治疗也是重要的（见专栏5.5）。一个明确的信息是发育神经生物学机制的基础研究有助于干细胞的治疗研究进展[2]。

5.8 小结

（1）神经元是由一群祖细胞经历漫长的过程发育而来的。神经发生是祖细胞增殖与定型分化之间的一种平衡。

（2）神经元是通过原神经基因的作用由祖细胞产生的。这个过程被Notch信号所调控。

（3）在神经前体细胞中转录因子的组合决定了神经亚型的身份。这些转录因子包括原神经因子和构建因子。

（4）非对称的细胞分裂是神经发生的关键特征。在这个过程中，如Numb和PAR复合体等决定因素的分离是至关重要的。

---

[1] 胚胎干细胞（Embryonic Stem Cell，ES Cell）：来自胚泡内细胞团的多潜能干细胞。
[2] Hochedlinger K. (2010) Your inner healers. Scientific American, 302: 28-35.

(5)在脊椎动物的神经发生过程中,通过调控增殖以产生大量的神经元。外部信号和细胞分裂模式的变化是这一过程的重要方面。

(6)随着时间的推移,祖细胞会产生不同的神经细胞亚型。这可能导致神经元形成不同的空间模式,如大脑皮层的多层结构。

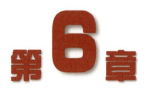

神经元形态的发育

6.1 两种特殊类型的神经元分支

新生的神经元在发育过程中经历了多种细胞形态的变化。许多神经前体细胞在迁移过程中发生暂时性的形状改变。比较持久的是，细胞通过延伸出较长的结构或生长出**神经突（Neurite）**[1]形成它们最终的细胞形态。这个过程被称作**神经突生长（Neurite Outgrowth）**。神经突分化成两种类型——**轴突（Axon）**和**树突（Dendrite）**。基于轴突和树突不同的结构与功能，神经元被称为极性细胞。**神经元极性（Neuronal Polarity）**[2]是神经元功能的基础，因为它决定了神经元以定向方式接收和发送电信号的能力（神经元功能特性的发育将在第 11 章和第 12 章中具体讲述）。通常，树突整合收到的信息，而轴突以**动作电位（Action Potential）**[3]的形式将信息传出胞体。这一章，我们将探讨神经元在分化过程中是如何生长的。我们还将研究导致轴突和树突之间差异的机制。

---

[1] 神经突（Neurite）：轴突和树突的统称，特指神经生长过程中未发育完全的阶段。
[2] 神经元极性（Neuronal Polarity）：细胞极性是指细胞间的形态学非对称性。对神经元而言，神经元的极性是指神经突分化成轴突和树突的特性。
[3] 动作电位（Action Potential）：当神经冲动沿着轴突和树突传递时，细胞膜上自动传导的电压变化。

6.1.1 轴突和树突

轴突和树突具有形态、分子构成和功能上的差异。神经元的轴突和树突在形态上差别很大（见图 6.1）。简单来说，轴突通常较长，粗细均匀，而且末端含有携带神经递质的囊泡，与其他神经元的树突或肌肉组织形成突触。树突通常比较短，在远

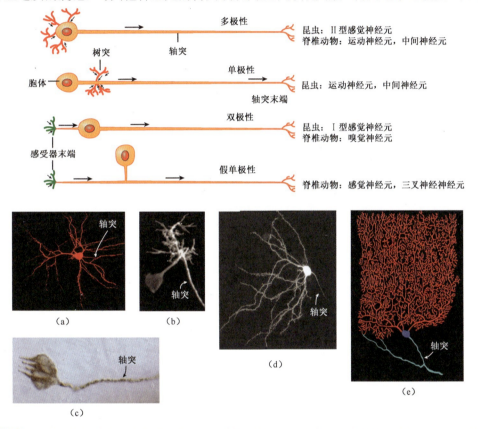

图 6.1 根据由胞体延伸出的突起数目对神经元进行分类。大多数中枢神经系统的神经元在无脊椎动物中是单极性的，但在脊椎动物中是多极性的。感觉神经元具有多种不同类型，并且具有感觉末端而非真正的树突。需要强调的是，这些类别呈现多种变化，并且轴突也可以分枝。例如，有些很少见的神经元，它们的轴突分枝十分复杂而树突相对简单（如脑皮层中的篮状细胞）。图片展示出了一些具有代表性的神经元：(a) 小鼠感觉皮层的锥体神经元（多极）；(b) 果蝇的运动神经元（单极）（图片由剑桥大学 Alex Mauss 提供）；(c) 果蝇的 5 个感觉神经元（双极）；(d) 小鼠感觉皮层的多棘星状神经元（多极）（图片由爱沙尼亚大学 Lasani Wijetunge 提供）；(e) 小脑中的浦肯野神经元（图片由剑桥大学 Matthias Landgraf 提供）。最后一张彩色示踪图片是极具影响力的神经解剖学家 Santiago Ramón y Cajal 在 1899 年制作的。

端更细且分枝数量多，形成**树突树**（Dendritic Tree），这使得神经元能与其他神经元之间形成多重连接。例如，小脑中的每一个浦肯野细胞（Purkinje Cell）都有一个巨大的树突网络能接收大约 100000 个突触的信息（见图 6.1（e））。树突和胞体的作用是将突触的活动整合，以轴突动作电位的形式产生不同的电输出（见第 11 章）。在脊椎动物中，一些神经元树突上覆盖着微小的凸起，称为**树突棘**（Dendritic Spine），它们是兴奋性突触信号的接收部位，包含神经递质受体及其所有相关的信号转导元件。关于突触和树突棘的形成将在第 11 章阐述。

极性神经元可以维持其轴突相对于胞体和树突的分子特性。实验研究了蛋白质在质膜内横向移动的能力，结果显示通过使用光学镊子（激光束）可以将单个蛋白质从神经元的一个区域拉到另一个区域。蛋白质可以很轻松地在**胞体**（**Soma**）[1]和树突内被拉动，但无法被拉入轴突内。因此，在轴突的根部似乎存在着一个阻碍，而树突没有。轴突的膜形成了一个独立的、不同于树突和胞体膜的区域——**胞体树突结构域**（**Somatodendritic Domain**），其有助于维持轴突的特性和神经极性[2]。轴突的屏障极有可能形成**轴突起始段**（**Axon Initial Segment**）[3]，这对成熟神经元的活性非常重要（见第 11 章）。

6.1.2　成熟的轴突和树突内的细胞骨架

细胞骨架（**Cytoskeleton**）[4]是神经突的核心，它决定了神经突的结构、形状和稳定性（见图 6.2），还为分子从胞体到神经末端的运输提供了通道。细胞骨架的重要组分是被称为**微管**（**Microtubule**）和**微丝**（**Actin Filament**）的丝状蛋白**聚合物**（**Polymer**）[5]（见专栏 6.1）。除了构成分裂细胞在有丝分裂过程中的纺锤体之外，在非分裂期细胞中，微管由**中心体**（**Centrosome**）[6]放射出星射线而形成。成熟的轴突包含一个排列整齐的微管核心，所有微管的"正"端指向轴突末端，微管的方向都是相同的（见图 6.2）。这种排列通过与辅助蛋白的结合来维持其稳定性，它们各自

---

[1] **胞体**（**Soma**）：神经元的胞体（与神经突相对）。
[2] Winckler B, et al. (1999) A diffusion barrier maintains distribution of membrane proteins in polarized neurons. Nature, 397: 22.
[3] Huang Y M, Rasband M N. (2016) Organization of the axon initial segment: acting like a fence. J. Cell Biol, jcb.201609084.
[4] **细胞骨架**（**Cytoskeleton**）：细胞中由蛋白质聚合物组成的亚细胞网状结构，赋予细胞一定的形状和坚固性，也是细胞移动或改变形状的基础。它的主要组分包括微管、微丝和中间丝。
[5] **聚合物**（**Polymer**）：由许多相似亚基组成的分子。
[6] **中心体**（**Centrosome**）：一种组织微管的细胞器。

交叉连接从而抑制解聚。这些蛋白通常被称为**微管相关蛋白**（**Microtubule-Associated Protein，MAP**），Tau 蛋白就是这类轴突特有的微管相关蛋白的一种。树突中也充满了微管，但其有序性较低而且方向混乱。树突微管具有不同的辅助蛋白，包括 MAP2。这些不同的微管结合蛋白通常在实验中被用作分子标记以区分轴突和树突。

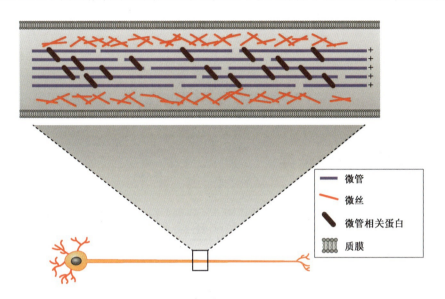

图 6.2 轴突的细胞骨架。平行的微管束形成轴突细胞骨架的核心，由微管相关蛋白（MAP）维持其稳定性。微丝在质膜下形成围绕的类凝胶网状结构。

在大多数细胞中，微丝在质膜下形成一个网状结构，维持细胞的形状和弹力。轴突和树突也是如此。第三类细胞骨架组分是中间丝。这些结构确保了轴突的强度并决定了其直径。然而，目前我们认为这些结构在神经突的形成中作用不大，因此不再进行过多讨论。

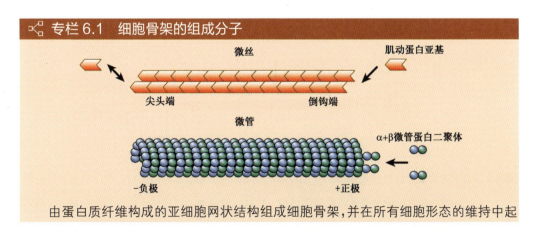

专栏 6.1 细胞骨架的组成分子

由蛋白质纤维构成的亚细胞网状结构组成细胞骨架，并在所有细胞形态的维持中起重要作用。细胞骨架在轴突和树突的形成和功能行使中也同样重要。细胞骨架纤维是蛋白亚基的线型聚合物。**微管**由 α-微管蛋白和 β-**微管蛋白**（Tubulin）亚基组成。微丝（F-肌动蛋白或微丝）则由**肌动蛋白**（Actin）亚基（球状肌动蛋白，G-肌动蛋白）聚合形成。这些聚合物的一个重要特征是它们的两端是不同的——它们具有极性。在某些细胞条件下，微管和微丝能通过组装额外亚基来延长。在微管中，α-和 β-微管蛋白异二聚体在"正"端组装。微丝可以通过在任一末端组装球状肌动蛋白亚基来延长，但优先结合到所谓的"倒钩"端。不论是微管还是微丝，游离的亚基和聚合状态的亚基都处于动态平衡中，而聚合状态稳定与否是控制神经突向外生长或回缩的主要机制。

6.2 生长中的神经突

6.2.1 神经突的延伸源自其端部的生长

轴突和树突在生长方式上有着很多相似的地方，但也存在一些明显差异，后文中将进行讨论。读者可能会想象，神经突的延长是通过向外延伸来实现的。然而，大部分的神经突是坚硬的，它的生长是通过在自身一端添加新的细胞组分来完成的（见图6.3）。因此，神经突的组装更像铺设铁路轨道或管道。延伸的神经突的生长点被称为**生长锥**（Growth Cone）。这是细胞骨架聚集以铺设生长的神经突的位点。

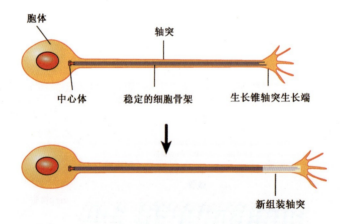

图6.3　生长中的轴突其特点是端部具有生长锥，这是轴突组装和延伸的部位。在生长锥后面，是一种带有稳定细胞骨架核心的坚固结构。构成细胞骨架的微管从中心体发射到轴突。轴突通过在生长锥增加新的物质而延伸（如下面神经元中颜色较浅的部分所示）。

生长锥也是正在发育的神经突的一部分，并且可以感知环境，使自身能够对环境信号做出反应，从而决定是促进还是抑制生长。其中一些是空间信号，能引导其生长方向。关于轴突生长的引导将在第 8 章讲述。

6.2.2 生长锥的动力学机制

早在 1890 年 Santiago Ramón y Cajal 第一次提出，生长锥是正在生长的神经突的活跃末端。它有两个主要的区域，包括中心区域和外围区域（见图 6.4）。中心区域包含成束的微管，为生长锥提供结构上的支撑。外围区域的特点是出现很薄的片状凸出物或**片状伪足（Lamellipodia）**，被生长锥以类似变形虫的方式推出。当生长锥向前移动时，一种较长的指状凸起从生长锥的前端边缘长出，这种突起被称作**丝状伪足（Filopodia）**，它能探察生长锥经过的环境并帮助生长锥向前移动[1]。

片状伪足和丝状伪足含有高度动态的肌动蛋白细胞骨架。微丝经历快速延伸和缩短，在生长过程中，肌动蛋白单体在生长锥的前缘处聚合形成微丝（见图 6.4 中小图 1）。相反地，肌动蛋白丝的解聚导致丝状伪足缩短。在丝状伪足之后，微管也动态地伸长和缩短（见图 6.4 中小图 2）。随着生长锥的前移，微管的生长占主导地位，它在生长锥的尾端形成轴突核心。除肌动蛋白和微管的聚合外，肌球蛋白等马达蛋白能使微丝沿着中心区域的微管向外滑动，类似于一个可伸缩的梯子（见图 6.4 中小图 3）。这将有助于丝状伪足和片状伪足的推出。

生长锥的质膜上镶嵌了多种分子，这些分子介导了生长锥与其他细胞和环境的相互作用（见图 6.4 中小图 4）。其中包括影响生长的特殊分子的受体。生长锥内部含有能将受体接收的信号进行转化的分子，这种转化能触发肌动蛋白和微管蛋白的动力学变化。

显而易见，在神经元迁移过程中，生长锥在延伸期间的运动与整个细胞的运动之间存在很多相似之处（见第 7 章）。事实上，胞体不具有生长点，我们可以将轴突的生长视为细胞迁移的一种特殊形式。

---
[1] https://www.youtube.com/watch?v=m1Y5ugEWF00.

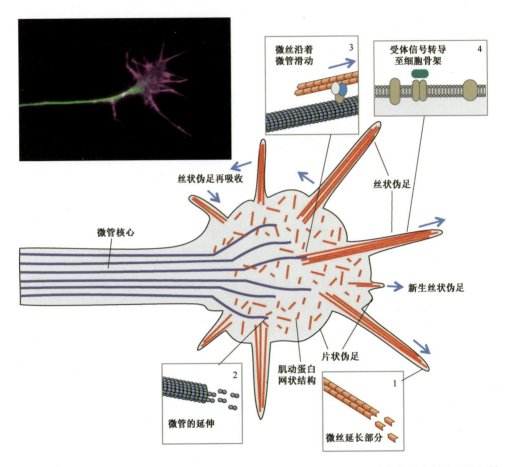

图 6.4 生长锥。(1) 肌动蛋白聚合物驱动末端丝状伪足的形成和延长。片状伪足在丝状伪足间被推出。(2) 在中心区域，轴突上的微管随着生长锥的向前移动而延长。(3) 马达蛋白推动微丝沿着微管运动。(4) 质膜上镶嵌了许多受体蛋白，使生长锥能应答环境信号。本图展示了一个体外培养神经元的生长锥，其中绿色部分标记微管，品红色部分标记微丝。转载自帝国理工学院 Monica Hoyos Flight。

6.3 神经突的生长阶段

6.3.1 体外培养的海马体神经元中神经突的生长

到目前为止，我们已经了解了神经突在生长中发生的主要变化。但是，在这之前还有一些其他的阶段需要考虑。实验研究神经元的延伸和极性通常使用人工培养大鼠胚胎的海马体（**Hippocampus**）[1]神经元。培养过程中，神经突的生长在数天内涉及多个阶段（见图 6.5）。

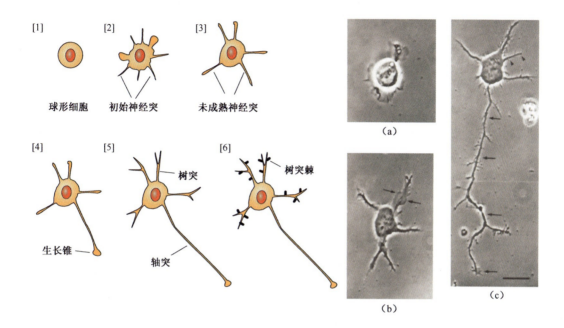

图 6.5 在培养的大鼠胚胎海马体细胞中，观察到神经突生长和神经元极化的多个阶段。[1]最初神经元是球形的；[2]出现丝状伪足和片状伪足的初始萌芽；[3]该萌芽进一步发育形成未成熟的神经突；[4]正在快速生长的神经突并特化为轴突；[5]剩余的神经突形成分枝，成为树突；[6]轴突和树突的成熟。（a）~（c）分别展示了第 2 阶段、第 3 阶段和第 5 阶段，转载自最初描述这一过程的研究论文。图片来源：Dotti C G, et al. (1988) The establishment of polarity by hippocampal neurons in culture. Journal of Neuroscience, 8: 1454-1468. 神经科学学会版权所有。

第 1 阶段：最初，神经前体细胞是球形的。在质膜下有微丝的胶状网络结构来维持这种形状，并且阻碍延伸的形成。

第 2 阶段：不久之后，形成丝状伪足和片状伪足。神经元分化的第一阶段需要在特定位点破坏微丝的网状结构，从而使微管穿透。

第 3 阶段：起初这些"萌芽"很不稳定——它们伸长又回缩，不断重复，但是

---

[1] 海马体（**Hippocampus**）：脊椎动物前脑中的结构，与学习和记忆的形成有关。

几个小时后，其中一部分逐渐扩展形成未成熟的神经突，但仍然保持动态。

第 4 阶段：约一天后，细胞开始出现极性，一个神经突快速延伸形成轴突。

第 5 阶段：剩下的神经突停止生长和回缩，形成分枝，逐渐发育成树突。

第 6 阶段：对于已成型的神经元，这些树突通过发育出树突棘，最终形成了自身的特殊形态（见第 11 章）。

我们将看到所有这些步骤都需要细胞骨架的结构和动力学来协调控制。

6.3.2　体内的神经突生长

培养的海马体神经元为研究神经突生长和极化的机制提供了一个极佳的体外（In Vitro）[1]系统。最近，电穿孔（见图 1.4）和标记技术的进展使得研究人员可以在小鼠大脑中进行体内（In Vivo）[2]研究[3]。发育中的皮层锥体神经元接下来的发育进程与体外培养的细胞很相似（见图 6.6）。然而，许多类型的神经元都遵循着不尽相同的分化过程。例如，一些神经元中，只有一个单独的神经突先长出来，这个神经突往往会发育成轴突，之后才由其他神经突形成树突。线虫的马达神经元中就存在上述现象。此外，在脊椎动物的浦肯野神经元中也能观察到。在视网膜神经节细胞（Retinal Ganglion Cell，RGC）[4]中（见图 5.8）只有两个神经突生长出来——一个轴突和一个树突，分别生长在细胞的两侧。因此，神经元极化的方式有很多。轴突要么由几个未成熟的神经突中的一个特化而来，如海马体神经元，要么由第一个生长出来的神经突发育而来。这些过程之间的共同联系是需要使某单一神经突形成轴突，所有其他的神经突随后按既定命运发育为树突。

---

[1] 体外（In Vitro）：指生物体外进行的实验。
[2] 体内（In Vivo）：指完整的生物体环境。
[3] Funahashi Y, et al. (2014) Neuronal polarization *in vivo*: growing in a complex environment. Curr. Op. Neurobiol, 27: 215-223.
[4] 视网膜神经节细胞（Retinal Ganglion Cell，RGC）：将视觉信息通过视神经、视交叉和视束传递到丘脑和上丘（在非哺乳类脊椎动物中为视顶盖）中的神经元。

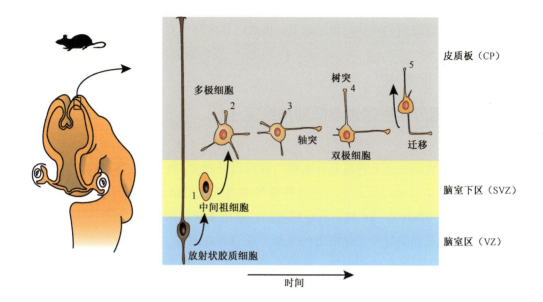

图 6.6 小鼠皮层锥体神经元在体内的神经突生长和神经元极化过程。(1) 虽然放射状胶质细胞因来源于上皮细胞而具有极性,但其极性在形成中间祖细胞时便消失了。(2) 当中间祖细胞离开脑室下区(Subventricular Zone,SVZ)时,形成许多未成熟的神经突,出现多极性。(3) 这些神经突中有一个会单独延伸,形成未来的轴突。(4) 另一个神经突继续向上延伸,形成主要的树突,此时细胞呈现双极性。(5) 胞体向上迁移至皮质板(Cortical Plate,CP),树突开始演化进而形成锥体神经元。

6.4 神经突的生长受神经元周围环境的影响

6.4.1 细胞外诱因的重要性

当进行分离培养时,许多神经元会自发地长出神经突,这表明神经突的生长取决于神经元自身的分化程序。但是,外源信号或诱因对神经突生长的促进和影响也至关重要。因此,体外培养的神经元的形态很难与体内生长的神经元完全一样。例如,小脑浦肯野神经元具有高度复杂的树突网络,如图6.1(e)所示。而体外培养的浦肯野细胞并没有形成那样复杂的树突网络。然而,如果将它们和正常形成突触的神经元(颗粒细胞)一起培养,则可以被诱导形成更复杂的树突分枝,这表明神经元会受到周围细胞的诱导而做出应答。因此,体内环境对于形成成熟神经元的形态十分重要。

6.4.2 细胞外信号促进或抑制神经突生长

这些环境诱因的分子性质是什么呢?我们已经得知,许多可扩散和可接触的信号能促进不同类型神经元的生长。这些信号来自周围的细胞和其间的**细胞外基质**(Extracellular Matrix,ECM,见专栏 6.2)。常用于测试神经突生长因子作用的实验是追踪体外培养的神经前体细胞的生长。在这种检测中,ECM 中的层粘连蛋白是神经突向外生长的有效诱导物(见图 6.7)。对非洲爪蟾的研究进一步表明层粘连蛋白在体内神经突生长中的作用:当层粘连蛋白受体——整联蛋白的表达在神经元中被破坏时,轴突形成的起始就会受到影响。

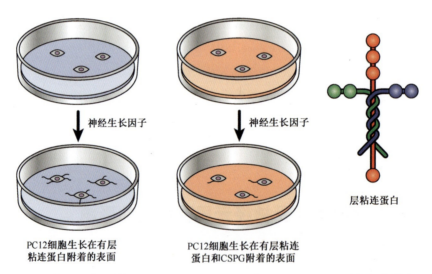

图 6.7 在研究神经突的生长时,经常会使用 PC12 细胞——一种来自大鼠肾上腺髓质(Adrenal Medulla)的无限增殖细胞系。在体外培养中通过添加神经生长因子(Nerve Growth Factor,NGF)可以诱导神经元分化。因此,在培养皿上涂布 ECM 蛋白、层粘连蛋白,能在细胞生长时促进神经突长度和数量的增加(蓝色培养皿)。若在培养皿涂布蛋白聚糖、CSPG,则抑制神经突的数目和长度(橙色培养皿)。右图所示为多亚基层粘连蛋白结构。该蛋白质通过不同的结构域与 ECM 的多个组分和细胞上的整联蛋白受体相结合。

其他 ECM 分子抑制轴突的生长。硫酸软骨素蛋白多糖(Chondroitin Sulphate Proteoglycan,CSPG)抑制层粘连蛋白对体外培养细胞的诱导(见图 6.7)。与之相同的是，CSPG 在发育的 CNS 区域表达，该区域已被确定抑制轴突的交叉生长，如神经管的顶板（见图 4.15）。有趣的是，在 CNS 受损后，CSPG 的生长抑制被增强。这是脊髓损伤后限制轴突再生的因素之一。我们将在后文中看到蛋白多糖在轴突导向（见第 8 章）和神经元连接的可塑性（见第 12 章）中也发挥着作用[1]。

除了 ECM 外，周围细胞分泌的可扩散信号对神经突生长的影响也是重要的。这些信号包括各种生长因子，例如血管内皮细胞生长因子（Vascular Endothelial cell Growth Factor，VEGF）以及神经营养因子（Neurotrophin）[2]（如神经生长因子，见 9.6.1 节）。其他影响轴突生长方向的诱因将在第 8 章讨论。

> **专栏 6.2　细胞外基质**
>
> 细胞外基质呈凝胶状，在许多组织和器官中提供细胞间的结构支撑。细胞外基质由细胞分泌的纤维蛋白和多糖（Polysaccharide）[3]组成。重要的细胞外基质蛋白包括胶原蛋白、纤连蛋白和层粘连蛋白。胶原蛋白形成了结构框架。层粘连蛋白是一种由 3 条单链组成的大型多聚糖蛋白（Glycoprotein）[4]。层粘连蛋白和纤连蛋白同时与胶原蛋白和细胞膜受体结合，这种细胞膜受体称为整联蛋白（见专栏 7.4），从而使生长锥粘附并通过 ECM。蛋白多糖（Proteoglycan）是被附着的多糖链修饰的蛋白质，它们使 ECM 呈凝胶状，并通过与多种细胞膜蛋白结合而影响细胞。参与神经元发育的有两大类分子，包括硫酸乙酰肝素蛋白多糖（Heparan Sulphate Proteoglycan，HSPG）和硫酸软骨素蛋白多糖（Chondroitin Sulphate Proteoglycan，CSPG）。

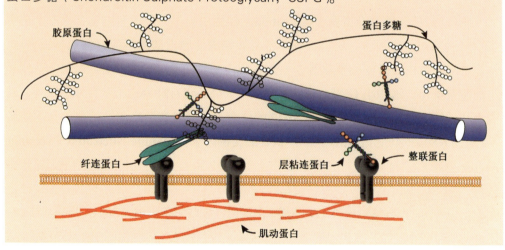

---

[1] Rozario T, DeSimone D W. (2010) The extracellular matrix in development and morphogenesis: a dynamic view. Dev. Biol, 341: 126-140.
[2] 神经营养因子（Neurotrophin）：一个蛋白质家族，包括影响神经元的存活、发育和功能的脑源性神经营养因子（BDNF）及神经生长因子（NgF）。
[3] 多糖（Polysaccharide）：糖（碳水化合物）亚基的聚合物。
[4] 糖蛋白（Glycoprotein）：与碳水化合物侧链共价相连的蛋白质。

6.5 生长锥中的分子应答

6.5.1 细胞内信号转导的关键事件

细胞外信号与生长锥上的细胞表面受体结合，引起神经突生长的变化。丝状伪足和片状伪足的形成需要细胞骨架的重新排列，以及招募新膜组分到生长位点。这些效应是通过**细胞内信号（Intracellular Signalling）**[1]分子和**第二信使（Second Messenger）**[2]形成的高度复杂的网络实现的，第二信使将细胞表面受体与细胞内的调节联系起来。第二信使调节一系列**效应蛋白（Effector Protein）**的活性，这些效应蛋白能直接改变膜和细胞骨架的动力学特性。作为例子，我们主要讨论一类非常重要的细胞内信号分子——小 G 蛋白（**Small G Protein**）。

6.5.2 小 G 蛋白是神经突生长的关键调控因素

鸟嘌呤-核苷酸结合蛋白（**G Protein**，G 蛋白）是一个所有细胞都拥有的胞内蛋白质大家族。这些蛋白质将细胞外信号转换成细胞内部的响应，例如基因表达、细胞造形和蛋白质分泌的变化等。一些 G 蛋白与表面受体紧密相连，而另一些则是小的胞浆蛋白。这些小 G 蛋白也称小 GTP 酶（**Small GTPase**），作为分子开关，随着受体活性变化，通过与 GTP 或 GDP 的结合，使自身在活化与非活化的构象间转换（见图 6.8）。一些受体激活**鸟嘌呤-核苷酸交换因子（Guanine-Nucleotide Exchange Factor，GEF）**，而 GEF 促进小 G 蛋白上的 GDP 和 GTP 相互转换，从而使 G 蛋白活化。活性 G 蛋白能够与效应蛋白结合以影响其功能（例如直接改变细胞骨架稳定性的蛋白质）。其他信号通过 **GTP 酶活化蛋白（GTPase Activating Protein，GAP）**促进 G 蛋白上结合的 GTP **水解（Hydrolysis）**[3]为 GDP，从而使 G 蛋白转变为非活性状态。

---

[1] 细胞内信号（**Intracellular Signalling**）：介导细胞对胞外信号应答的过程和分子。
[2] 第二信使（**Second Messenger**）：细胞内分子，作为胞外信号与细胞表面受体结合的转导者；包含环状 AMP、PIP3 和 Ca^{2+}。
[3] 水解（**Hydrolysis**）：通过水分子引起的化学共价键破坏。

小 G 蛋白的基本类型是 **Ras 蛋白**。Ras 在调节细胞行为和基因表达方面具有广泛多样的作用，同时也被各种生长因子激活以促进神经元的存活和可塑性（见第 9 章和第 12 章）。该家族中最著名的调节细胞形状的成员是 Rho、Rac 和 Cdc42（见图 6.9）。每种小 G 蛋白都被不同的细胞外信号（通过专一的 GEF 和 GAP）不同地激活，每种激活都有不同的效应器来改变不同的细胞进程，即使这些信号通路之间也有不少交叉（见 3.7 节，关于信号转导的基本内容）。在神经元中，Rho 的活化抑制轴突伸长，激活 Rac 则促进轴突伸长。这些活动在很大程度上调节着神经突生长或回缩之间的平衡。Cdc42 尤其与神经初始生长和神经突分支有关。

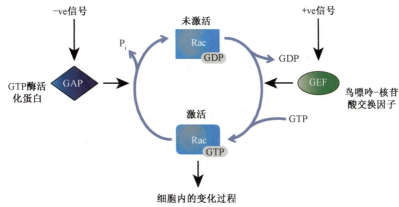

图 6.8 以 Rac 为例的小 G 蛋白分子开关。当 Rac 与 GDP 分子结合时处于失活状态。促进神经突向外生长的信号激活 GEF（鸟嘌呤-核苷酸交换因子）。GEF 加快 Rac 上的 GDP 和 GTP 相互转换，从而激活 Rac。然后 Rac 影响效应蛋白的功能。抑制信号或信号的缺失通过 GAP（GTP 酶活化蛋白）使 Rac 将结合的 GTP 水解成 GDP，从而失活。

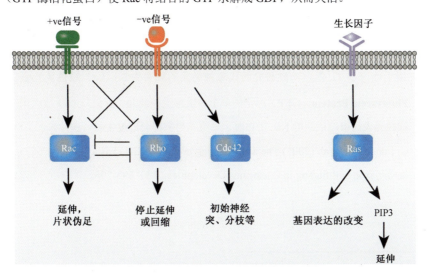

图 6.9 几种小 G 蛋白在调节神经突生长中起着关键作用。轴突生长很大程度上取决于 Rac 和 Rho

之间的活性平衡。Cdc42 在神经突生长的其他方面起到重要作用。Ras 是许多生长因子的靶分子，具有与生长相关的多种功能。它通过应答轴突接收的信号来影响基因表达，还通过 **PIP3** 信号通路促进延伸（本章后面将详细讨论）。

研究人员通过在体外或体内操纵 G 蛋白活性来研究其在神经突生长过程中的作用。可以通过突变 GAP 和 GEF 来调控其活性，或表达突变形式的小 G 蛋白使其失活或过度活跃。在果蝇中，体内 Rac 的失活能抑制中枢神经系统中**蘑菇体（Mushroom Body）**[1]中的某些神经元的轴突生长。在相同神经元中，Rac 特异的 GAP 失活（引起 Rac 过度激活）导致轴突过度延伸。秀丽隐杆线虫也是用于该研究的一种体内模型（见图 6.10）[2]。

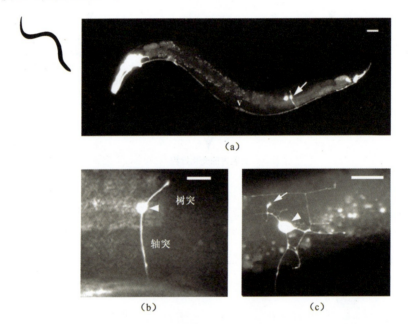

图 6.10　用于体内小 G 蛋白功能研究的线虫神经元的轴突生长。（a）**绿色荧光蛋白（Green Fluorescent Protein，GFP）**标记的单个双极感觉神经元（箭头）。（b）放大图。（c）当该神经元表达极度活跃的 Rac 蛋白时，轴突和树突都会过度生长。图片来源：Struckhoff E C, Lundquist, et al. (2003) The actin-binding protein uNC-115 is an effector of Rac signalling during axon pathfinding in C. elegans. Development, 130: 693-704。

---

[1] 蘑菇体（Mushroom Body）：昆虫脑内负责嗅觉学习和记忆的一个结构。
[2] Hall A, Lalli G. (2010) Rho and Ras GTPases in axon growth, guidance, and branching. Cold Spring Harb. Perspect. Biol, 2: a001818.

6.5.3 效应分子直接影响微丝动力学

在小 G 蛋白中，Cdc42 活化主要促进肌动蛋白聚合和成束以形成丝状伪足。在微丝开始生长时，Cdc42 对肌动蛋白网络的初始构建也是必需的。Rac 活化在促进片状伪足的肌动蛋白网络构建中具有类似的作用。而 Rho 则抑制该过程。这些影响是通过调节众多靶蛋白或效应蛋白例如 Arp2/3 复合物（Arp 为肌动蛋白相关蛋白）和丝切蛋白来实现的（见图 6.11）。与 G 蛋白类似，这些效应物中的大多数并非专门作用于神经系统——它们对维持所有细胞的骨架动力学性质都是必需的。Cdc42 活化使 Arp2/3 复合物[1]可以参与新肌动蛋白丝的成核（初始）。它与其他蛋白质共同作用，还将引起微丝产生分枝，这是片状伪足中微丝网络的一个特征。许多这类效应蛋白受**磷酸化（Phosphorylation）**[2]调节（见 3.7 节）。例如，通过活化 Rho 使丝切蛋白磷酸化而被抑制[3]。

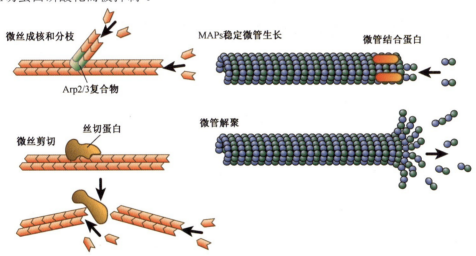

图 6.11 影响微丝和微管动态的效应蛋白。Arp2/3 复合物成核，形成新的微丝。它还促进现有微丝产生分枝（如图所示）。丝切蛋白剪切微丝，并提高肌动蛋白亚基从微丝末端解离的速率。矛盾的是，该活性是轴突生长所必需的，因为它"松开"了微丝网络，为延伸提供新的倒钩端，并释放肌动蛋白亚基用于延伸。微管相关蛋白（MAP）维持在生长锥之后微管的稳定。其他因素（未描述）导致微管蛋白从正端解离，引起微管快速缩短（所谓的微管解聚），例如在抑制神经突生长时便会发生。

---

[1] Goley E D, Welch M D. (2006) The ARP2/3 complex: actin nucleator comes of age. Nature Reviews Molecular and Cellular Biology, 7: 713-726.
[2] **磷酸化（Phosphorylation）**：使分子结合磷酸基团导致其活化或失活。
[3] Da Silva J S, Dotti C G. (2002) Breaking the neuronal sphere: regulation of the actin cytoskeleton in neuritogenesis. Nature Reviews Neuroscience, 3: 694-704.

6.5.4 其他神经突延伸过程的调控

在肌动蛋白通过丝状伪足和片状伪足的形成驱动神经突生长时，其他过程也受到调节。微管核心随着生长锥的发育而延伸是通过效应蛋白实现的，效应蛋白通过抑制**微管解聚**（**Microtubule Catastrophe**，指亚基从微管的正端快速解离）来促进微管延伸和稳定微管（见图 6.11）。在轴突中，该过程通过与 MAP1B 等蛋白的结合以及微管蛋白亚基的磷酸化来实现。另外，在响应负调控信号时，生长锥崩解促使微管解聚（将在第 8 章探讨）。其他效应蛋白促进膜囊泡向质膜运动和融合，使膜在神经突延伸时生长。相反，在神经突回缩时，多余的质膜通过内吞作用（Endocytosis）[1]被吸收。

6.6 沿轴突的主动运输对于生长十分重要

神经突延伸需要细胞构建组分（如细胞骨架蛋白和膜囊泡）从胞体运输到神经突生长位点。简单的自由扩散会因速度太慢而难以保障生长。事实上，它们是通过**主动运输**（**Active Transport**）被运输到神经突的（见图 6.12）。在这个过程中，微丝尤其是微管等细胞骨架充当轨道，来引导各种类型的货物运输。这些运输货物包括构建轴突所需的蛋白质（如微管蛋白），以及一些调节自身生长的蛋白质，例如将在下一节中讨论的 **PAR 复合体**（**PAR Complex**）。此外，囊泡和细胞器也会被运输到神经突生长点，例如线粒体和内涵体（Endosome）[2]。最近甚至发现了核糖体和 mRNA 被转运到生长锥中的现象，如肌动蛋白和微管蛋白 mRNA。这使得一些特殊的蛋白质可以在轴突生长点进行本地翻译，以促进快速生长（见 8.7.2 节）。

被运输的初始货物与神经突的生长有关。随后，组件必须被运输到突触以发挥神经元功能。通过显微镜观察带有荧光标记的囊泡，可以在活的神经元轴突中观察到运输过程（见图 6.12）。

这些货物通过分子马达蛋白运载，沿着细胞骨架轨道移动（见图 6.12）。所需能量来自 ATP 水解。肌球蛋白沿着微丝运输物质，而驱动蛋白（Kinesin）和动力蛋白家族则沿着微管运输物质的马达蛋白。动力蛋白向微管的负极移动，而驱动蛋白

---

[1] 内吞作用（Endocytosis）：细胞通过吞噬吸收细胞外分子以形成细胞内囊泡的过程，也是消化质膜及其成分的一种方式。
[2] 内涵体（Endosome）：一种胞内细胞器，将物质从质膜中运输出来。

向微管的正极移动。由于在轴突中微管正极指向神经远端,因此驱动蛋白负责运输货物远离胞体(**顺行运输**),而动力蛋白则向胞体运输货物(**逆行运输**)。

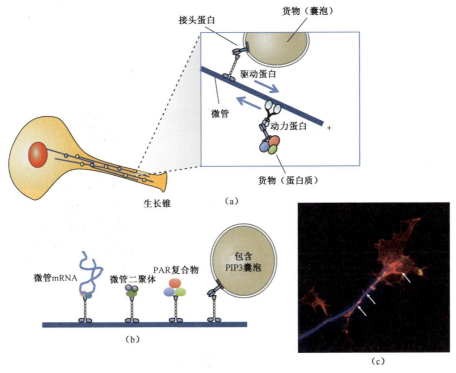

图6.12 分子和细胞组分沿着微管被运输到生长锥中。(a)驱动蛋白将组分移向生长锥,而动力蛋白将它们移回胞体。许多接头蛋白参与将特定的运输物质与马达蛋白结合的过程。(b)一些被运送至生长锥的物质。PIP3 和 PAR 是重要的调控因子,将在后面进行讨论。(c)荧光标记的囊泡(如图亮点所示)在生长中的海马体轴突中运输,同时也检测到了微管(蓝色)和肌动蛋白(红色)。囊泡用箭头表示。图片由帝国理工学院 Monica Flight Hoyos 提供。

6.7 神经元极性的发育调控

6.7.1 轴突特化过程中的信号

在 6.3 节中我们了解到,神经元极性是通过某个神经突特化为轴突而其他所有的神经突变成树突来实现的。因此,神经突成为轴突的机制是神经元获得极性的关键。当神经突成为轴突时，在神经突的顶端将出现重要的标志性事件。关键的早期事件可能是 PIP3（Phosphatidylinositol (3,4,5)-Trisphosphate）[1]信号通路的激活。PIP3 被观察到在生长旺盛的轴突顶端有高水平表达。通过局部失活 GSK-3β 蛋白激酶（Protein Kinase）[2]会触发轴突的延伸（见图 6.13）。通过破坏 PI3K 可以抑制体外培养神经元中 PIP3 的产生，则会阻止轴突的特化。

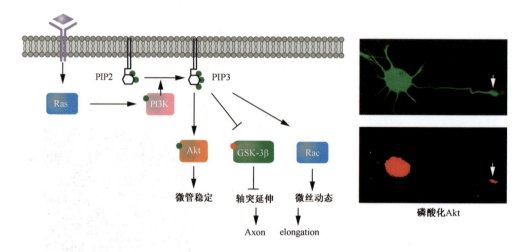

图 6.13 轴突特化中的信号传导。PI3 激酶（PI3K）激活后，催化 PIP3 的形成。PIP3 通过激活蛋白激酶 Akt、抑制蛋白激酶 GSK-3β 和激活 Rac 来调节生长锥的动态。PI3K、Akt 和 GSK-3β 均受磷酸化调节（磷酸盐的附着由小点表示：绿色表示磷酸盐活化，红色表示磷酸盐抑制）。右图是使用微管蛋白的特异性抗体以绿色标记的体外培养的海马体神经元。红色是磷酸化（活化）形式的 Akt 的分布，反映了 PIP3 的局部存在。请注意，该表达只集中在将形成的轴突顶端（箭头），而非其他神经突。图片来源：Shi S H, et al. (2003) Hippocampal neuronal polarity specified by spatially localized mpar3/mpar6 and PI 3-kinase activity. Cell, 112: 63-75。已获得 Elsevier 版权许可。

PAR 复合物也集中在轴突顶端。正如 5.5.5 节所描述的，这种高度保守的蛋白复合物与果蝇和秀丽隐杆线虫中的非对称细胞分裂有关。因此，PAR 复合物对神经元极性也很重要就不足为奇了。在体外培养的神经元实验中，抑制该复合物可以阻止轴突特化。

大量证据表明，招募稳定的微管到神经突是轴突起始信号下游的一个关键步骤。

---

[1] **PIP3（Phosphatidylinositol (3,4,5)-Trisphosphate）**：磷脂酰肌醇（3,4,5）-三磷酸相关磷脂，第二信使，参与调节许多细胞活动，包括细胞形状变化、迁移和神经元极化。

[2] **蛋白激酶（Protein Kinase）**：一种将磷酸基团转移到蛋白质（通常来自 ATP）的酶，从而调节蛋白质的功能。

这在体外培养的海马体神经元的实验中得到证实。在实验中，用阻止微管解聚的药物紫杉醇（Taxol）处理神经突。处理后的神经突便不可避免地发育成神经元轴突（见图 6.14）。在体内，微管的稳定是通过招募轴突特异性 MAP（包括 MAP1B 和 Tau 蛋白）和微管蛋白磷酸化实现的。

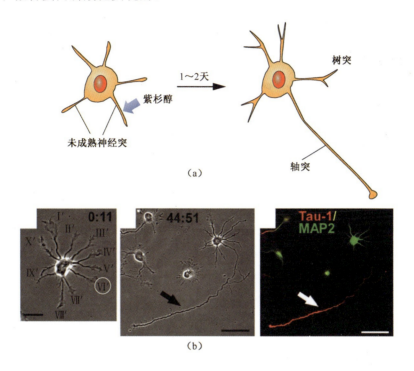

图 6.14　研究证明了微管稳定在轴突特化中的重要性。（a）使用紫杉醇处理一个神经突，导致其微管的暂时稳定。几天后，神经突突然伸长，而未经处理的神经突长度没有变化。（b）用紫杉醇处理体外培养的神经元的单个神经突（圆圈所示），两天后，该神经突延长。荧光显微镜显示此神经突积聚轴突特异性 MAP（Tau-1，红色），而其他神经突积聚树突特异性 MAP（MAP-2，绿色）。图片来源：Witte, et al. (2008) Microtubule stabilization specifies initial neuronal polarization. J. Cell Biol, 180: 619-632. 洛克菲勒大学出版社。

6.7.2　轴突唯一性的保障

在体外培养的海马体细胞中，只有一个神经突成为轴突，其余随后将成为树突。如果这个轴突被切断，那么另一个神经突可以分化来取代它（见图6.15）。这为研究神经元如何极化以产生一个轴突提供了线索。解释这一现象的一个合理模型是，所有神经突都竞争胞体中有限的促进生长的分子（如 PIP3 和 PAR 复合物）。只有一个神经突竞争成功成为轴突，然后迅速延伸。如果轴突被去除，那么剩余的神经突会再次竞争这些分子。众所周知，PIP3 和 PAR 复合物都作为运输物质被运输到轴突的生长端（见图6.12）。该模型还表明微管的稳定是如何导致轴突的特化和快速延伸的：它可以促进这些信号分子运输到神经突内，使它垄断细胞池[1]。

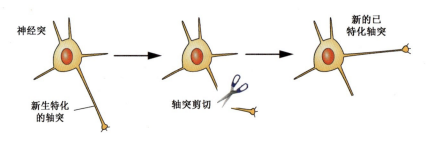

图 6.15 特化单个轴突。如果体外培养的海马体神经元的轴突被切断，第二个神经突就会伸长，形成一个替代轴突。

为什么这很有意思呢？损伤或疾病会引起轴突受损而导致瘫痪，并且这往往是永久性的，因为中枢神经系统的轴突很少在体内再生。如果能理解轴突特化的机制，则有可能采用治疗手段促使轴突再生。

6.7.3　哪个神经突将成为轴突

在体外培养的神经元中，有许多生长的神经突，它们似乎都能成为轴突（如紫杉醇和轴突切割实验所示）。究竟哪一个将会成功呢？随着神经突的延伸和回缩，信号分子的积累或微管的稳定都有可能发生随机的（Stochastic）[2]微小偏差，这些偏差足以触发任何一个神经突形成轴突。然而，正如我们在皮层锥体神经元中看到的那样（见图6.6），体内轴突的特化并不是随机的：相对于神经元的周围环境，轴突的出现是高度定向的。这反映了刺激轴突特化的细胞外信号的分布。对锥体神经元而言，我们认为**神经营养因子（Neurotrophin）**刺激了细胞一侧的神经突生长锥中的 PIP3 产生，以确保在该侧发生轴突的特化（见图6.6）。这种情况可以在体外培养的海马体神经元中重现：在使用层粘连蛋白包被的颗粒处理一个未成熟的神经

---

[1] Arimura N, Kaibuchi K. (2007) Neuronal polarity: from extracellular signals to intracellular mechanisms. Nature Reviews Neuroscience, 8: 194-205.

[2] 随机的（Stochastic）：随机的，不可预测的，偶然发生的。

突后，就可观察到在神经突的顶端 PIP3 快速上升，随后其突然伸长成为轴突。

在其他情况下，分化的神经元从其祖细胞处继承了极性信息。这适用于双极**视网膜神经节细胞（Retinal Ganglion Cell，RGC）**。与所有上皮细胞一样，发育中的视网膜神经上皮细胞在细胞连接处具有蛋白质差异的顶端和基底外侧结构域（称为基底细胞极性）。这种极性在细胞迁移和分化时被保留下来，轴突从细胞的底侧出现，而树突从顶端出现。

6.8 树突

6.8.1 树突分枝的调控

关于神经突生长的大部分研究结果既适用于轴突，也适用于树突。树突具有生长锥，外部信号会促进树突生长，如在发育中的雪貂视觉皮层中，**神经营养因子信号**能增加树突的长度和复杂性。这种树突促进信号通过小 G 蛋白发挥作用。这在多种神经系统中都有体现，包括浦肯野细胞、海马锥体神经元和视网膜神经节细胞。与轴突一样，Rac 和 Cdc42 促进树突生长，而 Rho 抑制其生长。然而，一个主要的区别是，不同的蛋白质和 mRNA 会被输送到生长的树突和轴突中，赋予它们不同的特征。

大多数神经元的树突以复杂的分枝为特征。在体外培养的大鼠海马体切片中观察活体神经元发现，分枝的主要机制是从现有分枝的侧面萌发形成凸起（所谓的间隙分枝），如图 6.16 所示。正如预料的那样，首先在树突的两侧出现单独的丝状伪足。随后这些丝状伪足中有一些回缩，但也有一些被微管侵入（称为微管捕获），从而将它们固定为分枝，然后发育成它们自身的生长锥。分枝萌发的初始需要树突片段内的肌动蛋白结构的去稳定化，并且 Cdc42 可能与特殊的肌动蛋白动力学相关。在具有树突棘的神经元上，这种棘的形成可能涉及与分枝相似的机制。例如，在浦肯野细胞中 Rac 是树突分枝和**树突棘（Spinogenesis）**形成所必需的[1]。**树突棘**形成（树突棘发生）和树突棘形状的调控将在第 11 章和第 12 章详细讨论。

---

[1] Scott E K, Luo L. (2001) How do dendritestake their shape? Nature Neuroscience, 4: 359-365.

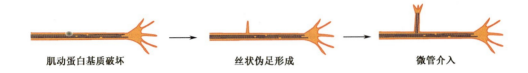

图 6.16 树突分枝从侧枝形成开始。该过程涉及局部肌动蛋白结构破坏,并套入微管核心,以及 Cdc42 的参与。从而促使丝状伪足形成。如果丝状伪足被微管侵入,它就稳定成为树突分枝。

6.8.2 树突分枝的自我回避

一个神经元树突分布的空间称为**树突域**(Dendritic Field)。该区域的一个关键特征是树枝状分枝在空间均匀分布而不接触或重叠,这确保了神经元对接收区域信号的均等收集。相反,不同类别的相邻神经元的树突域有时会大面积重叠。树突分枝如果来自同一个神经元,就会特别避免彼此接触,这种现象被称为**树突自我回避**(Dendrite Self-Avoidance)。这是由生长期间生长锥之间的相互排斥而产生的。但树突分枝如何识别出它们来自同一个神经元呢?人们提出了两种机制:第一,如果神经元已成熟到具有**自发电活动**(Spontaneous Electrical Activity)[1]的阶段,则该活动将在其树突之间同步,但不一定与其他神经元的树突同步;第二,可能与神经元之间细胞表面分子的差异有关。

第二种机制已在一类具有高度树突分枝的果蝇体壁感觉神经元中被证实(见图 6.17)。在这种情况下,有一种被称为**唐氏综合征细胞粘附分子**(Down's Syndrome Cell Adhesion Molecule,DSCAM)[2]的细胞粘附分子,每个神经元表达它的不同**同源异构体**(Isoform)[3](关于细胞粘附分子的更多内容,见专栏 7.4)。这是因为果蝇 *Dscam* 基因能够产生多达 10 万种该蛋白的不同异构体,但每种神经元中只(随机)产生一种。因此,相邻的神经元不太可能表达相同的异构体。如果它们表达相同的异构体(即如果它们来自相同的神经元),则仅在分枝之间发生相互排斥[4]。

---

[1] **自发电活动**(Spontaneous Electrical Activity):由神经元或神经网络的内源性特性引起的电活动。

[2] **唐氏综合征细胞粘附分子**(Down's Syndrome Cell Adhesion Molecule,DSCAM):免疫球蛋白超家族的成员。果蝇基因可以产生数千种异构体,相当于免疫系统中的抗体变异。

[3] **同源异构体**(Isoform):通过外显子的不同组合,由相同基因产生的一种蛋白质的不同形式。

[4] Hattori D, et al. (2008) Dscam-mediated cell recognition regulates neural circuit formation. Annu. Rev. Cell Dev. Biol, 24: 597-620.

在脊椎动物中，现已知存在类似的树突自我回避机制，但涉及不同的细胞表面分子。在小脑浦肯野神经元和视网膜无长突神经元（Retinal amacrine neurons）中，都涉及细胞粘附分子的原钙粘蛋白家族（Protocadherin），其中小鼠中的变异型由58种不同基因编码，即原钙粘蛋白与钙粘蛋白（Cadherin）相关；见专栏7.4[1]。

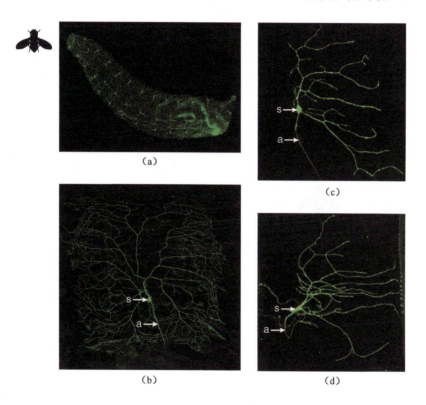

图 6.17 果蝇感觉神经元的自我回避。果蝇幼虫的体壁具有多极感觉神经元，用于感受触觉和痛觉。这些神经元的树突包含许多从未相互交叉的分枝。在（a）和（b）中，展示了一类具有高度分枝化树突（Ⅳ类）的神经元。（c）和（d）中的神经元属于较少分枝的类别（Ⅲ类）。在（d）中，*Dscam* 基因的表达被破坏，导致许多分枝彼此交叉。这表明树突分枝自我回避失败（a 为轴突，s 为胞体）。这些神经元通过表达绿色荧光蛋白进而可见。左图经日本大阪生物科学研究所 K.Emoto 授权转载；右图改编自 Hughes M E, et al. (2007) Homophilic Dscam interactions control complex dendrite morphogenesis. Neuron, 54: 417-427。已获得 Elsevier 版权许可。

---

[1] Lefebvre J L, et al. (2012) Protocadherins mediate self-avoidance in themammalian nervous system. Nature, 488: 517-521.

6.8.3 树突域平铺

果蝇的多极感觉神经元证明了在不同生物体系的神经元中常见的另一个原则——**树突平铺**（**Dendritic Tiling**）。也就是说，虽然不同类别的神经元的树突自由重叠（例如，在Ⅲ类和Ⅳ类多极神经元之间），但相同类别的相邻神经元的树突则分隔为不同的区域（见图6.18）。这确保了空间被均匀覆盖，传入刺激（此时为接触）被定位到空间排列内的不同神经元中，从而形成躯体特定区域的分布图（大脑中感觉输入的定位将在第10章详细讲述）。或许平铺的机制类似于自我回避——相同类别相邻神经元的神经突之间相互排斥。然而，目前对该机制知之甚少，尽管已经确定DSCAM不参与树突平铺。

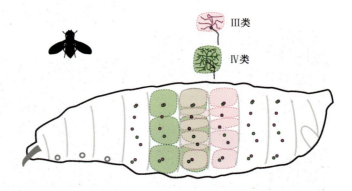

图 6.18 果蝇感觉神经元的树突域的平铺。幼虫体壁的多极感觉神经元以分段重复的模式排列，图中仅显示Ⅲ类和Ⅳ类神经元（它们的胞体分别由品红色和绿色圆圈表示）。图中展示了其中一些神经元的树突域，表明了神经元具有的树突域不与相同类别的相邻神经元的树突域重叠。重要的是，来自不同类别的神经元的树突域是重叠的（中间段的叠加区域显示）。这是因为不同类别的神经元负责接收不同类型的感觉信息。

6.9 小结

（1）新形成的神经元首先长出神经突，然后分化为轴突和树突。
（2）生长锥是神经突生长的部位，它受信号刺激而伸长或回缩。
（3）细胞外信号调节生长锥中的细胞内部过程，如细胞骨架和膜的动力学过程。

（4）信号转导涉及包括小G蛋白在内的许多细胞内部的调控因子，它们调控效应蛋白从而改变细胞骨架动力学。

（5）囊泡、蛋白质和mRNA的主动运输对于促进神经突快速的生长非常重要。运输是沿着微管进行的。

（6）神经元通过神经突分化为轴突和树突获得极性。

（7）极化需要将一个神经突特化为轴突；其余的神经突就自然发育为树突。PIP3的调节是这一过程的核心。

（8）树突经历分枝、自我回避和平铺的过程。

在本章中，我们研究了树突和轴突的形成及生长的机制。在下一章中，我们将重点放在另一个过程中，即讲述细胞形状和细胞骨架调控在神经发育中的重要性——神经元从出生地到分化位点的迁移。

第 7 章

神经元迁移

7.1 在神经系统的形成过程中许多神经元都会进行远程迁移

如第 5 章所述，神经发生会产生大量的神经元。不同类型的神经元产生于神经系统的不同区域，并且其中许多神经元需要从出生地迁移至它们行使功能的地方。例如，在脊椎动物中，**端脑**（Telencephalon）的脑室区产生的皮层神经元必须迁移至大脑的外表面以便形成成熟大脑皮层的 6 个神经元层（见图 5.16）。与人们可能从出生地到另一个地方工作的方式相似，新生神经元从出生地经过长距离移动到达目的地，该过程被称为**神经元迁移**（Neuronal Migration）。一般来说，迁移是脊椎动物比无脊椎动物神经发育更显著的特征，主要是由于此过程涉及大量细胞和远程迁移。但是，一些神经元迁移也是无脊椎动物中必不可少的。

总体而言，为了确保适当数目的细胞在适当的时间到达神经系统的适当区域，神经元迁移受到严格调控，即必须全方位地控制迁移的时间、方向、迁移距离和终点。现已发现各种调节神经元迁移的方式：一些神经元单独迁移，其他的神经元群体迁移，一些神经元在其他细胞支架的引导下进行迁移。细胞形态的动态改变是神经元迁移的重要特征，因此，本章将再次讨论第 6 章中讨论过的许多控制细胞形状的机制。

7.2 如何观察神经元迁移

在讨论控制神经元迁移的机制之前，首先介绍用于观察神经元迁移模式的各种实验技术。

7.2.1 观察活体胚胎中神经元的迁移

正如第 1 章中所述，一些生物，如秀丽隐杆线虫（*C. elegans*），具有透明的胚胎，我们可以在完整的活体胚胎中直接观察到各个细胞。如 2.3.1 节所述，在成年雌雄同体秀丽隐杆线虫中，302 个神经元的每一个发育**谱系（Lineage）**[1]都是清楚的。因此，在活体动物中可以辨别特定的神经元，并追踪其迁移，从而研究控制各个神经元迁移方向的机制（见 7.5.1 节）。

在脊椎动物活胚胎中也能相对容易地观察到一些神经元的迁移。例如，斑马鱼的胚胎也是透明的，这使得科学家能够在完整的胚胎中追踪单个细胞的行为。如果用特定标记物标记迁移细胞，例如**绿色荧光蛋白（GFP）**（见专栏 1.4），则可以更容易地检测迁移细胞，追踪迁移细胞并且将其与邻近细胞区分开。例如，在关于斑马鱼**侧线（Lateral Line）**[2]如何形成的研究中使用了在特定迁移细胞群中表达 GFP 的转基因胚胎（见图 7.1）。在 7.5.3 节中将描述斑马鱼侧线的形成。

7.2.2 观察培养组织中的神经元迁移

上一节中描述的可视化技术适用于小型透明胚胎内的细胞或者沿胚胎外表面迁移的细胞。然而，在脊椎动物胚胎中许多神经元的迁移路径位于大脑深处，因此，必须选择其他方法来观察它们的运动。直接观察大脑内单个神经元迁移的一种方法是将胚脑活体切片进行组织培养。例如，包含腹侧和背侧端脑的小鼠前脑切片，可以从胚脑中切出并进行培养（见图 7.2）。这些切片保持了前脑不同区域间的空间关系。将染料放在切片的特殊区域，使该区域的细胞染上色，培养一两天后，很容易

---

[1] 谱系（Lineage）：生成细胞的分裂序列，即细胞家系。
[2] 侧线（Lateral Line）：在许多鱼类和两栖动物中发现的一种感觉器官，可以检测水的运动并使动物在水中定位。

分辨出从染料标记的区域迁移的被标记的细胞（见 7.8 节）。

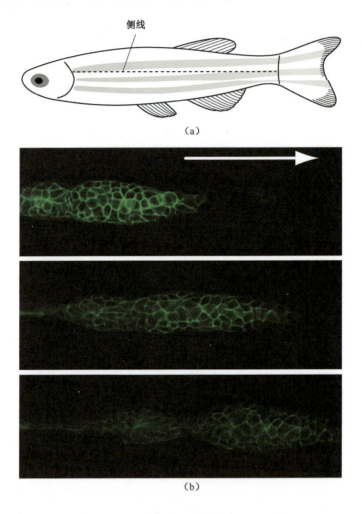

图 7.1 利用 GFP 转基因观察活斑马鱼胚胎中的细胞迁移。（a）在成体斑马鱼中，侧线仅仅从鳃后延伸到尾巴前方。（b）从一个演示视频中选取的 3 个静止图片可以看到，活体斑马鱼胚胎中一簇细胞沿着发育中的侧线从左向右迁移。图（b）由 Darren Gilmour，EMBL 提供，全长视频：http://www.biomedcentral.com/content/supplementary/1749-8104-2-15-S1.mov (18 January 2011)。图片来源：Ghysen A, Dambly-Chaudière C, Raible D. (2007) Making sense of zebrafish neural development in the Minervois. Neural Dev, 2: 15。

影像技术的发展（见专栏 5.3）使上述方法得以扩展。现在我们能够观察到活体培养的胚脑切片中单个神经元的迁移（见图 7.3）。

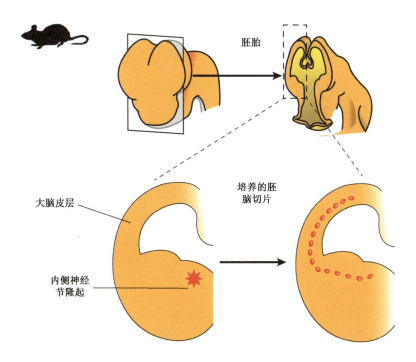

图 7.2 将小鼠胚胎前脑切片置于组织培养物中发育几天。上图显示了如何切下一片胚胎大脑。将染料(红色)放置在腹侧端脑的特定部位:**内侧神经节隆起(Medial Ganglionic Eminence,MGE)**[1],标记的神经元随后从内侧神经节隆起迁移到发育中的大脑皮层。

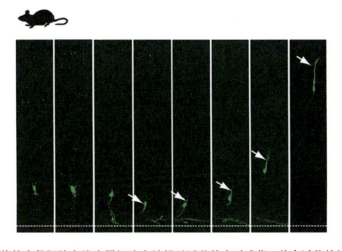

图 7.3 组织培养的小鼠胚胎大脑皮层切片中神经元迁移的实时成像。单个迁移的神经元感染了一种表达绿色荧光蛋白(GFP)的病毒。在 96 h 的时间内拍摄的图像可以追踪标记细胞的迁移(白色箭头)。该图的使用已获得 Macmillan 出版公司许可。图片来源:Noctor S C, Martínez-

---

[1] **内侧神经节隆起(Medial Ganglionic Eminence,MGE)**:胚胎腹侧端脑的中间区域。

Cerdeño V, Ivic L, Kriegstein A R. (2004) Cortical neurons arise in symmetric and asymmetric division zones and migrate through specific phases. *Nature Neuroscience*, 7: 136-144。

7.2.3 间接追踪细胞迁移的方法

在脊椎动物的大脑发育过程中，大多数神经元的迁移难以直接观察到。为此，通常需要间接追踪脊椎动物大脑中细胞的迁移路径。在细胞迁移之前，用某种方法标记完整胚胎中的细胞，然后，将胚胎培养一段时间，再检测被标记的细胞迁移到了哪里。虽然这些间接的技术不能直接观察到细胞的运动，但是比组织培养技术多了一个优势，那就是，细胞迁移在更为自然的条件下发生，因此不受组织培养带来的可能的人工操作影响。

我们很容易通过在蛋壳上打一个小孔暴露出胚胎来研究发育中的鸡胚胎（见 1.5.2 节），进而能够在细胞迁移之前标记细胞。然后将鸡蛋封闭，使标记的胚胎正常发育。在细胞迁移后，可以观察到标记的细胞。**神经嵴（Neural Crest）** 就是用该方法研究的一类迁移细胞。神经嵴包括一群特殊的迁移细胞，这些细胞起源于神经系统的背部，可以产生多种细胞类型，包括自主神经系统和外周神经系统的神经元（见 2.6.2 节和图 2.13）。

在迁移前标记神经嵴细胞的一种相对简单的方法是给**祖细胞（Progenitor）**[1]注射不干扰细胞功能且便于观察的染料，如图 7.4（a）所示。另一种方式是，可以在鹌鹑和鸡的**嵌合体（Chimera）**[2]中追踪神经嵴细胞的迁移（见专栏 1.5）。鸡和鹌鹑的胚胎非常相似，如果将一部分鹌鹑胚胎移植到鸡胚胎中，鹌鹑细胞会沿着正常的路线迁移。在嵌合体中移植的鹌鹑细胞及其子细胞可以通过鹌鹑特异性核标记——原位杂交（见专栏 3.4）进行观察，如图 7.4（b）和图 7.4（c）所示。控制神经嵴细胞迁移的机制见 7.4.1 节和 7.5.2 节。

另一种被广泛使用的研究中枢神经系统细胞迁移的间接技术是 **Birth-Dating**，该技术最早出现在 20 世纪 60 年代。在该研究中，细胞产生的当天进行特定标记，该标记能被整合到新合成的 DNA 中（见专栏 7.1）。一些胚胎开始标记后立即检查以找出标记细胞产生时的起始位置。另一些标记胚胎则保持正常发育一段时间，追踪在标记期间产生的细胞位置。Birth-Dating 通常用于哺乳动物，由于哺乳动物的胚

---

[1] 祖细胞（Progenitor）：在本书中定义为能分裂产生子细胞的一类细胞，其中一些将分化为神经细胞。祖细胞不受特定命运的支配，通常是多能的。
[2] 嵌合体（Chimera）：不同基因型的细胞聚集在一起形成胚胎后产生的个体。

胎受到胚外膜的保护,具有大胎盘且胚胎嵌入子宫中,因而用直接在体内观察的方法是不切实际的。Birth-Dating 研究有助于显示大脑皮层是以内向外的方式形成的,如 5.6.2 节所述。

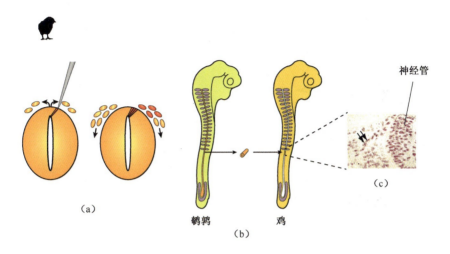

图7.4 追踪鸡胚胎中神经嵴细胞迁移的方法。(a) 将染料注入神经管一侧的细胞中,使其发育几天。通过观察该染料可以容易地鉴定来自初始标记细胞的细胞。羰花青染料(Carbocyanine Dye),如 DiI(见专栏 8.2),由于它们能均匀地通过分裂的子细胞,不在细胞间移动并且不影响细胞的迁移活性,而常用于此类研究。(b) 用移植技术将鹌鹑胚胎(左,黄色)中一小段神经管移植到鸡胚胎(右,橙色)中形成鹌鹑—鸡嵌合胚胎。鹌鹑细胞对控制神经嵴迁移的鸡胚胎中的信号做出反应,因此被移植的鹌鹑神经嵴细胞以与鸡细胞相同的方式进行迁移。通过特异性核标记,可以在这种嵌合胚胎中区分鹌鹑细胞与宿主鸡细胞。(c) 原位杂交检测鹌鹑特异性核标记物(以红色显示);黑色箭头表示从神经管迁移的两个鹌鹑神经嵴细胞。(c) 中的图像由 Sophie Creuzet 和 Nicole le Douarin 提供。

专栏 7.1　使用 Birth-Dating 追踪发育中的大脑皮层的迁移方式

在这种方法中,给怀孕的雌性小鼠注射标记的核苷酸——溴脱氧尿苷(Bromodeoxy Uridine,BrdU)[1]。标记进入胚胎后,所有处于细胞周期(Cell Cycle)[2] DNA 合成阶段(S 期)的增殖细胞的 DNA 都会被标记。随后使用识别 BrdU 的抗体通过免疫组织化学技术可以鉴别标记的细胞。由于在注射 BrdU 后其仅会在血液中存留约 2h,因此被称为脉冲标记。随后在处理胚胎时,免疫组织化学技术将显示处于 S 期细胞的位置。

---

[1] 溴脱氧尿苷(Bromodeoxy Uridine,BrdU):一种核苷酸胸苷的化学类似物,易于掺入新合成的 DNA 中。
[2] 细胞周期(Cell Cycle):产生细胞分裂,包括 DNA 合成和有丝分裂。

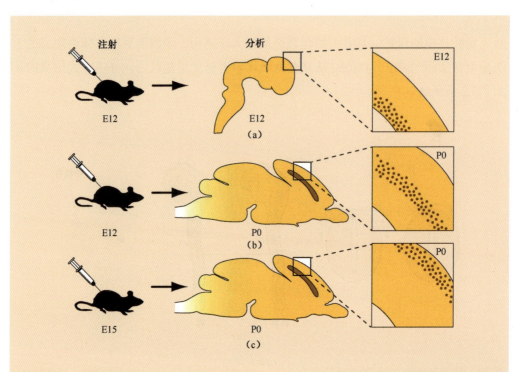

(a)例如，在发育的大脑皮层中，给第12天胚胎（E12）一个BrdU脉冲，随后进行分析，在发生增殖的脑室区发现了BrdU标记的细胞（图2.9）。由于神经元在形成后不再进行细胞分裂，因此BrdU永久地保留在其DNA中。然而，在保持分裂能力的祖细胞中，BrdU标记随着细胞分裂逐渐减弱。因此，在BrdU脉冲期间形成的神经元含有高水平的BrdU，并且在数天、数周甚至数月后也很容易识别。(b)如果在E12中注入BrdU并且保持胚胎发育至出生当天（P0），则在大脑皮层的中间层中出现标记的细胞，表明这些皮层中的神经元是在E12时形成的，随后发生放射状迁移。(c)类似地，在发育后期（E15）标记，在P0时期分析表明在E15时期产生的神经元发生放射状迁移形成大脑皮层的外表层。

第三种间接标记技术被用于追踪正在发育中的脊椎动物大脑的迁移路径，其涉及遗传命运图的使用，如专栏7.2中所述。

专栏7.2 使用遗传命运图（Genetic Fate-Mapping）追踪细胞迁移模式

遗传命运图提供了一种小鼠胚胎中追踪细胞命运的方法。它基于图1.8中描述的cre-*loxP*系统的修改。遗传命运图需要产生一种携带两种不同基因的转基因小鼠。第一个转基因传递的信号会在特定的发育阶段触发我们想要知道其命运的细胞的特异性和不可磨灭的标记。该转基因编码了一种cre重组酶，称为creER，它通过添加部分雌激素受体蛋白（ER）进行修饰。creER与药物它莫西芬相结合。在无它莫西芬时，creER蛋白无活性并且仅存在于细胞质中。通过加入它莫西芬可以激活creER的重组酶活性，结合它莫西芬可以促进creER蛋白进入细胞核，作用于*loxP*靶位点。creER转基因的表达通常由组织特异性启动子驱动，因此creER表达仅限于特定细胞或组织类型（见

3.8.1 节)。因此，cre 重组酶活性既具有组织特异性（由转基因启动子决定）又具有时间特异性（由添加它莫西芬的时间决定）。

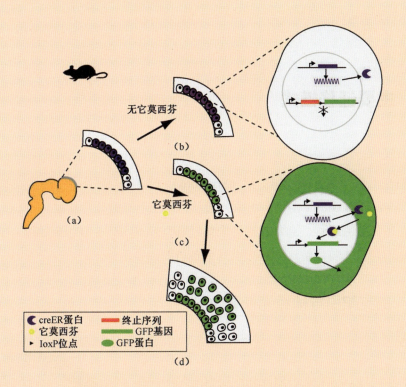

上图说明了使用遗传命运图来示踪发育中的大脑皮层中迁移细胞的命运的方法。(a) creER 转基因在小鼠胚胎的大脑皮层细胞中表达（紫色细胞）。(b) 在无它莫西芬时，creER 蛋白（紫色）在细胞质中无活性，并且 cre 报告转基因的表达被终止序列（红色矩形）终止。(c) 在命定定位实验中，在特定时间点加入它莫西芬（黄色圆圈）。给怀孕小鼠服用它莫西芬，让其穿过胎盘并进入胚胎细胞，与细胞质中 creER 结合。它莫西芬结合 creER 后进入细胞核，与 cre 报告转基因中 loxP 位点结合，从而切除终止序列并激活 GFP 报告基因的表达。(d) 由于 cre-报告基因中的启动子具有组成型活性，因此无论它们是否继续表达 creER，所有来自原始细胞的细胞中都持续表达 GFP。因此，在特定的发育阶段添加一定剂量的它莫西芬来标记特定的细胞群。该技术也可用于鉴定由祖细胞分裂形成的子代细胞（见 5.6.1 节）。在这篇综述文献中可以了解更多有关遗传命运图的研究[1]。

遗传命运图所需的第二个转基因对第一个转基因传递的信号起反应，被称为 cre 报告基因。典型的 cre 报告基因包含 3 个元件：①启动子，在所有细胞中始终具有活性（组成型启动子）；②荧光蛋白的编码序列，如 GFP；③终止序列，终止转录且两端是两个 loxP 位点。在 cre 重组酶失活时，终止序列终止 GFP 的表达。当 cre 重组酶激活时，

---

[1] Jensen P, Dymecki S M. (2014) Essentials of recombinase-based genetic fate mapping in mice. Methods Mol. Biol, 1092: 437-454.

会删除终止序列并激活 GFP 报告基因的表达。一旦被激活，GFP 将在细胞及其所有子细胞中持续表达。因此，如果胚胎继续发育几天，已经迁移的标记细胞仍将表达 GFP，从而可以推断出细胞迁移的模式。

7.3 主要迁移模式

综合使用这些类型的实验方法，科学家们发现了 3 种主要的神经细胞迁移模式。一些细胞在由其他细胞提供的**支架（Scaffold）**下迁移；另外一些细胞在被称为**链迁移（Chain Migration）**的过程中集体迁移；第三组细胞是明显独立于与其他细胞的紧密接触的单独迁移，通常被称为**个体迁移（Individual Migration）**。在详细讨论机制之前，首先将了解这些迁移模式中各自的独特示例。

7.3.1 由支架引导神经元迁移

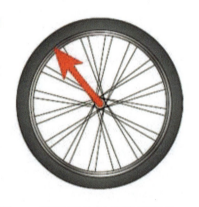

图 7.3 所示的实时成像研究已经证实，正如在 20 世纪 70 年代 Pasko Rakic 的开创性观察所预测的那样，大脑皮质中的许多放射状迁移神经元在**放射状胶质细胞（Radial Glial Cell）**介导下移向**软膜（Pial）**[1]表面[2]。由于大脑皮层近似于一个半球，这被称为**放射状迁移（Radial Migration）**[3]，类似于自行车轮辐从轮毂辐射的方式（如右图所示）。放射状胶质细胞不是真正的神经胶质细胞，而是长时间连接到皮质的脑室和软膜边缘的神经祖细胞（见 2.4.4 节和 5.3.2 节）。图 7.5 显示了放射状胶质细胞引导迁移的过程。在大脑的其他部分发现了由放射状神经胶质细胞引导的迁移，如在发育的小脑中正在迁移的颗粒细胞由 Bergmann 神经胶质细胞提供的支架引导（见专栏 7.3）。

---

[1] **软膜（Pial）**：包裹大脑和脊髓的一种膜。
[2] Rakic P. (2003) Elusive radial glial cells: historical and evolutionary perspective. Glia, 43: 19-32.
[3] **放射状迁移（Radial Migration）**：新生神经元从发育结构的中心向其外侧边缘（如大脑皮质）迁移的一种模式，或反之亦然（如小脑中的颗粒细胞）。

第 7 章 ■ 神经元迁移

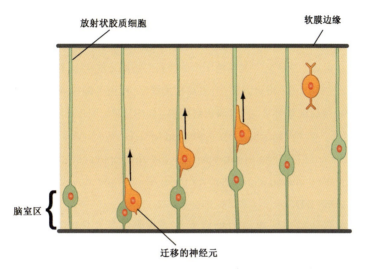

图 7.5　大脑皮层中许多新生神经元通过放射状胶质细胞（绿色所示）向外迁移。迁移神经元（橙色）与放射状胶质纤维紧密结合，并且在向大脑皮层的软膜边缘移动中保持紧密接触。

专栏 7.3　发育小脑中细胞的迁移模式

小脑是后脑的一部分，对调节运动控制很重要。小脑发育受到影响的突变小鼠经常表现出运动协调困难。这些突变体通常会根据不协调性来命名，如 *weaver*、*shaker* 和 *reeler*。研究这些突变小鼠品系为深入研究脑发育的机制提供了有价值的见解（见 11.5.3 节和 11.7.7 节）。

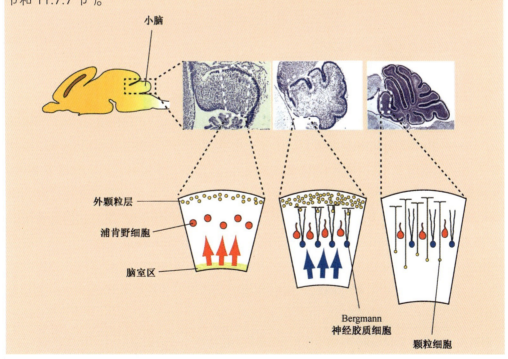

正在发育的小脑中显示了细胞迁移模式。小脑形成于后脑前部。图中的上半部分展示了小脑在3个发育阶段的外观，下半部分显示了主要的细胞类型及其在每个阶段的迁移模式。神经细胞产生于小脑两个不同的区域：脑室区（浅棕色）产生浦肯野细胞（红色），随后是Bergmann神经胶质细胞（蓝色）和外部颗粒层（橙色圆圈）产生颗粒神经元（橙色）。颗粒神经元（Granule Neuron）由Bergmann神经胶质细胞引导，经过浦肯野细胞，向内迁移。图片的上半部分来自伦敦国王学院的Albert basson。参考 Yaguchi Y, Yu T, Ahmed M U, Berry M, Mason I, Basson M A. (2009) Fibroblast growth factor (FgF) gene expression in the developing cerebellum suggests multiple roles for FgFsignalling during cerebellar morphogenesis and development. Developmental Dynamics, 238: 2058-2072。

成年小脑中有两种主要类型的神经元：**浦肯野细胞（Purkinje Cell）**和**颗粒细胞（Granule Cell）**，每种细胞占据一个特定层。在发育过程中，这两种类型的神经元来自两个不同区域的神经祖细胞。浦肯野细胞在新生小脑腹侧的脑室区中最先产生，这发生在小鼠胚胎期第13.5天。浦肯野细胞向胚胎小脑的软膜表面迁移，到了胚胎晚期阶段，在软膜表面下方形成一条宽带。相反，颗粒细胞产生于小脑软膜表面的外部颗粒层（External Granule Layer，EGL）中。大量的颗粒细胞在EGL中产生，大多数颗粒细胞产生于产后早期。随后，新生的颗粒细胞向内迁移，经过浦肯野细胞，形成内颗粒层。颗粒细胞通过一个胞体位于浦肯野细胞附近的Bergmann胶质细胞群引导向内迁移，这种迁移与脑皮层皮质神经元的放射状胶质细胞迁移非常相似。在迁移过程中，颗粒细胞产生分叉的尾部突起，与浦肯野细胞的树突形成突触，从而成为小脑回路的关键组分。

7.3.2 神经元的群体迁移

第二种常见的神经元迁移模式是群体迁移或**链迁移**。以该方式迁移的神经元中，研究最多的是在嗅球中发现的**嗅觉中间神经元（Olfactory Interneuron）**。**嗅球（Olfactory Bulb）**是从嗅上皮到大脑的第一个感觉信息中转站（见专栏10.3）。嗅球位于大脑的最前端，且在啮齿动物中相对较大，这反映了嗅觉对这些动物的重要性。在胚胎中，嗅觉中间神经元来自腹侧端脑中的祖细胞，这些神经元从那里迁移到嗅球。有趣的是，在啮齿动物中嗅觉神经元在成年阶段也会持续产生，它们是由位于**侧脑室（Lateral Ventricle）**[1]的**脑室下区（Subventricular Zone，SVZ）**[2]的干细胞产生的（见引言和专栏5.5）。出生在这里的细胞迁移到嗅球，在那里它们分化成神经元，并在功能上融入神经回路。这些细胞的迁移覆盖了相当长的距离——成年老

---

[1] **侧脑室（Lateral Ventricle）**：前脑内充满液体的小腔。
[2] **脑室下区（Subventricular Zone，SVZ）**：包含基底祖细胞的前脑神经管的过渡层。

鼠的迁移距离可达 5mm，相当于大约 500 个细胞直径（见图 7.6）。

嗅觉前体从脑室下区的产生地迁移到嗅球的途径称为**喙侧迁移流**（**Rostral Migratory Stream**）（见图 7.6）。当它们迁移时，形成一条连续的链，彼此滑动以到达目的地。这种类型的迁移类似于一群蚂蚁的迁移方式，即可以使用其他蚂蚁形成的桥跨越行进中的间隙，最终所有蚂蚁都到达了另一侧（见图 7.7）。

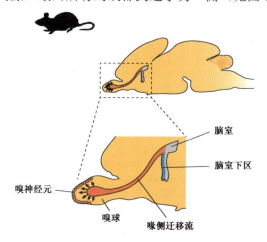

图 7.6　嗅觉中间神经元从侧脑室附近的脑室下区沿着喙侧迁移流到嗅球。蓝色表示细胞产生的区域，而红色表示喙侧迁移流和成熟的嗅觉神经元。Ghashghaei H T, Lai C, Anton E S. (2007) Neuronal migration in the adult brain: are we there yet? Nature Reviews Neuroscience, 8: 141-151。

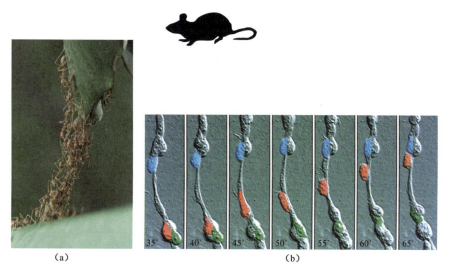

图 7.7　（a）蚂蚁个体间相互合作形成桥梁，使它们能够跨过间隔。同样，在链迁移中，迁移神经元相互滑动，使用其他细胞在迁移中获得引导和支撑。（b）嗅觉神经祖细胞在细胞培养中可以形成链并相互迁移。该图显示了在定时拍摄 30min 过程中获取的一组 7 帧图。为清

楚起见，迁移的细胞被染成红色，在定时拍摄中不迁移的两个细胞被染成绿色和蓝色。可以清楚地看到红色细胞沿着由嗅觉神经祖细胞形成的链迁移。该培养物中没有神经胶质细胞，表明在没有神经胶质的情况下也可以发生迁移。(b) 来自 Wichterle H, Garcia-Verdugo J M, Alvarez-Buylla A. (1997) Direct evidence for homotypic, glia-independent neuronal migration. Neuron, 18: 779-791。

喙侧迁移流被一根由胶质细胞组成的管状结构所包围，这增加了这些胶质细胞引导迁移嗅觉前体的可能性。然而，在完全没有胶质细胞的情况下，培养的嗅觉神经前体可以形成链并在培养物中迁移。这表明至少体外嗅觉前体迁移不需要一个胶质支架，但尚不确定在体内胶质细胞是否为其迁移提供支架（见图7.7）[1]。

在人类婴儿身上发现了一种类似于喙侧迁移流的结构，但人们认为这种结构不会持续到成年，这也许反映了嗅觉在人类中的重要性较低。

7.3.3 神经元的单独迁移

在第三种神经迁移的主要模式中，细胞单独迁移，没有胶质细胞或协同迁移细胞来帮助其迁移。神经嵴细胞采用这类迁移模式。它们或许是脊椎动物胚胎中最被熟知的迁移细胞群。神经嵴已在 2.6.2 节中进行介绍，神经嵴细胞产生于神经管的背侧，这些神经嵴细胞从那里开始各自迁移到胚胎的各个不同的区域（见图2.13和图7.11）。

对培养的胚胎皮层切片进行实时成像研究，观察新生神经元的迁移（见图7.3），结果显示：一些神经元通过**胞体易位**（**Somal Translocation**）进行迁移，显然不与任何放射状胶质细胞接触。这些胞体易位的细胞经历一个长时间延伸才到达软膜表面，同时失去了与脑室表面的连接（见图7.8）。在向软膜移动过程中，细胞在移动方向端的神经突逐渐变短，好像在绳索上拉着自己移动一样。在这篇综述文献中可以了解有关在皮层发育中的各种迁移模式的更多信息[2]。

---

[1] Ghashghaei H T, Lai C, Anton E S. (2007) Neuronal migration in the adult brain: are we there yet? Nat. Rev. Neurosci, 8: 141-151.
[2] Kriegstein A R, Noctor S C. (2004) Patterns of neuronal migration in the embryonic cortex. Trends Neurosci, 27: 392-399.

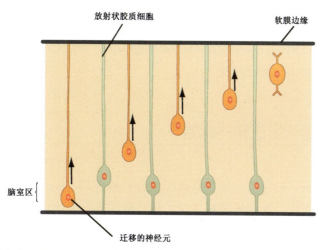

图 7.8 大脑皮质中的一些新生细胞通过胞体易位从脑室区迁移到软膜。以这种方式迁移的神经元延伸到软膜表面是一个长时间的过程，但此过程随着神经元的迁移而逐渐缩短。

7.4 迁移的起始

神经元迁移过程包括 4 个主要步骤。首先，迁移必须在细胞开始移动时开始（在本节中讨论）；其次，迁移细胞必须受到适当的导向（见 7.5 节）；再次，细胞通过局部移动来迁移（见 7.6 节）；最后一步，细胞在到达目的地后终止迁移（见 7.7 节）。图 7.9 说明了由放射状胶质细胞引导的皮层神经元迁移的 4 个步骤，在 7.3 节中讨论的所有 3 种神经元迁移模式基本上可以分解为相同的 4 个步骤。

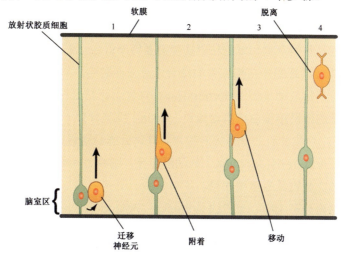

图 7.9 新生大脑皮层神经元放射状迁移的 4 个步骤。（1）运动起始阶段，新生神经元开始向外迁

移。(2) 神经元与一个相邻的放射状神经胶质细胞形成紧密的连接，并引导神经元向外运动。(3) 在移动过程中，该细胞向软膜表面迁移。(4) 神经元到达最终位置后，通过脱离放射状神经胶质细胞来终止迁移。

7.4.1 神经嵴细胞迁移的起始

在未迁移之前，神经嵴细胞与其周围的神经外胚层（Neuroectoderm）[1]细胞紧密结合在一起。因此，在开始迁移之前，神经嵴细胞必须脱离并且切断与邻近神经外胚层细胞的连接。在神经嵴细胞开始迁移时发生的最重要的变化是**细胞粘附分子（Cell Adhesion Molecule，CAM）**表达的动态变化（见专栏 7.4）。例如，当神经嵴细胞离开神经管时，细胞粘附分子 N-钙粘蛋白（N-Cadherin）和钙粘蛋白 6 都会下调。如果通过实验阻断钙粘蛋白 6 的下调，则神经嵴细胞卡在背神经管中无法迁移。在神经嵴细胞迁移的早期阶段发生的许多细胞变化受转录因子（Transcription Factor）[2] Snail1 和 Snail2 控制，Snail1 和 Snail2 的表达对应于背侧神经管中的骨形态发生蛋白（BMP）信号（见 4.5.4 节）。

> **专栏 7.4　细胞粘附分子**
>
> 多细胞生物体中的绝大多数细胞与其邻近细胞相互作用。这种细胞与细胞间的相互作用有助于组织形成和维持生物体内结构的完整性，并且在细胞之间特定类型的通信中起重要作用。当细胞迁移时，必须经常改变与邻近细胞相互作用的方式。许多细胞与细胞间的相互作用是由一类被称为细胞粘附分子介导的。我们已经了解了许多不同类型的细胞粘附分子，但在此仅研究在神经系统发育期间最重要的 3 种类型分子。
>
> 钙粘蛋白因其粘附活性和细胞粘附功能需要钙而得名，是一类跨膜的蛋白家族，能跨越细胞质膜并通过细胞外结构域中的结合位点彼此结合。钙粘蛋白与邻近细胞表面上的钙粘蛋白分子形成同亲型（Homophilic）[3]结合。钙粘蛋白分子的细胞质结构域通过一定数目的细胞内衔接蛋白与肌动蛋白（Actin）细胞骨架（专栏 6.1）相互作用。通过这种方式，一个细胞的肌动蛋白细胞骨架与其邻近的肌动蛋白细胞骨架相连。钙粘蛋白是**粘附连接（Adherens Junction）**的粘附部分，细胞之间的连接对上皮结构（包括神经外胚层）的完整性具有重要作用。
>
> 神经细胞粘附分子（Neural Cell Adhesion Molecule，N-CAM）在神经系统中广

---

[1] 神经外胚层（Neuroectoderm）：发育成神经系统的神经源区域。
[2] 转录因子（Transcription Factor）：与 DNA 结合以调节基因转录的蛋白质。
[3] 同亲型（Homophilic）：同种分子间的结合。

泛表达。基于结构相似性，N-CAM 是细胞表面蛋白中免疫球蛋白超家族的成员。与钙粘蛋白一样，细胞粘附分子大家族的成员通常形成同亲型结合。但与钙粘蛋白不同的是，这类分子间的结合不需要钙离子来介导。

第三类细胞粘附分子，即整联蛋白，主要形成细胞和细胞外基质之间的连接，**细胞外基质**（Extracellular Matrix，ECM）是分泌蛋白和多糖构成的一种复杂网络结构，位于大多数真核细胞之间（见专栏 6.2）。整联蛋白类似**异二聚体**（Heterodimer）[1]的作用，由一个 α 亚基和一个 β 亚基组成。许多整联蛋白与细胞质肌动蛋白连接，而其他整联蛋白与细胞骨架的不同组分相连。整联蛋白还可以介导来自细胞外基质的信号传递，影响细胞运动和形状。

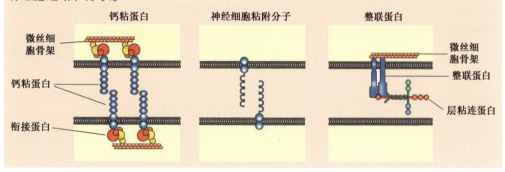

7.4.2 神经元迁移的起始

刺激或促进细胞运动起始的因素被称为**运动**（Motogenic）**因子**。我们对控制某些类型神经元迁移开始的分子机制了解较多。例如，在 7.3.2 节中介绍的嗅觉前体细胞迁移的起始。在迁移开始时，嗅觉前体离开它们发生的脑室下区（SVZ）进入喙侧迁移流（见图 7.6）。几种分泌因子已被证实参与迁移的启动。这些运动固有因子包括诸如由迁移的嗅觉前体周围的神经胶质细胞产生的分泌蛋白 MIA（迁移-诱导活性）。分泌信号分子 Slit1 和 Slit2 也由 SVZ 周围的细胞产生。**Slit**[2]蛋白最为人所知的是参与轴突导向，起到排斥生长中的轴突的作用，8.3.2 节将更详细地讨论它们的活动。这些小家族分子对新生的嗅觉前体细胞远离 SVZ 并将它们引向嗅球起着非常重要作用。与此一致，在 *Slit1* 基因的两个复本都失活的突变小鼠中（*Slit1*[-/-] 小鼠），许多嗅觉前体细胞向尾部（向后轴）而不是喙部（向前轴）迁移；在缺乏

---

[1] **异二聚体**（Heterodimer）：由两种不同的蛋白质组成的蛋白质复合体。
[2] **Slit**：一个在无脊椎动物和哺乳动物之间进化上保守的轴突引导分子小家族。

Slit1 和 *Slit2*（*Slit1* [-/-]；*Slit2* [-/-]）的突变小鼠中，嗅球含有的神经元更少。

7.5 如何将迁移细胞引导到目的地

到目前为止，已经揭示了引导神经元迁移方向的两种主要机制，即**趋化性**（**Chemotaxis**）和**胶质支架**（**Scaffold**）引导。在趋化作用中，细胞的运动由化学信号引导。细胞向信号移动，称为**化学吸引**（**Chemoattraction**），或远离信号，称为**化学排斥**（**Chemorepulsion**）。目前已经发现，正在发育的神经系统中由趋化作用引导的细胞包括秀丽隐杆线虫中特化的神经祖细胞，以及斑马鱼中的神经嵴细胞和形成侧线的细胞。

7.5.1 秀丽隐杆线虫神经元的定向迁移

在 7.2.1 节中，我们介绍了在秀丽隐杆线虫胚胎中可以识别单个细胞，并可以在光学显微镜下追踪它们的运动。一对神经祖细胞——Q 细胞出现在秀丽隐杆线虫胚胎两侧的相同位置——左侧为 QL，右侧为 QR（见图 7.10）。在正常发育过程中，Q 细胞及其后代以相反的方向迁移，QL 及其后代向胚胎尾部迁移，而 QR 及其后代向头部迁移。然而，在某些缺失 **Wnt**[1] 信号传导的秀丽隐杆线虫的突变株中，QR 和 QL 都失去定向迁移并且每个都沿着前后轴随机迁移。图 3.6 描述了 Wnt 信号通路。3 个 *Wnt* 基因在秀丽隐杆线虫胚胎中以梯度表达，高水平表达向后，低水平表达至胚胎前端（见图 7.10）。因此，迁移的 Q 细胞似乎表现出与 *Wnt* 表达梯度的不同反应，尽管这些机制的细节我们尚未完全了解。

另外一种秀丽隐杆线虫神经元——**雌雄同体**（**Hermaphrodite**）[2] 特异性神经元或 HSN 的迁移也需要 Wnt 信号（这些神经元的功能在 9.5.2 节中讲述）。HSN 在胚胎后端生长，向前端移动。在 Wnt 失活的突变体中或者 Wnt 在胚胎前端异常表达的个体中，HSN 就不会像在正常个体中那样向前迁移。在 Wnt 失活的突变体中，缺失了后部的排斥力，当胚胎前轴的 Wnt 表达异常时，导致 HSN 受到来自前轴的

---

[1] **Wnt**：一个高度进化保守的分泌蛋白家族，在发育和成年动物中调节许多不同过程，包括细胞增殖、分化和基因表达。

[2] **雌雄同体**（**Hermaphrodite**）：具有雌性和雄性性特征和器官的生物体。

排斥。因此，HSN 在前轴的迁移通常受到后轴表达的 Wnt 排斥活性的引导[1]。到目前为止，还不清楚 Wnt 是否在脊椎动物的神经元迁移中起作用。

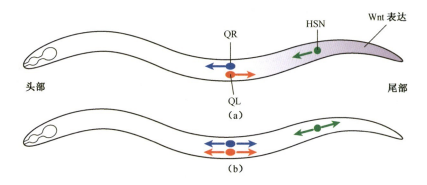

图 7.10 秀丽隐杆线虫神经祖细胞的迁移受 Wnt 信号的调控。(a) 在野生型胚胎中，QR 和 HSN 向前端迁移，QL 向后轴迁移。3 种不同的 Wnt 基因，*cwn-1*，*egl-20* 和 *lin-44*，在胚胎中以梯度（紫色）形式表达，其中在胚胎后端表达水平最高。(b) 在缺乏 Wnt 配体或 Wnt 受体 *lin-17* 表达的突变胚胎中，QL 和 QR 细胞沿前后轴随机迁移。许多秀丽隐杆线虫基因是根据在基因筛选过程中发现的表型命名的。因此，*lin* 基因是在细胞系中表现出缺陷，而 *egl* 基因是在产卵时表现出缺陷。当这些基因随后被克隆测序后显示，*egl-20* 和 *lin-44* 编码 Wnt，而 *lin-17* 编码一个 Wnt 受体——frizzled。图片来源：Salinas P C, Zhou Y. (2008) Wnt signalling in neural circuit assembly. Ann. Rev. Neurosci, 31: 339-358。

7.5.2 神经嵴细胞迁移的引导

神经嵴细胞表达特定的细胞表面受体，这些受体引导它们对持续的和短暂的迁移信号做出反应。许多神经嵴细胞沿着各自的组织路径迁移。例如，在胚胎的躯干区域，迁移的神经嵴细胞穿过**体节**（与神经管相邻的那部分将形成骨骼肌和椎骨的中胚层组织；见 2.4.2 节和图 2.5）。虽然神经嵴细胞都沿着神经管的前后轴生成，但它们仅在每个体节的前半部分移动，避开后半部分（见图 7.11）。迁移的神经嵴细胞表达若干<u>酪氨酸激酶（Tyrosine Kinase）</u>[2]受体的 **Eph** 家族成员，相应的 **Ephrin 配体（Ligand）**[3]则在每个体节的后部表达。由 Eph-ephrin 信号介导的相互排斥作用

---

[1] Rella L, Fernandes Póvoa E E, Korswagen H C. (2016) The Caenorhabditis elegans Q neuroblasts: a powerful system to study cell migration at single-cell resolution in vivo. Genesis, 54: 198-211.
[2] **酪氨酸激酶（Tyrosine Kinase）**：一种将磷酸基团（磷酸化）转移到蛋白质中酪氨酸残基上的酶。
[3] **配体（Ligand）**：与受体分子结合的分子或离子，如位于细胞表面，产生生物反应的配体。

将迁移的神经嵴细胞限定在每个体节的前半部分。Eph-ephrin 信号在发育中的神经系统中对引导轴突到达它们的靶器官也很重要（见 10.5.3 节）。参与轴突导向的另外两个信号分子家族 **Semaphorins** 和 **Slits**，以及它们各自的受体 **Neuropilins** 和 **Robos**，也参与指导神经嵴细胞的迁移。这些分子将在第 8 章详细介绍。在缺乏 neuropilin 蛋白分子 Nrp2 或 semaphorin Sema3F 的突变小鼠中，胚胎躯干区域的神经嵴细胞不遵循正确的迁移途径。类似地，在体节中表达的 Slit 配体引导表达 Robo 的神经嵴细胞沿着适当的途径迁移。

除了短程相互作用外，神经嵴细胞向目的地的迁移还受到长距离作用分子的引导。例如，胶质细胞源性神经营养因子（GDNF）由肠道中的细胞表达，并能吸引这些神经嵴细胞形成肠神经系统（见图 2.13）。神经营养因子将在第 9 章关于程序性细胞死亡的内容中再次讲述。总之，短距离和长距离协同作用以引导特定的神经嵴细胞子集迁移到适当的目的地[1]。

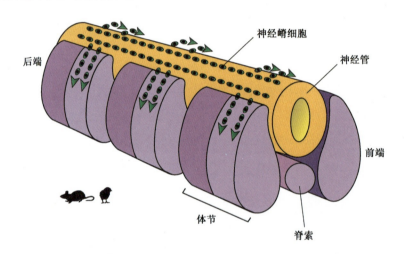

图 7.11　神经嵴细胞沿着整个神经管的前后轴生长，但迁移的细胞被限制在每个体节的前半部分。在每个体节（暗紫色）的后半部分表达的化学排斥分子，包括 Ephrin、Semaphorin 和 Split 家族成员，将迁移的神经嵴细胞局限于体节的前部（淡紫色）。在其他部分，产生分段排列的背根神经节（**Dorsal Root Ganglia**）[2]，形成于每个体节的前部区域附近。

---

[1] Shellard A, Seminars in Cell and Developmental Biol, Mayor R. (2016) Chemotaxis during neural crest migration, 55: 111-118.
[2] 背根神经节（**Dorsal Root Ganglia**）：外周感觉神经元细胞体的集合，其轴突进入脊髓沿脊髓背侧双向运动。

7.5.3 斑马鱼中神经前体细胞在侧线发育中的导向

侧线是多种鱼类和两栖动物的感觉器官,它可以检测水的运动并使动物在水中定向(见图 7.1)。侧线由一系列称为神经丘的机械感觉器官组成,这些器官在头部和尾部之间沿着鱼的每一侧纵向延伸。在斑马鱼中,产生侧线神经丘的细胞最初来源于**颅基板(Cranial Placode)**[1](基板在 2.6.2 节中已讨论)。整个基板沿着发育中的鱼的一侧从头到尾迁移,并定期沉积细胞簇,从而产生神经丘(见图 7.12)。这是一个集体迁移或链迁移的例子(见 7.3.2 节)。

迁移的基板细胞由一种**趋化因子(Chemokine)**引导。趋化因子或趋化细胞因子是一类小型分泌信号蛋白家族,其作用是在各种生物情况下吸引细胞。在专栏 9.4 中详细地描述了细胞因子的信号传递。特定的趋化因子由沿着迁移基板所遵循的细胞途径表达(见图 7.12)。基板内的细胞能表达特定的趋化因子受体。破坏趋化因子或其受体功能的突变则会阻止基板的定向迁移[2]。

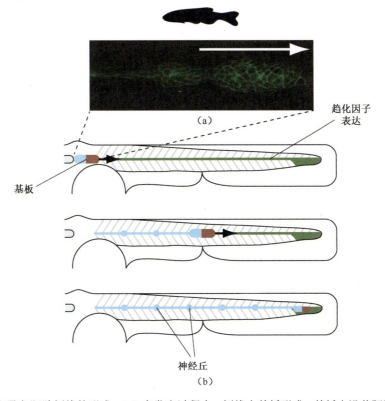

图 7.12 斑马鱼胚胎侧线的形成。(a)在发育过程中,侧线由基板形成,基板由沿着胚胎一侧移动

---

[1] **颅基板(Cranial Placode)**:脊椎动物头外胚层的双侧增厚,产生感觉结构。
[2] Scarpa E, Mayor R. (2016) Collective cell migration in development. J. Cell Biol, 212: 143-155.

的前体细胞组成，周期性地留下一群细胞，形成侧线的感觉细胞，即神经丘。如图 7.1 所示，基板细胞被绿色荧光蛋白标记，使其易于观察。(b) 在迁移过程中，基板跟随趋化因子 Cxcl12a（绿色）一起表达。Cxcl12a 沿着侧线稳定表达。迁移的基板细胞通过表达两种不同的趋化因子受体来检测 Cxcl12a。位于基板前缘的细胞表达受体 Cxcr4b（棕色），靠后面的细胞表达 Cxcr7b（蓝色）。Cxcr7b 通过与 Cxcl12a 结合并将其从细胞外环境中移除而发挥作用，使得基板后部的细胞暴露于比前部低的 Cxcl12a 浓度中。因此，基板产生了有效的趋化因子水平，这是引导过程的必要部分。在文献中可以了解更多最近在这方面揭示的机制[1]。图片 (a) 来自 Darren Gilmour, eMbl, 德国, https://staticcontent.springer.com/esm/art%3a10.1186%2F1749-8104-2-15/Mediaobjects/13064_2007_19_MoesM1_esM.mov。图片 (b) 来自 Aman A, Piotrowski T. (2009) cell migration during morphogenesis. Developmental Biology, 341: 20-33。

7.5.4 放射状胶质纤维的导向

许多皮质神经元和小脑颗粒细胞的迁移受到放射状胶质细胞的导向（见 7.3.1 节）。细胞迁移的主要过程环绕在放射状胶质细胞周围，形成紧密连接，表明细胞粘附分子（见专栏 7.4）参与其迁移过程。事实上，有一种特殊的细胞粘附分子称为星形肌动蛋白（Astrotactin），它对迁移神经元附着到放射状神经胶质细胞上起着关键作用。星形肌动蛋白是一种细胞表面**糖蛋白（Glycoprotein）**[2]，它由大脑皮层和小脑中放射状迁移的神经元表达。它不属于任何较大的细胞粘附分子家族。把来自正在发育的小脑的神经元和神经胶质细胞一起培养时，星形肌动蛋白的重要性显而易见。专栏 7.3 讲述了小脑颗粒细胞的迁移路径。在培养器中，分离的小脑颗粒细胞（见专栏 7.3）附着在胶质细胞的枝干上，顺沿着迁移，很像在发育的大脑皮层中的迁移方式（见图 7.13）。当加入阻碍星形胶质细胞的抗体时，颗粒细胞不能附着在胶质细胞上，迁移速度明显减慢。同样，在缺失星形肌动蛋白基因 *Astn1* 的突变小鼠中，放射状迁移异常缓慢。

---

[1] Wang J, Knaut H. (2014) Chemokine signalling in development and disease. Development, 141: 4199-4205.

[2] **糖蛋白（Glycoprotein）**：一种附着有共价连接的碳水化合物侧链的蛋白质。

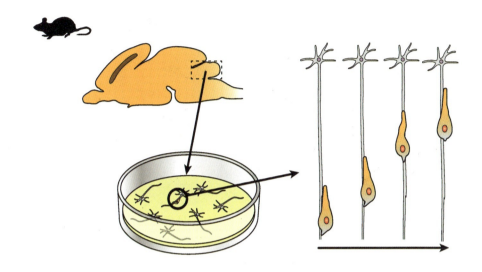

图 7.13 从发育的小脑中可分离出颗粒神经元和放射状胶质细胞并涂在塑料组织培养皿上。在该条件下，放射状神经胶质细胞可以长得很长，颗粒细胞附着在其上。一旦附着，颗粒细胞沿着放射状胶质纤维迁移，类似体内发育小脑中颗粒细胞的正常迁移。使用显微镜可以便捷地定时跟踪拍摄迁移。

细胞粘附分子 N-钙粘蛋白在大脑皮质中的放射状胶质细胞引导的神经元迁移中起着重要作用。迁移神经元表面的 N-钙粘蛋白分子与引导它们的放射状胶质细胞上的钙粘蛋白分子形成同亲型的相互作用，将两个细胞结合在一起（见图 7.14 和专栏 7.4）。在培养的沿径向放射状胶质细胞迁移的皮层神经元中，使用抑制因子阻止 N-钙粘蛋白在质膜中的传递，实验表明 N-钙粘蛋白分子被主动地传递到迁移神经元前沿的膜中，这样它就能紧紧附着在引导放射状胶质细胞上。相反，在迁移神经元后部边缘的钙粘蛋白分子从质膜移除，导致两个细胞之间的连接减弱并促进迁移（见图 7.14）。

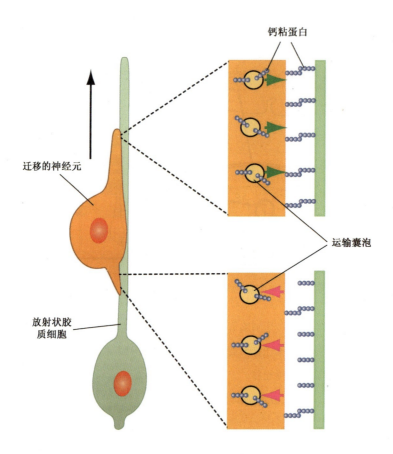

图 7.14 钙粘蛋白在迁移神经元质膜上的局部运输。与所有细胞表面蛋白质一样，钙粘蛋白（由蓝色珠子表示）通过胞内囊泡（橙色圆圈）进入质膜或从质膜中运出。在迁移神经元的前缘（顶部），运输囊泡将钙粘蛋白分子添加到迁移神经元的质膜上（由绿色箭头示出），使其更紧密地粘附到放射状神经胶质细胞导向过程中。相反，在迁移神经元的尾部（底部），钙粘蛋白分子从质膜上移除（由粉红色箭头显示），减少了表面钙粘蛋白分子的数量，并导致其与放射状神经胶质细胞的相互作用减弱[1]。

---

[1] Solecki D J. (2012) Sticky situations: recent advances in control of cell adhesion during neuronal migration Curr. Opinion Neurobiol, 22: 791-798.

7.6 移动

细胞运动或移动在理解神经迁移中至关重要。在控制迁移神经元运动的细胞生物学过程方面,由放射状胶质细胞引导的皮质神经元的运动是我们了解得最清楚的。这些神经元以跳跃方式迁移,即短暂的快速向前运动,其间夹着相对较长的静止期,就像汽车穿过城市,在交叉路口停止后再重新启动。

细胞的运动在很大程度上是由**细胞骨架(Cytoskeleton)**的变化驱动的,细胞骨架是一种灵活且高度动态的细胞内网络结构,它控制细胞的形状和运动(见 6.1.2 节和专栏 6.1)。**微管(Microtubule)**[1]组分是神经元迁移过程中细胞骨架最重要的部分。微管产生一种称为**中心体(Centrosome)**[2]或微管组织中心的特殊结构,它是控制细胞运动的关键因素。许多正在迁移的细胞具有特有的形态(见图 7.15),一个长而相对较薄的突起,称为前导突起,它沿着运动方向在细胞前端伸出。中心体位于细胞核和迁移细胞的前导突起之间,在细胞核的前面。从中心体发出的一组微管向前延伸到前导突起中,而另一组也连接到中心体,围绕细胞核形成笼状结构。迁移细胞的细胞质大部分位于细胞核周围,末端通常有一个短的尾突起(见图 7.15)。迁移神经元采用的特征形状的机制可能类似控制神经突向外生长的机制(见 6.3 节)。

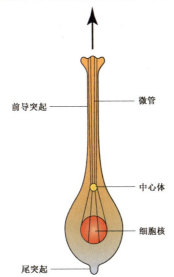

图 7.15 迁移神经元的典型形态。长而薄的前导突起在迁移方向上向前延伸,在细胞的末端是短的尾突起。从中心体发出的微管网络向前延伸到前导突起,向后进入细胞核。

---

[1] 微管(Microtubule):细胞骨架的主要组分,由微管蛋白组成。
[2] 中心体(Centrosome):组织细胞骨架微管的细胞内细胞器。

细胞运动过程可以分解为一系列重复步骤（见图7.16）。首先，前导突起向迁移方向延伸；然后中心体向前移动，进入前导突起。接下来，细胞核在称为**核运动（Nucleokinesis）**的过程中由连接的微管向前牵引并向中心体移动。最后，尾突起重构，使其更接近细胞体。前导突起再次延伸，重新开始循环。显然，在这些变化过程中，细胞骨架必然经历了动态重排，但细胞骨架调节神经元迁移的详细机制尚未完全了解。一个有吸引力并与我们目前的认识一致的模型是，前导突起顶端产生的力量作用于微管网络以拉动中心体向前移动。中心体移动时，会拉动细胞核周围的微管网络，从而也拉动细胞核向前移动。与此同时，可能由**动力蛋白（Motor Protein）**[1]、**肌球蛋白（Myosin）**[2]驱动迁移细胞的后缘收缩。而这种收缩被认为可以推动细胞核向前移动，效果类似挤压牙膏管的底部。因此，拉力和推力的组合可能推动迁移细胞向前运动[3]。

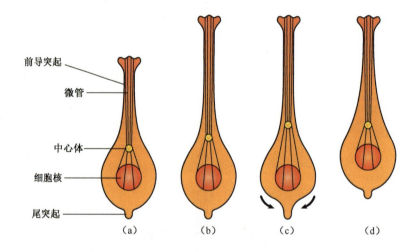

图7.16　细胞迁移阶段。（a）显示细胞开始迁移时细胞关键组分的位置。（b）前导突起延伸，可能由微管延伸驱动。（c）中心体向前进入前导突起。同时，细胞的尾端收缩（箭头），驱动细胞的尾部向前。（d）细胞核向中心体移动，尾突起收缩。重复这些步骤直到细胞到达目的地。

微管是一种动态的结构，它们的行为受若干不同类型蛋白质的调控。例如，一些与微管结合的蛋白质可以或多或少地增加微管的稳定性，而另一些蛋白质会使微管延伸或收缩。再者，影响神经元迁移的机制可能与神经突形成期间影响微管稳定

---

[1] 动力蛋白（**Motor Protein**）：沿着细胞内的细丝移动的蛋白质。
[2] 肌球蛋白（**Myosin**）：一种沿着肌动蛋白丝移动的分子运动蛋白。
[3] Kawauchi T. (2015) Cellular insights into cerebral cortical development: focusing on the locomotion mode of neuronal migration. Front Cell Neurosci. doi:10.3389/ fncel.2015.00394.

性的机制非常相似，参与调控微管动态的蛋白部署在其中（见 6.5.4 节）。有趣的是，在无脑回畸形（Iissencephaly）患者中，编码两种不同微管结合蛋白 *LIS1* 和 *DCX* 的基因发生了突变，引起神经元迁移严重异常（见专栏 7.5）。

专栏 7.5 可以通过对无脑回畸形的研究深入了解细胞的迁移机制

控制新生大脑皮质放射状迁移机制的线索来自对人类罕见出生缺陷的基因的研究，这种出生缺陷称为无脑回畸形。典型的无脑回畸形（平脑）是一种严重的发育性脑部紊乱疾病，其中称为**脑沟**（Sulcus）和**脑回**（Gyrus）的大脑皮层褶皱大大减少或完全消失（见下图）。此外，皮层的灰质在无脑回的大脑中更厚，并且大多数神经元存在于最深层中。综上所述，这些特征表明无脑回畸形是由于皮质神经元不能正常迁移造成的。

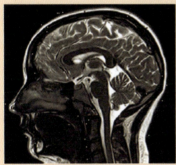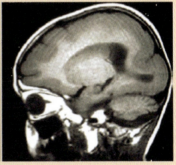

无脑回畸形患者脑部核磁共振扫描图（右图）。值得注意的是，通常在人类大脑皮层发现的特征褶皱几乎完全消失（左图显示的是正常大脑的扫描图）。获得的许可来源：Macmillan Publishers ltd. Feng Y, Walsh, CA. (2001) Protein-protein interactions, cytoskeletal regulation and neuronal migration. Nature Reviews Neuroscience, 2: 408–416。版权所有 2001。

在无脑回畸形患者中发现了许多不同基因的突变。在大多数情况下，突变基因的正常蛋白产物与微管功能有关。在 *LIS1* 基因中有杂合突变的个体具有典型的无脑回畸形。Lis1 蛋白被认为与微管和动力蛋白一起调节迁移。

无脑回畸形的另一个表型是由双皮质基因（*DCX*）的突变引起的。似乎缺乏 *DCX* 蛋白的细胞不能正常迁移形成皮层的表层。*DCX* 是另一种微管结合蛋白，其作用是促进微管结合。

第三种无脑回畸形是由于基因 *TUBA1A* 和 *TUBB2B* 的突变导致的，它们分别编码 α–微管蛋白和 β–微管蛋白，这些蛋白质组成微管（见专栏 6.1）。鉴于微管的广泛重要性，令人惊讶的是微管蛋白基因的突变只会在发育的大脑中引起问题。事实证明，在无脑回畸形患者中，大多数微管突变是点突变，并影响与微管结合蛋白相互作用的保守氨基酸。这种突变可能会影响微管和仅在大脑皮层中表达的调节蛋白之间的相互作用，从而导致皮质特异性缺陷。

研究者已经构建了许多敲除某些基因的小鼠模型，来研究 *Lis1* 或 *DCX* 突变可能导致无脑回畸形的机制。然而，正常的小鼠大脑皮层本身就缺乏脑沟和脑回，与人类大脑结构缺乏可比性。与人类患者相比，敲除 *Lis1* 和 *DCX* 的小鼠的表型一般不是很严重，这表明小鼠对缺失 *Lis1* 或 *DCX* 的敏感性低于人类。您可以在本综述中了解更多关于无脑回畸形的遗传学信息，以及我们可以从小鼠模型中学到什么[1]。

7.7 运动结束——迁移的终止

到目前为止，我们已经看到了神经元迁移如何开始，迁移的神经元如何引导到目的地，以及细胞骨架的变化如何驱动神经元的迁移运动。迁移的第 4 步也是最后一步，神经元必须在到达目的地后终止迁移。细胞如何知道它们何时到达正确的位置呢？对这个问题最好的回答可能还是对大脑皮层和小脑中的放射状胶质细胞引导的神经元的理解。一个重要的线索来自对小鼠突变株——**蹒跚**（*Reeler*）小鼠的分析。20 世纪 40 年代后期，在苏格兰爱丁堡大学实验室的小鼠群中出现了蹒跚小鼠突变体。这些突变体小鼠的运动协调性差，以至于会在笼子里趔趄。科学家道格拉斯·法尔科纳（Douglas Falconer）最初用类似醉酒来描述蹒跚小鼠突变体的步态[2]。运动障碍可能是因为小脑结构异常，小脑控制运动协调的各个方面。在蹒跚小鼠突变体中，由于新生神经元无法迁移到正确的位置，导致小脑的特征性层状结构（见专栏 7.3）不能正确形成。例如，浦肯野细胞通常存在于有组织的细胞层中，但在蹒跚小鼠突变体中形成了组织混乱的矮丛状结构（见图 7.17）。影响小脑发育的其他突变将在 11.5.3 节中讨论。

在蹒跚小鼠突变体中，大脑皮质也存在发育异常。通常局限于大脑皮层单个层的特定细胞类型，反而分散在皮层的各个深度（见图 7.17）。在蹒跚小鼠突变体的皮层中，许多放射状迁移的神经元不会像在正常小鼠体内那样穿过早期产生的细胞（见图 5.16），从而造成后期产生的细胞在较深的位置异常积累。已发表的关于蹒跚小鼠突变体的研究表明，其皮质层是倒置的，深层神经元出现在表层，表层神经元出现在深层，这可能代表着一种过度简化的表型。在蹒跚小鼠突变体中丧失功能的基因被命名为 *reelin* 并且在人类中是保守的。人类同源基因突变（命名为 *RELN*）会引起无脑回畸形，这与调节迁移的作用一致。

---

[1] Manzini M C, Walsh C A. (2011) What disorders of cortical development tell us about the cortex: one plus one does not always make two. Curr. Opin. Genet. Dev, 21: 333-339.
[2] Falconer D S. (1951) Two new mutants, "trembler" and "reeler", with neurological actions in the house mouse. J. Genet, 50: 192-201.

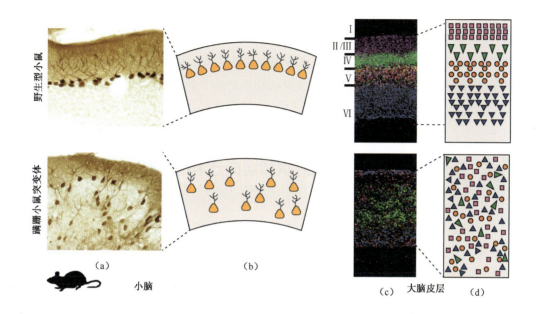

图 7.17 蹒跚小鼠小脑和大脑皮层中的迁移缺陷。(a) 利用特异性识别浦肯野细胞的抗体,对野生型和蹒跚小鼠突变体的脑部进行免疫染色。在野生型小鼠的小脑中,浦肯野细胞排列成一个单细胞层。在蹒跚小鼠突变体的小脑中,浦肯野细胞排列受到高度干扰,并且浦肯野细胞在小脑中的分布更广泛。(b) 总结了图 (a) 所示的结果。(c) 蹒跚小鼠突变体大脑皮层中的分层也高度异常。原位杂交图显示了 4 种不同基因的表达,每种都由一类神经元表达,这种神经元通常位于成熟皮层的特定层。在本实验中,每个原位杂交分别进行,并用伪彩图表示。合成图像是将 4 幅不同颜色的图像组合在一起。在野生型小鼠中,表达这 4 种基因的神经元被整齐地分成可识别的层。然而,在蹒跚小鼠突变体的皮层中,细胞和组织没有清晰可见的层次。(d) 总结了图 (c) 中的发现。图 (a) 和图 (c) 来自 Katsuyama Y, Terashima T. (2009) developmental anatomy of reeler mutant mouse. Develop. Growth Differ, 51: 271-286;Dekimoto H, Terashima T, Katsuyama Y. (2010) dispersion of the neurons expressing layer specific markers in the reeler brain. Develop. Growth Differ, 52: 181-193。

reelin 基因编码一种与细胞外基质关联的大量分泌性蛋白质,并由 **Cajal-Retzius 细胞(Cajal-Retzius Cell)**[1]大量表达。Cajal-Retzius 细胞是正在发育的大脑皮层表层中的一群特化神经元。目前还不清楚 *reelin* 如何准确调控发育大脑皮层中

---

[1] **Cajal-Retzius 细胞(Cajal-Retzius Cell)**:在发育中的大脑皮层边缘区的软膜边缘附近发现的特定神经元亚群。人们以它们的共同发现者 Ramon Y Cajal 和 Gustaf Retzius 命名。

迁移细胞的分层位置，一种可能性是 reelin 蛋白作为化学引诱物，吸引神经元向软膜表面迁移。或者，reelin 蛋白作为一个终止信号，指示迁移的神经元到达正确位置后，从放射状胶质细胞表面分离。由于连续的细胞迁移以相同的胶质纤维为导向，在蹒跚小鼠突变体皮质中，早期迁移细胞分离的失败可能会导致堵塞，这在物理上阻止了后期产生的细胞越过附着在放射状胶质细胞上的前期细胞的迁移[1]。

7.8 胚胎大脑皮层包含放射状和切向迁移的细胞

尽管放射状迁移细胞对发育中的大脑皮层有很大贡献，但并非所有皮层细胞都遵循这一途径，并且已经在发育的哺乳动物前脑中发现了其他迁移途径。一条主要通路的明确证据来自对小鼠前脑培养切片的实验，如图 7.2 所示。将染料置于切片的内侧**神经节隆起（Ganglionic Eminence）**[2]处，培养两天。结果，一群带标记的神经元从内侧神经节隆起处沿切向迁移到发育皮层中。

现在我们知道，在小鼠中沿着该切向途径迁移的大多数细胞表达神经递质 γ-氨基丁酸（γ-Aminobutyric Acid，GABA）的抑制性**中间神经元（Interneuron）**[3]，通常称为 γ-氨基丁酸能（GABAergic）神经元。相反，皮质中的大多数放射状迁移神经元是表达神经递质**谷氨酸（Glutamate）**的兴奋性**投射神经元（Projection Neuron）**[4]。在培养胚胎皮层切片过程中，如果把端脑背侧和腹侧分开，当培养过程结束时，发现端脑背侧的皮质中 GABA 能神经元会较少（相对背侧和腹侧不分开的情形），这表明来自端脑腹侧的切向迁移是皮层中的中间神经元的主要来源（见图7.18）。如专栏 7.2 中所述，基因命运图谱研究提供了 GABA 能中间神经元出生在内侧神经节隆起处，并随后切向迁移至皮质的明确证据。

---

[1] Zhao S, Frotscher M. (2010) Go or stop? Divergent roles of Reelin in radial neuronal migration. Neuroscientist, 16: 421-34.
[2] 神经节隆起（Ganglionic Eminence）：胚胎端脑的腹侧区域。
[3] 中间神经元（Interneuron）：中枢神经系统中，在其他神经元之间起连接作用的神经元。
[4] 投射神经元（Projection Neuron）：神经元的一般术语，轴突投射到一定距离，而不是局部投射。

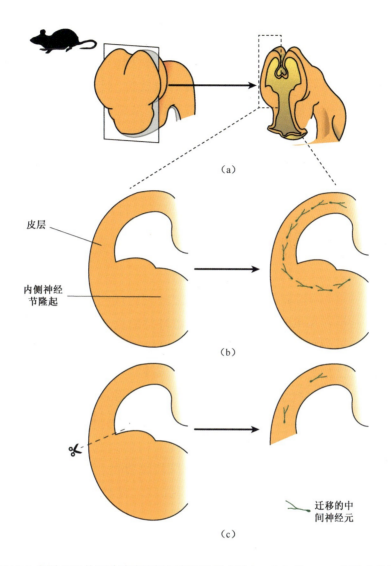

图 7.18 GABA 能神经元从胚胎端脑腹侧切向移动到皮层中。(a) 从 E12.5 胚胎小鼠前脑切下切片进行培养。(b) 将完整切片培养两天，然后用抗体染色检测 GABA 能神经元。在大脑皮层中发现了许多这样的神经元（绿色）。(c) 分离端脑的背部和腹部并进行培养。在这种情况下，培养的背侧端脑包含很少的 GABA 能神经元，这表明这些神经元通常从端脑腹侧迁移到端脑背侧。

因此，建立皮层回路所需的两种主要类型的神经元在不同区域中产生。兴奋性神经元在皮质中产生，并向外迁移到皮层的最终目的地。相反，皮层 GABA 能中间神经元出现在端脑的腹侧部分，即**神经节隆起**，其中许多 GABA 能中间神经元沿着切线轨迹迁移到发育的皮质中（见图 7.18）。在到达皮层的适当区域后，一些中间神经元改变迁移方向，并呈放射状移动到达发育皮层的适当位置（层）——同一个神经元可能在其旅程的不同阶段向不同的方向迁移。切向迁移的中间神经元经过放射状迁移神经元描述的相同的 4 个迁移阶段,如图 7.16 所示。切向迁移的中间神经元一个有趣的特征是它们的前导突起通常是有分枝的,而放射状迁移神经元是不分枝的,尽管目前还不清楚其重要意义。一般来说,我们对控制切向迁移机制的了解比控制放射状迁移机制的了解更少,这表明我们还有很多需要研究和学习的内容。通过阅读文献,可以了解本章中介绍的许多分子机制,包括控制切向迁移的机制[1]。

7.9 小结

(1)不同类型的神经元在发育神经系统的不同区域产生,其中许多神经元必须迁移到其他区域并在那里发挥作用。神经功能环路的正确组装依赖正确数量的神经元是否能在正确时间到达正确位置。如果迁移过程出错,则会严重影响大脑的功能。

(2)目前,已发现了神经元迁移的 3 种主要模式。迁移神经元可以由其他细胞提供的支架作为导向,神经元也可以群体迁移或者单独迁移。

(3)每种迁移模式可分为 4 个步骤——起始、引导、移动(运动)和终止。

(4)改变细胞粘附是细胞迁移所必需的。

(5)细胞迁移运动是由细胞骨架的动态变化驱动的。

(6)参与迁移控制的许多分子已经被鉴定出来,这样我们对于迁移机制开始有了一点理解。

(7)在细胞迁移领域中仍有许多悬而未决的问题。目前在该领域,研究人员面临的一个主要挑战是使用培养的细胞和组织获得的分子机制能在多大程度上适用于在体条件。

---

[1] Evsyukova I, Plestant C, Anton E S. (2013) Integrative mechanisms of oriented neuronal migration in the developing brain. Annu. Rev. Cell Dev. Biol, 29: 299-353.

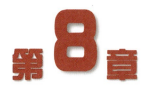

第8章

轴突导向

8.1 许多轴突穿越长而复杂的路径

在前面的章节中，我们已经看到在胚胎发育过程中不同类型神经元是如何特化的，它们如何迁移到大脑中的适当位置，以及如何产生将与其他细胞和结构形成连接的轴突。本章将讨论轴突与其他细胞和结构建立连接的机制。成年人的大脑神经网络中包含超过 10^{11} 个神经元，其中许多神经元与其他细胞建立了 1000 个甚至更多个连接。总的来说，一个年轻人的大脑包含大约 175000km 有髓鞘的轴突——超过地球周长的 4 倍，有些连接是在紧密相连的细胞之间建立的，也有很多是在相隔很远的细胞之间形成的，如人体脊髓中的运动神经元可能与大脚趾中的肌肉形成突触连接。中枢神经系统的许多连接是在胚胎发育过程中产生的，这给胚胎提出了一项极其复杂的任务。理解如何完成这个任务是几十年来全世界发育神经生物学家面临的一项令人着迷且重要的挑战。在第 10 章和第 12 章中，我们将看到神经元之间的连接模式如何根据经验发生变化，但在这里我们将描述在发育过程中神经连接的形成。

8.1.1 轴突如何被引导至靶点

在讨论引导轴突延伸的机制之前，首先使用一个类比可能会有助于理解。新生神经元发出轴突寻找远处靶细胞所面临的问题，就好像游客要在一个陌生的环境中找到目的地。游客面临的问题或多或少地取决于他必须经过的环境。举一个极端的例子，如果游客在暴风雪中发现自己在白雪皑皑的苏格兰山区，并且必须穿过毫无特征的地形找到一个安全的避难所，那么只有当他们掌握了路线中每个细节的完整信息时，才能成功到达目的地。他们必须要知道该走多少步，往哪个方向走，在哪里转向以避开障碍等。显然，在没有外界线索时，这样的精确导航将是极具挑战的。在发育的神经系统中，这样的预编程需要轴突容纳大量不同的信息，因为轴突面临的是大量且复杂的开放路径。因此，在神经系统布线过程中，不太可能采用完全预编程来控制轴突导向的机制。

另外，如果游客到达一座陌生城市的中心且不得不前往城市郊区的音乐会场地，则有更多的选择可以帮助他们找到行动路线（见图8.1）。在这种情况下，他们可以使用地标作为旅途的中间点，如在到达特定建筑物后左转。通过将行动路线分割成一系列较短的步骤，每一步都标有特定的地标，记忆路线的任务就变得容易得多。其他环境线索也可以帮助游客找到音乐会场地，如他们可能被音乐会场地中人群发出的声音所引导。在这种情况下，他们只需朝人群发出声音的方向前进。当他们靠近音乐会场地时，声音会逐渐变大，让他们相信前进方向是正确的，并且最终会到达目的地。因此，通过识别和遵循环境中的适当线索，游客可以成功地驾驭复杂的环境。

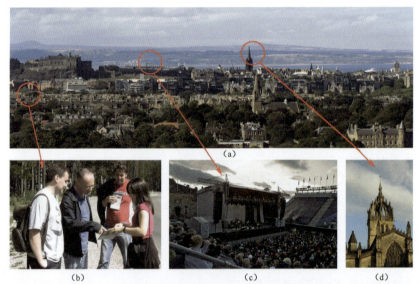

图8.1 （a）新生神经元的轴突寻找合适的突触伙伴，类似游客参观陌生城市并且必须找到特定目的地，如音乐会场地，游客可以使用各种策略来帮助他们找到场地。(b)他们可以事先看地图并记住路线。(c)他们可能依靠环境中的其他线索，如音乐会场地中人群发出的声音。(d)他们可以依靠特别的地标来帮助他们识别路线。在实践中，人们很可能会将这些策略组合使用。图（b）和图（c）分别由 Tian Yu 和 Boon Low 提供。

以类似的方式，新生神经元的轴突可以通过环境中的线索被引导至靶点。在这种情况下，每个行进中的轴突仅需要足够的预编程使其识别并适当地响应特定的环境线索就可以了。可能的线索类型包括**中间靶细胞**（Intermediate Target Cell）和指导轴突生长方向的特殊分子——**轴突导向分子**（Axon Guidance Molecule）。这些分子线索在短距离或长距离时都可以起作用。正如我们将要看到的，实际上，行进中的轴突正是通过这些机制的结合被引导至其目的地的。

8.1.2 生长锥

轴突寻路和细胞迁移过程之间存在许多相似之处，细胞迁移过程已在第 7 章中做了讨论。两者的主要区别在于轴突寻路时，随着生长轴突的顶端向前延伸，胞体仍保持在原位，而在细胞迁移时，胞体也会移动。轴突行进最重要的部分是**生长锥**，这在 6.2.2 节中有详细讨论（见图 6.4）。简言之，生长锥向目标移动，它通过不断扩展**丝状伪足**（Filopodia）[1]和**片状伪足**（Lamellipodia）[2]，积极探索前方和两侧的区域。生长锥的质膜上镶嵌有各种受体分子，这些受体分子作为极其敏感的传感器，用于响应引导轴突运动的环境线索。这些受体转导的信号触发其下层**细胞骨架**中肌动蛋白和微管蛋白的动态变化，导致定向运动（见图 8.2）。

虽然所涉及机制的确切细节尚未完全了解，但很可能是细胞骨架的变化引起了生长锥方向改变以应答诱导因子。丝状伪足的动态延伸和收缩是受肌动蛋白丝的**聚合**（Polymerization）[3]和**解聚**（Depolymerization）[4]驱动的（见专栏 6.1）。当一个丝状伪足遇到一个诱导因子时，信号被传递到生长锥的中心区域。在许多情况下，细胞内信号由小 G 蛋白 rac 传递，类似其在神经突伸长中的作用（见 6.5.2 节）。在生长锥的中心区域，微管从轴突中稳定的微管核心动态延伸。为了应答传入信号，其中一些微管与被刺激的丝状伪足中的肌动蛋白丝相互作用，这个过程称为**微管捕获**（Microtubule Capture），如图 8.2 所示。一旦以这种方式捕获，微管就趋于稳定，从而加强了生长锥转动的方向。相反，排斥生长轴突的信号会在丝状伪足触发一种反应，导致肌动蛋白丝快速解聚，从而导致生长锥崩解[5]。

---

[1] 丝状伪足（Filopodia，单数形式为 Filopodium）：与细胞形态变化相关的类似指状的细胞生长。它们对迁移细胞、生长锥和树突棘的形成很重要。
[2] 片状伪足（Lamellipodia，单数形式为 Lamellipodium）：与细胞形态变化相关的类似片状的细胞生长。它们出现在迁移细胞和生长锥上。
[3] 聚合（Polymerization）：单体聚合产生聚合物的过程。
[4] 解聚（Depolymerization）：聚合物分解成单体的过程。
[5] Kahn O I, Baas P W. (2016) Microtubules and growth cones: motors drive the turn. Trends in Neurosciences, 39: 433-440.

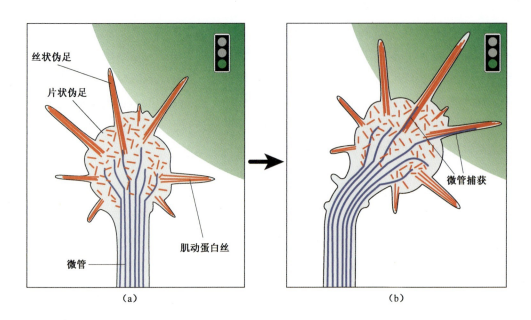

图8.2 细胞骨架的变化导致生长锥改变方向。生长锥对其环境中的诱导因子非常敏感,并且可以为应答这些因子而改变方向。在此处显示的示例中,生长锥最初向页面顶部移动(a)。当它向前移动时,会遇到一个吸引因素,以绿色表示。该因素以梯度形式呈现,右上角具有最高浓度。绿色交通灯象征该因子的吸引力。生长锥右侧的丝状伪足暴露于比左侧更高浓度的环境因素中。结果,(b) 生长锥右侧丝状伪足内的肌动蛋白丝(红色)与来自轴突轴(紫色)的微管形成稳定的相互作用,这就是微管捕获。相反,左侧丝状伪足内的肌动蛋白丝不捕获微管,随后丝状体回缩。因此,右侧的丝状伪足是稳定的,而左侧的丝状伪足不稳定,最终结果是生长锥向右转。

8.1.3 分解旅程——中间目标

轴突发育所经历的路径通常是漫长而复杂的,因此确定连接模式是如何完成的令人怯步。然而事实证明,在很多情况下,完整的过程是由一系列较小的步骤组成的。换句话说,轴突在前往最终目的地的途中,会导向一个或多个中间目标(见图8.3)。这类似游客使用特定的标志性建筑来帮助他们找到通往音乐会场地的路。在蝗虫胚胎中可以看到使用这种策略进行轴突研究的一个良好例证。在这里**路标细胞(Guidepost Cell)** 充当发育中腿部感觉神经元轴突的中间目标(见图8.4)。来自发育中的蝗虫肢体远端的 Ti1 神经元轴突在其向身体行进的过程中与一系列的 3 个

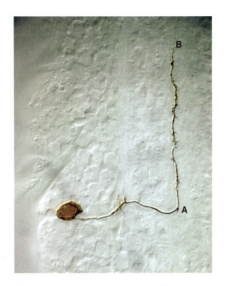

图 8.3 轴突导航进行的长途旅行通常由一系列较短的步骤组成。照片显示了果蝇胚胎中的单个标记神经元。它的轴突向一个方向投射,然后旋转 90°。这有力地表明了,轴突最初投射到 A 点,到达 A 点时,转为朝向 B 点生长。图片由墨尔本大学的 Kerri-Lee Harris 提供。

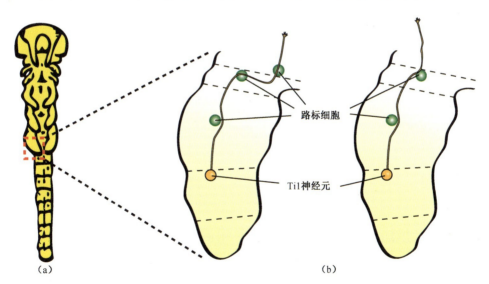

图 8.4 路标细胞充当蝗虫肢体发育的中间目标。(a)从腹面观察蝗虫胚胎,其头部在顶端。Ti1 先驱神经元(橙色)的胞体位于发育中肢体的远端附近,并使其轴突朝向身体投射。实际上,它与几个充当路标的细胞(绿色)相互作用。在到达第 2 个路标细胞后,它朝第 3 个路标旋转 90°。(b)如果第 3 个路标细胞通过实验消融,则轴突无法转动,并且似乎失去了方向。改编自 Macmillan Publishers Ltd: nature. Bentley D, Caudey M. (1983) Pioneer axons lose directed growth after selective killing of guidepost cells. Nature, 304: 62-65。版权许可 1983。

路标细胞接触。在与第 2 个路标细胞接触后，它们旋转 90°并继续生长，直到它们与第 3 个路标细胞接触，然后它们再次转动并朝向身体。如果第 3 个路标细胞通过实验消融，轴突则无法旋转 90°，而是停滞不前，然后以随机方向前进。这清楚地表明，路标细胞对于这些轴突的正确导航是非常关键的。换句话说，在中枢神经系统中，中间目标对于轴突正确导向最终目标是至关重要的。在脊椎动物胚胎中，特定的细胞群或解剖结构作为中间目标为轴突导航。像本章后面所述那样，脊髓**底板（Floor Plate）**[1]作为某些轴突的中间目标发挥作用（见 8.4 节）。

8.2 接触引导

在许多情况下，行进中的轴突通过它们在路径中遇到的引导分子获得指令，这些引导分子大致可分为两类。一类是分泌型的，因此能够以它们的分泌地点为中心，覆盖较大的范围，这些引导分子将在 8.3 节中讨论；另一类是引导分子存在于细胞表面，因此轴突和表达诱导因子的细胞之间需要紧密的物理接触，这种类型的相互作用称为**接触引导（Contact Guidance）**。常见的接触引导因子包括存在于其他细胞表面或**细胞外基质（Extracellular Matrix，ECM）**[2]中的分子。

接触引导分别用于吸引或排斥正在生长的轴突，称为接触吸引（Contact Attraction）和接触排斥（Contact Repulsion）（见图 8.5）。上一节讨论的发育的蝗虫腿中的路标细胞即为接触引导的一个例子，它们在其表面表达了一个特殊的诱导因子。

8.2.1 行动中的接触引导：先驱者和追随者、成束和解束

回到我们的类比，游客试图找到通往陌生城市郊外音乐会场地的路线，对他们来说一个潜在策略是跟随其他知道路的人，他们也许能够通过穿着方式识别奔向同一音乐会场地的其他人。同样地，虽然所有轴突必须以某种方式找到通往正确靶点的路线，但是对于某些轴突来说这个任务被简化了，它们可以通过跟随已经完成过

---

[1] 底板（Floor Plate）：神经管最腹侧的区域。
[2] 细胞外基质（Extracellular Matrix，ECM）：蛋白质和碳水化合形聚合形成的凝胶状网状结构，围绕细胞并在大多数器官和组织中提供结构支持。

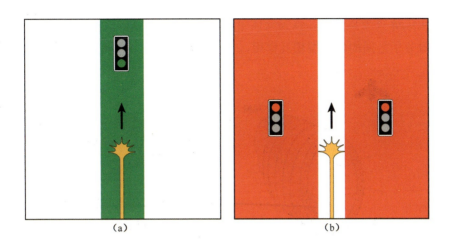

图 8.5 接触引导：一些诱导指令要求轴突与诱导因子进行物理接触，作用距离较短。这些诱导因子可以吸引或排斥生长的轴突。(a) 在接触吸引中，迁移的轴突遵循吸引诱因规划的路线，如绿色所示。(b) 在接触排斥时，轴突被限制在特定的轨迹上，最大限度地减少与排斥诱因的接触，如红色所示。

该路径的其他神经元到达目标。因此，只需相对少量的**先驱神经元**（**Pioneer Neuron**）首先找到通往正确目标区域的路径，其他轴突（有时被称为跟随轴突）就会紧随其后，我们将在本章后面探讨引导先驱轴突的机制。跟随轴突遵循先驱者制定的路线，通过与先驱轴突紧密关联，形成轴突**束**（**Fascicle**），这一过程称为轴突**成束**（**Fasciculation**）[1]，这是一种接触引导方式。在果蝇腹侧神经索中可以看到这种情况（见图 8.6）。两个粗的轴突束在果蝇胚胎腹侧中线的任意一侧纵向延伸，每个轴心由若干轴突束组成。每个轴突束中的轴突之间通过其表面**细胞粘附分子**（**Cell Adhesion Molecule，CAM**，见专栏 7.4）的**同亲型**（**Homophilic**）[2]相互作用介导其联系。例如，表达 CAM fasciclin I（fas I）的轴突将优先与表达 fas I 的轴突相结合，而表达 fas II 的轴突将与其他表达 fas II 的轴突结合。这提供了支持**标记通路假说**（**Labelled Pathway Hypothesis**）的证据，该假设指出轴突基于它们表达的细胞粘附分子的类型而加入特定的轴突束中。在导向过程的每一步，轴突在其表面表达不同的细胞粘附分子，使其与引导它们延伸的特定轴突组相关联。

一旦它们加入了合适的轴突束，轴突就会沿着它生长，直到到达必须离开的点，如到达一个中间目标时。换句话说，轴突必须在适当的点从特定途径**解束**（**Defasciculation**）。在果蝇腹侧神经索中，解束过程由 BEAT 蛋白调节，BEAT 蛋白

---

[1] 成束（Fasciculation）：轴突成束的过程。
[2] 同亲型（Homophilic）：同类分子之间的结合。

以 *beaten path* 突变体命名，该突变体中轴突无法正确地解束。BEAT 蛋白通过破坏细胞粘附分子之间的同亲型相互作用，从而促进解束（见图 8.7）。

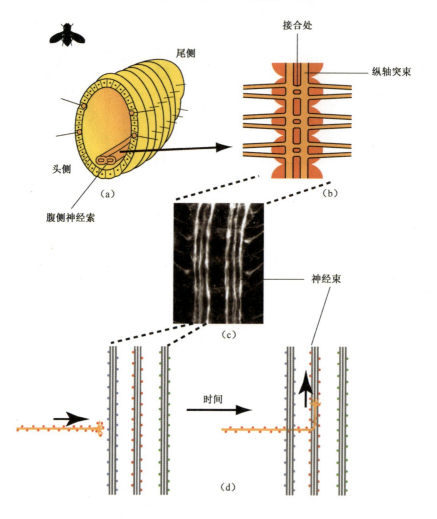

图 8.6 果蝇腹侧神经索中的主要轴突通路。（a）果蝇腹侧神经索以橙色显示，位于胚胎腹侧中线上方。腹侧神经索在图 2.2 中有更详细的描述。（b）神经索像一架梯子，两束粗大的轴突束沿着头尾轴纵向延伸，一束在中线的两侧，并由许多间隔规则的接合处连接，类似梯子的梯级。接合处包含从胚胎一侧到另一侧交叉的轴突束。（c）用识别特定细胞表面蛋白的抗体进行免疫染色，仅在腹侧中线两侧标记 3 个特定的平行束，同时说明了粗的纵向通路由多个束组成的事实。（d）标记路径假说认为，轴突根据其表达的细胞粘附分子类型加入特定的轴突束。表达特定细胞粘附分子（红色）的生长轴突接近一组 3 束，每束在其表面表达不同的细胞粘附分子（分别以蓝色、红色和绿色表示）。传入轴突特异性地连接表达相同细胞粘附分子的束（通过同亲型结合）。

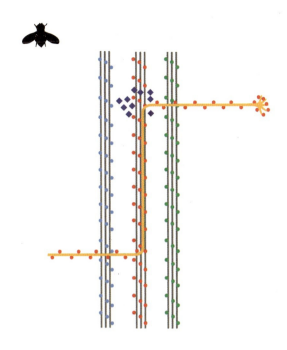

图 8.7　BEAT 蛋白能够导致解束。一个传入连合轴突（橙色）连接表达相同 CAM 的束（红色）并沿其生长。BEAT 蛋白（紫色菱形）在轴突离开束的位点附近表达，并通过破坏轴突和束上表达的 CAM 分子之间的同亲型钙粘蛋白促进解体，使轴突离开束并进入行程的下一步。

8.2.2　Eph 和 ephrin：起接触引导作用的多功能细胞表面分子

一个对轴突的接触引导至关重要的细胞表面蛋白家族是 **ephrin** 及其受体 **Eph**。我们已经在第 7 章中了解过 Eph 和 ephrin，其中描述了它们在引导神经嵴细胞迁移时的作用（见 7.5.2 节和图 7.11）。这些细胞表面分子大家族在各种发育过程中发挥着重要作用。Ephrin 是细胞表面的蛋白质，分为两类：一类是 ephrinA，通过脂分子锚定在细胞质膜上；另一类是 ephrinB，具有跨膜结构域（见图 8.8）。酪氨酸激酶（Tyrosine Kinase）[1]的 Eph 家族作为 ephrin 的受体，也分为两类，即 EphA 和 EphB。一般来说，EphA 是 ephrinA 的受体，而 EphB 是 ephrinB 的受体，尽管有一些例外，如 ephrinA4 与 EphB 结合。总而言之，哺乳动物有 8 个 ephrin 和 13 个 Eph 受体。作为细胞表面蛋白质，它们调节接触引导。

---

[1] 酪氨酸激酶（Tyrosine Kinase）：将磷酸基团转移到蛋白质中的酪氨酸残基上（磷酸化）的一种酶。

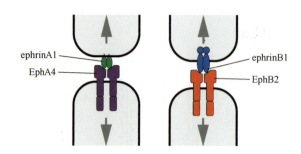

图 8.8　Eph-ephrin 信号通路（Eph-ephrin Signalling）。Eph 和 ephrin 在多种情况下介导相互排斥作用的细胞表面蛋白，包括轴突导向和细胞迁移。EphrinA 主要与 EphA 受体相互作用（左图），而 ephrinB 主要与 EphB 受体相互作用（右图），尽管有一些例外情况。注意：Eph-ephrin 复合物可以双向发出信号（灰色箭头）。

有趣的是，虽然 ephrin 主要被视为配体（Ligand）[1]，但它也能够作为受体发挥作用，并且在某些情况下可以转换信号。这意味着双向信号传导可以通过 Eph-ephrin 相互作用而发生。虽然它们不是可扩散的分子，但是由于在跨越组织的细胞中表达水平有差异，在不同组织中发现了 Eph、ephrin 及其他表面结合分子的梯度分布。正如 10.5.3 节中详细描述的那样，视网膜中 Eph 受体表达的梯度和视顶盖中 ephrin 表达的互补梯度（它们在中脑中的靶结构）促进了视网膜图谱（Retinotopic Map）[2] 的形成，这样的特殊连接模式对视觉十分重要[3]。在第 8.8 节中，我们还将看到 ephrin 表达梯度引导运动神经元的轴突去支配发育中的小鼠肢体（见图 8.18）。

8.3　趋化性——通过可扩散的诱导因子引导轴突

到目前为止，我们已经看到轴突如何通过细胞与细胞直接接触的短程相互作用来引导生长。就像游客将观众发出的声音作为信号，引导他们走向音乐会场地一样，轴突也可能被长距离的诱导因子所引导，该过程称为**趋向性**（Chemotropism），它涉及对可扩散因子的响应下轴突的定向生长。可扩散的化学诱导可以吸引生长的轴突，即**化学吸引**（Chemoattraction）；或者排斥它们，即**化学排斥**（Chemorepulsion），

---

[1] 配体（Ligand）：与（如在细胞表面上的）受体分子结合的分子或离子，其作用是产生生物学反应。
[2] 视网膜图谱（Retinotopic Map）：目标脑结构中视网膜神经节细胞位置的图谱。
[3] Kania A, Klein R. (2016) Mechanisms of ephrin-Eph signalling in development, physiology and disease. Nat. Rev. Mol. Cell Biol, 17: 240-256.

如图 8.9 所示。

不难想象由靶组织释放的可扩散分子（无论是最终靶标，还是中间靶标）可以跨越组织，形成分子浓度梯度。然后，对特定诱导因子敏感并受其吸引的生长锥能够感知浓度梯度，将轴突导向它们的目标，即化学引诱物的源头如图 8.9（a）所示。类似地，生长锥可以沿着化学排斥物分子的浓度梯度向下移动，使它们远离诱导源（可能使它们转向正确的目标）。对培养基中生长锥的观察表明，一些生长锥对排斥信号的反应是平稳地远离它们，如图 8.9（b）所示。而另一些的反应则更为强烈，生长锥先是崩解，然后在短暂的停顿之后，重新向可能更自由的方向生长；这个过程可以重复多次，使生长锥通过反复试验，最终找到正确的路径，如图 8.9（c）所示。生长锥对它们之间细微的浓度差异非常敏感，这使它们能够探测并响应发育中生物体所产生的梯度，如果梯度不够明显，如距其来源很远，生长锥感知浓度的能力还是有限的[1]。

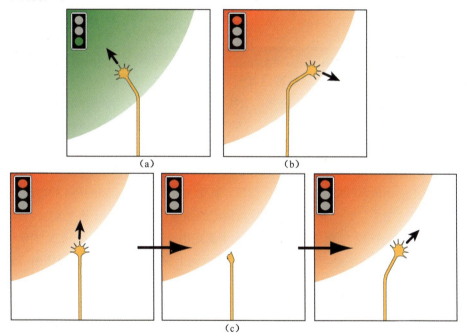

图 8.9 主要的趋化形式。（a）化学吸引：轴突感知一个有吸引力的诱导因子（绿色）梯度，并向其源头移动。（b）化学排斥：轴突感知一个排斥性因子（红色）的梯度，并转向向下的方向离开梯度，远离因子产生地。（c）生长锥也可以通过自身崩解对排斥性因子做出反应。在此处的示例中，生长锥首先暴露于化学排斥性因子中（左图），使其撤回所有丝状伪足并崩解（中图），然后生长锥再次沿着不同的方向向前移动（右图）。

---

[1] Goodhill G J. (2016) Can molecular gradients wire the brain? Trends Neurosci, 39: 202-211.

8.3.1 Netrin——在腹中线表达的一种趋化诱因

虽然 100 多年前 Ramón Y Cajal 首次提出把趋化性作为轴突导向的可能机制，但直到 20 世纪 90 年代中期才确定了特定的化学信号。**Netrin** 是脊椎动物中第一个被发现的趋化性轴突导向分子，它能够在发育的神经管中吸引一组特定轴突（连合轴突，Commissural Axon），见专栏 8.1。脊椎动物脊髓连合神经元的胞体位于脊髓的**背侧（Dorsal）**。它们的轴突首先朝向底板，从腹侧突出，然后穿过中线进入对侧脊髓。延伸的第 1 步由 netrin-1 引导连合轴突，这是一种在底板表达的化学诱因（见图 8.10）。

> **专栏 8.1 Netrin**
>
> Marc Tessier-Lavigne 实验室通过一系列生化实验，对脊椎动物引导连合轴突到脊髓底板的化学诱导分子进行了纯化，该实验使用了数千个小鸡胚胎大脑[1]。这种新型蛋白质被命名为 netrin，源自梵语中的"向导"。脊椎动物中有两个 **netrin** 家族成员，即 netrin-1 和 netrin-2。在缺乏 netrin-1 的突变小鼠中，连合投射完全缺失。Netrin 是进化上高度保守的分子，在鉴定参与协调线虫运动的基因筛选中发现了该基因的同源物。线虫 netrin 蛋白由 *unc-6* 基因编码，其中 *unc* 是 uncoordinated 的缩写。在线虫 *unc-6* 突变体中，运动失调是轴突导向缺陷的结果，这证明 netrin 的轴突导向作用在进化过程中是保守的。线虫中的遗传筛选还鉴定出了两种类型的 netrin 受体分子，分别由 *unc-40* 和 *unc-5* 基因编码，这两者都是进化上保守的跨膜蛋白。果蝇中 *unc-40* 的同源基因被命名为 *frazzled*。哺乳动物中有两种 UNC-40 同源蛋白，名为 DCC（Deleted in Colon Cancer）和 neogenin，以及 4 种 UNC-5 同源物，名为 UNC5H1-4。人们认为，UNC-40/DCC 介导对 netrin 的化学吸引，而 UNC-5 介导 netrin 的排斥反应。因此，尽管最初将 netrin 描述为化学引诱剂，但 netrin 实际上既可以吸引轴突也能够排斥轴突，这依赖于它们表达的受体类型。

---

[1] Serafini T, et al. (1994) The netrins define a family of axon outgrowth-promoting proteins homologous to C. elegans UNC-6. Cell, 78: 409-424.

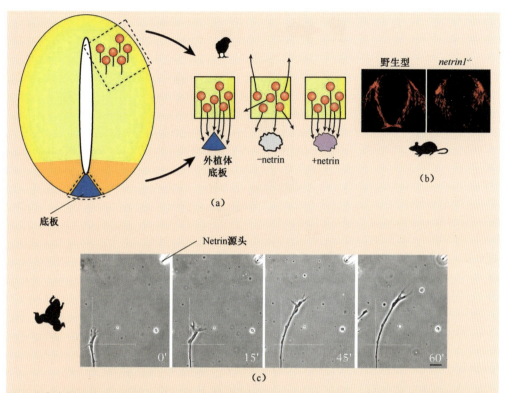

(a) 连合中间神经元的细胞体位于神经管的背侧区域。它们的轴突向腹侧突出,朝向底板,受到 netrin-1 的吸引。轴突在培养过程中由背侧神经管外植体(Explant)¹ 向底板外植体生长。背侧神经管轴突不会被不表达 netrin-1 (灰色)的非神经细胞所吸引,但如果这些细胞经基因修饰产生高水平的 netrin-1 (紫色),则轴突会被它们强烈吸引。(b) 在野生型小鼠的脊髓中,可以看到连合轴突朝向底板突出并穿过另一侧(白色箭头)。然而,在缺乏 netrin-1 (*netrin1⁻/⁻*) 的突变小鼠中,轴突不会朝向底板突出,并且不能在底板上交叉。(c) 在培养基中,轴突被吸引到 netrin 源头。这 4 个图展示了非洲爪蟾视网膜轴突在涂有细胞粘附分子的玻片上生长的延时成像。图中,netrin 已经从每张图右上角可见的移液管中释放出来。注意生长锥如何改变方向,朝向 netrin 源头。图(b)转载自 Serafini T, et al. (1996) netrin-1 is required for commissural axon guidance in the developing vertebrate nervous system, Cell, 87: 1001–1014;图(c)转载自 de la Torre J R, et al. (1997) Turning of retinal growth cones in a netrin-1 gradient mediated by the netrin receptor dcc, Neuron, 19: 1211–1224。版权许可 1997。

最近的研究结果表明,在底板上产生的 netrin 对连合轴突的行程引导可能不如最初想象的那么重要。参见 Hand R, Koldkin A. (2017) netrinmediated axon guidance to the CNS midline revisited. Neuron, 94: 691–693。

---

¹ **外植体(Explant):** 已被切除并分离培养的生物体的移植部分。

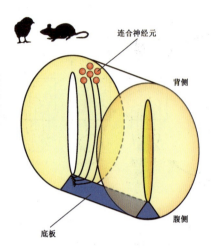

图 8.10 脊椎动物脊髓中背侧定位的连合神经元的轴突通过投射到底板开始其行程。netrin-1 作为化学引诱剂在底板（蓝色）中表达，并将生长的轴突导向底板。这只是这些轴突行进的第 1 步，该生长过程将在图 8.13 中继续。

自从发现 netrin 以来，其他轴突导向分子的鉴定也取得了快速进展。目前，包括分泌性轴突导向分子在内，人们了解得比较清楚的家族是 netrin、Slit 和 Semaphorin（见图 8.11），Slit 和 Semaphorin 将在下面讨论。许多轴突导向分子及其受体在进化上高度保守，我们对轴突引导机制的理解在很大程度上得益于对**遗传易操作生物（Genetically Tractable Organism）**[1]中的功能研究，尤其是果蝇。

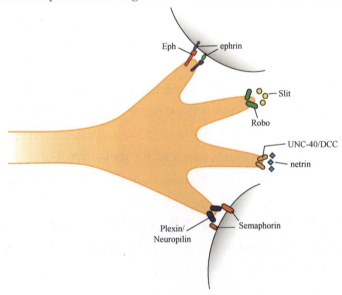

图 8.11 4 种主要导向分子及其受体家族。轴突生长顶端的生长锥含有识别各种特异性诱导因素

---

[1] **遗传易操作生物（Genetically Tractable Organism）**：易于操作遗传构成的生物。

的细胞表面受体。一些诱导因子，如 Slit 和 netrin，是分泌型的，可以形成细胞外梯度。其他诱导因子，如 ephrin 位于细胞表面，仅仅能够向生长锥提供引导信号，使生长锥与表达诱导分子的细胞进行物理接触。Semaphorin（信号素）以不同的形式产生；有些是分泌型的，有些则存在于细胞表面。当区域内的细胞在其表面表达有序的水平范围时，区域内表面分子的梯度就产生了。

8.3.2 Slit 蛋白

Slit 是一种大型分泌蛋白，通过在果蝇中的**正向遗传筛选（Forward Genetic Screen）**实验首次发现其在轴突导向中起作用。Slit 蛋白通过一种称为 Robo（Roundabout 的缩写，也是在遗传筛选中首次发现的）的跨膜受体发挥作用。Slit 和 Robo 在果蝇和脊椎动物神经系统腹侧中线引导轴突的作用在 8.4.2 节中会进行详细描述。类似果蝇，脊椎动物的 Slit 同源物对在神经系统腹侧中线引导轴突非常重要，在那里它们起到化学排斥分子的作用，防止中线的异常交叉。这种作用在进化上非常保守，Slit 在秀丽隐杆线虫中也参与中线交叉的调节。Slit 还参与许多其他轴突束的形成，如它们通过脊椎动物的**视神经交叉（Optic Chiasm）**[1]（见引言）帮助引导**视网膜神经节细胞（Retinal Ganglion Cell，RGC）**的轴突。

8.3.3 信号素

信号素（Semaphorin）是一个庞大而多样的细胞表面和分泌蛋白家族。第一个被描述的信号素是 fasciclinⅣ，随后更名为 semaphorin-1A（SEMA1A），它是通过其在果蝇特定轴突束上的表达被鉴定出来的。第一个被描述的脊椎动物信号素是在鉴定促进生长锥崩解的有效活性时被纯化出来的，其过程如图 8.9（c）所示，该分子最初被命名为 collapsin 但现在被称为 SEMA3A。一些信号素具有跨膜结构域，另一些通过脂分子锚定在膜上，还有些则是分泌型的。

信号素通过**多聚体（Multimeric）**[2]受体复合物传递信号，其精确组成尚未得到完全了解，但至少有两种类型的信号素受体已被鉴定出来——丛蛋白（Plexin）和神

---

[1] 视神经交叉（Optic Chiasm）：由视网膜神经节细胞轴突组成的大脑腹侧结构。这些轴突在该点穿过中线，形成交叉的 X 形。
[2] 多聚体（Multimeric）：由多个亚基组成的蛋白质。

经纤毛蛋白（Neuropilin）。Semaphorin 似乎主要作为轴突导向中的化学排斥诱因，它在神经系统外广泛表达，调控多种组织的发育和正常功能。

8.3.4　其他轴突导向分子

许多具有轴突导向性质的分子是在其他功能鉴定中被发现的，这些分子包括 Wnt、Hedgehog 和细胞间信号分子中的骨形态发生蛋白（BMP）家族成员。在线虫、果蝇和哺乳动物中发现了 Wnt 在轴突导向中的多重作用。Wnt 介导果蝇神经索和脊椎动物**皮质脊髓束（Corticospinal Tract）**[1]中的轴突排斥。在穿过脊椎动物脊髓后，连合神经元的轴突还需要 Wnt 信号来引导伸向大脑（见 8.4.3 节）。BMP 和 SHH 都参与引导连合轴突向脊椎动物脊髓的腹侧中线延伸（见 4.5.3 节，回顾这些信号在神经管中产生的位置）。BMP 似乎通过一种化学排斥机制推动连合轴突远离背侧神经管，而 SHH 与 netrin-1 会合作将这些轴突吸引到腹侧中线上[2]。

8.4　轴突如何在选择点改变它们的行为

我们已经看到，轴突导向的完整过程通常被分解为一系列具有中间目标的较小步骤。这表明轴突一旦到达中间目标就必须改变其对特定诱因的反应，使它不再被导向到中间点，而是导向到其旅程的下一个目标。因此，中间目标有时被称为选择点。为了讨论轴突行为变化的分子机制，我们将回到脊椎动物脊髓中的连合轴突通路，因为这一通路已得到了比较好的研究。

8.4.1　连合轴突一旦穿过底板就会失去对 netrin 的吸引力

既然连合轴突最初会被在底板中表达的可溶性 netrin 所吸引，那么为什么它们在到达 netrin 源头后不会停止？事实证明，一旦连合轴突到达中线，就会启动一个

---

[1] **皮质脊髓束（Corticospinal Tract）**：连接大脑皮质和脊髓的轴突集合。
[2] Kolodkin A L, Tessier-Lavigne M. (2011) Mechanisms and molecules of neuronal wiring: a primer. Cold Spring Harbor Perspective Biol, 3, pii: a001727. doi: 10.1101/ cshperspect.a00172.

开关,使它们失去对 netrin 的吸引力,这是通过研究外植脊髓组织培养中连合轴突的导向行为而被首次证明的。为了使轴突可视化,首先沿背侧切开脊髓,然后将组织平放在培养皿中,形成所谓的"open book"外植体(**Explant**),如图 8.12 所示。通过将亲脂性染料 DiI 的晶体(见专栏 8.2)放置在外植体上,在细胞体上方可以很容易地观察到连合轴突的路径。在它们到达底板之前,如果为其提供异源的 netrin,可以引出连合轴突,这表明它们被 netrin 吸引(见图 8.12)。然而,一旦它们穿越到底板的另一侧,就不再对外源 netrin 发生反应。这表明由于失去对中线引诱剂 netrin 的敏感性,连合轴突能够越过中线。这个例子很好地说明了轴突导向机制的原理——轴突导向的行为通常在选择点发生变化,这是由受体表达的变化或信号转导途径的改变所介导的。

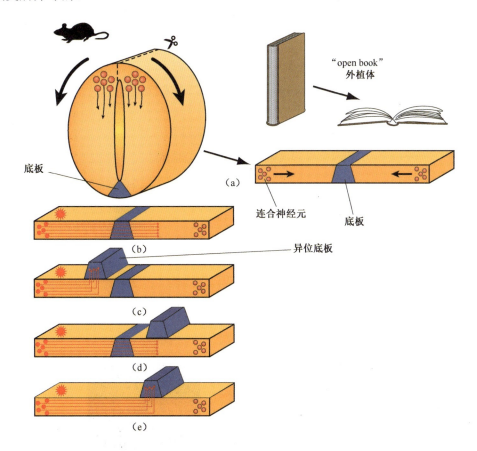

图 8.12 "open book"外植体培养表明,连合轴突一旦穿过腹侧中线(底板),netrin 就会失去对它的吸引力。(a)沿着神经管背侧切割并打开,然后将组织平放,使得神经管背侧位于外植体的外侧边缘,而底板位于中间。其效果类似于打开书本并将其放在平面上。(b)通过在外植体的一侧放置染料晶体(红色星形)来标记轴突。轴突朝向底板生长并越过

219

另一侧。(c) 如果在外植体旁边放置一块额外的底板，在被标记的轴突同侧，它们会被产生的 netrin 吸引，朝向异位底板。(d) 如果将额外的底板放置在外植体的另一侧，使在暴露于由异位底板组织产生的 netrin 之前，连合生长锥已经越过底板，则连合生长锥不再被 netrin 吸引。(e) 如果从外植体切除底板组织，则连合轴突现在会被吸引到以相等距离放置的额外底板处。这表明，在遇到底板时，连合轴突失去了对 netrin 的敏感性，而不是在行进特定距离后失去灵敏度。改编自 Shirasaki R, et al. (1998) Change in chemoattractant responsiveness of developing axons at an intermediate target. Science, 279: 105-107; Sanes D H, Reh T A, Harris W A. (2004) Development of the Nervous System, 2nd edn, Academic Press。

专栏 8.2　可以利用荧光碳青氨酸染料标记轴突通路

使用**亲脂性**（Lipophilic）[1]荧光染料可以有效观察胚胎内的轴突路径。可供选择的染料有很多，但最著名、使用最广泛的是 DiI（发音为 dye-eye，化学名为 1,1'-Dioctadecyl-3,3,3',3'-Tetramethylindocarbocyanine Perchlorate），它具有亲脂性，容易结合到神经元的质膜中，并沿轴突扩散。在这种情况下，标记可以是**顺行**（Anterograde）的，最初被细胞体吸收的染料沿轴突扩散，直至其到达生长锥；也可以是**逆行**（Retrograde）的，轴突吸收的染料扩散回细胞体。

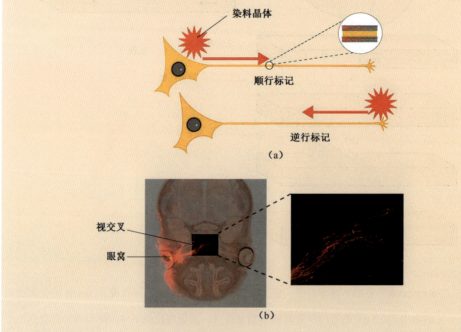

(a) 在顺行标记中，将 DiI 晶体（红色）置于一组神经元的细胞体上。染料沿神经元质膜扩散，

---

[1] **亲脂性**（**Lipophilic**）：对脂质具有亲和力。

荧光标记整个轴突。类似地，在逆行标记中，将染料晶体放置在一组轴突的末端附近，荧光标记轴突投射的细胞体。(b)图中显示的是小鼠胚胎的头部切片，将 DiI 晶体置于一个眼窝中，并使其扩散。染料沿视网膜神经节细胞投射的轴突，经视神经向视交叉扩散，视神经明显被标记成红色。右图显示了黑色区域的高倍放大图，并证明使用此方法可以清楚地识别单个轴突。图（b）由英国爱丁堡大学的 Matthew Down 提供。

8.4.2 综合分析——诱导因子及其受体在腹侧中线处协调指导连合轴突寻路

虽然失去对 netrin 的吸引力是让连合轴突穿越中线的重要一步，但这还不足以解释穿越中线的整个过程，其中必然涉及其他因素。事实证明，参与控制穿越中线的许多分子在果蝇和脊椎动物之间是高度保守的。例如，在果蝇腹侧中线表达的 netrin 可以作为连合轴突的化学引诱物。正如我们在图 8.6 中看到的，果蝇神经索两侧神经元投射的轴突通过**接合处（Commissure）**[1]穿过中线，然后连接另一侧的纵向通路，即**对侧（Contralateral）**通路并向前伸向大脑。就像脊椎动物中的连合轴突一样，果蝇的连合神经元将轴突从神经系统的一侧投射到另一侧，这对于动物两侧的神经协调非常重要，这种轴突是具有双侧对称性的动物的共同特征。如图 8.13 所示，果蝇腹侧神经索连合轴突和脊椎动物神经管连合轴突遵循的通路极为相似。

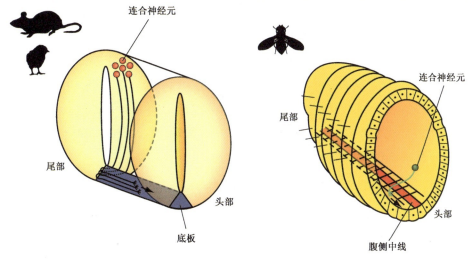

图 8.13 连合轴突在脊椎动物和果蝇胚胎中遵循相似的通路。在脊椎动物脊髓（左图）中，netrin

---

[1] 接合处（Commissure）：一束轴突（连合轴突）延伸穿过中线，连接神经系统两侧的结构。接合处对协调动物两侧的神经活动很重要。

吸引连合轴突首先延伸到底板；然后越过另一侧向前转，朝向胚胎的头部。类似地，在果蝇（右图）中，连合轴突在向前转动之前越过腹侧中线。在这些情况下，腹侧中线表达的诱导因子在连合神经元轴突的引导中起着至关重要的作用。

控制连合轴突导向的 3 个关键分子首次在果蝇的正向遗传筛选中被鉴定（见专栏 1.1）。根据突变果蝇腹侧神经索的表型，编码这些分子的基因分别被命名为 *slit*、*robo*（*roundabout*）和 *comm*（*commissureless*）。缺乏这些基因的果蝇在腹侧神经索中表现出明显的轴突导向缺陷（见图 8.14）。

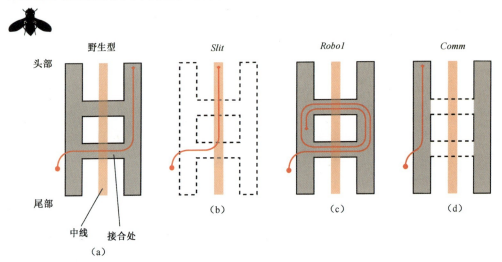

图 8.14 腹侧中线缺乏关键轴突导向分子的果蝇突变体胚胎的表型。(a) 在野生型果蝇中，连合神经元（红色）将轴突投射到中线，轴突通过接合处穿越中线。在到达神经索的另一侧时，轴突进入纵向束，并向前延伸。(b) 在 *slit* 果蝇突变体中，连合轴突束萎缩至腹侧中线，导致梯状结构丧失，并使腹侧神经索呈狭缝状表型。(c) 在 *robo1* 突变体中，连合轴突穿过中线并重复多次（正常情况下应该只穿过中线一次），从而产生迂回的表型，该基因因此得名。(d) 在 *commissureless*（*comm*）突变体中，连合轴突完全不能越过中线；相反，它们停留在与细胞体同侧的纵向束中。

如 8.3.2 节所述，*slit* 编码一种分泌型蛋白，该蛋白由中线胶质细胞表达，并作为化学信号发挥作用。Slit 在腹侧中线的一个重要作用是，一旦连合轴突穿越腹侧中线，就会被中线所排斥。在 *slit* 果蝇突变体中，轴突被 netrin 正常吸引到中线，但不能从中线移动到另一侧。确切地讲，它们似乎卡在中线上，萎缩成一个大的轴突束，产生轴突束的狭缝状外观，由此该基因被赋予 *slit* 的名称，如图 8.14(b) 所示。

robo 基因编码 Slit 受体，因此 *robo* 果蝇突变体中的轴突无法正常响应 Slit 的化学排斥活性。在果蝇中有 3 种 *robo* 基因（*robo1-3*）；在 *robo1* 突变体中，连合轴

突对 Slit 介导的化学排斥不太敏感，但对其他两个基因的表达，它们仍然保留一定的敏感性。在 *robo1* 突变体中，穿越中线的连合轴突没有被 Slit 充分排斥，允许它们多次交叉并重新穿越中线，从而形成独特外观，因此被命名为 *roundabout*，如图 8.14（c）所示。

如果连合轴突被 Slit 排斥，那么它们是如何首先移动到中线的呢？事实证明，连合轴突在穿越之前对 Slit 的化学排斥不敏感，但在它们穿越之后却变得对 Slit 敏感。这是轴突生长锥在选择点改变对诱因敏感性的另一个例子。了解 Slit 敏感性变化的关键来自对缺乏第 3 个基因 *comm* 的果蝇突变体的分析。在 *comm* 果蝇突变体中，因为缺乏 *comm* 活性的轴突无法穿越中线，所示侧神经索连合完全缺失，如图 8.14（d）所示。COMM 蛋白仅在穿越中线之前在连合轴突中表达，其表达在穿越期间下调，使 COMM 蛋白不存在于连合轴突的交叉后区段中。COMM 被认为通过阻止 ROBO 蛋白质到达生长锥的表面而起作用，在生长的轴突到达中线之前，COMM 会阻止 ROBO 到达生长锥。因此，轴突对 Slit 不敏感，允许它们接近中线以响应 netrin。交叉后，COMM 表达减少，使 ROBO 到达生长锥表面。因此，轴突变得对 Slit 敏感并且从中线被主动排斥，允许它移动到另一侧，并防止其再次交叉。在 *comm* 突变体中，ROBO 一直存在于生长锥中，因此轴突始终对 Slit 敏感，根本无法越过中线。该机制在图 8.15 中进行了总结。

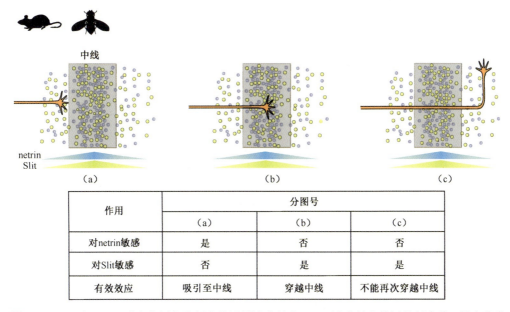

作用	分图号		
	(a)	(b)	(c)
对netrin敏感	是	否	否
对Slit敏感	否	是	是
有效效应	吸引至中线	穿越中线	不能再次穿越中线

图 8.15 Slit 和 netrin 联合作用在腹侧中线诱导连合轴突。(a) 连合轴突接近腹侧中线，被中线发出的 netrin 梯度（蓝色圆圈）吸引。在此阶段，生长锥表面不存在 ROBO 蛋白，因此轴突对 Slit（黄色圆圈）的排斥活性不敏感。蓝色和黄色三角形分别代表 Slit 和 netrin 的梯

度。在果蝇中，COMM 防止 ROBO 在此阶段到达生长锥表面。在脊椎动物中，ROBO3.1 可防止生长锥在此阶段对 Slit 做出反应。(b) 一旦连合生长锥到达腹侧中线，ROBO 蛋白就会到达生长锥表面。这使生长锥对 Slit 敏感，使其远离中线并防止其重新交叉。同时，生长锥失去了对 netrin 化学吸引的敏感性。(c) 穿越中线后，ROBO 仍然存在于生长锥中，使它们对 Slit 的中线排斥活性持续敏感。在此阶段，生长锥仍然对 netrin 不敏感。

与果蝇类似，Slit 和 ROBO 在脊椎动物中的同源物，在脊髓腹侧中线处控制连合轴突的行为中起着重要作用。与在果蝇中一样，netrin 和 Slit 都在脊椎动物胚胎腹侧中线表达。如上所述，脊椎动物的连合轴突被 netrin 吸引到脊髓的底板上，但是在穿越中线时对 netrin 的化学吸引变得不敏感。脊椎动物连合轴突在到达腹侧中线之前，对 Slit 的化学排斥活性不敏感，但在穿越后变得对它敏感，防止它们再次交叉。然而，脊椎动物没有 *comm* 基因的同源物，重要的是，虽然脊椎动物腹侧中线和果蝇的运作机制之间很相似，但它们并不相同。在脊椎动物中，果蝇 COMM 蛋白所扮演的角色是由 ROBO 家族一个被称为 ROBO3 的成员完成的，该蛋白已经经过进化，具有了不同的功能。*Robo3* 基因产生两种不同的**同源异构体（Isoform）**[1]：ROBO3.1 和 ROBO3.2。ROBO3.1 蛋白仅存在于那些尚未越过中线的连合轴突中。中线细胞释放的一种未知信号触发了产生不同蛋白质的转换，使越过中线的连合轴突表达 ROBO3.2 而不表达 ROBO3.1。ROBO3.1 在果蝇中扮演着与 COMM 相同的角色——它可以防止其他 ROBO 蛋白在越过中线之前到达连合轴突的表面，从而使它们对 Slit 的排斥活性不敏感。相反，ROBO3.2 赋予了轴突对 Slit 的排斥反应，使穿越中线的轴突受到来自中线的 Slit 的强烈排斥。在穿越中线的脊椎动物连合轴突中，netrin 受体 DCC 的表达也下调，使得轴突对 netrin 不敏感[2]。在人类中，DCC 突变可引起先天性镜像运动（见专栏 8.3）这样的神经发育障碍。

专栏 8.3　先天性镜像运动

我们已经看到，诱导因子 netrin 在引导连合神经元轴突跨越中线方面起着关键作用（见专栏 8.1）。连合轴突对于协调身体两侧的运动很重要，因此我们可以预测，干扰 netrin 功能的突变会导致运动障碍。一个戏剧性的例子来自下列发现，即一些受先天性镜像运动障碍影响的家系，其编码 netrin 受体 DCC 的基因发生了突变，该突变破坏了 DCC 结合 netrin 的能力。在受先天性镜像运动障碍影响的人中，身体一侧的有意识运

---

[1] **同源异构体（Isoform）**：由相同基因使用外显子的不同组合产生的不同形式的蛋白质。
[2] Dudanova I, Klein R. (2013) Integration of guidance cues: parallel signalling and crosstalk. Trends Neurosci, 36: 295-304.

动通过另一侧的不自主运动反映出来。例如，当受影响的人用右手握拳时，他们的左手也以类似的方式运动[1]。

一群类似 DCC 自发突变的小鼠中产生了相似的效果——这些 *kanga* 突变小鼠以其袋鼠般的跳跃步态命名，这是由它们后腿的协同运动障碍引起的，属于一种镜像运动。

镜像运动初看似乎是一种干扰 netrin 功能的突变效果。镜像运动的特点是运动在身体两侧高度协调，这表明在受影响的个体中身体两侧必然存在某种联系。由于 netrin 是正常形成连合通路所必需的，因此可以更合理地推测，netrin 的缺失会导致运动的协调性减弱，而非增强。DCC 突变导致的先天性镜像运动机制尚不清楚，但已经提出了一些可能的解释。受影响的个体，其 DCC 突变是杂合的，并且被认为具有低于正常水平的 DCC。一种可能性是较低的 DCC 水平导致穿越效率下降，但不会完全丧失穿越中线的能力。一些连合轴突可以像对侧一样正常投射，而另一些则不能交叉，并因此形成异常的同侧通路，这些路径共同作用可能导致镜像运动。研究人员发现 DCC 和 netrin 也是大脑中神经元穿过中线所必需的，于是推测出另一种可能性，或许镜像运动是 DCC 连接大脑两个半球的运动控制区域的。镜像运动有时也会出现在健康的孩子身上，但在 7 岁之前就会消失。人们认为大脑中的抑制回路会在出生后得到发展，以抑制这些镜像运动。如果 DCC 中的突变阻止了抑制回路的正常发展，会导致镜像运动在 7 岁后仍旧持续。您可以阅读更多关于该疾病的基本发病机制，从中获得关于连合轴突在导向作用中的相关内容[2]。

8.4.3　穿越中线后，连合轴突朝向大脑投射

一旦连合轴突已经安全通过腹侧中线，它们必须再次转向前方，朝向大脑而去（见图 8.13）。在脊椎动物胚胎发育的这个阶段，连合轴突由 **Wnt** 家族的成员 WNT4 导向。在各种发育情况下，Wnt 最广为人知的功能是作为信号分子参与发育调控（见 3.6 节）。然而，它们也可以充当轴突导向分子。WNT4 在腹侧神经管中呈梯度表达，在头部最高，在尾部最低。连合轴突的生长锥沿着 WNT4 的浓度梯度不断向上，将轴突带向大脑的最终目标（见图 8.16）[3]。

---

[1] https://www.youtube.com/watch?v=JgZMlV2oBDg.
[2] Welniarz Q, Dusart I, Gallea C, Roze E. (2015) One hand clapping: lateralization of motor control. Front Neuroanat, 9, 75. doi: 10.3389/fnana.2015.00075.
[3] Evans T A, Bashaw G J. (2010) Axon guidance at the midline: of mice and flies. Current Opinion in Neurobiology, 20: 79-85.

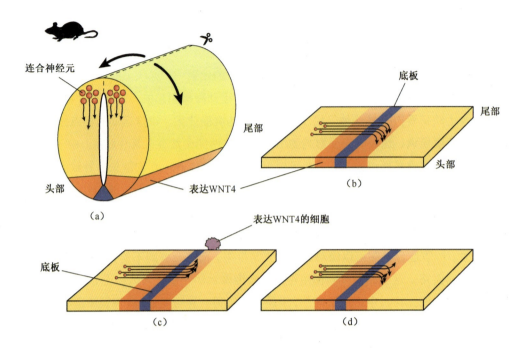

图 8.16 穿越中线后，脊椎动物的连合轴突遵循 WNT4 的前后梯度，被导向大脑。(a) 脊髓背侧的连合神经元在 netrin-1（蓝色）的引导下从腹侧朝向底板伸出轴突。WNT4 沿头尾轴从背侧到底板按浓度梯度进行表达，头部水平最高（橙色）。(b) 沿着背侧切开脊髓并将其平放，形成可置于组织培养中的 "open-book"（见图 8.12）。通过在细胞体上放置亲脂性染料晶体（见专栏 8.2），如 DiI，可以观察到连合轴突所遵循的轨迹。在这些培养物中，轴突遵循与完整神经管相同的轨迹，穿过中线，然后旋转 90°并向前行进。(c) 如果一组高水平表达 WNT4 的细胞被放置在 "open-book" 培养的后缘，则连合轴突朝向 WNT4 的来源，与正常方向相反。(d) 在神经管的 "open-book" 培养中，从缺乏 WNT 受体 Frizzled3 的突变小鼠中取出的连合轴突将会沿头尾轴随机投射。改编自 Lyuksyutova A I, et al. (2003) Anterior-posterior guidance of commissural axons by Wnt-frizzled signalling. Science, 302: 1984-1988。

8.5 少量诱导因子如何引导大量轴突

令人惊讶的是，目前所确定的相对较少的诱导因子足以产生非常复杂的哺乳动物大脑神经网络。对此矛盾现象的一种解释是，这些诱导因子可以组合发挥作用，从而增加对特定诱导因子的反应能力。例如，上文中讲到腹侧中线的连合轴突受到

netrin 和 Slit 的联合引导。虽然，关于最大化诱导因子提供的潜在信息的各种机制仍有待进一步探索，但至少有两种策略是已知的，概述如下。

8.5.1 多个轴突路径遵循同一引导线索

读者已经看到 Slit-ROBO 信号通路诱导脊髓底板上的连合轴突。然而，缺乏一个或多个 *Slit* 或 *ROBO* 基因的突变小鼠在许多其他轴突路径中也具有缺陷。例如，由于许多视网膜神经节细胞轴突引导错误，在 *Slit* 和 *ROBO* 突变小鼠中将信息从视网膜传递到大脑的视觉通路是有缺陷的。类似地，连接前脑两半球的轴突束，如**胼胝体（Corpus Callosum）**[1]（见引言）和**海马体连合（Hippocampal Commissure）**[2]，在这些突变体中不能正常形成。更多关于 Slit 和 ROBO 在轴突导向过程中扮演的多重角色请参考文献[3]。

有关相同诱导因子指导不同类型轴突延伸的例子还有很多。一个可能的原因是，这些诱导因子仅在相当短的距离内起作用。对于可扩散的诱导因子也许只有几毫米，而对于接触性诱导因子距离则更小。因此，在发育的中枢神经系统中，一个区域产生的诱导因子几乎不可能干扰其他区域轴突的发育。

8.5.2 诱导因子及其受体之间的相互作用可以被辅助因子改变

在过去几年中，已经很清楚的是，一些细胞外分子可以影响诱导因子与其受体的结合，并改变生长锥对特殊诱因的反应。其中最具代表性的是**硫酸乙酰肝素蛋白多糖（Heparan Sulphate Proteoglycan，HSPG）**，一种具有长而复杂的糖侧链的细胞表面蛋白（见专栏 6.2）。HSPG 存在于所有动物细胞表面，一些生长因子（如 FGF 和 Hedgehog）需要 HSPG 才能激活其受体——由生长因子、受体和 HSPG 组成的**三元复合物（Ternary Complex）**[4]。类似地，一些诱导因素，包括 Slit，也需要 HSPG 来激活信号通路。在整个 CNS 中缺失 HSPG 的突变小鼠缺乏大多数连合轴突通路，这表明这些通路的形成需要 HSPG。有趣的是，HSPG 的侧链非常多变，这使它们

---

[1] **胼胝体（Corpus Callosum）**：由连接大脑半球的轴突组成的主要纤维束。
[2] **海马体连合（Hippocampal Commissure）**：一个大的轴突束，它跨越大脑中线连接两个海马。
[3] Ypsilanti A R, Zagar Y, Chédotal A. (2010) Moving away from the midline: new developments for Slit and Robo. Development, 137: 1939-1952.
[4] **三元复合物（Ternary Complex）**：由 3 种蛋白质结合而成的复合物。

有可能编码大量信息。似乎特定的 HSPG 修饰会不同程度地影响轴突对特定诱导因子的反应方式，如轴突对 Slit 信号的反应不同，取决于其环境中存在的 HSPG 的特定亚型[1]。

8.6 一些轴突可能通过不同机制在非常短的距离内形成特定连接

本章已经重点介绍了在相对较长的距离中引导轴突的机制，但不应忽视那些短距离作用的连接，如大脑皮质突触中的许多中间神经元之间仅有几个细胞的间距。这些细胞很可能通过完全不同的机制找到它们的目标，如游客在陌生环境中探路的类比，如果游客在购物中心寻找特定类型的商店，那么他们已被潜在的目标包围，已处于很容易找到的环境，只需简单地对商店进行随机抽样，就会很快找到合适的商店。同样，寻找局部目标的皮质中间神经元基本上可以随机发出轴突，有很大概率能找到它们的突触伙伴。这种随机轴突生长会尝试许多不适当的连接，因此必须有额外的途径来选择正确的连接，并撤回错误的尝试（见 11.4.6 节）。这种方式可能看起来效率低下，但它确实具有一定的优势，细胞只需携带较少的信息用于引导——它们只需知道寻找的目标。在大脑皮层等高速进化结构中，随着在进化过程中神经元的增加，连接模式更加灵活多变。几十年前研究者就已经知道轴突过量产生，然后在发育过程中不合适的轴突被修剪掉，但关于这方面的分子机制还了解甚少[2]。

8.7 生长锥在响应诱导因子方面具有自主性

8.7.1 生长锥与胞体分离后仍然可以导航

正如读者在本书中看到的，细胞对细胞间信号的反应通常由特定转录模式的激

---

[1] Holt C E, Dickson B J. (2005) Sugar codes for axons? Neuron, 46: 169-172.
[2] Innocenti G M, Price D J. (2005) Exuberance in the development of cortical networks. Nature Reviews Neuroscience, 6: 955-965.

活介导。显然，这种反应的先决条件是细胞核的存在。令人惊讶的是，正如在20世纪七八十年代首次显示的那样，轴突即使在手术后与胞体分离，也能继续生长并正确导航，这表明生长锥不一定需要与细胞核通信来响应诱导因子。下面将讨论产生这种情况的原因。

8.7.2 生长锥的局部翻译

过去几年的研究揭示了轴突引导的一种非常有趣的新机制——生长锥内mRNA的局部翻译，这使生长锥能够合成新蛋白以响应一种诱导因子而无须将信息传递到细胞核。正如6.6节所述，生长锥合成蛋白质的能力反驳了一个长久的认识，即生长锥中发现的所有蛋白质都是在细胞体内产生，然后沿着轴突运输到生长锥的。局部翻译对于许多不同类型的导航轴突响应特定诱导因子来说是必不可少的，但还不知道它是否是一种通用机制。

生长锥中的局部翻译证据首先来自对发育中的非洲爪蟾视觉系统的研究（见图8.17）。视网膜神经节细胞（RGC）可在涂有层粘连蛋白（Laminin）[1]的玻片上培养。培养的RGC延伸轴突将向着吸引因子生长，如netrin-1或SEMA3A。如果切割此类培养物中的RGC轴突，切断导航轴突与其细胞体之间的连接，轴突仍然能够转向化学引诱物源头。此时，通过加入放射性标记的氨基酸，可观察到生长锥

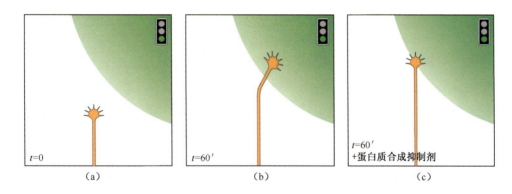

图8.17 （a）一个视网膜轴突已经从胞体上分离，正在涂有细胞粘附分子的玻片上生长，（b）改变方向以朝向化学引诱剂源头（绿色）。（c）然而，如果轴突暴露于阻断蛋白质合成的化合物中，它就不再对化学引诱物做出反应。

---

[1] 层粘连蛋白（Laminin）：细胞外基质的蛋白质成分。

中合成了新的蛋白质。当一种蛋白质合成抑制剂被添加到生长中的轴突时，它们就失去了转向吸引物源的能力，但仍然能够生长。类似地，培养的 RGC 轴突的生长锥崩解以响应化学排斥因子，但是如果首先添加一种蛋白质合成抑制剂，则上述现象就不会出现，这表明这些轴突需要局部翻译以响应化学排斥因子。

多种蛋白质的 mRNA 已被证明存在于生长锥中。事实证明，其中若干 mRNA 编码细胞骨架组分（如肌动蛋白）或调节细胞骨架动力学的蛋白质，如 cofilin，见 6.5.3 节）。β-肌动蛋白 mRNA 分子在其 3′ 非编码区（Untranslated Region）[1]含有一个短序列，称为 Zipcode，它指示细胞将 β-肌动蛋白 mRNA 分子运输到生长锥。生长锥如何根据给定信号决定翻译哪些 mRNA 呢？轴突导向分子受体和核糖体（Ribosome）[2]之间存在直接的分子连接。在小鼠脊髓连合神经元中，已发现核糖体亚基与 netrin 受体 DCC 的细胞内结构域紧密结合。当 netrin 与 DCC 受体结合时，核糖体亚基被释放并进入生长锥内部，在那里它们能够参与生长锥中的 mRNA 翻译[3]。

8.8 转录因子调控轴突的引导决策

本章大部分内容都在关注轴突引导所需的细胞表面和细胞外分子，然而，也不可忽视转录因子（Transcription Factor）[4]的区域特异性表达在许多轴突导向机制中的重要作用。转录因子至少有两种主要方式参与轴突引导决策。首先，需要转录因子建立轴突导向因子的正确表达模式，包括细胞粘附分子，如 4.5.1 节所述。在发育中的视顶盖中，engrailed 转录因子的分级表达被认为可以建立 ephrin 的表达梯度，随后引导进入的视网膜神经节细胞轴突（见 10.5.3 节）。其次，正如转录因子的特定组合可以赋予神经元特定身份（见 5.5.4 节），它能够确定一个轴突选择的初始路径，并影响它在后续节点的选择，如控制轴突中特定受体分子的表达。

总的来说，与轴突导向因子的功能相比，转录因子在轴突导向中所起的作用目前还不太清楚。然而，特定转录因子在控制脊髓中某些运动神经元轴突遵循的路径方面，已经进行了较为详细的研究。如图 4.16 所示，运动神经元在脊椎动物脊髓的

---

[1] 非编码区（Untranslated Region）：成熟 mRNA 的 3′ 或 5′ 区域，不编码蛋白质。

[2] 核糖体（Ribosome）：由 RNA 和蛋白质组成的细胞内颗粒，存在于活细胞的细胞质中，负责将 mRNA 翻译成蛋白质。

[3] Jung H, O'Hare C M, Holt C E. (2011) Translational regulation in growth cones. Curr. Opin. Genet. Dev, 21: 458-464.

[4] 转录因子（Transcription Factor）：与 DNA 结合以调节基因转录的蛋白质。

腹侧部分产生，这些运动神经元对于协调运动具有重要作用。它们被分为几种不同的亚型，每种亚型支配发育中肢体内的特定目标。每种亚型的运动神经元都表达特定的转录因子组合，该组合激活特定受体分子的表达，有助于将轴突引导至其适当的靶标（见图 8.18）。例如，内侧运动柱（Medial Motor Column，MMC）神经元与发育中肢体的肌肉形成连接，这组神经元表达转录因子 Lhx3，以激活编码 FGF 受体 FGFR1 的表达。MMC-1 轴突的导航生长锥中的 FGFR1 允许它们识别并移向 FGF 源头——胚胎背侧躯干区域。类似地，侧向运动柱——内侧（Lateral Motor Column-medial，LMC-m）神经元表达转录因子 Isl1，以激活 EphB1 的表达；EphrinB 配体在发育的肢体中以背侧高浓度至腹侧低浓度的梯度表达。因此，LMC-m 轴突被排斥在 ephrinB 水平高的肢体背侧区域以外，并移向 ephrinB 水平最低的肢体腹侧部分。最后，侧向运动柱——外侧（Lateral Motor Column-lateral，LMC-l）运动神经元表达转录因子 Lhx1，以促进 EphA4 受体的表达。EphrinA 配体也在发育的肢体中按浓度梯度表达；在这种情况下，ephrinA 水平在腹侧最高。因此，表达 LMC-1 轴突的 EphA4 从腹侧区域被排斥，驱使它们朝向肢体的背侧区域，在那里 ephrinA 水平最低。

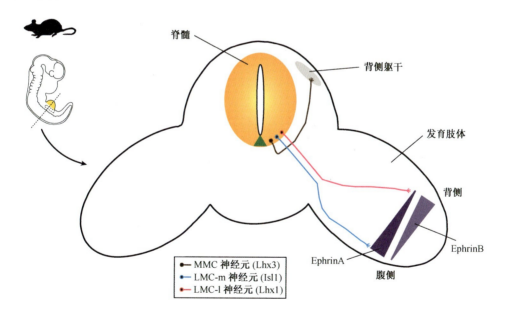

图 8.18 小鼠胚胎脊髓和四肢的横截面。脊髓腹侧区域存在多种类型的运动轴突，它支配着发育肢体特定的部位。图中显示了 3 种特定类型的运动轴突，分别以棕色、蓝色和品红色表示，各自表达不同的特定因子转录组合。MMC 神经元（棕色）表达 Lhx3 并投射到胚胎的背侧躯干区域。LMc-m 神经元（蓝色）表达 Isl1，并投射到肢体的腹侧区域，LMc-l 神

经元（品红色）表达 Lhx1 并投射到肢体的背侧区域。在每种情况下，由神经元表达的特定转录因子控制着轴突导向分子受体的表达，该受体将其轴突引导至适当的靶区。重绘图片主要依据：Santiago and Bashaw. (2014) Transcription factors and effectors that regulate neuronal morphology. Development, 141: 4667-4680。更多关于转录因子如何影响轴突引导决策的例子参见此文。

8.9 小结

（1）生长中的轴突顶端有生长锥，可以检测环境中的特定诱导因子。

（2）诱导因子可能吸引或排斥生长的轴突，有些因子在近距离发挥作用，另一些则在远距离行使功能。

（3）虽然生长中的轴突遵循的路径可能漫长且曲折，但它们经常被分解成较小的步骤。轴突通常会在中间目标处或路径中的选择点改变它们对特定诱因的敏感度。

（4）相同的轴突导向分子在多个轴突导向通路中起作用。

（5）许多轴突导向分子及其受体在进化上是保守的。果蝇中的遗传学方法有助于揭示其分子机制。

（6）相对少量的轴突诱导因子能够指导非常复杂的连接模式。

（7）转录因子通过控制特定诱因及其受体的表达来调控轴突的导向。

在本章中，遇到了各种各样的分子机制，这些机制使胚胎发育过程中，中枢神经系统的基本连接模式得以建立。这种基本模式建立后，才可能开始构建能让神经系统行使功能的精确回路。在第9章中，将讨论控制神经系统下一阶段发育的机制。

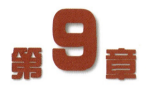

第9章

神经系统发育中的生与死

9.1 正常发育过程中细胞死亡的发生和生理意义

很多人会把细胞的死亡与由损伤或疾病引起的病理过程关联起来,在一本主要讲述正常神经发育的生理调控机制的书中找到关于细胞死亡的讨论似乎很奇怪。的确,损伤或疾病会导致细胞缺氧或使细胞暴露在毒素之中,从而抑制细胞代谢,引发细胞死亡。但事实上,在很多年前我们就已经知道,在神经和非神经组织的正常发育期间,细胞死亡是普遍存在的。

在正常发育的动物组织中,细胞死亡的数量是惊人的。在部分脊椎动物神经系统的发育过程中,有50%的神经细胞在形成后不久就死亡了。这些自然发生的细胞死亡的功能是什么?在一些非神经组织中,答案是显而易见的。在某些情况下,细胞死亡对于产生组织形状至关重要。例如,足趾就是在正常的肢体发育过程中由特定时期、特定位置的细胞死亡形成的。小鼠的爪子最开始是铲状结构,而趾与趾之间分开是因为它们之间的细胞死亡了。在另外一些情况下,细胞会在它们形成的结构不再需要它们时死亡。昆虫幼虫和蝌蚪的变态过程就是很好的例子,当蝌蚪变成青蛙时,尾巴中的细胞死亡,因此尾巴消失。

在神经系统的发育过程中,细胞死亡也扮演着类似雕刻组织的重要角色。细胞死亡可以在形态形成的过程中对组织进行雕刻,去除不再需要的具有瞬时功能的细胞组,并确保每个区域具有适当数量的神经元。例如,哺乳动物大脑的形成伴随着大量细胞的死亡。稳固的神经环路的发育通常由起到支架作用的短期神经环路引导,随后该支架被移除。细胞死亡会调整神经组织中神经细胞的数量,以匹配它们支配的目标区域中的细胞数量。如果阻止细胞死亡,神经发育过程中就会产生严重的缺陷。例如,小鼠中通过转基因使与细胞死亡相关的基因发生突变,就会导致神经管闭合异常、大脑增生区过度生长和分化紊乱等缺陷(见图9.1),我们会在这一章的后续部分讨论这些基因。由此可见,细胞死亡的重要性不言自明。

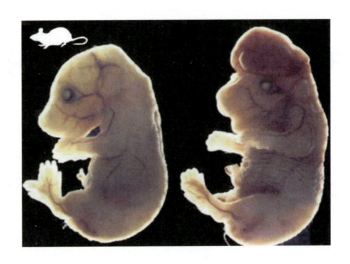

图9.1 两只小鼠胚胎的照片:左边的胚胎是正常的,而右边的胚胎缺乏正常细胞死亡所必需的半胱天冬酶9(Caspase 9)。从图中可以看到突变胚胎高度异常,表现为头部突出的大脑,称为露脑畸形,这表明正常细胞死亡对正确的发育至关重要。重印自 Kuida K, et al. (1998) Reduced apoptosis and cytochrome c-mediated caspase activation in mice lacking caspase 9. Cell, 94: 325-337. 获得 Elsevier 许可。

当细胞不再被需要时,它们会通过激活细胞内的死亡程序——一种被称为**程序性细胞死亡(Programmed Cell Death)**的过程实现自杀。显然,控制这种细胞内的有效死亡程序对于机体的正常发育、生存和福祉都至关重要。许多疾病都与程序性细胞死亡的正常调节中断有关(见专栏9.1)。

为了理解自然发生的程序性细胞死亡机制,我们需要知道它何时发生,发生在哪里,细胞如何知道它们不再被需要了,以及细胞内的死亡程序本质。一般而言,我们比较容易知道发育过程中细胞死亡何时发生,发生在哪里,以及细胞自杀的分子通路,但要弄清楚决定一个细胞生存还是死亡的机制就不那么容易了。在讨论这些问题之前,我们先介绍一下程序性细胞死亡的细胞特征,以及它们与病理性细胞死亡特征的区别。

> **专栏 9.1　与程序性细胞死亡缺陷相关的疾病**
>
> 理解程序性细胞死亡的机制有助于解释和治疗人类疾病，程序性细胞死亡的异常与很多人类的疾病有关，包括癌症和神经退行性疾病。例如，在癌症患者体内，阻止程序性细胞死亡发生的基因通常过度活跃，这可能会导致不受控的细胞增殖；在神经退行性疾病中，进行性的神经元消失大多是程序性细胞死亡失调导致的。例如，在一种称为亨廷顿病的遗传性退行性神经疾病中，那些本应在**基底神经节**（Basal Ganglia）和大脑皮层中正常工作几十年的神经元突然在中年阶段开始死亡。这些神经元死亡的原因不得而知，且亨廷顿病目前是无法治愈的。类似地，病理性的程序性细胞死亡也会影响那些在大脑皮层中（导致阿尔茨海默病），在**黑质**（Substantia Nigra）中（导致帕金森病），以及在脊髓的运动神经元池中（导致运动神经元疾病，通常被称为肌萎缩侧索硬化，有时被称为卢·格里克病，因 20 世纪 30 年代美国著名棒球运动员卢·格里克得此病而命名）正常工作了许多年的神经元。（引言部分的图表中可以找到前面提到的大脑结构。）为什么正常的神经元会突然开始死亡？如果我们了解了激活和调停程序性细胞死亡的分子事件，我们就有可能中断它们的死亡，并通过拯救这些正在异常死亡的大脑神经元和脊髓神经元，为疾病的治疗提供可能。

9.2　细胞死亡的两种主要方式：凋亡或坏死

20 世纪 70 年代早期，来自阿伯丁的 John Kerr、Andrew Wyllie 和 Alastair Currie 在区分**凋亡**（Apoptosis）和**坏死**（Necrosis）两种类型的细胞死亡中做了开创性的工作（见图 9.2）[1]。在本书中，凋亡会占据大量篇幅。凋亡一词来源于希腊语，本意是从树上凋落的叶子，常与程序性细胞死亡同义。坏死是病理性过程，源于不可逆的细胞损伤。也有人提出过其他类型的细胞死亡，但这些类型是否在某种程度上是凋亡和坏死的变种还不得而知。

细胞凋亡的早期特征包括细胞间连接的解体和细胞质的凝聚。经历细胞凋亡的细胞开始萎缩，并且**染色质**（Chromatin）[2]凝结成块地聚集在细胞核中（见图 9.2 和专栏 9.2），随后分裂成许多碎片。这些碎片会被附近专门的清道夫细胞清除，在神经系统中这些细胞被称为**小胶质细胞**（Microglia）。这些细胞核内的变化是需要能

---

[1] Kerr J F, Wyllie A H, Currie A R. (1972) Apoptosis: a basic biological phenomenon with wide-ranging implications in tissue kinetics. British Journal of Cancer, 26: 239-257.
[2] **染色质**（Chromatin）：在细胞核中包裹着组蛋白的 DNA。

量的，它们是由拆除细胞特定基因表达的变化引起的，如那些编码破坏核 DNA 的**核酸酶（Nuclease）**[1]。专栏 9.2 中描述的用 TUNEL 方法检测凋亡细胞正是利用了 DNA 的裂解。

坏死（见图 9.2）的特征在于早期阶段细胞质和细胞器（包括线粒体）的膨胀。接下来，这些细胞器分解，细胞间连接被破坏，并将受影响的细胞与它们的邻居分开。

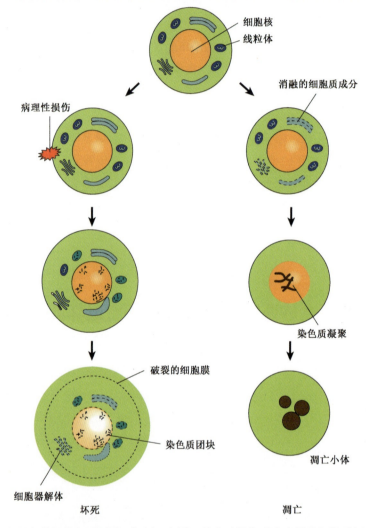

图 9.2　坏死和凋亡特征的主要区别。坏死（左图）是由于损伤或疾病导致细胞破坏，引起细胞器溶胀和崩解、染色质凝聚和细胞膜破裂。在细胞凋亡（右图）过程中，由专门的酶消化细胞质成分和 DNA 片段控制分解代谢反应链，细胞收缩、染色质凝聚，最终形成小的膜结合凋亡小体（见专栏 9.2）。

---

[1] 核酸酶（Nuclease）：一种分解核酸（如 DNA）的酶。

随后，细胞核与细胞膜同时膨胀和破裂，释放出诱导组织损伤和炎症的细胞毒性成分。这些事件被认为是由损伤或疾病引起的，且会导致细胞膜通透性的变化，并丧失对细胞体积的控制。一旦线粒体的结构和功能受到严重损害，并且**溶酶体（Lysosome）**[1]破裂，将酶释放到细胞质中，催化其破坏，该过程就会变得不可逆转。

细胞凋亡和坏死可能并不是完全不同的。例如，溶酶体酶分解蛋白质和细胞器的过程——自噬，不仅是坏死的标志，而且与无脊椎动物（如秀丽隐杆线虫和果蝇）中的自然程序性细胞死亡密切相关。在这些物种中，自噬被认为是在正常发育期间促成程序性细胞死亡的机制。另外，在哺乳动物中，自噬主要被认为是细胞循环利用自身组织成分的重要方式，而非细胞的死亡机制。自噬对于所有物种的正常发育至关重要，这可能是因为它允许细胞组织成分的大规模更新，而这些组织成分是增殖、迁移和分化等过程所必需的物质基础。人类细胞自噬能力的缺陷可能造成异常死亡细胞的沉淀，从而导致退行性疾病[2]。

专栏 9.2　TUNEL 方法

TUNEL 方法可以在细胞的早期程序性死亡中检测到 DNA 的断裂。在正常的细胞中，DNA 很少发生断裂，且一旦发生，会很快被修复。

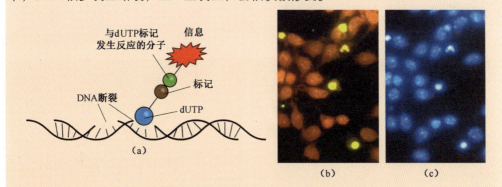

（a）TUNEL 的全称是末端脱氧核苷酸转移酶介导的 dUTP 缺口末端标记技术，可以利用酶末端脱氧核苷酸转移酶将标记的 dUTP 转移到 DNA 链的断裂处，进而辨别出组织或培养基中的凋亡细胞。接下来，在第 2 次反应中，dUTP 上的标签会被检测出来，并发出彩色或荧光信号。（b）这里，用 TUNEL 方法检测到了培养基中哺乳动物神经元的程序性细胞死亡，并以黄色荧光显示，我们已经使用非特异性染色剂将所有细胞染成橙色。（c）用 DNA 染色的细胞核表明，TUNEL 阳性细胞的细胞核（正在死亡的细胞）更小且更亮，这正是染色质凝聚的特征，而其他细胞具有较大的不太明亮的细胞核，这是健康细胞的标志，此处的细胞与（b）图一致。

---

[1] **溶酶体（Lysosome）**：含有酶的膜包围的细胞器，存在于大多数细胞的细胞质中。
[2] 关于发育过程中自噬的更多描述，参见 Cecconi F, Levine B. (2008) The role of autophagy in mammalian development: cell makeover rather than cell death. Developmental Cell, 15: 344-357.
http://www.nobelprize.org/nobel_ prizes/medicine/laureates/2016/press.html.

9.3 无脊椎动物的研究揭示了很多关于细胞如何自我毁灭的信息

我们现在已经对导致因细胞凋亡而死亡的细胞发生拆解的分子的遗传途径有了很多了解。我们的了解范围很广，从无脊椎动物到人类，但最主要的还是得益于对秀丽隐杆线虫的研究（见 1.4.2 节），其中，Robert Horvitz 做了大量的贡献，他也因此被授予诺贝尔生理学或医学奖[1]。

秀丽隐杆线虫有以下两大优势：

（1）细胞的死亡会引起外观的变化，这在光学显微镜下就可以观测到，在正常活动的秀丽隐杆线虫中可以相对容易地观察到正在进行的程序性细胞死亡过程（见图 9.3）。秀丽隐杆线虫中所有细胞的**谱系（Lineage）**[2]都已经绘制完成，现在我们知道它的 1090 个细胞中有 131 个经历了程序性细胞死亡，我们知道是哪些细胞死亡了，还知道这些细胞的死亡时间和死亡地点。

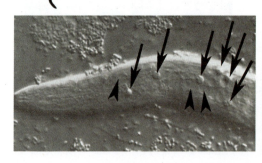 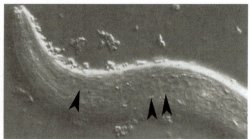

图 9.3 用光学显微镜观察秀丽隐杆线虫。左图中包含几个死亡细胞（也称为尸体），它们是圆形的并且看起来是凸起的（用有箭体箭头指示），无箭体箭头所指的是活细胞。右图中只有活细胞，这只秀丽隐杆线虫缺乏正常的促凋亡基因 *ced-3*。重印自 Ellis H M, Horvitz H R (1986) genetic control of programmed cell death in the nematode C. elegans. Cell, 44: 817-29。获得 Elsevier 许可。

（2）与大多数动物不同，设计用于测试秀丽隐杆线虫中程序性细胞死亡分子的

---

[1] http://www.nobelprize.org/nobel_prizes/medicine/laureates/2002/horvitz-lecture.html.
[2] **谱系（Lineage）**：形成一个细胞所经历的分裂序列，可以理解为细胞的族谱。

基础遗传操作，可以在不影响整个动物生存能力的情况下调控细胞死亡，这让我们可以在更大范围内分析操作结果。有趣的是，如果阻止那些本应死亡的细胞死亡，它们大部分会变成神经元，这表明细胞死亡很可能在限制神经元数量上扮演着重要角色。

秀丽隐杆线虫的程序性细胞死亡包括 3 个阶段：①在启动阶段，指示细胞开始程序性细胞死亡；②在死亡阶段，激活凋亡程序；③在吞噬阶段，死亡的细胞被相邻细胞拆解并吞噬。早期研究表明，*ced-1* 和 *ced-2* 基因（*ced* 源自 *cell-deathabnormal-1* 和 *cell-deathabnormal-2*[1]）变异会中断吞噬阶段，导致死亡细胞聚集。*ced-1* 和 *ced-2* 基因编码了参与吞噬细胞与凋亡细胞相互作用的多种类型的分子，如 CED-1 是一种膜蛋白；CED-2 是**信号转导（Signal Transduction）**[2]必需的细胞内蛋白质，也是**衔接蛋白（Adaptor Protein）**[3]的一种。*ced* 基因是基于它们的突变来定义的，而不是基于它们的正常分子功能产生的异常表型来定义的，下面还会给出其他例子。分辨 *ced-1* 和 *ced-2* 是辨别涉及细胞凋亡的众多基因的第 1 步，它们也揭示了秀丽隐杆线虫和其他物种细胞程序性死亡 3 个阶段的分子机制。

9.3.1 启动阶段

在秀丽隐杆线虫中，当那些终将凋亡的细胞生成时，其内部的死亡程序就已经启动。这与较高级的动物不同，较高级动物的细胞死亡并不是内部预先确定的；相反，细胞死亡的诱因是后面要讨论的细胞外信号转导过程（见 9.6 节和 9.7 节）。目前的证据表明，对于那些注定要存活的细胞，促死亡基因 *egl-1*（*egg-laying defective-1*）的表达较低；而对于那些注定要死亡的细胞，*egl-1* 的表达较高。*egl-1* 的表达受**转录因子（Transcription Factor，TF）**[4]网络的控制，转录因子的表达则因细胞而异，并由特定的细胞谱系确定。EGL-1 蛋白通过直接抑制线粒体蛋白 CED-9（其本身促进存活，见下文）在细胞内起作用。高表达 *egl-1* 的细胞由于 *ced* 家族成员活动的变化而死亡，我们将在下一节描述这个过程。

---

[1] 这些基因的名称反映了在突变的秀丽隐杆线虫中观察到的异常，它们最初在前向遗传筛选中被检测出来（参见 1.4 节和专栏 1.1）。

[2] **信号转导（Signal Transduction）**：一种细胞间信号传递的过程，包括配体与其特异性受体结合，并激活一系列细胞内的反应。

[3] **衔接蛋白（Adaptor Protein）**：通常缺乏酶活性，但可通过介导细胞内信号级联中其他蛋白质之间的特异性相互作用，促进蛋白质复合物的形成。

[4] **转录因子（Transcription Factor，TF）**：与 DNA 结合以调节基因转录的蛋白质（参见第 3 章）。

9.3.2 死亡阶段

egl-1、*ced-3*、*ced-4* 和 *ced-9* 基因控制了秀丽隐杆线虫中程序性细胞死亡的激活。*egl-1*、*ced-3* 和 *ced-4* 的激活会促进凋亡，而 *ced-9* 的激活会阻止凋亡。这些基因在遗传通路中的作用如图 9.4 所示，*egl-1* 通过与 CED-9 蛋白结合，抑制 *ced-9* 的活动，缓解 CED-9 对细胞促凋亡基因 *ced-4* 和 *ced-3* 的抑制作用；CED-3 是一种**蛋白酶（Protease）**[1]；而 CED-4 的作用机制仍不清楚。

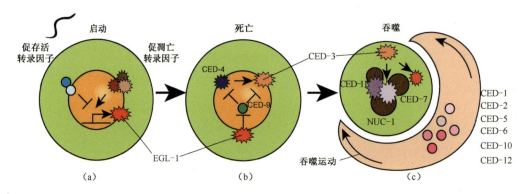

图 9.4 秀丽隐杆线虫程序性细胞死亡的基因通路。这个过程可以分为 3 个子过程。(a) 启动。程序性细胞死亡是由转录因子的特定组合决定的（见 3.8 节）。在该图中，我们只是泛指这些转录因子，因为不同的细胞中转录因子也不尽相同。促存活转录因子会抑制 *egl-1*，而促凋亡转录因子会激活 *egl-1*。(b) 死亡。*egl-1* 的水平升高会抑制促存活基因 *ced-9*，并激活 *ced-4* 和 *ced-3*。(c) 吞噬。垂死细胞会激活 *ced-7*、*ced-11* 和 *nuc-1*，完成 DNA 降解及垂死标记，周围的吞噬细胞会激活 *ced-1*、*ced-2*、*ced-5*、*ced-6*、*ced-10* 和 *ced-12*，来改变细胞形状，完成吞噬过程[2]。

9.3.3 吞噬阶段

在吞噬阶段，垂死细胞会发生形态改变，它们的 DNA 会降解，然后被周围的吞噬细胞吞噬。垂死细胞的形态改变及 DNA 的降解是由 *ced-11* 和 *nuc-1* 等基因调控的，*ced-11* 被认为编码离子通道、*nuc-1* 编码**核酸酶（Nuclease）**。垂死细胞会表

---

[1] **蛋白酶（Protease）**：一种分解蛋白质的酶。
[2] 关于这一过程的更多详细信息，参见 http://www.wormbook.org/chapters/www_programcelldeath/programcelldeath.html。

达 *ced-7*，*ced-7* 会编码一种分子，这种分子将细胞标记为垂死细胞，并让吞噬细胞发现它。吞噬细胞会表达 CED-1，前面提到过，CED-1 是 CED-7 蛋白的受体。在吞噬的过程中，吞噬细胞会通过编码**细胞内信号（Intracellular Signalling）转导**[1]的 *ced-2*、*ced-5*、*ced-6*、*ced-10* 和 *ced-12* 基因来改变其形态，从而完成吞噬过程。

9.4 线虫中调控程序性细胞死亡的大部分基因在脊椎动物中是保守的

秀丽隐杆线虫程序性细胞死亡的杀灭和吞噬阶段中涉及的大多数基因在脊椎动物甚至是人类中均有对应的基因（见图 9.5）。杀手基因 *ced-3* 编码一种称为**半胱天冬酶（Caspase）**的酶，这是该类型中第一种具有程序性细胞死亡功能的酶。半胱天冬酶是半胱氨酸——天冬氨酸蛋白酶（Cysteine-Aspartic Acid），以无活性形式存在于细胞中，在诱导凋亡后被蛋白质水解切割以产生活性酶。秀丽隐杆线虫中蛋白酶 *ced-3* 的发现让我们识别出了许多在无脊椎动物和脊椎动物中参与凋亡的半胱天冬酶。*ced-3* 编码的蛋白质具有与哺乳动物白细胞介素——1-β 转换酶（Interleukin-1-β Converting Enzyme，ICE）相似的特性，即半胱天冬酶 1（Caspase 1）。随后，又陆续发现了哺乳动物的另外几种半胱天冬酶，并按照它们被发现的顺序编号。迄今，已经在人类中发现了大约 12 种半胱天冬酶，其中一些主要参与细胞凋亡，而另一些则主要参与炎症等其他过程。参与细胞凋亡的半胱天冬酶按照功能不同又分为启动型半胱天冬酶和执行型半胱天冬酶两种类型。这些半胱氨酸蛋白酶在分子级联反应中起作用，启动型半胱天冬酶通过切割执行型半胱天冬酶来激活执行型半胱天冬酶，然后执行型半胱天冬酶切割其他细胞蛋白。级联过程由半胱天冬酶抑制剂调节，如果没有生成半胱天冬酶，大脑发育就会出现异常，如图 9.1 所示。

执行型半胱天冬酶的激活会导致关键细胞蛋白的切割，引起细胞凋亡中典型的细胞质和细胞核变化。细胞凋亡的一个典型特征是将染色体 DNA 切割成**核小体（Nucleosome）**单元（见专栏 3.2）。半胱天冬酶通过调节半胱天冬酶活化的 DNA 酶（Caspase-Activated Dnase，CAD），并抑制 DNA 修复酶和分解细胞核中的结构蛋白来促成这一过程。聚合 ADP-核糖聚合酶［Poly（ADP-Ribose）（Polymerase, PARP］是最早被认定为半胱天冬酶底物的分子之一，它通常参与受损 DNA 的修复，并在

---

[1] **细胞内信号（Intracellular Signalling）转导**：介导细胞对细胞外信号反应的过程（和分子）。

半胱天冬酶 3 切割后防止其作用。保持细胞核结构的蛋白质（如细胞核膜蛋白），会被半胱天冬酶 6 降解，导致凋亡细胞的染色质凝聚和核碎裂（见图 9.2）。

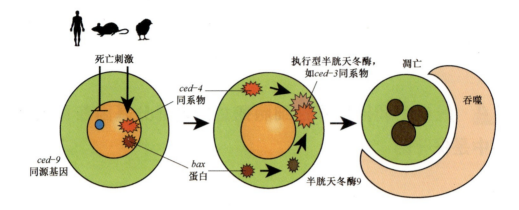

图 9.5 脊椎动物细胞死亡途径的简化流程图。在实际细胞死亡中，有更多的分子参与。通过简化，该图主要强调脊椎动物细胞死亡途径与秀丽隐杆线虫的相似性（见图 9.4）。死亡刺激抑制 *bcl-2* 的保护功能，并允许激活促凋亡基因，如 *ced-4* 同系物和 bax 蛋白，后者又激活半胱天冬酶 9（见图 9.1）和执行型半胱天冬酶。

秀丽隐杆线虫基因 *ced-9* 可以防止细胞凋亡，它编码的蛋白质类似**原癌基因（Proto-Oncogene）**[1]*bcl-2*（这一哺乳动物基因名称源于它与 B 细胞淋巴瘤，即 B-Cell Lymphoma 的关联）编码的蛋白质，可以防止哺乳动物细胞凋亡，其产物是内质网膜上的蛋白质、核膜和线粒体。自 *bcl-2* 被发现以来，在同一家族中还发现了另外 25 种基因，它们的产物控制着线粒体外膜的通透性。只有一些基因能够预防细胞凋亡，而其他家族成员，如 Bax（Bcl-2 相关 X 蛋白，Bcl-2-Associated X Protein），则可以促进细胞凋亡。许多研究仍在继续了解这一蛋白质家族如何抑制或促进细胞凋亡，特别是从它对人类疾病重要性的视角来开展研究（见专栏 9.1）；目前的假说主要集中在：这一蛋白质家族通过对线粒体膜和可能的其他细胞器的作用，控制细胞质 pH 值、细胞色素 c 和钙水平，进而调节半胱天冬酶活性的可能性。如何调节这些分子的表达仍不得而知[2]。

---

[1] **原癌基因（Proto-Oncogene）**：一种参与控制细胞增殖的正常基因，当发生突变、过表达或错误表达时，具有促进肿瘤形成的可能性。

[2] 关于这一话题的更多内容，参见 De Zio D, et al. (2005) Expanding roles of programmed cell death in mammalian neurodevelopment. Semin. Cell Dev. Biol, 16: 281-294。

9.5 神经发育过程中程序性细胞死亡发挥重要作用的例子

有很多很好的例子可以阐明程序性细胞死亡在神经发育过程中，在何时何地起着重要作用，我们不可能在这里一一列举。实际上，程序性细胞死亡很可能在神经发育的几乎所有方面起到作用。本节例子涵盖了脊椎动物神经发育的主要阶段。

一些例子提供了对脊椎动物可能触发程序性细胞死亡方式的见解，这是一个我们仍然知之甚少的重要问题。在脊椎动物中，许多触发因素可能来自细胞外部，而不是来自细胞自身的谱系。

9.5.1 早期祖细胞群中的程序性细胞死亡

在神经发育的早期，在从线虫到小鼠的一系列生物体内的增殖**神经祖细胞（Neural Progenitor）**[1]群中也会观察到程序性细胞死亡。为什么会发生这种情况，以及如何对其进行调控尚不清楚。垂死细胞在死亡前并没有迁移、形成轴突或形成突触。它们的死亡原因可能是在细胞分裂期间发生了错误，也可能是发育中的神经系统削减了最初过量产生的祖细胞，以维持正确的细胞数量。在神经发育的早期产生过多祖细胞的系统可能是有优势的，如果在某些细胞中确实发生了错误，则可以在不将健康细胞的数量减少到所需数量以下的情况下移除这些错误细胞。

一个有趣的例子表明，在发育着的啮齿类动物的大脑皮层中，细胞死亡会影响增生区的祖细胞，这个例子说明了在统计发育组织中死亡细胞数量时所涉及的一些实际问题。在早期，基于非常明显凋亡细胞计数的方法表明，只有少数皮质祖细胞死亡。后来，随着敏感性更高的细胞检测方法的提出，处于程序性细胞死亡最早期的细胞可能会被检测出来，相比早期计数的死亡细胞数目，该技术会大大提升检测到的死亡细胞的数量。新的方法表明，经历了程序性细胞死亡的祖细胞比例大得惊人——在某些妊娠期为50%~70%。新的方法基于检测细胞DNA断裂的技术（见专栏9.2），这些断裂在程序性细胞死亡的非常早期阶段就会发生。然而，我们尚不清楚这些DNA断裂的细胞都会死亡，还是只有一部分细胞会死亡，以及从DNA断

---

[1] 神经祖细胞（Neural Progenitor）：祖细胞通常有多种功能，本书定义的神经祖细胞是一种分裂为子细胞的细胞，其中一些将分化为神经细胞。参考前体（Precursor）。

裂到细胞死亡，再到细胞碎片被清除之间经历了多长时间。虽然人们普遍认为啮齿类动物大脑皮层增生区的许多细胞在正常发育过程中死亡，但有多少细胞死亡这一问题仍然存在争议。

9.5.2　程序性细胞死亡对神经系统的性别差异有所贡献

许多动物（包括人类和其他脊椎动物）的性别在其神经系统结构及其行为方面存在重要差异。换句话说，神经系统表现出**性别二态性（Sexual Dimorphism）**。在脊椎动物中，这些差异是在发育过程中通过类固醇激素——睾酮的影响下产生的。睾酮会使发育中的神经系统雄性化，建立雄性行为并抑制雌性行为。造成这个结果的途径之一是神经系统某些区域的程序性细胞死亡得到了调控，这些区域包括一群细胞，称为核团（Nuclei）。这些核团在雄性和雌性中具有不同的大小和组织形式，即它们是性二态的。

在**下丘脑（Hypothalamus）**[1]中（见引言）存在一个具有性二态的核团，称为视前区性二态核，这一核团在小鼠中得到了广泛的研究。由于程序性细胞死亡数量的性别差异，雄性的视前区性二态核比雌性大得多，并会影响交配行为。由于雄性体内睾酮的存在会阻止程序性细胞死亡的发生，因此新出生的雌性的视前区性二态核比雄性有更多的细胞死亡。如果给新出生的雌性个体注射睾酮，视前区性二态核中程序性细胞死亡的数量会减少，最终核团会变得更大。而给成年的雌性个体注射睾酮则不会产生这样的效果。如果新出生的雄性个体被阉割，就会剥夺核团中的睾酮，并通过程序性细胞死亡而失去额外的细胞，最终核团会变得非常小。

首先，睾酮进入细胞并通过芳香化酶转化为雌激素，并和细胞内的雌激素受体相结合。然后这种复合物进入细胞核，在那里与 DNA 结合，来调节基因的表达（见图 9.6）。然而，细胞最终对睾酮的反应是可变的。虽然在上述视前区性二态核的情况下，睾酮能抑制程序性细胞死亡，但在其他性二态核中，如下丘脑的前脑室周核，睾酮会诱导程序性细胞死亡。雌性的下丘脑前脑室周核比雄性大，并且会控制排卵。睾酮是否促进或抑制程序性细胞死亡取决于细胞分子构成中的其他因素，这最终取决于细胞之前的发育历史。这些其他因素可能包括细胞内程序性细胞死亡过程中各成员的表达水平，这些过程将在本章后面讨论。到目前为止，我们对导致哺乳动物

---

[1] 下丘脑（Hypothalamus）：前脑底部的腹侧神经区域，可以调节激素分泌并控制许多自主神经功能。

性二态核发育过程中程序性细胞死亡的触发因子、睾酮和效应通路之间的联系知之甚少[1]。

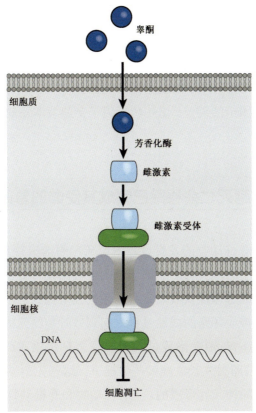

图 9.6　睾酮穿过细胞膜进入细胞质，在那里它被芳香化酶转化为雌激素，然后与雌激素受体结合。受体——配体复合物进入细胞核并调节基因表达。这条通路可以抑制细胞凋亡，在下丘脑视前区的性二态核中就有这样的例子。然而，在其他类型的细胞中，这条通路可以诱发细胞凋亡。你可能好奇，睾酮会转化为雌激素，为什么雌性中存在的雌激素不会使雌性的大脑雄性化？答案是雄性化需要细胞在出生后的**关键期（Critical Period）**接受大量雌激素（有关发育关键期的更多信息，见第 12 章），此时雄性体内的睾酮激增（这些睾酮转化后会变成雌激素），而雌性在这个时候并没有雌激素的激增。此外，雌性刚出生时甲胎蛋白含量很高，它与雌激素结合并将其吸收，因此无法作用于大脑。

在无脊椎动物物种中也发现了性二态神经元。一个秀丽隐杆线虫个体可以是**雌雄同体（Hermaphrodite）**[2]的，也可以是雄性的。雌雄同体的个体有两个雌雄同体

---

[1] 一篇与本章后面将要讨论的分子相关的综述文章，参见 Ottem E N, et al. (2013) With a little help from my friends: androgens tap BDNF signalling pathways to alter neural circuits. Neuroscience, 239: 124-138。

[2] **雌雄同体（Hermaphrodite）**：同时具有雄性和雌性性特征和性器官的生物体。

特异性神经元（或 HSNs；见 7.5.1 节）支配外阴肌肉并驱动产卵，而雄性个体不需要 HSN。在雄性个体中也会产生 HSN，但随后会经历程序性细胞死亡。雄性秀丽隐杆线虫的头部有 4 个感觉头部神经元（称为 CEM，CEM 取自雄性头部的英文 Cephalic Male），而雌雄同体的个体则不然。不同性别的秀丽隐杆线虫都可以产生 CEM，但雌雄同体个体的 CEM 会死亡，雌雄同体的个体可能会释放一些吸引雄性的化学物质。这些神经元中程序性细胞死亡的性别特异性调节至少部分地受它们表达的细胞谱系的转录因子的调节。这些转录因子会调节本章前面讨论过的细胞死亡途径基因的表达。

9.5.3 程序性细胞死亡会移除已完成其使命的暂时功能细胞

在脊椎动物和无脊椎动物的发育过程中，死亡的细胞有几种类型的暂时功能。一些暂时功能细胞产生的轴突为随后细胞轴突连接的发育提供指导，另一些暂时功能细胞会通过它们的细胞体提供线索来帮助轴突投射到它们的目标区域上，还有一些暂时功能细胞会在神经环路的成熟过程中起到暂时神经元的作用。

如 8.1.3 节所述，在轴突形成过程中，许多轴突沿着**先驱神经元（Pioneer Neuron）**[1]轴突制定的路径生长。在某些情况下，这些先驱轴突只是暂时存在的，它们是由不久后死亡的神经元形成的。无脊椎动物和脊椎动物的神经系统中有许多这样的例子，在提供了用于后续发育的支架之后，在发育早期生成的神经元便会经历程序性细胞死亡。持续性轴突连接的发育过程通常会追随暂时的轴突支架的早期发育过程。

在昆虫发育过程中，CNS 中第一批长出轴突的神经元——不同于中线**神经前体（Neural Precursor）**[2]，在节段神经节中表现出成束和连接（Fascicles and Commissures）的基本模式（见图 2.2），之后发育的轴突使用该支架进行引导（见 8.2.1 节）。在胚胎发育的后期，在发挥其引导作用后，许多先驱神经元便死亡了。然而，有一些先驱神经元不会死亡，这说明对于这些功能不再被需要的神经元来说，程序性细胞死亡并不是它们唯一的宿命。来自中线神经前体的一些细胞失去它们的第一个轴突后，会发育出一个具有新功能的轴突。这种废弃神经元的再循环使用现象不只发生于昆

---

[1] 先驱神经元（Pioneer Neuron）：早期迁移的神经元或导航轴突，作为后来发育过程中神经元或轴突的发育线索。

[2] 神经前体（Neural Precursor）：本书定义为一个致力于成为神经细胞但尚未分化的细胞，参见神经祖细胞。

虫发育中，也会发生在秀丽隐杆线虫发育的后期阶段。

除了 CNS，在无脊椎动物和脊椎动物的 PNS 中也发现了先驱神经元群体。在前一章中我们描述了蝗虫肢体中感觉轴突生长的例子（见图 8.4）。从肢芽到中枢神经系统的先驱轴突较早发育，随后引导后来产生的感觉神经元轴突。一旦这些后来产生的感觉神经元轴突到达其中心目标，先驱神经元就会死亡。

在脊椎动物中，比较广为人知的暂时功能神经元的例子包括鱼和两栖动物胚胎脊髓中的 Rohon-Beard 细胞（Rohon-Beard Cell），如图 9.7 所示。Rohon-Beard 细胞是暂时感觉神经元，它不仅在中枢神经系统——脊髓内产生轴突分支，还会将轴突分支延伸至外周皮肤。它们暂时为刚出生的鱼或蝌蚪提供感觉输入，当它们的功能被**背根神经节（Dorsal Root Ganglia，DRG）**[1]细胞替代时，就会在特定的发育阶

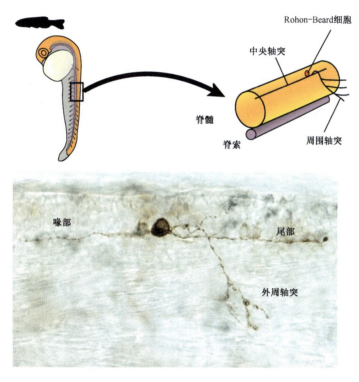

图 9.7 斑马鱼胚胎的一段脊髓（见图 2.6），包括一个 Rohon-Beard 细胞的胞体（红色）及其中央和周围轴突。这张照片显示了从侧面观察的一日龄斑马鱼胚胎中单个标记的 Rohon-Beard 神经元。脊髓中的喙部（前部）和尾部（后部）轴突，以及表皮中的分支外周轴突是可见的。照片由英国爱丁堡大学 Thomas Becker 提供。

---

[1] **背根神经节（Dorsal Root Ganglia，DRG）**：外周感觉神经元细胞体的集合，其轴突进入脊髓，DRG 位于双侧脊髓背外侧（见图 9.9）。

段死亡。在细胞膜的电性质成熟后几天，它们就会逐渐消失，最终完全消失（关于电性质成熟的更多内容见第11章）。阻断它们的电活动可以减少经历程序性细胞死亡的 Rohon-Beard 细胞的数量，这表明它们的正常消失是需要电活动的，9.7节将对该主题进行更多讨论。

发育中的哺乳动物大脑皮层的**亚板（Subplate）**如图9.8所示，它是暂时神经元群体细胞分化的一个很好的例子，它为其余神经元轴突的生长提供了指引和提示，

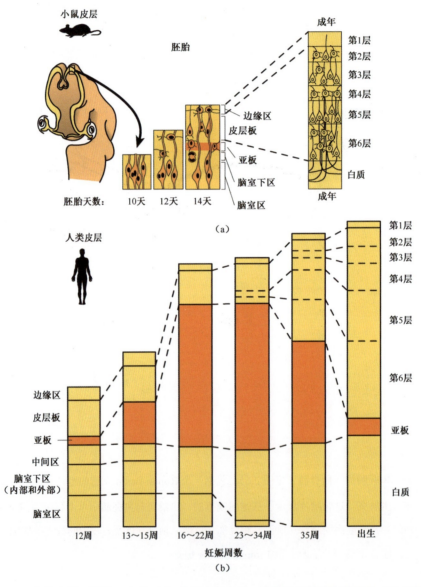

图9.8 （a）小鼠皮层（见图2.9）和（b）人类皮层中的一块狭长区域随年龄增长（从左到右）的变化，狭长区域的最上面是最靠近头皮的位置，亚板用深橙色表示。（a）在小鼠中，亚板

是一个相对较薄的层，胚胎发育过程中在皮质板下形成，并在出生后消失。(b)在人类胚胎中，亚板位于与小鼠胚胎相同的相对位置，但随着皮质层的成熟，它与上面覆盖的皮质板相比厚度更大。

2.4.4节简要讨论了亚板。在这种情况下，暂时神经元引导来自丘脑（Thalamus）[1]和其他可能的地方的传入轴突，见引言中关于丘脑位置及其对皮质的输入的图表。亚板位于发育中的皮质下方，在此阶段称为皮质板，如图2.9所示。从目前的理解来看，亚板的功能分为两类：第一，亚板细胞产生远程先驱轴突，用于引导其他传入（Afferent）[2]和传出（Efferent）[3]轴突；第二，亚板细胞体为传入轴突提供了一个暂时的突触目标，直到皮质板神经元（传入轴突的最终目标）完成了它们自己向皮层覆盖层的迁移。当丘脑轴突后来越过亚板进入皮质时，亚板神经元失去其暂时的丘脑突触输入并经历程序性细胞死亡。有趣的是，灵长类动物的亚板非常大且具有更高程度的发育（见图9.8），这表明亚板对形成复杂的皮层环路非常重要。是否所有的亚板细胞都会死亡，还存在相当大的不确定性，这在啮齿动物中尤为明显。有证据表明，一些亚板细胞将存活并会整合到覆盖的皮质层中，在那里它们可能具有新的功能，上面提到的无脊椎动物神经元的再循环例子就说明了这一点[4]。

是什么引发了亚板细胞的死亡呢？实验表明，亚板细胞的死亡可能受到某些操作的影响，这些操作会影响它们能否接近促进生存的信号分子或者它们能否接收到突触的输入。当亚板细胞失去其暂时的突触输入（如来自丘脑）时，它们就很可能会死亡，因为这些输入提供了促进生存的电活动和/或信号分子水平。有关亚板细胞死亡过程中存活因子和电活动的功能依然只是推测；在其他系统中我们可以更好地理解这些神经元存活和死亡调节因子的功能。

---

[1] 丘脑（Thalamus）：脊椎动物大脑中心的一种结构，它将感觉输入传递到大脑皮层，并接收皮质的输出。

[2] 传入（Afferent）：轴突把神经电信号传递到神经系统的特定区域，如从周围的受体到中枢神经系统或从脊髓到大脑。

[3] 传出（Efferent）：轴突把神经电信号传递到神经系统的特定区域，如从大脑到脊髓或从脊髓到肌肉。

[4] 有关亚板在人类发育过程中作用的综述文章，参见 Judas M, et al. (2013) The significance of the subplate for evolution and developmental plasticity of the human brain. Front Hum. Neurosci, 7: 423。Kostović I, Judas M. (2010) The development of the subplate and thalamocortical connections in the human foetal brain. Acta Paediatr, 99: 1119-1127.
参见 Hoerder-Suabedissen A, Molnár Z. (2015) Development, evolution and pathology of neocortical subplate neurons. Nat. Rev. Neurosci, 16: 133-146。

9.5.4 程序性细胞死亡的数量与相互作用的神经组织中的细胞数量相匹配

对于大多数发育中的神经系统而言,并不是所有的神经元都可以存活到成年。一个被广泛接受的假说是,神经元首先被过度生成,然后正常的程序性细胞死亡使神经元的数量与它们支配的目标区域的大小相匹配。这其中的机制在概念上可能相当简单:神经支配神经元可能竞争一种或多种生存促进或**神经营养**(Neurotrophic)因子的有限供应,其供应水平与目标的大小呈比例。得不到足够神经营养因子的支配神经元就会死亡,称为**神经营养假说**(Neurotrophic Hypothesis)。虽然神经营养假说在这一研究领域一直是一个主导思想,但我们依然应该谨慎看待它。与大多数假说类似,它并不适用于所有情况。已经有研究发现,细胞群体在不使用这种机制的情况下,也可以将群体数量减少到适当的数量[1]。

神经营养假说起源于对发育中的运动神经元和背根神经节细胞死亡的观察。Viktor Hamburger(1900—2001年)及其在德国和美国工作的同事对鸡胚进行的早期研究表明,正常发育过程中存在大量运动神经元和背根神经节细胞死亡的现象。通过观察发现,这种细胞死亡的时间非常有趣,它发生在神经元与其目标组织(运动神经元的目标组织为肌肉)接触后的特定时间窗口内。沿神经轴所有位置的细胞死亡数量并不相同,在支配较大组织(如腿和翅膀)的区域中,细胞死亡较少。对这一观察结果可能的解释是,运动神经元和背根神经节及其目标组织之间的相互作用会调节细胞存活——较大的目标允许更多的细胞存活。结果是神经元数量与其目标组织的大小相匹配。实验操作的结果支持这种解释(见图9.9):①通过实验去除肢芽,减小目标的大小会增加运动神经元的死亡水平;②相反,在正常发育期间本应死亡的一些运动神经元可以通过移植额外的肢芽来挽救。在其他物种中也有类似的发现。将它们暴露于含有从肌肉中提取的分子溶液中,可以防止移除目标时在运动神经元中诱发的异常高的细胞死亡率。我们现在可以解释这些实验结果:肌肉产生神经营养分子,促使支配它们的神经元存活。因此,在正常发育期间存活的运动神经元的数量,受目标组织中可用的神经营养支持物的量的调节。

虽然许多实验结果支持神经营养假说,但也有一些实验结果是不支持的。例如,一些实验已经表明,人为增加支配单个肢体的运动神经元的数量(通过转移通常会生长到其他部位的轴突)并不会增加那些死亡的运动神经元的比例,如果死亡的运

---

[1] Southwell D G, et al. (2012) Intrinsically determined cell death of developing cortical interneurons. Nature, 491: 109-113.

动神经元增加，则可以预测这是由于对有限的神经营养分子的竞争加剧导致的。尽管还存在一些问题，该假说已经引起了下一节中将要讨论的调节神经元的存活及可能引发神经元竞争的神经营养因子的识别问题。总的来说，这项工作加强了一般性的结论，即在脊椎动物中，程序性细胞死亡是由细胞外部因素引发的，而不是由细胞谱系自主决定的。

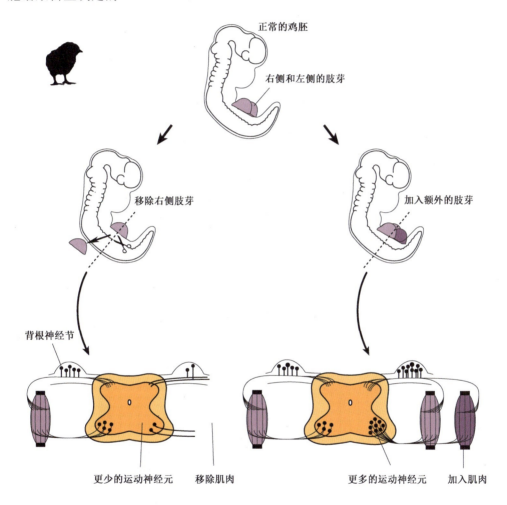

图 9.9 神经营养假说的提出依据。去除肢芽（左图）会引起细胞死亡的增加，并导致运动神经元和背根神经节数量的减少。神经营养假说表明，这种细胞死亡是由肢芽中的目标细胞缺乏营养支持引起的。移植额外的肢芽（右图）增加了由于细胞死亡减少引起的运动神经元和背根神经节神经元的数量，这表明更大的目标可以支持更多的神经支配。神经营养假说表明，这是由肢芽中目标细胞的营养支持增加引起的。

9.6 神经营养因子是细胞存活和死亡的重要调控因子

神经营养因子是增强神经元存活的细胞外分子。它们还可以作用于其他过程，包括祖细胞增殖、神经元分化、轴突生长和导航，以及突触可塑性，并且它们可以在神经系统之外发挥作用。许多神经营养因子是相对较小的可扩散蛋白质，基于它们工作的受体的性质可分为**生长因子**（Growth Factor）和**细胞因子**（Cytokine），生长因子通过**酪氨酸激酶**（Tyrosine Kinase）[1]受体起作用（见图 9.10 和专栏 9.3），而细胞因子使用不同的多组分受体系统。

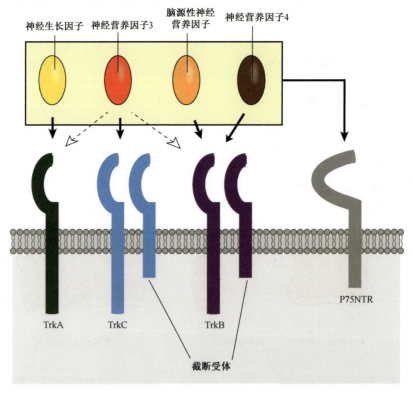

图 9.10 Trk 受体包括在细胞外的神经营养蛋白结合位点，跨膜部分和位于细胞内的具有酪氨酸激酶活性的部分。Trk 受体家族有 3 个成员：神经生长因子（NGF）的受体 TrkA、脑源性神经营养因子（BDNF）、神经营养因子 4（NT-4）的受体 TrkB 和神经营养因子 3（NT-3）的受体 TrkC。有证据表明这些配体与其受体之间的结合并不完全是特异的。而且，当存

---

[1] **酪氨酸激酶**（Tyrosine Kinase）：一种将磷酸基团（磷酸化）转移到蛋白质中的酪氨酸残基上的酶。

在缺乏细胞内酪氨酸激酶部分的截断 TrkB 和 TrkC 受体时，这些截断受体仍可以发挥作用。例如，它们可能会通过二聚化来抑制全长受体的作用。神经营养蛋白会以相对较低的亲和力与 P75NTR 受体结合。

> **专栏 9.3　参与转导来自神经营养蛋白信号的细胞内通路的简化实例**
>
> 在与神经营养蛋白结合时，Trk 受体会形成同二聚体并发生**自磷酸化**（Autophosphorylation）[1]，这会触发它们的细胞内信号级联（磷酸化用小绿圈表示）。一开始，Trk 受体和 Shc 之间会形成蛋白质复合物，它被磷酸化并与生长因子受体结合蛋白 2（Growth Factor Receptor-Bound Protein 2, Grb2）结合。Grb2 与其他蛋白质偶联，以激活 Akt 和 MAP 激酶（MAPK）通路（见图 3.5），并导致转录因子环磷腺苷效应元件结合蛋白（CAMP Response Element Binding Protein, CREB）的磷酸化，从而调节基因表达（磷脂酰肌醇 3-激酶，PI3K）。图 6.13 中介绍了 Akt 和 PI3K 在其他环境中的作用，这表明神经营养因子等分子可以扮演多个角色。

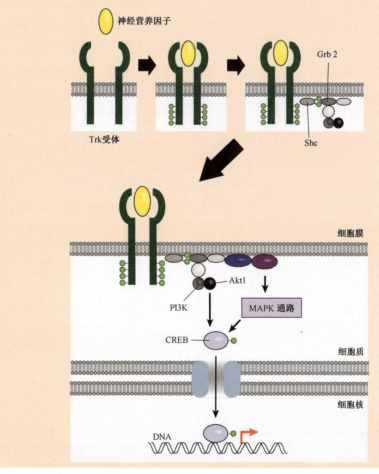

---

[1] 自磷酸化（Autophosphorylation）：激酶蛋白通过其自身的酶活性磷酸化。

9.6.1 神经生长因子

神经生长因子（Nerve Growth Factor，NGF）是第一个被分离出来的神经营养因子。它的发现很大程度上归功于一位著名的意大利科学家 Rita Levi-Montalcini（1909—2012 年）的研究。她在美国的 Viktor Hamburger 实验室工作，她发现当把小鼠肿瘤细胞移植到鸡胚中时，它们刺激了小鸡中轴突的生长，而且即使肿瘤细胞和胚胎之间没有直接接触，也会发生这种情况。Rita Levi-Montalcini 因此得出结论，肿瘤细胞会释放出一种促进神经生长的扩散物质。她和她的合作者，美国生物化学家 Stanley Cohen 分离出了 NGF，并证明 NGF 是影响这种效应的可扩散分子。他们的工作在 1986 年被授予诺贝尔生理学或医学奖[1]。

我们现在知道 NGF 是一个较小的被称为**神经营养因子**（Neurotrophin）的生长因子家族的一个成员。这个家族的成员在整个发育周期和成年神经系统及其他方面都有很多影响，它们不仅会影响轴突生长，还会影响神经元存活和许多其他发育过程。该家族的其他成员包括脑源性神经营养因子（BDNF），神经营养因子 3（NT-3）和神经营养因子 4（NT-4）。神经营养因子作用于细胞表面上的两种受体之一，它们的许多作用是由具有高亲和力的酪氨酸受体激酶或 **Trk 受体**（Trk Receptor）介导的（见图 9.10 和专栏 9.3）。同样，神经营养因子以相对较低的亲和力与 P75NTR 受体结合，该受体同时存在于神经元和非神经元细胞中。虽然 Trk 受体信号意味着存活，但 P75NTR 则可以根据细胞环境和配体情况传递细胞存活或死亡信号，且它还有可能调节 Trk 受体对神经营养蛋白的敏感性[2]。

除神经营养蛋白之外的许多生长因子也具有促进神经元存活的能力，如多功能成纤维细胞生长因子（FGF）家族的成员可以促进神经元存活，还可以调节许多其他发育过程，我们已经在图 3.5 中早期神经元诱导的内容中讨论过它们的细胞内信号传导通路。

9.6.2 细胞因子

细胞因子（Cytokine）首次发现于免疫系统，是一种小型蛋白质。现在，我们已经知道它们具有广泛的生物学作用，包括在发育的神经系统中的重要功能。细胞

---

[1] http://nobelprize.org/nobel_prizes/medicine/laureates/1986/levi-montalcini-lecture.html [2010-11-20]. 我们推荐这本可读性非常高的书：Rita Levi-Montalcini (1989) In Praise of Imperfection: My Life and Work. Sloan Foundation science series。

[2] 对于这些受体和信号通路的更多细节，参见 Reichardt L F. (2006) Neurotrophin-regulated signalling pathways. Philos. Trans. R. Soc. Lond. B Biol. Sci, 361: 1545-1564.

因子的成员包括睫状神经营养因子（CNTF）、白血病抑制因子（LIF）和白细胞介素（ILs）。LIF 可用于支持培养基中小鼠胚胎干细胞的自我更新（见图 1.6），是干细胞生物学中的常见术语。如果在发育期间切除运动神经元的轴突，如去除肢芽，就会导致许多运动神经元死亡（见图 9.9）。如果给予这些运动神经元 LIF、CNTF 或 IL-6，就会减少神经元死亡的数量。这些和其他相关研究结果使人们乐观地认为细胞因子可能可以用于治疗神经退行性疾病（见专栏 9.1），但这些美好的愿望尚未实现。有关细胞因子受体及其细胞内信号通路的信息可参见专栏 9.4。

专栏 9.4 细胞因子受体与神经生长因子受体是不同的

尽管细胞因子信号传导的转导通路通常涉及酪氨酸激酶，但细胞因子受体本身并不是酪氨酸激酶，这点与生长因子受体不同。例如，一种被称为睫状神经营养因子（CNTF）的细胞因子受体由 3 个亚基组成，其中一个亚基结合 CNTF，导致复合物聚集并激活细胞内 Janus 酪氨酸激酶（Jaks），并磷酸化 STATs 分子（Signal Transduction And Transcription Proteins），这些磷酸化的蛋白质易位到细胞核，在那里它们与 DNA 中的 CNTF 反应元件结合，从而启动基因转录，这一过程被称为 Jaks-STAT 通路。绿色圆圈表示磷酸化。

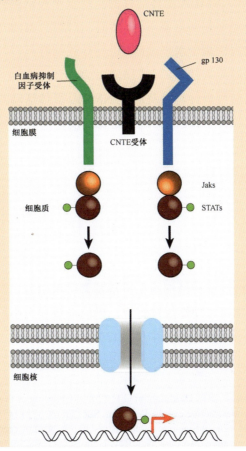

9.7 电活动在调节程序性细胞死亡中的作用

在本章前面的部分，我们看到细胞死亡可以通过电活动水平来调节，如在 Rohon-Beard 细胞中有这样的现象，在亚板细胞中也可能有这样的现象，如图 9.7 和图 9.8 所示。随着神经系统的成熟，神经元之间开始建立连接，其电学特性和神经递质系统逐步发育（见第 11 章）；接着，电活动调节（包括细胞死亡在内）神经发育事件的能力也大大增强。根据神经元活动水平的不同，神经元活动可以在不同情况下促进细胞存活或死亡。我们现在知道，对于许多神经元而言，神经元的存活依赖于电活动，但过多的刺激是有害的。

通过电活动调节细胞死亡的主要介质是离子型谷氨酸受体的亚型 N-甲基-D-天冬氨酸（N-Methyl-D-Aspartate，NMDA）受体，有关该受体在发育中的重要性的更多信息见第 12 章。NMDA 受体活性的生理水平通常会促进神经元存活，并在突触可塑性和突触传递中起到重要作用。然而，在缺血（Ischemia）[1]等病理情况中，过度刺激会引起细胞内钙离子水平过高，进而导致细胞死亡，钙离子会通过 NMDA 受体及其他可能的通道流入细胞。人们正越来越多地了解可以调节 NMDA 受体活性所产生相反作用的信号事件，以及决定 NMDA 受体活动是促进细胞生存还是死亡的因素。NMDA 受体的过度活化是否是正常发育期间诱导程序性细胞死亡的重要因素仍有待观察[2]。

9.8 小结

（1）许多神经祖细胞和神经细胞在正常发育过程中死亡，这对正常发育来说是至关重要的，细胞死亡可以使组织发育成正确的形状和大小，以确保每个区域具有合适数量的神经元，并去除在发育中仅具有暂时功能的细胞。

---

[1] 缺血（Ischemia）：缺乏足够的血流来支持组织的正常功能。
[2] 关于这一话题的更多内容，参见 Hardingham G E. (2009) Coupling of the NMDA receptor toneuroprotective and neurodestructive events. Biochem. Soc. Trans, 37: 1147-1160。
Hardingham G E, Bading H. (2010) Synaptic versus extrasynaptic NMDA receptor signalling: implications for neurodegenerative disorders. Nat. Rev. Neurosci, 11: 682-696。

（2）在发育过程中发生的细胞自然死亡过程称细胞凋亡，也称为程序性细胞死亡。

（3）我们对分子遗传途径的了解大部分都是通过秀丽隐杆线虫发育过程中，因细胞凋亡发生的细胞自然死亡的研究。在秀丽隐杆线虫中参与程序性细胞死亡的大多数基因，在脊椎动物（包括人类）中都有同源物。

（4）程序性细胞死亡会导致神经系统呈现性别差异。

（5）程序性细胞死亡会去除已经完成任务的具有暂时功能的细胞，如轴突通路发育中的先驱神经元和哺乳动物大脑皮层中的亚板神经元。

（6）程序性细胞死亡与目标神经组织中的细胞数量有关。神经营养假说认为，投射到同一个目标区域的轴突会竞争一种或多种有限量的能促进生存的分子或神经营养分子，神经营养分子的多少与目标区域的大小是呈正相关的，这会导致未能接受到足够神经营养因子的神经元死亡。

第 10 章

脑图谱的形成

10.1 什么是脑图谱

图谱（Map）是指物体所在区域或其物理特征在空间上的有序表征。在神经系统中，外部世界的特征以高度结构化的方式呈现。在人类大脑中，也许最容易被认出来的图谱就是大脑皮层中的**皮质小矮人**（**Homunculus**）了（见图 10.1），皮质小矮人是对人身体各部位的简单表征。**躯体感觉皮质小矮人**（**Somatosensory Homunculus**）是在**躯体感觉皮层**（**Somatosensory Cortex**）[1]中对身体不同部位的感觉输入的表征或图谱，它最早是在 20 世纪 30 年代由在加拿大工作的神经外科医生 Wilder Penfield 描述的。当为清醒的患者治疗癫痫或是进行脑肿瘤手术时，Penfield 刺激了患者的感觉皮层，并要求患者报告产生感觉的位置。他在运动皮层上也做了类似的实验，刺激患者的运动皮层，并要求患者报告肌肉抽搐或者运动位置，这样，他又定义了运动皮质小矮人（Motor Homunculus）。通过系统的移动刺激电极，Penfield 在大脑中绘制了第一张身体地图，他也因此被称为第一个脑制图师[2]。

---

[1] **躯体感觉皮层**（**Somatosensory Cortex**）：加工触觉、本体感觉、温度觉和痛觉的皮层区域。
[2] 关于 Wilder Penfield 的更多内容，参见 http://scienceblogs.com/neurophilosophy/2008/08/27/wilder-penfield-neural-cartographer [2010-11-20]。

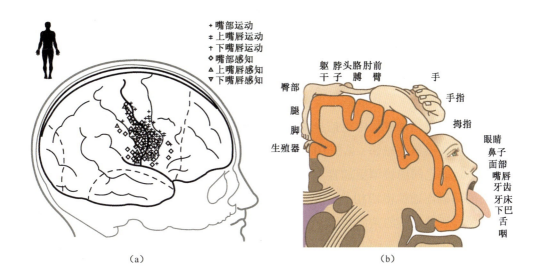

图 10.1 初级躯体感觉皮层中的躯体表征或皮质小矮人。(a) 来自 Penfield 实验之一的人脑图谱，Penfield 将人体运动和感觉刺激位点依次标注在皮层上。获得牛津大学出版社的许可后重印自 Penfield W, Boldrey E. (1937) Somatic motor and sensory representation in the cerebral cortex of man as studied by electrical stimulation. Brain, 37: 389-433。(b) 躯体感觉皮层的代表性冠状（Coronal）切面示意图，其中每个身体部位的位置都叠加在皮质表面上。需要注意的两个重要特征是：①身体上相邻的区域，通常在皮质中的表征区域也是相邻的；②并非身体所有的区域都被均等地表示。相反，具有更多感觉受体的身体部位（如指尖、舌头和嘴唇）在皮质中具有更大的表征区域，而具有较少感觉受体（如胸部、背部和腿部）的身体部分只有很小的表征区域，这称为图谱的放大系数。

10.2 脑图谱的类型

简单地说，脑图谱与地图非常相似，它们都是对给定地理区域的二维图示。例如，Penfield 的皮质小矮人就是身体各区域在大脑皮层中的二维地图。然而，在继续接下来的内容之前，我们需要扩大讨论范围，并确定整个神经系统中各种类型的图谱，这些图谱不仅仅反映了身体外部环境特征的空间布局。

脑图谱可以分为两大类：一类是通过**细胞结构（Cytoarchitectural）**[1]的差异把

---

[1] **细胞结构（Cytoarchitectural）**：在神经系统中，由细胞的形状或分布、或细胞聚集而产生的结构。

大脑进行分区的图谱，我们将其称为粗略图（Coarse Map）；另一类是在功能上将大脑细分成处理空间位置或其他特征的区域，我们将其称为精细图（Fine Map）。精细图可以进一步细分为**拓扑图（Topographic Map）**[1]和**特征图（Feature Map）**[2]。感觉皮质小矮人建立了与皮肤感觉受体之间的空间关系，是一种拓扑图。类似地，运动皮质小矮人在运动皮层中也把身体各部位排列成了拓扑图的形式。实际上，运动皮层和感觉皮层彼此相邻（见图10.1），它们的图谱是对齐的，这就使不同身体区域的感觉与运动之间的协调更加容易。正如我们将要看到的，脑图谱的形成与大脑结构之间的精确连通性密切相关，并且是大多数动物（从无脊椎动物到灵长类动物）感觉系统和运动系统的共同特征。提供关于所有系统或物种中脑图谱形成机制的详细描述超出了本章的范围，因此我们挑选了一些具体的例子来阐述脑图谱形成机制的关键部分[3]。

10.2.1 粗略图

无论是无脊椎动物还是灵长类动物的大脑，不同脑区的功能都是高度特异化的。之前，我们了解到主要的脑区是在**神经外胚层（Neuroectoderm）**[4]（如前脑、中脑、后脑）中进行模式化的。后期，这些大脑区域会进一步特异化成不同的核团（此处核团是指细胞的集合）或具有特定功能的区域。这可以看作第 4 章描述的模式化过程的进一步扩展和精细化。

例如，人类的**新皮质（Neocortex）**[5]可以根据它们的外观、细胞结构、与其他大脑区域的连接和功能细分为 50 多个不同的区域。德国神经科学家 Korbinian Brodmann 在 1901 年首次使用细胞结构对人脑皮质区域进行标记，并得到了人脑皮质区图谱，即**布罗德曼图谱（Brodmann's Map）**，如图 10.2 所示。啮齿动物的皮质区域较少，但它们形成的机制很可能是高度保守的。皮质区域图谱是粗略图的一个例子，粗略图形成于发育的早期阶段，我们将在下面的内容中详细描述。

---

[1] **拓扑图（Topographic Map）**：感觉表面刺激空间位置的二维表示。
[2] **特征图（Feature Map）**：外部刺激的物理特征在大脑区域中的二维表示。
[3] 更多内容参见 Price D J, Willshaw D J. (2000) Mechanisms of Cortical Development, Oxford University Press.
Hubermann A D, Feller M B, Chapman B. (2008) Mechanisms underlying development of visual maps and receptive fields. Annual Review of Neurosciences, 31: 479-509.
[4] **神经外胚层（Neuroectoderm）**：发育成神经系统的外胚层神经源性区域。
[5] **新皮质（Neocortex）**：大脑皮层在高等哺乳动物进化过程中大量扩张的部分。

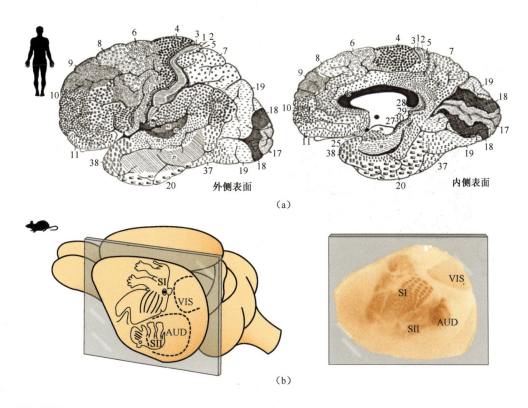

图 10.2 人和小鼠皮质中的粗略图示例。(a) 人类大脑的外侧（左图）和内侧（右图）视图的 Brodmann 分区示意图。重印自 Ranson S W. (1920) Anatomy of the Nervous System, W. B. Saunders。(b) 小鼠脑中视觉（VIS）、听觉（AUD）和躯体感觉（SI 和 SII）皮质区域示意图。灰色半透明板表示经由第 4 层的脑切片截面。

10.2.2 精细图

精细图有**拓扑图**和**特征图**两种主要类型。在几乎所有动物的感觉系统和运动系统中都可以看到拓扑图。在感觉系统中，它们代表<u>感觉表面（Sensory Surface）</u>[1]上刺激的空间位置；在运动系统中，它们指明了特定区域的大脑活动会引起特定身体部位的运动。拓扑图可以被定义为感觉表面或肌肉组织在大脑中的表示，并维持大脑中一小块区域的活动和肢体活动之间的空间关系。来自视觉系统和胡须系统的拓扑图示例如图 10.3 所示，从图中可以看出，来自相邻感觉受体——眼睛中的**视网膜神经节细胞（Retinal Ganglion Cell，RGC）**或面部的**须状毛囊（Whisker Follicle）**

---

[1] 感觉表面（Sensory Surface）：包含感觉受体的感觉器官区域，如眼睛中的视网膜。

的信息输入在大脑中保持了它们之间的空间关系。

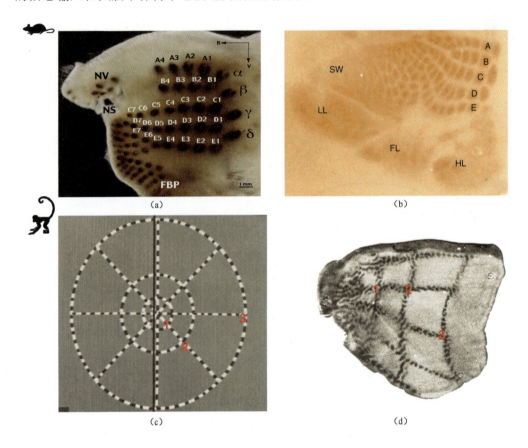

图 10.3　哺乳动物新皮层中的拓扑图。(a) 面部的须状器官（毛囊）排成五排（A~E），在鼻子的前部还有一组较小的毛囊。经由 John Wiley & Sons, Inc 的许可，重印自 Haidarliu S, Simony E, Golomb D, Ahissar E. (2010) Muscle architecture in the mystacial pad of the rat. The Anatomical Record, 293: 1192-1206。NV 为鼻触须、NS 为鼻孔、FBP 为毛颊垫、α~δ 为跨越带（Straddlers）、A~D 为触须。(b) 从大脑切片可以看出，这种须状毛囊的模式在小鼠的躯体感觉皮层第 4 层重现了（躯体图）。新皮层中每个与须状物相关的区域称为桶状皮层。在图中还可以看到躯体感觉皮层对其他身体区域的表征，SW 为小须、LL 为下唇、FL 为前肢、HL 为后肢。(c) 和 (d) 为猴子视觉皮层中的视觉定位图。在实验中，实验者给猴子呈现了一个轮状的视觉刺激，并标记了刺激 (c) 呈现后有较高电活动的细胞 (d)。在皮质中活跃的细胞组成的图案与轮状刺激的轮廓紧密对应，这表明在视觉空间中相邻的点投射到皮层中依然是相邻的。这种视觉定位图中精确的连接与 (b) 中所示的躯体图相似。

在感觉系统中发现了很多特征图,特征图是对刺激的特定物理特征(如物体的颜色、纹理等)的神经表征。一般来说,它们是大脑结构之间的高阶连通产生的,而不仅仅取决于感觉表面的空间位置(见专栏 10.1)。与拓扑图一样,所有感官系统中都有许多特征图的例子。目前,尚不清楚运动系统中是否存在特征图。特征映射的示例及其发育过程将在 10.7 节中详细说明。

> **专栏 10.1　音调图谱:特征图还是拓扑图?**
>
> 在听觉系统中,对相似频率有反应的细胞在听觉皮层中的位置是邻近的,并组成了声音频率图谱。在 10.2.2 节中,我们定义了特征图,即对刺激的某个特定的物理特征的神经表征。频率的确是听觉刺激的一个特定的特征,所以当我们看到频率图谱时,首先想到的是特征图。然而,在内耳的耳蜗中,有一个称为基底膜的狭长结构,基底膜中的毛细胞对声音的频率有着很好的表征。不同频率的声音会引起基底膜不同位置的振动,高频声音会导致狭窄且坚硬的基端产生振动,低频声音会导致宽且柔韧的顶端产生振动。因此,听觉感觉器官对声音频率的编码有很好的地形特性,因此也被称为音调图谱。皮层中音调图谱的形成源于大脑结构之间点对点的精准投射,而不是通过特征图中典型的更复杂、更高级的连接形成的。
>
> 这种明显的差异凸显了将图谱视为对特定区域或对一个对象(或区域)的物理特征的表征和将图谱看作两个脑结构之间的连接的区别。从图谱的角度来说,音调图谱是特征图,但是从图谱形成的机制角度来说,即第 10.3 节中的"映射问题",音调图谱是拓扑图。

10.3　脑图谱的形成原理

脑图谱是由不同脑区之间的有序连接形成的,这种有序连接如何产生通常被称为映射问题(Mapping Problem),这也是发育神经生物学家的研究方向之一。第 8 章研究了轴突到达其目标结构的距离(在某些情况下是较长的距离)导航机制;本章将探讨轴突如何精确地与目标结构建立连接,以及这些连接如何形成脑图谱。我们将看到神经元的**电活动(Electrical Activity)**[1]和分子线索都会调节图谱的形成,还将看到**计算建模(Computational Modelling)**(见 1.6 节)可以用于帮助理解图谱的形成机制。

---

[1] 电活动(Electrical Activity):细胞调节细胞膜电流的能力。

我们先回到小鼠的胡须系统,来看看有序连接是如何形成的。胡须的空间图案经由脑干(Brainstem)[1]和丘脑(Thalamus)[2](见引言),到达大脑皮层。在这个神经通路的每个阶段,每个须状毛囊的空间连接关系都被保持得很好(见图 10.4)[3]。因此,脑图谱的发育问题就变成了有序神经连接是如何产生的问题。

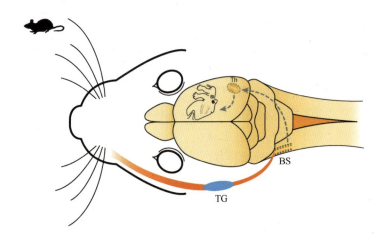

图 10.4　图中展示了如何在躯体感觉通路的各层面重现胡须相关的图案。三叉神经节(TG,蓝色椭圆形区域)中的假单极神经元延伸的轴突(红色)携带来自须状毛囊的信息到脑干(BS)。然后,脑干中的神经元将轴突(灰色虚线箭头)投射到丘脑(灰色虚线椭圆形区域)。最后,这些丘脑神经元将信息传递到躯体感觉皮层(S1)。在该神经通路的每个阶段,胡须相关的图案都是可见的。这些模式由 Woolsey 和 Van der Loos 于 20 世纪 70 年代在皮质中首次发现并描述。由于皮层中的图案与啤酒桶很相似,所以 Van der Loos 将这块区域称为桶状皮层。随后在脑干和丘脑中也发现了胡须图案,分别称为 Barrelettes 和 Barreloids。

10.3.1　发育过程中的轴突有序生长

图谱的形成与脑区之间的连接密切相关,因此,知晓轴突到达其目标结构的顺序对我们了解图谱的形成机制会很有帮助。这些轴突可以按一定顺序连接到目标区

---

[1] 脑干(Brainstem):间脑和脊髓之间的大脑后部区域,包含脑桥、延髓和中脑。
[2] 丘脑(Thalamus):脊椎动物大脑中心的一种结构,它将感觉输入传递到大脑皮层,并接收来自皮层的反馈输入。
[3] Erzurumlu R S, Gaspar P. (2012) Development and critical period plasticity of the barrel cortex. Eur. J. Neurosci, 35: 1540-1553.

域，表现出以较少的错误**定向生长**（**Directed Growth**）到目标区域。然而，就像在第 8 章末尾提到的一样，在许多系统中，轴突会长出非常**丰富**（**Exuberant**）的枝杈，覆盖很大范围，然后逐步将它们的投射精细化到正确的区域（见图 10.5）。在连接丰富的情况下，会有一些匹配突触前和突触后结构的方式来确保连接可以精细化成精确的图谱。

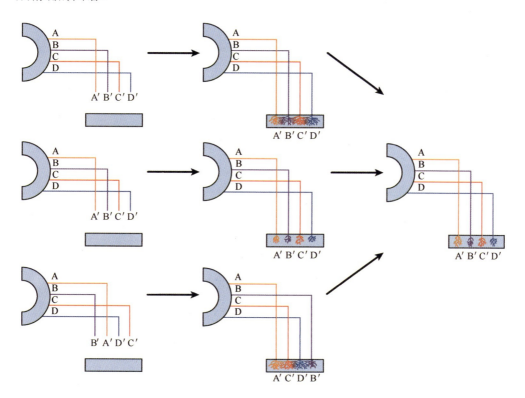

图 10.5　神经系统发育过程中出现有序连接的机制。在一些系统（第 1 行和第 2 行）中，由给定组织产生的轴突，在它们支配其目标组织时保持它们的相对空间顺序。对于一些神经通路，轴突以较少的冗余再投射到目标组织的特定区域，表现出了定向生长和选择性分支细化（第 2 行）。或者，它们可以产生更广泛的分支，在某些情况下可以在长距离内，在撤回不合适的末梢之前将分支限制在正确的区域（第 1 行）。最后，在某些情况下，轴突在支配其目标之前没有显示出相对顺序的迹象，并且一旦它们投射到其目标组织（第 3 行），连接就变得精细化了。

10.3.2 图谱的形成理论

本书大部分对大脑发育机制的探讨，都集中在生物系统中的经验数据上。对于图谱的形成，目前的大多数想法并不仅仅是由实验证据驱动的，还受到了另一种分析形式，即计算模型的驱动。计算建模的兴起在很大程度上归功于生物学与数学中映射问题的相似性。在数学中，映射涉及将第 1 组（如感觉表面）元素与第 2 组（如脑区域）元素关联起来。因此，神经元之间的精确连接如何发育，很容易转换成数学分析问题。

对深入了解为生物图谱的形成而设计的数学模型的详细讨论超出了本书的范围，但掌握这些模型的基本概念还是必要的。我们根据轴突投射和目标细胞的相对作用将它们分为两大类。其中第 2 类可以根据图谱的精确性是源于活动还是分子线索，再进一步细分成两类[1]。

（1）第 1 类模型假设轴突携带的固有信息会使它们有序地投射到指定的目标组织上。目标组织本身是一张白纸，其中目标细胞的最终标识是由来自传入轴突的信息诱导的，故而人们将其称为诱导模型。诱导模型通常事先假定轴突投射到目标结构（定向向内生长）的精确顺序，但是一些诱导模型可以从传入轴突的粗略排序中，形成精确的图谱。

（2）第 2 类模型假设最终的连接是最初存在于传入轴突和目标细胞中的信息产物。在这些模型中，轴突可以是有序的，也可以是无序的，但它们部分地由目标结构诱导来形成有序连接。

① 细胞分化模型（**Cytodifferentiation Model**）假设在传入轴突上存在分子线索，且与目标细胞上相应的线索相匹配。

② 相邻匹配模型（**Neighbour Matching Model**）假设相邻的传入轴突包含更相似的信号。相邻的目标细胞具有区分这些信号的固有能力，并选择性地与携带相似信号的传入轴突建立连接。尽管大多数相邻匹配模型是基于活动的，但信号可以通过可扩散分子的形式传递。

---

[1] 更加详细的描述参见 Sterratt D, Graham B, Gillies A, Willshaw D. (2011) Principles of Computational Modelling in Neuroscience, Cambridge University Press, Cambridge, UK。
Price D J, Willshaw D J. (2002) Mechanisms of Cortical Development, Oxford University Press, Oxford, UK。

10.4 粗略图的发育：皮质区

10.4.1 图谱源假说与皮层源假说

20世纪八九十年代，关于皮层区域分化（见图10.2）问题的争论非常激烈，争论源于文献中对皮质区形成的两个主要假说。图谱源（Protomap）假说认为早期皮质具有固有的后期发育皮质区域的模板，它在发育期间与传入轴突匹配，即与细胞分化模型和相邻匹配模型一致。相反，**皮层源（Protocortex）**假说假设皮质是一张白纸，并且每个皮质区的功能由来自丘脑的传入轴突指定。因此，皮层源模型是上面讨论的诱导模型的一个例子。在过去20多年中，这两种假说都得到了证据的支持。例如，在发育过程中皮层不同区域的脑室区（Ventricular Zone，VZ）[1]是在分子水平上预先指定的，这表明在轴突神经支配之前是存在源图谱的。然而，虽然某些区域可能是预先指定的，但是从移植研究和把感觉轴突重新连接到不合适的目标研究中可以清楚地看出，皮质区可以被重新编程，进而处理来自异位源的信息[2]。

10.4.2 皮层区的空间位置

在分子层面，我们关于皮层区域如何分化或它们之间如何产生界限知之甚少。尽管如此，我们对皮质片中调节皮层区相对位置的机制还是有一些了解的。在前面的章节中，我们已经看到分子梯度如何在多个方面调节大脑发育，包括神经系统模式（见第4章）和轴突导向（见第8章）的调节。分子梯度也在以类似的方式调节大脑皮层中的图谱模式。

---

[1] 脑室区（Ventricular Zone，VZ）：在发育的脊椎动物大脑中，最靠近其内腔的神经管内侧区域。这一区域存在的时间很短，并包含神经元祖细胞。
[2] 有关皮质区域化的图谱源假说和皮层源假说证据的更多信息，参见 Rakic P, et al. (2009) Decision by division: making cortical maps. Trends in Neuroscience, 32, 291; Rakic, P. (1988) Specification of cerebral cortical areas. Science, 241: 170-176。
O' Leary D D. (1989) Do cortical areas emerge from a protocortex?

在这一过程中涉及的关键**转录因子**（**Transcription Factor**）[1]是 EMX2（见 4.3.3 节和专栏 4.3）。在小鼠中，EMX2 以梯度的形式存在，在位于皮层**后部**（**Posterior**）的细胞中具有高水平的表达，在**前部**（**Anterior**）的细胞中具有低水平的表达。消融 *Emx2* 基因会导致皮质前部区域扩张和后部区域收缩。相反，在实验中，当 EMX2 过度表达时，后部区域扩大，前部区域收缩（见图 10.6）。我们尚不清楚 EMX2 等转录因子如何调节皮质区的位置，但 EMX2 表达的诱导可能受扩散因子的调节，如**成纤维细胞生长因子**（**Fibroblast Growth Factor，FGF**）8[2]，FGF8 在皮层中从前到后以梯度的形式表达，并可以调节皮层内不同分区的位置（见专栏 10.2）。

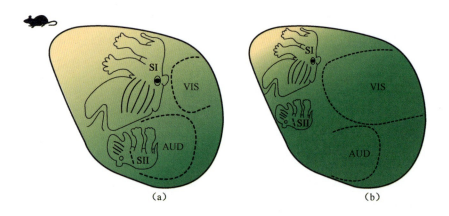

图 10.6 EMX2 调节新皮质中的区域映射。（a）*Emx2* 基因在皮层发育过程中以在后面的皮层中高梯度、在前面的皮层中低梯度的方式表达，如绿色阴影所示。（b）在过表达 EMX2 蛋白的小鼠中，皮层区域图前移，这表明该转录因子在新皮层模式化中的作用。缩写同图 10.2。

> **专栏 10.2 成纤维细胞生长因子 8（FGF8）在皮层模式化中的作用**
>
> 前极中的 FGF8 水平降低会导致后部的皮层投射范围增加和前部的皮层投射范围减少，FGF8 在皮层前极的过量生成则具有相反的效果。在后面的皮层中，创建 FGF8 的异位源可以生成双梯度，并导致皮层图的部分重复。这为 FGF8 水平调节新皮层的区域化提供了强有力的证据。

---

[1] 转录因子（Transcription Factor）：与 DNA 结合，以调节基因转录的蛋白质。
[2] 成纤维细胞生长因子（Fibroblast Growth Factor，FGF）：参与胚胎发育及伤口愈合等其他过程的一族生长因子。

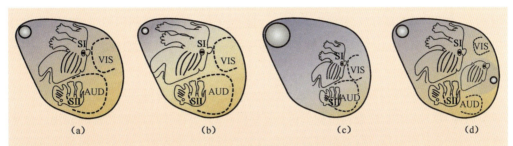

上图显示了通过整个大脑半球第 4 层中扁平部分的初级感觉区域的位置。(a) 在正常动物中，FGF8 由前极（圆圈部分）的细胞产生，初级躯体感觉皮层（SI）位于新皮质片的中间。(b) 当 FGF8 信号传导减少时，SI 会向前移动。(c) 当 FGF8 在前部过表达时，SI 会向后移动。(d) 当在后部皮层中产生异位 FGF 源时，SI 被部分复制。缩写同图 10.2。

10.5 精细图的发育：拓扑图

在神经系统中被研究得最多的拓扑图是感觉系统中的拓扑图，而且这些图谱可以用生理学和解剖学技术来研究。从生理学的角度来说，感觉阵列（如视网膜或皮肤）中相邻受体接收刺激，会引起大脑中相邻神经元的活动。从发育的角度来说，研究拓扑图形成过程的最佳选择是视觉系统和小鼠的胡须系统（见图 10.3）。

10.5.1 视网膜通路

在鸟类和两栖动物中，视网膜神经节细胞（Retinal Ganglion Cell，RGC）[1]轴突的主要投射区域是视顶盖（Tectum）[2]，类似哺乳动物的上丘（见图 2.4）。相邻的 RGC 投射到视顶盖中的邻近细胞，因此视网膜中 RGC 细胞体的位置与其视顶盖中目标细胞的位置密切相关，即在视顶盖中会形成一张与 RGC 位置相关性很高的图谱。在水平方向上，位于视网膜颞侧（Temporal）[3]的 RGC 轴突会投射到视顶盖的前部（或喙部），位于视网膜鼻侧（Nasal）[4]的 RGC 轴突会投射到视顶盖的后部（或

---

[1] 视网膜神经节细胞（Retinal Ganglion Cell，RGC）：将视觉信息通过视神经、视交叉和视束传递到丘脑和上丘（在非哺乳类脊椎动物中为视顶盖）的神经元。
[2] 视顶盖（Tectum）：在非哺乳类脊椎动物中，是接收视网膜神经节细胞投射的中脑的一部分，在哺乳动物中被称为上丘。
[3] 颞侧（Temporal）：在双侧对称的动物中，靠近太阳穴的位置，即颞骨下面的位置，与鼻侧相对应。
[4] 鼻侧（Nasal）：在双侧对称的动物中，靠近鼻子的位置，与颞侧相对应。

尾部），如图 10.7 所示。在垂直方向上，**腹侧**（**Ventral**）视网膜中 RGC 的轴突会投射到**内侧**（**Medial**）视顶盖，**背侧**（**Dorsal**）视网膜中的 RGC 轴突会投射到**外侧**（**Lateral**）视顶盖。

从视网膜到视顶盖的精确投射，经历了最初的旺盛投射到随后被修剪的过程。在发育早期，将亲脂性染料，如 DiI（见专栏 8.2）小剂量地注射到视网膜中，会导致整个视顶盖被染色。检查个别视网膜轴突的投射结果表明，在整个视顶盖都观察到了轴突的投射，颞侧和鼻侧视网膜中的神经元最终分别将其轴突投射到视顶盖的前部和后部。

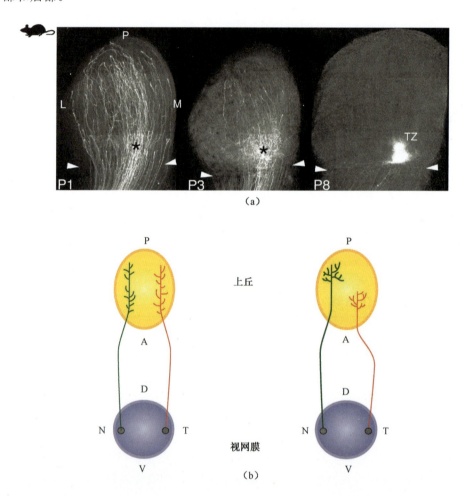

图 10.7 视网膜上丘投射的发育。(a) 在出生后的第 1 天（P1），小鼠颞侧视网膜投射到整个上丘（Superior Colliculus）[1]。然而，在出生后的第 1 周，这些轴突被限制在上丘前部，即 (a)

---

[1] 上丘（Superior Colliculus）：中脑背侧接收视觉输入的区域，是非哺乳类脊椎动物中视顶盖的同源结构。

中所示的 P3 和 P8，TZ 为末端区。(b) 视网膜轴突的投射最初比较广泛，但随后细化其投射终端的模式示意图：源自鼻侧（N）视网膜细胞的轴突终止于上丘后部（P），而源自颞侧（T）细胞的轴突视网膜终止于上丘前部（A）。D 为背侧、V 为腹侧、M 为内侧、L 为外侧。箭头所指的是上丘的前边界。星号标记了未来投射目标区域的位置。重印自 Hindges R, McLaughlin T, Genoud N, Henkemeyer M, O'Leary D. (2002) EphB forward signalling controls directional branch extension and arborization required for dorsal-ventral retinotopic mapping. Neuron, 35: 475-487。获得 Elsevier 的许可。

10.5.2 化学亲和假说

Roger Sperry 及其同事在 20 世纪 40 年代开展了一些关于图谱形成的经典实验（Sperry 因其对裂脑人的研究而于 1981 年获得诺贝尔生理学或医学奖）。他们使用成年两栖动物的**视神经（Optic Nerve）**[1]（见引言）再生来研究视顶盖中**视网膜图谱（Retinotopic Map）**[2]的发育。他们将两栖动物的一个眼球旋转 180°，然后观察视神经的再生。值得注意的是，尽管采用了这种戏剧性的外科手术操作，手术眼中的 RGC 依然能够形成功能连接。这些实验验证了"图谱是由分子线索产生的"这一假说。他们发现，尽管 RGC 的位置改变了，但它们与正常的目标细胞形成了联系，因此这些动物表现得好像它们看到世界颠倒了。当被旋转的眼睛上方出现苍蝇时，动物却始终向下撞击，表明它们看到的苍蝇在眼睛下面而非上面（见图 10.8）。这表明视网膜到上视顶盖的连接是在分子层面上预先指定的，就算是改变了眼球的方向也无法改变这些连接。

由于这种使轴突可以投射到其适当目标的分子编码的发现，Sperry 提出了**化学亲和假说（Chemoaffinity Hypothesis）**，即在轴突和目标细胞上存在"化学亲和标记"。Sperry 认为，鉴于所涉及的细胞数量巨大，每个细胞由不同的分子作为化学亲和标记是非常不可能的，尽管这些标记确实可以调节**嗅球（Olfactory Bulb）**[3]中的目标选择（见专栏 10.3）。相反，如果分子以梯度表达，则分子在每个细胞中表达的水平将随细胞在组织内的位置而变化。Sperry 假设信号分子存在垂直梯度，那么这些信号分子就可以用合适的纬度和经度来标记每个细胞，并且通过轴突上受体的互

---

[1] 视神经（Optic Nerve）：连接眼睛和大脑的轴突束。
[2] 视网膜图谱（Retinotopic Map）：目标脑区中视网膜神经节细胞位置的图谱。
[3] 嗅球（Olfactory Bulb）：接收嗅觉神经元输入的脑区。

补梯度来解码这些信息。就本章前面提到的数学模型（见 10.3.2 节）而言，这些发现与细胞分化或邻近匹配模型一致。

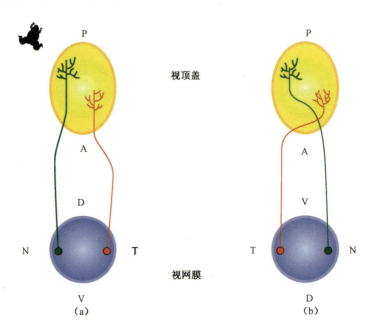

图 10.8　化学亲和假说。(a) 视网膜神经支配视顶盖的正常模式示意图。(b) Sperry 通过手术将两栖动物的一只眼睛旋转 180°，发现轴突仍然投射到位于视顶盖中合适的目标区域，这表明在视顶盖中存在类似邮编的分子标记，作为视网膜神经节细胞轴突的投射标记。缩写同图 10.7。

> **专栏 10.3　嗅觉图谱形成的分子特异性**
>
> 分子梯度并不是构建拓扑图的通用机制。一些物种的嗅觉系统中采用了一种完全不同的机制来构建拓扑图，包括果蝇、斑马鱼、老鼠和人。1991 年，Linda Buck 和 Richard Axel 发表了一项具有里程碑意义的研究[1]，随后他们在 2004 年获得了诺贝尔生理学或医学奖[2]。他们发现，大约有 1000 个基因编码不同的嗅觉受体蛋白（Olfactory Receptors Proteins，ORs），并表达在位于嗅上皮的嗅觉神经元（Olfactory Sensory Neurons，OSNs）中。每个嗅觉神经元表达一种嗅觉受体蛋白，且每个嗅觉受体蛋白都会被环境中单个或者少量的相关气味分子激活。每个嗅觉神经元会连接到嗅球中特定的神经元群体上，这些神经元群体被称为嗅小球（Glomeruli）。

---

[1] Buck L, Axel R. (1991) A novel multigene family may encode odorant receptors: a molecular basis for odor recognition. Cell, 65: 175-187.
[2] http://nobelprize.org/nobel_prizes/medicine/laureates/2004/[2010-11-20].

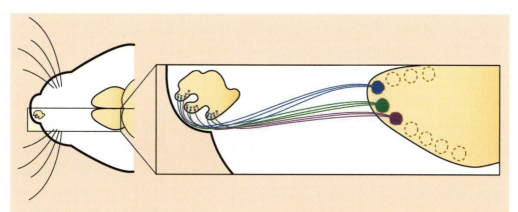

嗅觉系统中的映射。上图显示了小鼠鼻子中的嗅上皮与大脑前部区域嗅球之间的联系。不同的嗅觉受体（紫色、绿色和蓝色）散布在整个嗅上皮细胞中，并投射到对应的嗅小球（嗅球中的圆圈）上。

一般来说，每个嗅小球接受一组嗅觉神经元的输入，这些嗅觉神经元都表达相同的嗅觉受体蛋白，尽管一些嗅小球会接收两组嗅觉神经元的输入。如果考虑在一些物种中表达相同嗅觉受体蛋白的嗅觉神经元以明显随机的方式分布在整个嗅上皮中的情况，嗅上皮中的嗅觉神经元和嗅球中嗅小球之间的投射问题会变得更加复杂。现在清楚的是，嗅觉受体蛋白不仅会在嗅觉神经元的感觉过程中起作用，它们也在轴突和生长锥中表达，在图谱形成过程中它们在嗅小球投射过程中起作用。个体的遗传变异会改变嗅觉图谱的图案。我们对嗅觉图谱形成背后的细胞机制细节并不完全清楚，但迄今为止，嗅觉系统是唯一的各轴突通过各自表达来决定其目标特异性的特定分子系统。鉴于这种1-基因-1-轴突系统（嗅觉受体基因占哺乳动物基因组的3%～5%）高昂的遗传成本，在其他系统中不大可能存在类似的形成机制。

10.5.3 ephrin 在小鸡视顶盖中起分子编码作用

在培养液中分离可以引导视网膜神经节细胞（RGC）轴突发育的表面分子的实验中，发现了在视网膜和视顶盖中的蛋白以一定的梯度表达。如图 10.9 所示，使用**条带测定法（Stripe Assay）**发现，来自颞侧视网膜的 RGC 需要选择生长到前视顶盖或后视顶盖的细胞膜上。颞侧的 RGC 轴突显示出了对前视顶盖的强烈偏好。而后视顶盖的这种驱避活动是由一个名为 **ephrin** 及其受体的表面蛋白家族成员（**Eph**）导致的（见 8.2.2 节）[1]。

我们现在知道，ephrin 和 Eph 会因为视网膜轴突和目标视顶盖细胞的位置不同

---

[1] Triplett J W, Feldheim D A. (2012) Eph and ephrin signalling in the formation of topographic maps. Semin. Cell Dev. Biol, 23: 7-15.

而显示出不同的表达模式。轴突-轴突和轴突-视顶盖这些分子之间的结构相互作用有助于精确视网膜图谱的形成。例如，ephrinA2 和 ephrinA5 都在视顶盖中以一定的梯度表达，前视顶盖的表达水平较低，后视顶盖的表达水平较高。EphrinA 的受体 EphA 在视网膜中以互补梯度的方式表达，即在鼻侧较低、在颞侧较高。因此，视网膜颞侧的 RGC 在其生长锥（Growth Cone）[1]上表达高水平的 EphA，因此对 ephrinA 介导的排斥高度敏感。这就会导致它们被后视顶盖排斥并与 ephrinA 水平最低的前视顶盖建立连接。相反，鼻侧视网膜中的 RGC 表达低水平的 EphA，使其生长锥对 ephrin 介导的排斥具有低敏感性，并允许它们进一步生长到视顶盖中，使得它们最终连接其后视顶盖区域。

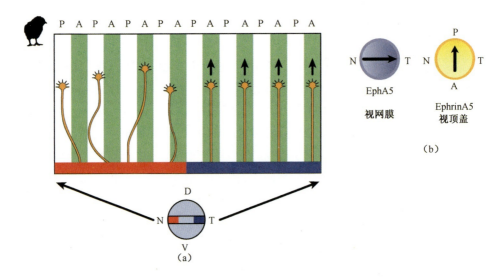

图 10.9　条带测定法的结果说明了颞侧 RGC 轴突对前视顶盖的偏好。(a)从前视顶盖（绿色条带）和后视顶盖（白色条带）中分离的细胞制备成膜，并以条带的方式排列到载玻片上。来自颞侧视网膜的 RGC 轴突（蓝色）显示出对前视顶盖细胞条带的强烈偏好，而来自鼻侧的 RGC 轴突（红色）并没有表现出偏好。(b)颞侧视网膜的 RGC 选择性地向前视顶盖生长是由 Eph-ephrin 相互作用介导的：视网膜中 Eph 表达梯度（左图）和视顶盖中的 ephrin 表达梯度（右图）是互补的（箭头表明梯度从低到高的方向）。后视顶盖中的 ephrin 活动排斥表达 EphA5 的轴突，以防止颞侧视网膜 RGC 轴突连接到后视顶盖上。

　　虽然 Eph-ephrin 信号传导是建立视网膜图谱所必需的，但这并不是一种硬编码；相反，视觉系统本身是相对灵活的。在金鱼中进行的一系列实验表明，如果移除部分视网膜或视顶盖，视网膜图谱可以发生扩张或收缩。例如，通过外科手术移除后

---

[1] 生长锥（Growth Cone）：在迁移轴突前边缘发现的专门结构，可检测并响应环境中的指示线索。

视顶盖（鼻侧视网膜轴突的天然目标），则视网膜对视顶盖的投射会发生变化，使整个视网膜投射到前视顶盖上。如果视网膜的一部分被消融，剩余的视网膜轴突会投射到整个视顶盖上，以保持视网膜图谱的完整性（见图 10.10）。

脑图谱的可塑性可以通过几种机制来解释。例如，Eph-ephrin 的相对水平而不是绝对水平对于视网膜定位可能是至关重要的。首先，这种机制可以解释重新映射，因为 Eph-ephrin 表达的梯度仍将存在于消融后剩余的视顶盖或轴突上。其次，神经活动的模式（参见 10.6.2 节）可以修改向内生长的轴突对 Eph-ephrin 等分子线索的反应，以调节脑图谱的可塑性。最后，还有其他分子可以调节视网膜图谱的形成，这可能是发生损伤后重建脑图谱的关键[1]。

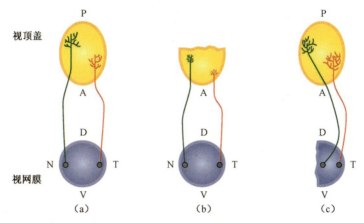

图 10.10 视网膜系统中映射的可塑性。(a) 正常动物中视网膜轴突的投射模式。(b) 去除后视顶盖导致视网膜轴突重新投射，使整个视网膜投射到视顶盖的剩余部分中。(c) 移除鼻侧视网膜，导致颞侧视网膜重新投射到整个视顶盖上。缩写同图 10.7。

10.6 脑图谱发生碰撞时，来自多个结构的输入

到目前为止，我们已经探究了单个结构中轴突投射到其目标脑区的途径和机制。然而，在许多系统中，两个或更多结构需要投射到相同的目标脑区。例如，两只耳朵的信息必须投射到一个参与听觉加工的区域[2]，而两只眼睛的信息也要投射到大

---

[1] 更多的信息参见 Clandinin T R, Feldheim D A. (2009) Making a visual map: mechanisms and molecules. Current Opinions in Neurobiology, 19: 174-180.
[2] 译者注：位于脑干的上橄榄核就接收了来自双耳耳蜗核的信息。

脑中，负责视觉加工的区域[1]。来自这些双侧感觉器官的信息之间的对比，对物体的精确定位是必不可少的。在视觉系统中，物体在双眼视网膜上相对位置的微小差异对于我们感知深度（立体视觉）的能力至关重要。类似地，在听觉系统中，声音传递到两只耳朵的时间差和强度差是声源空间定位的基础。因此，脑图谱不仅要在单个结构中聚集在一起，而且它们还必须精确配准，以便准确地比较感觉空间的类似区域。我们现在将使用哺乳动物视觉系统中两只眼睛的投射作为模型，来探索来自不同大脑区域的图谱是如何组合在一起的。

10.6.1　从哺乳动物的视网膜到皮层

大多数感觉系统最显著的特征可能是，当来自不同脑区的轴突投射到某个特定脑区时，来自不同脑区的轴突会投射到目标脑区的特定子区。在成年哺乳动物的视觉系统中，来自两只眼睛的轴突末端在丘脑的**背外侧膝状核（Dorsal Lateral Geniculate Nucleus，dLGN）**[2]中形成眼特异区或眼特异层。然后 dLGN 经由**丘脑皮层传入神经（Thalamocortical Afferents，TCAs）**投射到初级视觉皮层的第 4 层，并在初级视觉皮层中形成**眼优势带（Ocular Dominance Band）**，初级视觉皮层也被称为 Brodmann17 区或 V1（见图 10.11）。

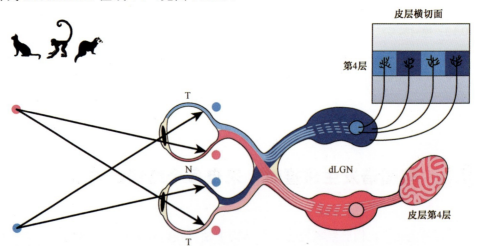

图 10.11　哺乳动物的视觉系统。视野中的蓝色圆点和粉色圆点投射到双眼的视网膜上。粉色圆点在视野的右侧，落在右眼（上方）的视网膜鼻侧（N）和左眼的视网膜颞侧（T），蓝色

---

[1] 译者注：LGN 的神经元还只是接收单眼投射，但初级视觉皮层中就出现了接收双眼投射的神经元。
[2] **背外侧膝状核（Dorsal Lateral Geniculate Nucleus，dLGN）**：丘脑中一块处理视觉信息的区域；它接收来自视网膜的输入并将信息传递到视觉皮层。

圆点同理。在具有前向眼睛的哺乳动物中,如食肉动物和灵长类动物,大多数携带来自颞侧视网膜的信息的轴突同侧投射(浅蓝色和浅粉色),而来自鼻侧视网膜的轴突对侧投射(深蓝色和深粉色)。在 dLGN 中,来自两只眼睛的轴突形成了眼特异区。然后,dLGN 中的细胞将轴突投射到皮层的第 4 层,其中分开的眼特异性输入以眼优势带的形式保持。我们可以在第 4 层的冠状切面和弦切面中看到这些眼优势带。

近年来,已经通过许多哺乳动物的模型来研究携带双眼信息轴突的分离,最常见的动物模型是雪貂和小鼠。与视网膜上丘投射相似,**视网膜膝状核轴突(Retinogeniculate Axon)**[1] 最初会投射到整个 dLGN 上,随后逐步集中在眼特异区或层中。与在视顶盖中一样,Eph-ephrin 的相互作用调节了 dLGN 中眼特异层的图案化。

我们已经讨论了 Eph-ephrin 在脑图谱形成中的作用。然而,同样清楚的是,神经元活动在 dLGN 的眼特异性分离中也起着至关重要的作用。接下来,我们将重点关注神经活动在调节眼特异性分离中的作用。

10.6.2 活动依赖性眼特异性分离:视网膜波的作用

第一个证实神经元活动在 dLGN 眼特异性分离中的作用的实验是将**河豚毒素(Tetrodotoxin,TTX)**注射到发育中猫的脑室实验。河豚毒素是从河豚中分离出来的,河豚毒素可以通过阻断电压依赖性钠通道来阻断动作电位的传导(见图 10.3)。将 TTX 注射到发育中猫的侧脑室可以导致眼输入的分离失败(见图 10.12)。

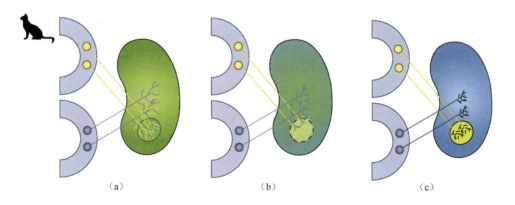

图 10.12 dLGN 中眼特异层的形成取决于神经活动。(a)来自两只眼睛(黄色和蓝色轴突)的轴突投射到 dLGN,其投射区域最初是重叠的(在 dLGN 中用绿色表示)。(b)、(c)轴突

---

[1] **视网膜膝状核轴突(Retinogeniculate Axon):**投射到丘脑外侧膝状核的视网膜神经节细胞的轴突。

末端缓慢分离到眼特异性区域,直到眼特异层足够明显。用在河豚中发现的毒素 TTX 阻断神经元活动,会导致眼特异层的缺失。在这种情况下,投射图案将保持如图(a)所示。

20 世纪 80 年代在 Carla Shatz 和 Lamberto Maffei 实验室进行的研究表明,视网膜中的自发电活动(Spontaneous Electrical Activity)[1]可能参与调节 dLGN 中眼特异层的形成。Carla Shatz 及其同事通过实验发现,视网膜细胞的强烈自发放电会扩散到周围的细胞,并调节眼特异性分离,这些活动波称为视网膜波(Retinal Wave),与 RGC 轴突分离同时发生(见图 10.13)。

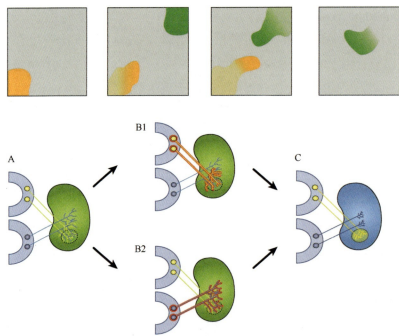

图 10.13 dLGN 中的视网膜波分离理论。上图为视网膜发育区域示意图,其中活动波(橙色和绿色区域)在视网膜表面扩散。这些波导致细胞群体同时活动,并将它们的活动传递给相邻的视网膜神经节细胞,从而形成活动波。因此,这些视网膜波是由相关神经元的强烈活动形成的,每隔 1~2s 扩散到视网膜的一小块区域。下图为视网膜波可以引导来自不同眼输入分离到 dLGN 中的眼特异层。由于视网膜波将单眼而非双眼视网膜中相邻细胞(B1 和 B2)的活动相关联(红色轮廓表示活动较强的轴突,即视网膜波),因此会出现眼特异性分离。根据 Hebb 的假说"当两个细胞同时兴奋时,它们之间的连接会增强"(见 12.2.1 节),视网膜波将导致同一只眼睛中的细胞一起放电,最终导致 dLGN 中眼输入的分离。

---

[1] 自发电活动(Spontaneous Electrical Activity):由神经元或神经网络的内在特性引起的电活动。

视网膜波如何引导眼输入的分离？一个受欢迎的理论是基于 Donald Hebb 在 1949 年提出的假说（见 12.2.1 节），同时活跃的细胞将连接到相同的目标。视网膜波是由单个视网膜中相邻细胞的相关活动引起的。然而，这种波不会在两只眼睛的对应位置之间同步。因此，两只眼睛之间活动模式的差异可以引导 dLGN 中眼输入的分离（见图 10.13）。利用 10.3.2 节中描述的相邻匹配模型可以在数学上成功地概括该假说。

视网膜波是否引导 dLGN 中眼特异性分离仍然是一个有争论的问题，其细节超出了本书的范围[1]。然而，来自青蛙（非洲爪蟾）视顶盖的研究工作表明，活动模式可以引导视网膜轴突分离。与哺乳动物不同，通常所有青蛙的 RGC 都投射到对侧（Contralateral）[2]视顶盖，因此只会形成一个图谱而不会产生分离。然而，通过移植手术，可以迫使来自两只眼睛或两只半眼（两个鼻侧视网膜或颞侧视网膜）的轴突投射到同一个视顶盖上。在这两种情况下，会在视顶盖中形成输入特异性条带（见专栏 10.4），这强烈表明存在一种通用的潜在机制，即使在正常情况下不存在分离的大脑结构中，也可以驱使输入的分离。我们没有理由假设两只眼睛或两个半边视网膜包含不同的化学亲和标记，正如 Sperry 在他的化学假说中提出的那样。因此，目前唯一的解释就是，神经活动在调节特定投射的分离方面起着关键作用。

专栏 10.4　非洲爪蟾视顶盖的异位分离

将眼原基（Primordium）[3]移植到青蛙胚胎中可以产生三眼青蛙（Three-eyed Frog），可以用来研究多个眼睛对视顶盖的投射[4]。这样，青蛙一侧的视顶盖就会接收来自两只眼睛的输入。实验结果是惊人的：来自两只眼睛的输入分离成交替的眼优势带，这与在食肉动物和灵长类动物视觉皮层第 4 层中观察到的眼优势带十分相似（见 10.6.5 节和 12.4 节）。如果通过手术把青蛙的两个鼻侧视网膜或两个颞侧视网膜放在一个眼眶中形成复眼（Compound Eye），也会观察到类似的现象。在这些实验中，在轴突离开眼睛之前，实验者从发育中的青蛙眼中解剖出一些初级的视网膜组织，因此，这些实验研究的是视顶盖的实际初始神经支配，而不是在正常眼睛已经投射到视顶盖之后再观察移植的眼睛对视顶盖的投射（三眼青蛙的情况）。在具有复眼的青蛙中，出现了半视网膜

---

[1] Shatz C J. (1996) Emergence of order in visual system development. Proc. Natl Acad. Sci USA, 93: 602-608.
Chalupa L M. (2009) Retinal waves are unlikely to instruct the formation of eye-specific retinogeniculate projections. Neural Dev, 4: 25.
Feller M B. (2009) Retinal waves are likely to instruct the formation of eye-specific retinogeniculate projections. Neural Dev, 4: 24.
[2] 对侧（Contralateral）：相对的一侧。
[3] 原基（Primordium）：胚胎学术语，会发育出特定的器官或组织的区域。
[4] Katz L C, Constantine-Paton M. (1988) Relationships between segregated afferents and postsynaptic neurones in the optic tectum of three-eyed frogs. J. Neurosci, 8: 3160-3180.

特异性条带，这表明当视网膜正常投射到视顶盖时，分离机制的产生在发育阶段就存在了。对于三眼青蛙，眼特异性条带的形成与最初广泛投射的视网膜轴突的收缩关系十分密切，如果阻断视网膜的神经活动，则不会形成眼特异性带。很难想象 Sperry 的化学假说提出的分子标记如何驱动三眼青蛙的 RGC 分离，因为投射到视顶盖的眼睛将表达相同的化学亲和分子。这些实验为神经元活动的模式可能会导致眼分离提供了强有力的依据。

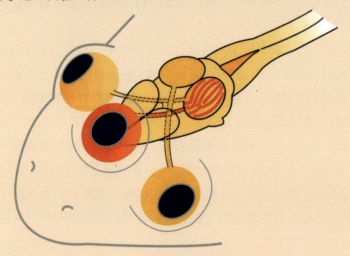

三眼青蛙中眼特定输入的分离。与右侧视顶盖的连接（橙色）仅来自左眼且没有显示出分离，因为它们没有来自第三只眼的竞争输入。相比之下，来自植入的第三只眼（红色）的连接与左侧视顶盖中右眼（橙色）的轴突发生了竞争。结果是在左侧视顶盖中出现了类似在视觉皮层第 4 层中看到的眼优势带的眼特异性条带（参见第 12 章）。

10.6.3　眼优势带的形成

在视顶盖和 dLGN 中，视网膜图或眼特异图的形成源于视网膜轴突最开始的广泛投射和随后从不合适的目标区域收回轴突的过程。这样，丘脑皮质轴突的分离可以将信息从两只眼睛分别传递到大脑皮层的第 4 层。此外，猫的**眼优势带（Ocular Dominance Band）**开始形成的时间（参见 10.6.1 节）与眼睛睁开的时间有关，这导致一些观点认为第 4 层中眼优势带的形成取决于**视觉经验（Visual Experience）**[1]。然而，也有一些实验并不支持此观点。

---

[1] 视觉经验（Visual Experience）：改变视觉系统神经元兴奋性的一个视觉刺激或一组视觉刺激。

10.6.4 眼优势带是由丘脑皮层轴突的向内生长形成的

20 世纪 90 年代在美国工作的 Larry Katz 及其同事发现,来自单眼的丘脑皮质轴突直接生长到第 4 层,与携带来自另一只眼睛信息的轴突投射几乎没有重叠。他们将小剂量顺行(Anterograde)[1]示踪剂注射到 dLGN 的一层,以标记一组丘脑皮质轴突(与专栏 8.2 的原理相同)。如果是轴突的投射范围收缩导致眼优势带的出现,那么轴突就应该发生剪枝。他们并没有发现轴突的剪枝现象,这表明丘脑皮质轴突会直接生长到它们的目标脑区(见图 10.14)。

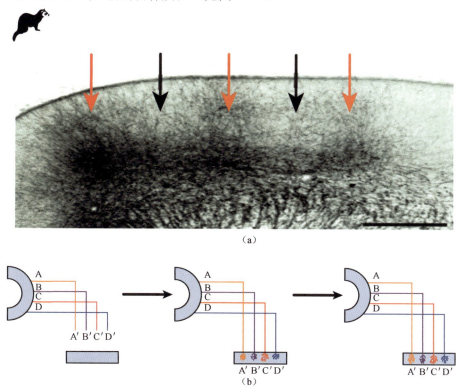

图 10.14　丘脑皮层轴突会直接生长到它们的目标投射区域。(a) 将示踪剂注射到 dLGN 的一层,丘脑皮层轴突会首先投射到视觉皮层第 4 层中的一小块区域,这表明轴突会直接生长到眼特异区中的目标神经元上,而不是先广泛地投射到第 4 层,随后再分割成一块块小的区域。参考自 Crowley J C, Katz L C. (2000) Early development of ocular dominance columns. Science, 290: 1321-1324。获得 AAAS 的重印许可。(b) 类似图 10.5 中的示意图,显示出定向向内生长作为在不同结构之间创建有序连接的机制。

---

[1] 顺行(Anterograde):前向,用于描述神经元的细胞体与其轴突末端之间的方向。

10.6.5 神经活动和眼优势带的形成

另外两个证据表明，神经元活动，特别是视觉经验对于眼优势带的形成不是必需的。首先，没有视觉经验的新生猴拥有与成年猴相似的眼优势带[1]。其次，在雪貂的眼优势带形成之前移除眼球并不能阻止眼优势带的形成[2]。然而，这些研究并不能排除由动作电位引起的神经活动在眼优势带形成中的作用。与视网膜波一样，科学家们已经证实，在发育的 dLGN 中有自发活动的模式，这表明相关的自发神经活动可以介导丘脑皮质轴突分离成眼优势带。此外，虽然来自 dLGN 的丘脑皮质轴突似乎直接生长至第 4 层中的最终目标区域，但这并不排除神经活动在丘脑皮质轴突通路中先广泛投射再收缩的作用。当丘脑皮质轴突首先接近皮质板时，它们进入等待期，在此期间它们与**亚板（Subplate）**细胞形成瞬时突触（见 9.5.3 节和图 9.8）。在这个阶段，携带来自两只眼睛信息的轴突可能最初是混合的，但在进入皮质之前发生了分离。丘脑皮质轴突在进入皮质板之前与亚板细胞形成突触，并且亚板的消融可以阻止眼优势带的形成，这些结果支持了前面提到的假说。这些发现并未直接证实轴突收缩在眼优势带形成中会起到作用，但它们表明，即使在第 4 层中形成突触之前，许多机制也可能调节眼优势带的形成。

需要重点指出的是，虽然眼优势带的形成不依赖视觉经验，但同样清楚的是，每只眼睛眼优势带的相对大小可以通过视觉经验发生明显改变。第 12 章讨论了与维持眼优势带大小相关的内容。

10.6.6 感觉图谱的整合

正如我们所看到的，当感觉图谱发生碰撞时，它们经常分离成与外围感觉器官相关的特定区域，如 dLGN 中的眼特异层和皮质中的眼优势带。然而，在正常情况下，我们并没有感知到周围世界的多重表现，而是一个世界的连续表现。因此，这些不同的图谱必须整合到大脑中以形成完整的感知，眼特异图的整合将在第 12 章中讨论。

由于大脑区域之间的高度连通性，图谱整合是大多数脑区所面临的问题。我们可以在上丘（**Superior Colliculus**）[3]中看到视觉系统中图谱整合的例子（见引言）。

---

[1] Horton J C, Hocking D R. (1996) An adult-like pattern of ocular dominance columns in striate cortex of newborn monkeys prior to visual experience. J. Neurosci, 16: 1791-1807.
[2] Crowley J C, Katz L C. (2002) Ocular dominance development revisited. Curr. Opin. Neurobiol, 12 (1): 104-109.
[3] 上丘（**Superior Colliculus**）：位于哺乳动物中脑的视觉加工区域，相当于非哺乳动物的视顶盖。

正如我们所看到的，上丘直接从视网膜接收信息，同时也从视觉皮层接收信息。在发育过程中，这两个视觉图谱会对齐来确保视觉信息的正确整合。目前，关于上丘中视觉图谱的对齐机制有两个假说：第一个假说是两个图谱都使用上丘中存在的相同的分子线索，如之前提到的 ephrin；第二个假说是一个区域（译者注：如视网膜）投射到上丘上作为模板，另一个区域（译者注：如视觉皮层）可以匹配视网膜中的活动模式来完成图谱的整合。尽管我们对上丘的图谱整合还有很多未知，但最近的研究结果表明，在发育过程中视网膜和视觉皮层会使用后一种机制来完成视觉图谱的整合[1]。

图谱的整合不仅会发生在感觉或运动系统中，显然，不同的感觉系统也必须整合信息，以避免混淆外部世界的信息。例如，试图接球的板球运动员不仅要用到眼睛，如果他们要正确定位球的位置，还需要用耳朵来判断击球的时间和强度，这需要视觉和听觉图谱的精确整合。事实上，我们的大脑不断整合来自感觉、运动和前庭系统的信息，这些功能使我们能够有效地与世界互动。

10.7 特征图的发育

10.7.1 视觉系统中的特征图

大脑处理复杂信息的基本机制是提取感觉刺激的特征（物理和空间属性）并在将它们重建为完整的感知之前并行地处理这些特征。例如，在视觉皮层中，一些神经元对输入对象的特定特征有反应，包括方位、运动方向、颜色和深度等。接下来要进一步讨论的两个特征图是用于**方位（Orientation）**和**方向选择（Direction Selectivity）**的特征图，因为它们可以很好地说明特征图的形成机制。David Hubel 和 Torsten Wiesel 开创性地在大脑的视觉皮层中发现了特征图，因为他们在大脑视觉信息加工方面的工作，所以 David Hubel、Torsten Wiesel 和 Roger Sperry 一起获得了 1981 年诺贝尔生理学或医学奖，这些实验将在专栏 10.5 中介绍[2]。

特征图如何在发育的神经系统中形成是一个非常有趣的问题。与由 Eph-ephrin

---

[1] Cang J, Feldheim D A. (2013) Developmental mechanisms of topographic map formation and alignment. Annu. Rev. Neurosci, 36: 51-77.
[2] http://nobelprize.org/mediaplayer/index.php?id=1607.

梯度和神经元活动之间复杂的相互作用编码的细胞独特空间坐标不同，我们没有理由相信任何分子决定因素可能构成特征图形成所必需的精确高阶连通性的基础。此外，虽然在接收视觉经验之前即在出生或眼睛睁开之前，眼优势带和视觉图谱已经开始发育了，但是方位和方向图的发育与视觉经验的开始时间是一致的。也许是由于这些原因，大多数关于特征图发育的研究都集中在经验依赖而非自发活动的作用上。

方位图（Orientation Map）和**方向图（Direction Map）**没有明确的解剖学相关性。相反，它们仅可以通过电生理技术或代谢技术检测到。可以用**光学成像（Optical Imaging）**[1]技术在雪貂和猫中看到这些图谱[2]。向麻醉的动物呈现向特定方位移动的光条，可以观察到方位图（通常使用猫、雪貂或猴子来做此类研究）。

方向选择性图谱可以被看作方位图的子图，因为皮层中的一些区域仅在视觉刺激在特定方向上移动时才有响应。目前的证据表明，方位图和方向图的发育晚于视觉图谱和眼优势图的发育（见图 10.15）。

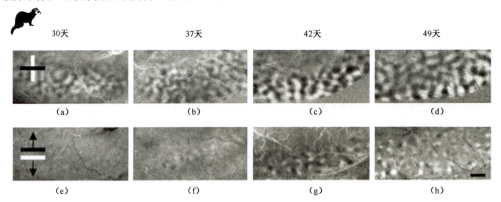

图 10.15　雪貂视觉皮层中方位和方向选择性细胞的发育。（a）～（d）雪貂视觉皮层中的方位选择性图。光学成像显示，在雪貂眼睛刚刚睁开时，水平方位和竖直方位的刺激（分别由黑色和白色长条表示）就可以引起皮层的反应（黑色对应水平方位刺激的响应，白色对应竖直方位刺激的反应）。（e）～（h）雪貂视觉皮层对向上（黑色）或向下（白色）移动的水平长条的方向选择性图。在方位选择性图谱出现后大约 4 周，会出现方向选择性图谱。由于眼睛睁开和特征图的出现时间相近，故而提出了视觉特征图的发育依赖视觉经验的假说。重印自 White L E, Fitzpatrick D. (2007) Vision and cortical map development. Neuron, 56: 327-338。获得 Elsevier 的许可。

---

[1] **光学成像（Optical Imaging）**：一种测量氧代谢局部变化的成像技术，通常用于观测大脑皮层的拓扑图和特征图。
[2] 更多关于光学成像的信息，参见 Zepeda A, Arias C, Sengpiel F. (2004) Optical imaging of intrinsic signals: recent developments in the methodology and its applications. J. Neurosci. Meth, 136: 1-21。

专栏 10.5　Hubel 和 Wiesel 与特征图

David Hubel 和 Torsten Wiesel 因发现初级视觉皮层中神经元的特征选择性,以及动物的早期经验可以改变神经元的生理学和解剖学特性,而获得 1981 年诺贝尔生理学或医学奖[1]。他们将微电极植入麻醉猫的初级视觉皮层,并寻找可以使皮层神经元发放动作电位的视觉刺激。视觉皮层中的神经元对特定方位的亮(暗)光条刺激有反应,即它们是有**方位选择性**(Orientation Selectivity)的,而对明/暗的圆圈刺激或者包含猫(或老鼠)的自然图像没有反应。知道了不同神经元编码物体的不同特征,接下来就要探究这些神经元在大脑中如何排列或投射,以及这些图谱如何发育等问题。Hubel 和 Wiesel 使用的实验装置与下面描述的不完全相同,那个年代还没有计算机。

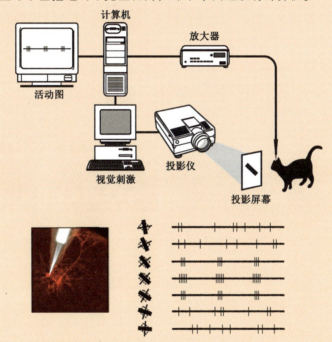

上图为使用投影仪或计算机屏幕向猫呈现视觉刺激,白色背景上的黑条就是刺激。插入猫视觉皮层的电极,会监测由视觉刺激引发的神经元电活动。接下来,电信号被进一步放大,并记录在可以生成活动模式图的计算机上。计算机用于使来自皮层神经元的电活动记录与视觉刺激的出现时间同步。下图为一种程式化的记录电极,监测皮层第 3 层锥体神经元(用荧光分子 DiI 标记)的电活动。它向动物呈现不同方位的条形刺激,仅在 45°附近的较小范围内可以看到被测细胞的簇状放电,这表明该细胞具有高度的方位选择性。

---

[1] http://nobelprize.org/mediaplayer/index.php?id=1605.

10.7.2 经验在方位图和方向图形成中的作用

通过在完全黑暗的环境中饲养雪貂，即**黑暗饲养（Dark-Rearing）**，研究人员已经能够解释在没有任何双眼输入的情况下，特征图如何发育的问题。与 dLGN 中的眼优势带和眼特异性分离不同，视觉驱动的活动（经验）确实调节了视觉皮层中方位和方向选择性的初始特征图（见图 10.16）。对于方位图而言，黑暗饲养并不会阻止特征图的形成，但是在黑暗饲养环境下形成的特征图并没有在正常条件下饲养的那般清晰。另外，在黑暗条件下饲养的雪貂中根本不存在方向选择性图，这表明这一特征的发育完全取决于视觉经验。重要的是，如果在雪貂发育早期，将其恢复到在有光照的条件下饲养，方向图似乎可以正常发育。如果光照饲养的恢复在到动物几个月大时才开始，那么方向图就永远不会形成。这些发现表明存在一个关键的时间窗口，即**敏感期（Sensitive Period）**[1]，在此期间视觉经验对方向选择性的正常发育至关重要[2]。第 12 章将更详细地讨论发育过程中的敏感期。

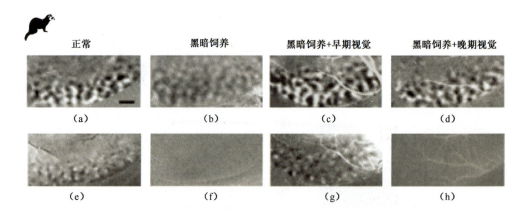

图 10.16 黑暗饲养条件下的雪貂方位选择性图和方向选择性图的发育。（a）和（e）为正常动物中的方位选择性图（上排）和方向选择性图（下排）；（b）和（f）为一直处于黑暗饲养条件下的雪貂；（c）和（g）为在眼睛睁开后 3 天一直处于黑暗饲养条件下的雪貂（早期视觉）；（d）和（h）为在眼睛睁开后 2~3 周一直处于黑暗饲养条件下的雪貂（晚期视觉）。尽管在黑暗饲养条件下的雪貂的方位选择性图相对正常雪貂是模糊的，但这并不会阻止方位选择性图的形成（b）。相反，在黑暗饲养条件下的雪貂不存在方向选择性图（f）。在眼睛睁开的几天（c）或几周（d）后恢复双眼视觉，方位选择性图恢复正

---

[1] **敏感期（Sensitive Period）**：发育过程中不同的时间窗。在这段时间内，神经元的功能特性可以通过经验改变。
[2] White L E, Fitzpatrick D. (2007) Vision and cortical map development. Neuron. 25 October 2007, 56(2): 327-338.

常。如果视觉经验在睁眼后很快恢复（g），则可以部分地弥补方向选择性图，但如果视觉经验在 2~3 周后恢复（h），则不能弥补方向选择性图。重印自 White L E, Fitzpatrick D. (2007) Vision and cortical map development. Neuron, 56: 327-338。获得 Elsevier 的许可。

10.8 小结

（1）图谱是物体的空间或物理特征的二维表示。

（2）几乎所有动物的神经系统中都存在脑图谱，脑图谱可以分为粗略图和精细图，分别对应脑区的划分和功能的细分。

（3）精细图可以进一步细分为拓扑图和特征图。

（4）拓扑图表示感觉表面上刺激的空间位置，而特征图表示外部刺激的物理特征。

（5）脑图谱发育的基础是大脑区域之间的精确连接，这种连接可以通过许多不同的机制产生，包括分子机制和神经活动的机制。视觉系统是理解拓扑图和特征图很好的例子。

（6）计算机建模在我们对图谱形成的理解中发挥了重要作用，并且可以准确地重建由分子线索和神经元活动模式调节的脑图谱发育。

（7）分子（如 Eph-ephrin）按梯度表达可以将轴突引导至其在目标组织中的正确位置。改变 Eph-ephrin 表达会导致图谱发生可预测的变化。

（8）神经活动使得投射组织中的相邻细胞连接到目标组织中的相邻细胞。例如，在完全黑暗中饲养的动物，无法在视觉皮层中形成方向选择性图谱。

第 11 章

功能属性的成熟

在前面的章节中，我们探索了神经细胞如何获得复杂的形态、它们确切的分工及它们的轴突如何找到合适的目标。然而，大脑不是一个简单的、一成不变的电路板，对神经元连接的解剖学知识不足以理解大脑的功能。相反，我们需要将发育中的神经元和成熟的神经元视为复杂信息的动态整合器，其连通性和整合性，以及最终对给定刺激的反应是可以发生改变的。本章我们将探索神经元如何获得其功能属性或生理属性（Functional Property or Physiological Property）[1]，以及电活动/兴奋性（Electrical Activity/Excitability）[2]在调节发育中可能起什么作用。在第 12 章中，我们将看到神经元如何根据动物的经验改变其属性。

为了帮助大家理解神经元功能的复杂性，及其如何构成看似最简单的行为，我们想象一个学生坐在教室里做笔记、听老师讲课，并希望将新知识与已有知识整合到一起存储在记忆中，而且可以在以后的日子里回忆起来。这项简单的任务涉及信息加工和运动技能，这些过程是由大脑、脊髓和肌肉组织中的大量细胞参与完成的。耳朵中的感觉细胞首先处理老师的声音，并通过一系列中枢神经将信息传递到听觉皮层。在皮层中进行进一步处理后，信息到达运动皮层中的神经元，这些神经元是与脊髓中的运动神经元相连接的。运动神经元随后激活肌肉纤维，控制手臂和手指的运动，以便进行书写。最后，很多脑区中的细胞改变其生理特性，以充当新信息的储存库。这些过程中的每一步都需要数百万个神经元的参与，并且都依赖它们整合各种来源信息，并以高保真度传导电信号和有效通信的能力。

---

[1] 功能属性或生理属性（Functional Property or Physiological Property）：用于描述神经元生理属性的一般术语，尤其是那些可以改变神经网络或动物行为的属性。
[2] 电活动/兴奋性（Electrical Activity/Excitability）：细胞调节其细胞膜电流的能力。

11.1 神经元是可兴奋的细胞

神经元必须执行极其复杂的计算,这些计算反映在其复杂的解剖结构中(见图11.1)。首先,它们必须整合成千上万个输入信息。这些输入既有来自兴奋性神经元的也有来自抑制性神经元的,这其中的平衡对于神经元功能至关重要。随后,神经元必须决定将哪些信息传递给其目标神经元,该信息的内容以动作电位的发放数量和发放模式进行编码后沿轴突发送。调节这种复杂整合过程的因素有很多,包括突触数量、突触连接强度、抑制性和兴奋性输入的相对水平、细胞膜的兴奋性及细胞胞体产生动作电位的能力。正因为神经元是可兴奋的细胞,它们才能执行这些复杂的任务。

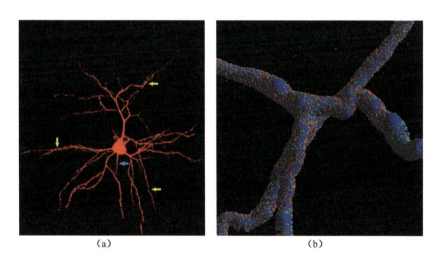

(a) (b)

图11.1 (a) 皮质锥体神经元的复杂形态(黄色箭头表示带有树突棘的树突,见图11.15,轴突如蓝色箭头所示)。(b) 树突中 K^+(钾离子)通道的分布。不同颜色代表不同类型的 K^+ 通道[1]。皮质锥体神经元细胞膜中有成百上千个不同的离子通道来控制其兴奋性!

可兴奋性细胞(Excitable Cell)通常被定义为可在机械、化学或电刺激后,沿其细胞膜传导**动作电位**(Action Potential)的细胞(见11.2.2节)。有几种类型的细胞是可兴奋的,包括神经元和肌肉细胞。兴奋性是一个更通用的术语,是指在不需要动作电位传导的情况下,调节离子跨膜运动的能力。实际上,大多数(如果不是

---

[1] Cannon R C, O' Donnell C, Nolan M F. (2010) Stochastic ion channel gating in dendriticneurons: morphology dependence and probabilistic synaptic activation of dendritic spikes. PLoSComput. Biol, 6 (8).

全部）细胞都具有调节细胞内外之间离子平衡的膜蛋白。目前，我们对控制细胞兴奋性发育的细胞机制知之甚少，而对不同形式的细胞兴奋性如何调节发育了解较多。在回顾发育过程中的兴奋性相关知识之前，首先需要讨论膜的电学特性及其调控蛋白。

11.1.1 引起细胞兴奋

细胞传导电信号的能力来自细胞膜的独特性质，以及存在于膜两侧的富含盐和离子的液体。细胞膜是磷脂双分子层，它作为离子的屏障，限制离子进出细胞的活动。大量被称为**离子泵（Ion Pump）**和**离子通道（Ion Channel）**的跨膜蛋白镶嵌在磷脂双分子层中，它们可以调节离子在膜上的分布和跨膜运动。离子泵选择性地运输离子，从而建立并维持离子在膜内外的不均匀分布，称为**离子梯度（Ionic Gradient）**。其结果是膜内外的电荷不平衡，称为**膜电位（Membrane Potential）**[1]，以伏特（volts）为单位进行测量。电荷的差异和离子浓度的不平衡形成了**电化学梯度（Electrochemical Gradient）**[2]。形成神经元细胞膜电化学梯度的主要离子是带正电的阳离子，如钠离子（Na^+）、钾离子（K^+）、钙离子（Ca^{2+}），以及带负电的阴离子，如氯离子（Cl^-）。对于大多数神经元而言，**静息电位（Resting Potential）**，即当细胞不进行脉冲时膜内外的电位差，约为 -70 mV（内负外正），如图 11.2 所示。有数千个基因编码不同的离子通道，每个神经元包含数百万个不同组合的离子通道。图 11.1（b）显示了由计算机模型生成的树突中 K^+ 通道的分布。

11.1.2 神经元的电学特性

离子通道和离子泵是包括神经传导和细胞通信在内的神经兴奋的核心（参见专栏 11.1）。例如，一些神经递质受体也是离子通道；它们与其互补神经递质的结合会让通道打开，这使离子流动并改变膜电位。穿过膜的离子流形成了电流（Electrical Current），以安培（A）为单位。主要有两种力量驱动离子形成电流：离子跨膜所需的浓度梯度（离子将从高浓度一侧扩散到低浓度一侧）和膜两侧的电荷或电压（离子将被吸引向与其电荷相反的方向运动）。例如，如果可渗透 Na^+ 的通道打开，Na^+ 将顺着其浓度梯度流入细胞（化学梯度，见图 11.2）。此外，在静息电位下，细胞膜内的电

---

[1] 膜电位（**Membrane Potential**）：膜内外电荷的不平衡。
[2] 电化学梯度（**Electrochemical Gradient**）：电荷差异和膜内外离子浓度的不平衡。

位相对于膜外是负的，因此还存在使 Na^+ 从细胞外向细胞内流动的力（电梯度）。在电梯度的作用下，Na^+ 将流入细胞，直到化学梯度施加的向内力和电梯度施加的向外力之间达到平衡。当膜对特定离子选择性渗透时，达到该平衡的膜电位被称为**逆转电位**（**Reversal Potential**）。对于 Na^+，反转电位约为+55 mV[1]。

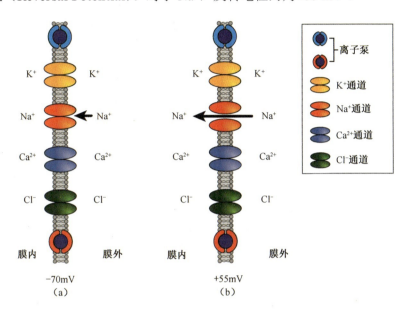

图 11.2 膜蛋白调节膜内外的离子浓度。该示意图显示神经元细胞膜上存在跨膜蛋白，包括离子通道和离子泵，它们调节离子的跨膜运动。(a) 对于大多数神经元，细胞膜外的 Ca^{2+}、Na^+ 和 Cl^- 浓度比膜内高得多。相反，细胞膜内的 K^+ 浓度比膜外高得多。在平衡状态下，离子流穿过神经元膜引起的膜内外电位差称为静息电位（约-70mV）。(b) 当离子通道打开时（如此处的 Na^+ 通道），离子沿其电化学梯度向低处流动，从而改变膜电位。没有离子净流动的膜电位称为反转电位。对于 Na^+，反转电位为+55 mV。离子泵或载体蛋白可以重置浓度梯度，以恢复静息电位。

> **专栏 11.1　离子通道的类型**
>
> 离子通道的类型非常多，有数千种，可以根据其激活模式大致分为 4 种：**配体**[2]**–门控**（**Ligand**-Gated）、电压–门控（Voltage-Gated）、**G 蛋白**[3]**–门控**（**G-Protein**-Gated）

---

[1] 反转电位的定义，参见 Nicholls J G, Martin A R, Wallace B G, Fuchs P A. (2001) From Neuron to Brain: A Cellular and Molecular Approach to the Function of the Nervous System, 4th edn, Sinauer Associates, Inc。

[2] **配体（Ligand）**：与（如细胞表面上的）受体分子结合的分子或离子，以产生生物反应。

[3] **G 蛋白（G-Protein）**：又称鸟嘌呤–核苷酸结合蛋白，参与细胞内信号传导的与细胞膜相关且可溶的蛋白质大家族。

和**第二信使**[1]**-门控**（Second Messenger-Gated），如下图所示。配体-门控通道包括许多神经递质受体，它的激活是通过和细胞外空间中的配体相结合来完成的。而当细胞膜或储存钙的细胞内细胞器膜（如内质网）中的其他离子通道打开，引起膜电位发生变化时，电压-门控离子通道被激活。顾名思义，当第二信使分子如 cAMP 和 Ca^{2+} 激活通道的细胞内部分时，第二信使-门控通道被打开。类似地，当**异源三聚体**（Heterotrimeric）[2] G 蛋白的特定亚基与通道的细胞内区域相结合时，G 蛋白-门控离子通道被激活。在大部分情况下，离子通道由多个蛋白质亚基组成，通常由不同的基因编码，并且这些亚基以多种组合聚集在一起的能力极大地增加了离子通道的多样性。在其他情况下，离子通道由单一蛋白质组成。然而，在所有情况下，通道会由于蛋白质的结构变化而打开，即在蛋白质中间打开一个孔并允许离子在由电化学梯度确定的方向上流动。

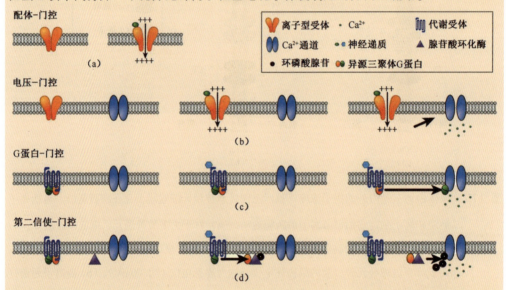

离子通道可以按其激活模式分成 4 类。(a) 配体-门控离子通道，如离子型神经递质受体，当配体与蛋白质位于细胞外的部分结合时打开。(b) 电压-门控离子通道由于通道附近的膜电位变化而打开（如 Ca^{2+} 通道）。在这种情况下，膜电位的增加是由配体-门控离子通道的激活引起的。(c) 在某些情况下，异源三聚体 G 蛋白可以通过刺激**代谢型**（Metabotropic）[3] 神经递质受体激活后直接调节离子通道的开放。(d) 第二信使-门控离子通道由第二信使调节，如 Ca^{2+} 或环磷酸腺苷（cAMP），环磷酸腺苷由腺苷酸环化酶活化产生，其通过细胞内 Ca^{2+} 的增加或通过**异源三聚体** G 蛋白活化，如上图中绿色的 β 和 γ 亚基，红色的 α 亚基）。

---

[1] **第二信使**（Second Messenger）：细胞内分子，作为细胞外信号的中介，与细胞表面受体结合；包括环 AMP、PIP3 和 Ca^{2+}。

[2] **异源三聚体**（Heterotrimeric）：由 3 个不同的亚基组成。

[3] **代谢型**（Metabotropic）：代谢型受体（Metabotropic Receptor）是一种受体，不形成离子通道，而是通过细胞内信号级联的激活将信号传导到细胞内部，通常使用异源三聚体 G 蛋白。

11.1.3 内在神经生理学调控

虽然神经元的总体兴奋性由许多因素决定,包括它接收的突触强度和数量,但细胞的内在兴奋性(Intrinsic Excitability)是由其离子通道的互补决定的,与突触输入等外部因素无关。神经元的内在兴奋性可以由引发动作电位所需的电流来度量。我们可以通过直接将电流注入神经元并记录引发的动作电位的数量来测量神经元的内在兴奋性。不同的神经元类型具有不同的内在兴奋性,正是这些属性决定了神经元如何整合信息并激发动作电位。例如,树突上某些类型的 K^+ 通道在细胞膜上起到小孔的作用,可以在给定离子电流的情况下调节电压的变化幅度。增加 K^+ 通道的数量会增加达到给定电压变化所需的电流量,就像增加花园软管中的孔数意味着需要更大的水压来使软管末端获得一定量的水一样。K^+ 通道的数量调节树突上细胞膜的电阻,一起被称为神经元的**输入电阻**(Input Resistance)是神经元内在兴奋性的主要贡献者。通过这种方式,**轴突起始段**(Axon Initial Segment,AIS)[1]是动作电位起始的位点。轴突起始段位于细胞体和轴突的交界处附近(见图 11.3)。位于轴

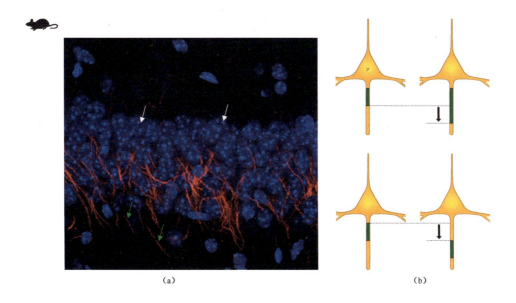

图 11.3 轴突起始段的可塑性。轴突起始段通过调节动作电位产生的阈值来调节神经元的兴奋性。它可以根据神经元先前的活动水平来改变其自身形态,这是一种稳态可塑性(见 12.4 节)。

---

[1] **轴突起始段**(Axon Initial Segment,AIS):轴突起始处的一个特殊的无髓鞘区域,含有高密度的电压依赖性 Na^+ 通道,是轴突的潜在起始点。
Leterrier C. (2016) The axon initial segment, 50 years later: a nexus for neuronal organization and function. Curr. Top Membr, 77: 185-233.

（a）在海马体（见引言）中使用免疫染色剂 Ankyrin G 标记的轴突起始段（绿色箭头所指的红色部分），以及轴突起始段中发现的细胞骨架蛋白（白色箭头所指的蓝色部分）。

（b）锥体神经元的示意图，轴突起始段（绿色）位于靠近细胞体的轴突区域。轴突起始段的长度和位置可以变化，且二者都参与调节细胞的兴奋性。增加轴突起始段的长度会增加神经元兴奋性，而减少轴突起始段长度会降低其兴奋性。或者，神经元可以改变轴突起始段相对于细胞体的位置。改变轴突起始段的位置有多种作用，但在某些情况下，将轴突起始段远离细胞体会降低神经元的兴奋性[1]。

突起始段中的 Na^+ 通道决定动作电位的关键参数，包括动作电位启动的阈值，即引发动作电位所需的电压变化。轴突起始段是一种可塑性结构，这意味着它可以随着发育阶段和活动模式的改变而改变其形态特征（长度和距胞体的距离）。

Na^+ 通道在神经元如何整合它们接收的电信号，以及由此产生的兴奋性方面也起着关键作用。尤其是位于轴突起始段的 Na^+ 通道。例如，随着时间的推移，轴突起始段通过增加其包含的 Na^+ 通道的数量来增加长度。Na^+ 通道的增加导致动作电位阈值降低，并使神经元兴奋性增加。轴突起始段也可以根据经验改变其形态，这将在第 12 章中进行进一步探讨。鉴于其调节神经元兴奋性的核心作用，这些离子通道的表达形式将在调节神经元发育中起关键作用。

11.2 发育中的神经元兴奋性

绝大多数关于神经元兴奋性在发育中作用的研究都集中在晚期发育阶段，此时通常被称为**神经元活动**（**Neuronal Activity**）；见第 10 章和第 12 章。正是在这些后期阶段，由**自发活动**（**Spontaneous Activity**），或感觉和运动刺激引发的动作电位及突触传递调控着神经元的成熟。然而，越来越多的证据表明，神经元的兴奋性也在早期大脑发育的多个方面起到调节作用，包括神经祖细胞的增殖（见第 5 章）、迁移（见第 7 章）和轴突寻路（见第 8 章）。

正如我们在前一节中所看到的，神经元的电学特性在很大程度上取决于其膜的蛋白质组成。在发育方面，有几个关键问题需要解决：

（1）发育中的神经系统细胞从什么时候开始具有兴奋性？

---

[1] Susuki K, Kuba H. (2016) Activity-dependent regulation of excitable axonal domains. J. Physiol. Sci, 66 (2): 99-104.

（2）哪些蛋白质在发育过程中调节兴奋性？

（3）哪些发育事件受神经元兴奋性调节？

11.2.1 神经元兴奋性在发育过程中发生显著变化

由于离子通道的复杂性和绝对数量，以及不同神经元亚型表达不同离子通道互补的事实，全面考察发育中离子通道的表达已经变得不切实际。例如，有超过 70 个编码 K^+ 通道亚基的基因，它们之间可以产生超过 1000 种不同的功能性通道。尽管关于离子通道表达的精确发育时间进程的研究很少，但已知的一些非常显著的离子通道表达的变化——并因此产生神经元兴奋性变化的例子，使我们清楚地认识到神经元兴奋性的发育是一个高度动态的过程。

11.2.2 早期动作电位由 Ca^{2+} 驱动，而不是 Na^+

通过动作电位的变化，可以看到一个离子通道表达的变化，以及神经元成熟时电兴奋性变化的例子（见图 11.4）。在成年动物中，动作电位速度快，持续时间短。最初的**去极化（Depolarization）**[1] 是由电压依赖性 Na^+ 通道的打开而引起的，并且紧接着进入由 K^+ 通过电压控制的 K^+ 通道外流而引起的**复极化（Repolarization）**[2] 阶段。相反，在胚胎发育期间出现的第一次动作电位非常罕见，并且具有较长的持续时间。它们是由 Ca^{2+} 通道的激活（与 Na^+ 通道相反）而产生的。它们的持续时间更长，这是因为**超极化（Hyperpolarized）** K^+ 电流的延迟出现，即作为阳离子的 K^+ 外流使细胞内部电位相对更低，而且 Ca^{2+} 通道比 Na^+ 通道的打开和关闭都更慢。目前尚不清楚是否所有神经元在发育过程中都经历了基于 Ca^{2+} 的动作电位阶段，但对于那些具有此阶段的神经元，这个阶段是短暂的，并且迅速被基于 Na^+ 的动作电位所取代。动作电位发育的确切时间因细胞类型和大脑区域而异，但在突触发育之前的胚胎阶段，可以在皮层中看到第一个动作电位，并且对于许多类型的神经元，在它们分化后很快就能测量到动作电位。

---

[1] **去极化（Depolarization）**：神经元内部相对外部的正电荷增加；对去极化刺激的响应。

[2] **复极化（Repolarization）**：在动作电位产生后恢复至静息膜电位。

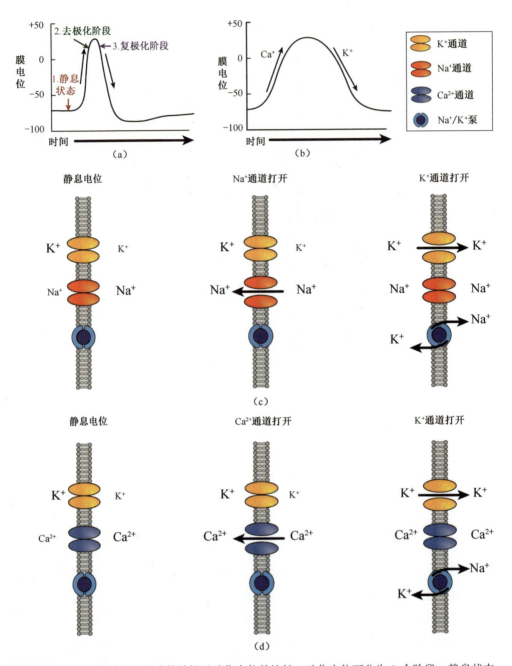

图 11.4 发育中的神经元和成熟神经元动作电位的比较。动作电位可分为 3 个阶段：静息状态、去极化阶段和复极化阶段。(a) 和 (c) 对于成熟神经元，去极化阶段是由电压依赖性 Na^+ 通道的打开引起的。该去极化随后激活电压依赖性 K^+ 通道。由于细胞内 K^+ 浓度比细胞外的更高，K^+ 流出细胞，使膜复极化至静息电位。(b) 和 (d) 在发育的神经元中，去极化阶段由电压-门控 Ca^{2+} 通道的打开而产生，但是像成熟神经元一样，复极化阶段也是由 K^+ 通道的激活而产生的。在每种情况下，在动作电位期间发生的离子流动都会导致膜内外

离子梯度的变化，但这必须得到恢复，以便细胞准备好进行下一个动作电位。离子浓度梯度的建立和持续维持是通过一系列膜蛋白实现的，如 Na^+/K^+ 泵和细胞内有存储功能的细胞器。

11.2.3 在突触形成前，神经递质受体调节兴奋性

由神经递质-门控受体的激活而引起的神经元兴奋性也是通过发育来调节的。特别是 γ-氨基丁酸（**GABA**）和谷氨酸（**Glutamate**）[1]两种神经递质及其受体，在突触形成前就已经得到表达形成；神经递质受体是最早被表达的离子通道之一。哺乳动物大脑皮层中的脑室（**Ventricular**）[2]和脑室下区（**Subventricular Zone，SVZ**）[3]的神经祖细胞（见图 5.16）表达 GABA 和谷氨酸受体，它们调节下文中概述的一系列过程。此外，通过激活这些受体而引起的神经活动也通过发育来调节。正如我们将要看到的，激活某些特定的 GABA 受体对皮层祖细胞膜电位的影响与对成熟神经元的影响非常不同。神经递质受体活性可以通过几种方式调节，包括改变受体亚基的组成，改变离子泵的表达，甚至改变局部离子浓度。例如，分泌 K^+ 的星形胶质细胞（**Astrocyte**）[4]的发育改变了膜外的 K^+ 浓度，从而改变了神经元的静息电位。

11.2.4 GABA 受体的激活使兴奋变为抑制

GABA 是成熟脑中主要的抑制性神经递质。GABA 受体的一种亚型（$GABA_A$ 受体）允许 Cl^- 通过。在成熟神经元中，KCl 协同转运蛋白（KCC2）的存在使细胞膜外 Cl^- 浓度比细胞内高 20 倍（见图 11.5）。$GABA_A$ 受体的激活使 Cl^- 内流，引起细胞超极化，即细胞膜内电位变得更负，因此不太可能产生动作电位。

---

[1] Luhmann H J, Fukuda A, Kilb W. (2015) Control of cortical neuronal migration by glutamate and GABA. Front Cell Neurosci, 9: 4.
[2] 脑室（**Ventricular**）：在发育的脊椎动物大脑中最接近腔的神经管内侧部分，这个临时层含有神经祖细胞。
[3] 脑室下区（**Subventricular Zone，SVZ**）：包含基底祖细胞的前脑神经管的过渡层。
[4] 星形胶质细胞（**Astrocyte**）：一种神经胶质细胞，呈星形，有许多包裹神经元突触的过程。

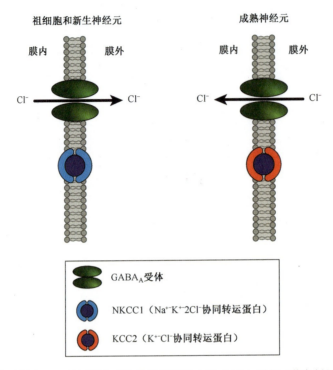

图 11.5 在发育过程中,Cl⁻转运蛋白表达的发育转换介导 GABA 受体(紫色椭圆形)从兴奋性转变为抑制性。在发育早期,细胞表达 NKCC1 协同转运蛋白,使 Cl⁻的浓度在细胞膜内相对较高,并且使 Cl⁻的反转电位相对为正。当 $GABA_A$ 受体打开时,Cl⁻由于电梯度而流出细胞,外流的负离子使膜去极化。在成熟神经元中,KCC2 协同转运蛋白取代 NKCC1 表达。KCC2 使细胞膜内 Cl⁻浓度相对较低,使反转电位更加超极化。结果是 $GABA_A$ 受体激活,使 Cl⁻由于其化学梯度流入细胞,从而使膜超极化。

然而,在早期神经元发育过程中,情况却非常不同。在这个阶段,KCl 协同转运蛋白(KCC2)泵还没有表达形成。相反,Na⁺-KCl 协同转运蛋白(NKCC1)已经表达形成,这增加了细胞膜内 Cl⁻的相对浓度,从而使 Cl⁻的反转电位更正。反转电位改变的结果是,当 $GABA_A$ 受体打开时,Cl⁻流出细胞,并且细胞膜内部变得去极化。由 Cl⁻外流引起的去极化随后激活其他电压-门控 Ca^{2+} 通道。通过这种方式,GABA 激活 $GABA_A$ 受体可以诱导神经祖细胞和早期出生神经元中细胞内 Ca^{2+} 浓度的增加(用钙指示剂染料测量;见专栏 11.2)。重要的是,$GABA_A$ 受体激活引起强烈而持久的去极化,它在强弱和持续时间上与典型的突触电流非常不同,使人想起早期的 Ca^{2+} 依赖性动作电位。

专栏 11.2　Ca^{2+} 浓度成像

通过使用能够在细胞质中 Ca^{2+} 浓度增加时发出荧光的染料，一些研究人员已经证明，在发育的新皮质的脑室和脑室下区的神经祖细胞中，细胞内 Ca^{2+} 浓度会出现短暂的局部增加，称为钙瞬变（Calcium Transient）。在整个发育过程中，几乎所有发育系统中都发现了类似的钙瞬变。此外，这些 Ca^{2+} 的瞬时增加不仅限于细胞体，而且还存在于轴突生长和寻路期间的发育生长锥中。这些自发的钙瞬变可能来自细胞膜中 Ca^{2+} 通道的激活，也可能通过 Ca^{2+} 通道的第二信使激活，这些通道位于存储钙细胞内细胞器的膜上，如内质网和线粒体。

第一种 Ca^{2+} 染料是由 Roger Tsien（钱永健）于 1985 年发现的，他后来因发现绿色荧光蛋白而获得诺贝尔化学奖[1]（见专栏 1.4）。Tsien 及其同事发现了一种荧光分子，并将其称为 fura-2，当它与 Ca^{2+} 结合时会改变其荧光特性，即它吸收的光的波长。通过特定波长的激光激发 fura-2，研究人员可以区分 fura-2 是否与 Ca^{2+} 结合。重要的是，细胞膜对 fura-2 的衍生物（fura-2AM）是可渗透的，因此细胞可以轻易地被 fura-2AM 填充，并且可以在电生理学或药理学刺激后，测量细胞内游离 Ca^{2+} 的任何变化。fura-2 和许多其他类似的 Ca^{2+} 敏感染料常被用于神经科学研究[2]。

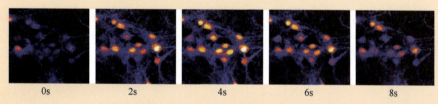

延迟视频的各帧显示，在突触刺激下，细胞内 Ca^{2+} 浓度瞬时增加。用 $GABA_A$ 受体阻断剂（荷包牡丹碱）刺激培养皿中的皮质神经元可以增加突触活性，各帧间隔 2s。图片由爱丁堡大学 G. Hardingham 提供。

11.3　由神经元兴奋性调节的发育过程

11.3.1　电兴奋性可调节神经元的增殖和迁移

第 5 章描述了调节脊椎动物脑室内和脑室下区中神经祖细胞增殖的机制，这些

---

[1] https://www.nobelprize.org/nobel_prizes/chemistry/laureates/2008/tsien-lecture.html.
[2] Ca^{2+} 敏感染料在秀丽隐杆线虫体内作用的视频参见 http://www.tsienlab.ucsd.edu/Movies.htm [2010-11-20]。

机制主要集中在以转录因子作为神经生长和调节细胞与细胞之间相互作用的分泌信号的主要调节因子上。在这里，我们简要讨论电兴奋性在抑制神经祖细胞增殖中的作用。如上所述，GABA 受体在发育的早期，即远在突触形成之前，便得以表达形成。GABA 从第一个从神经节隆起（Ganglionic Eminence）[1]迁移到大脑皮层的 GABA 能神经元中释放出来（见 7.8 节），它以非突触、旁分泌（Paracrine）[2]的方式（它作用于附近的细胞）起作用，从而抑制祖细胞增殖。GABA 受体刺激导致细胞内增殖改变的途径尚不清楚。已知的是，$GABA_A$ 受体的开放导致电压依赖性 Ca^{2+} 通道的激活，并且由此引起的细胞内 Ca^{2+} 的增加会抑制 DNA 合成，从而抑制增殖（见图 11.6）。

在处于发育中的海马体（Hippocampus）[3]内（见引言），从神经节隆起迁移来的细胞释放的 GABA，以旁分泌方式作用于 $GABA_A$ 受体，从而调节神经元迁移。$GABA_A$ 受体的抑制剂能显著地减少海马神经元的迁移。许多细胞事件会控制细胞迁移（见第 7 章），但不知道它们在 GABA 受体激活后是如何受到调节，以引起迁移改变的。

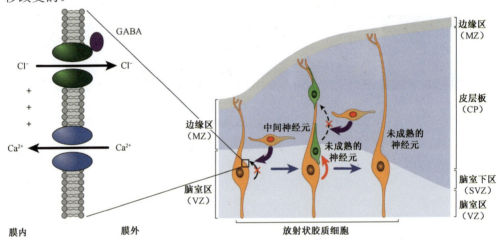

图 11.6 由神经祖细胞表达的 GABA 受体的激活抑制增殖和迁移。该图描绘了从神经节隆起迁移的含有 GABA 的神经元（具有实心红色细胞核的橙色细胞）。这些神经元分泌 GABA，激活放射状胶质细胞（Radial Glia）[4]上的 $GABA_A$ 受体，它们是脑室区（VZ）的神经祖细胞（具有渐变棕色细胞核的橙色细胞），可以导致 Cl^- 外流和它们的去极化。祖细胞膜的放大图（插图）显示了电压-门控 Ca^{2+} 通道附近的净正电荷的增加如何激活通道，引起 Ca^{2+}

---

[1] 神经节隆起（Ganglionic Eminence）：胚胎端脑的腹侧区域。
[2] 旁分泌（Paracrine）：通过接触或扩散因子在相邻细胞之间发出信号。
[3] 海马体（Hippocampus）：脊椎动物前脑的结构，特别与学习和记忆的形成有关。
[4] 放射状胶质细胞（Radial Glia）：脊椎动物中枢神经系统（CNS）的神经祖细胞。

的内流。Cl⁻外流和膜去极化引发细胞内事件的级联以抑制增殖（由带有红色叉号的黑色箭头表示）。这些事件的确切性质尚不清楚，但可能通过它作为第二信使分子或者改变膜兴奋性而发生作用。GABA 还能抑制脑室区（VZ）和脑室下区（SVZ）的未成熟神经元（绿色）迁移（带有红色叉号的黑色箭头）至边缘区（MZ）。改编自 Wang D W, Kriegstein A R. (2009) Defining the role of GABA in cortical development. Journal of Physiology, 587: 1873-1879。获得 Wiley-Blackwell 的许可。

11.3.2　神经元活动和轴突导向

作为神经元兴奋性如何调节早期细胞发育和分化的最后一个例子，我们将探讨膜兴奋性的局部变化如何改变发育中轴突的寻路（见图 11.7）。在这种情况下，刺激不是神经递质，而是经典的轴突导向分子，即 nertrin。在第 8 章中，我们看到像转导蛋白这样的可扩散因子可以通过与生长锥上的受体结合，来影响生长中轴突的转向行为。当轴突进入转导蛋白梯度时，轴突的转向是由 Ca^{2+} 通过位于生长锥膜上的 TRP（瞬时受体电位）通道进入生长锥介导的。瞬时受体电位通道表达的减少阻断了轴突转向转导蛋白源的能力，这极有可能暗示了转导蛋白通过激活细胞膜中 Ca^{2+} 通道来发挥其轴突导向的作用。细胞内 Ca^{2+} 浓度的增加不仅使膜去极化，而且还改变了 Ca^{2+} 依赖性信号的传导途径。目前尚不清楚在 Ca^{2+} 的这两种功能中，哪一种在调节转导蛋白依赖性生长锥转向中更为重要。

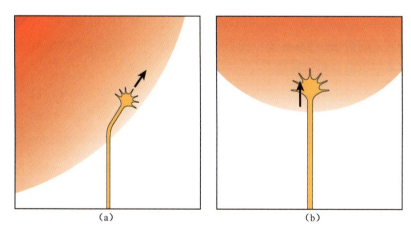

图 11.7　瞬时受体电位（Transient Receptor Potential，TRP）通道调节轴突转向转导蛋白。（a）非洲爪蟾脊髓神经元的生长锥响应转导蛋白梯度（红色）的示意图。（b）如果瞬时受体电位通道表达减少，则不存在该转向响应。

总之，很明显，早期神经元兴奋性是由于基因的调节表达而产生的，并且其自身也参与调节神经元成熟的许多方面，这些方面在传统上与活动依赖性发育无关。也就是说，调节早期神经元和前体兴奋性的蛋白质补体与调节经典神经元兴奋的蛋白质补体非常不同。这也并不奇怪，因为初生神经元与完全分化的神经元所处的环境差异很大。例如，初生神经元没有突触，并且表达的离子通道群也不同[1]。

11.4 突触生成

神经元的主要工作是整合来自多达数千个细胞的信息，然后将相关信息传递给目标细胞。这种信息流发生在高度特异性的结构——突触中，最初形成这些连接的过程称为**突触生成**（Synaptogenesis）。

11.4.1 突触

成熟的兴奋性突触有 3 个主要部分：①**突触前（Pre-Synaptic）**[2]也称突触结，是轴突的特化，其特征在于存在大量**突触小泡（Synaptic Vesicle）**[3]和**活动区（Active Zone）**[4]；②**突触后（Post-Synaptic）**位于树突棘、树突轴和细胞体上，其形状和大小各不相同，其特征是具有独特的**电子致密（Electron-Dense）**[5]结构，称为**突触后致密物（Post-Synaptic Density，PSD）**[6]；③**突触间隙（Synaptic Cleft）**位于突触前和突触后之间的 20~25nm 的空间（见图 11.8）。单个神经元的轴突和树突可以有数百到数千个突触前和突触后。

---

[1] 更多关于早期发育中的兴奋性的信息参见 Spitzer N. (2006) Electrical activity in early neuronal development. Nature, 444: 707-712.
Wang D D, Kriegstein A R. (2009) Defining the role of GABA in cortical development. J. Physiol, 587: 1873-1879.
[2] **突触前（Pre-Synaptic）**：通常在突触处以神经递质的形式产生信号的细胞。
[3] **突触小泡（Synaptic Vesicle）**：突触前含有神经递质的膜结合细胞器。
[4] **活动区（Active Zone）**：突触前的区域，这里含有神经递质的突触小泡与膜融合，以释放神经递质。
[5] **电子致密（Electron-Dense）**：一种不能通过电子的结构，在电子显微照片上看起来很暗。
[6] **突触后致密物（Post-Synaptic Density，PSD）**：突触后的电子致密蛋白质复合物，由神经递质受体、支架分子、信号传导酶和细胞骨架元件组成。

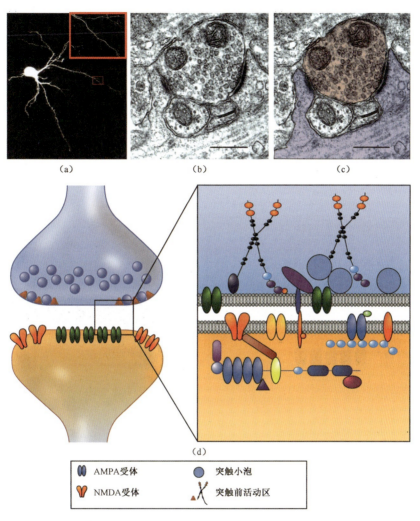

图 11.8 突触。(a) 小鼠躯体感觉皮层中第 4 层兴奋性神经元，图中显示了神经元的精细树突状形态。红框内显示了一段树突，其上有许多被称为**树突棘**的突起（见图 11.15～图 11.17 和专栏 11.5）。树突棘是细胞的兴奋性输入位点。(b) 和 (c) 树突棘——(c) 中的淡橙色的电子显微照片，它与单个突触前形成突触——(c) 中的蓝色。突触前很容易通过含有谷氨酸（皮层突触的主要兴奋性神经递质）的小泡的存在来识别。在突触前与树突棘接触的地方，以及突触间隙的突触前和突触后上都存在电子致密的较暗区域。这些是大蛋白复合物，在突触前形成活动区，在突触后则形成突触后致密物。(d) 突触的示意图，显示具有突触小泡（蓝色圆圈）和活动区（红色三角形）的突触前和具有突触后致密物（PSD，橙色）的突触后。放大图显示了突触后致密物和突触前活动区的分子复杂性。图例中显示了其中一些蛋白质的身份，本章和第 12 章中都对它们进行了讨论。

兴奋性突触的高度特异性、非对称性结构密切反映了它们的功能。动作电位可以侵入突触前，但不能穿过突触前和突触后之间的突触间隙。相反，它必须首先转化为化学信号，该化学信号由在称为突触小泡的小膜性细胞器中发现的神经递质介导（见图11.9）。神经递质的类型有许多种，包括在本章前面讲到的两种神经递质，谷氨酸和GABA。神经递质从突触前细胞释放以响应动作电位，扩散穿过突触间隙，并在突触后致密物中与神经递质受体相结合。突触后致密物是一种大的多蛋白复合物，它决定突触后神经元如何响应输入信号。突触前膜和突触后膜通过细胞粘附分子等紧密相连（见专栏7.4）。

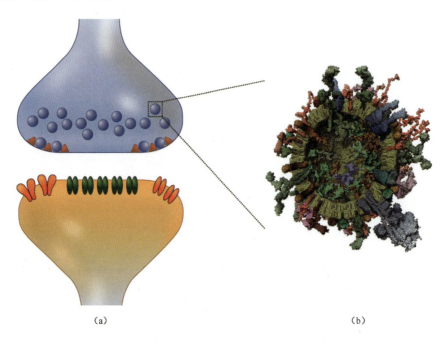

图11.9 突触小泡。(a) 突触的示意图，显示了突触小泡的位置。(b) 原型突触小泡的放大图，它已经从其相关蛋白的详细蛋白质表征中重建。突触小泡远不是含有神经递质的简单磷脂双分子层。相反，它们是高度复杂的细胞器，其分子结构是它们在神经元通信中起核心作用的关键。重印自 Takamori S, et al. (2006) Molecular anatomy of a trafficking organelle. Cell, 127: 831-846。获得 Elsevier 的许可。

11.4.2　树突的电学特性

神经递质与其在突触后致密物中的受体相结合，通过直接激活通道或通过第二信使途径调节神经元的兴奋性。这些受体中的一部分是离子型（Ionotropic）的，打开时，它充当离子跨膜的导管，引起膜电位的变化，并将化学信号转换回电信号。在兴奋性突触中，离子流引起细胞**去极化**（Depolarize），也就是说，细胞内部的电位相对于外部变得更正。这种去极化称为**兴奋性突触后电位**（Excitatory Post-Synaptic Potential，EPSP）。由单个突触小泡的释放引起的膜电位变化称为**微型兴奋性突触后电位**（miniature Excitatory Post-Synaptic Potential，mEPSP）。在抑制性突触中，离子流引起细胞内部电位相对细胞外部更负或**超极化**（Hyperpolarized），这种超极化称为抑制性突触后电位（IPSP）。在单个突触中，超极化称为微型抑制性突触后电位（mIPSP）。单个 mEPSP 太小，因而不能使神经元膜去极化至发生动作电位所需的阈值。相反，必须组合多个 mEPSP 才能触发动作电位。mEPSP 是短暂事件，它们在细胞中扩散时会衰减，因此突触前输入需要产生多个在时间和细胞位置上足够接近的 EPSP，以便它们组合产生聚集的 EPSP。EPSP 和 IPSP 的组合称为**时间叠加**（Temporal Summation）和**空间叠加**（Spatial Summation）。所有 EPSP 和 IPSP 都集成在细胞体内，如果它们的叠加值（复合 EPSP）高于某个阈值，则会在**轴突起始段**（Axon Initial Segment）引发动作电位（见 11.1.3 节）。值得一提的是，树突的 EPSP 与轴突动作电位不同。动作电位是由树突和胞体中的突触接触产生的，所有 EPSP 和 IPSP 整合而产生的全或无的电事件。突触中的受体、离子通道和离子泵的互补是其功能的关键。以下部分将介绍如何在发育过程中形成突触，第 12 章将探讨经验如何调节突触功能。

11.4.3 突触生成的阶段

中枢神经系统（CNS）发育期间如何形成突触？这个看似简单的问题其实很难回答。我们对突触生成的分子机制的理解还远远不够。

研究完整脑中突触生成过程存在巨大的技术挑战。例如，大多数突触太小而无法使用光学显微镜进行详细观察（两个细胞之间的接触面积通常小于 $1\mu m^2$），因此必须使用电子显微镜或高分辨率共聚焦显微镜来观察它们（见专栏 5.3）。

在下面的章节中，我们将探讨关于突触形成机制的一般原理。尽管可以从已经获得充分研究的神经元与肌肉形成的高度特异性突触，即**神经肌肉接头**（Neuromuscular Junction，NMJ）（见专栏 11.3）的发育中找到很多相似之处，我们还是主要关注中枢神经系统中突触的发育。在发育过程中，CNS 中突触形成不太可能只有单一的机制。实际上已经提出多种模型，并且有证据表明，每种机制在发育过程中都是存在的。为了讨论突触生成的基本原理，本节将重点讨论丝状伪足模型，该模型意味着从突触后树突向外生长出**丝状伪足**（**Filopodia**）[1]，如图 11.10 所示。下面概述的此模型的基本机制也适用于其他模型，但细节有所不同，稍后将在 11.5 节中讨论。突触生成包括突触特异化和诱导、突触形成及突触稳定 3 个主要阶段，如图 11.10 所示。在上述每个阶段中，突触前轴突和突触后树突之间存在影响，但是每个部分在调节其对应结构的分化中的相对重要性会根据所考察的突触类型而发生变化。

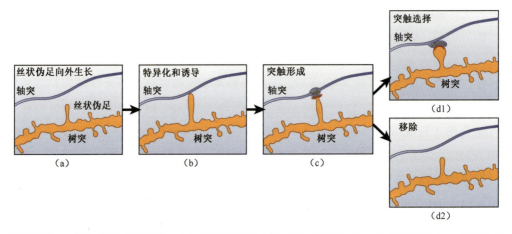

图 11.10　突触生成的主要步骤。（a）显示了发育中的树突（橙色）使一个丝状伪足向一个经过的轴突延伸，图 11.16 显示了其他模式的突触生成。（b）丝状伪足与经过的轴突接触，以启动特异化和诱导阶段，在此期间一系列分子相互作用，决定是否形成突触。（c）在突触形成期间，活跃区和突触小泡（黄色）被聚集到突触前膜，突触后蛋白被运输到丝状伪足前端（红色）。（d）一旦形成，突触会保持可塑性，并且在突触选择的最后阶段，神经元活动调节突触，使其变得稳定（d1）或被移除（d2）。

11.4.4　突触特异化和诱导（Synaptic Specification and Induction）

专栏 11.3　脊椎动物神经肌肉接头

在运动轴突和它支配的肌纤维之间形成的突触称为**神经肌肉接头**（**NMJ**）。NMJ 已被广泛研究多年，其中一部分原因是它比中枢神经系统中的突触更容易获得，每个细胞中有助于 NMJ 突触的部分具有高度功能特异性。在突触前细胞中，运动神经元末端含有大量充满乙酰胆碱的突触小泡，乙酰胆碱是 NMJ 中使用的神经递质，反映了其在神

---

[1] **丝状伪足**（**Filopodia**）：与细胞形状变化相关的手指状细胞外生长。它们对迁移细胞、生长锥和树突棘的形成很重要。

经递质释放中的关键功能。肌肉纤维上的突触后膜含有高密度乙酰胆碱受体分子，数量超过 10000 个/μm²，而在肌肉细胞质膜的非突触部分仅为 10 个/μm²。这种高度局部化的受体浓度，使肌肉细胞能够快速可靠地对来自运动轴突末端的神经递质发生响应。

NMJ 如何引起乙酰胆碱受体密度的大规模局部增加？20 世纪 70 年代的实验表明，当传入轴突与肌肉细胞接触时，它们能够组织 AChRs 簇。在试图确定导致这种活动的因素的过程中，研究者发现了集聚蛋白 agrin，这是一种分泌型**蛋白多糖（Proteoglycan）**[1]，由运动轴突产生，并从运动终端释放出来。agrin 可诱导乙酰胆碱受体在位于传入轴突末端下的肌肉表面聚集。

除聚集预先存在的乙酰胆碱受体外，新合成的乙酰胆碱受体分子也被掺入 NMJ 的突触后结构中。在突触生成过程中，编码乙酰胆碱受体亚单位基因的表达在直接接触 NMJ 的肌肉部分中增加。同时，这些基因的表达在肌肉的其余部分受到抑制。这些转录的局部差异受到从运动轴突末端释放的乙酰胆碱的控制。随后乙酰胆碱受体合成的局部增加有助于 NMJ 突触后膜中乙酰胆碱受体密度的极大增加。

从突触前运动神经元释放的因子，包括 agrin 和乙酰胆碱，对突触生成过程中突触后细胞分化的多个方面均起到调节作用。然而，传入运动轴突不是调节突触后分化的唯一因素。例如，乙酰胆碱受体在神经支配运动轴突到达之前就已经在肌肉膜中形成局部簇。这些早期形成的簇被认为能够融入功能性突触，但促进这种早期聚集的机制尚不清楚[2]。

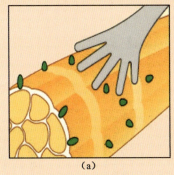 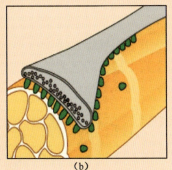

（a）在神经支配之前，大多数乙酰胆碱受体（绿色）广泛分布在肌纤维表面。(b) 在神经肌肉接头形成期间，乙酰胆碱受体在突触处以高密度聚集，同时在肌肉的其余部分中保持更稀疏的分布。

突触形成的第一步包括选择正确的靶组织（特异化），并启动突触前轴突与突触后树突或胞体之间的突触形成（诱导）。正如我们在第 8 章中看到的，各种可溶性和膜相关分子控制轴突寻路和目标选择（如 Slits 和 ROBO）。在许多情况下，这些相同的分子似乎也能启动神经元产生突触的能力，但这些过程不同于靶组织内突触的初始指向和诱导。包括**细胞粘附分子（Cell Adhesion Molecule，CAM）**，如神

---

[1] **蛋白多糖（Proteoglycan）**：通过多糖基团的共价连接而修饰的细胞外基质蛋白。
[2] 更多关于神经肌肉接头的信息参见 Kummer T T, Misgeld T, Sanes J R. (2006) Assembly of the postsynaptic membrane atthe neuromuscular junction: paradigm lost. Curr. Opin. Neurobiol, 16: 74-78。

经营养素和 SynCAM，以及膜结合或分泌的信号分子，如**肝配蛋白**（**Ephrin**）、**Wnt**和**神经营养因子**（**Neurotrophin**）在内的一组新蛋白质，在突触形成中起到更直接的作用。例如，肝配蛋白 B 在指定的突触位点聚集谷氨酸受体中起作用，这是形成突触后致密物的关键一步。然而，也许中枢神经系统中研究得最多的突触生成分子是神经连接蛋白及其受体，即轴突蛋白（Neurexin），它们在突触指向和诱导中起作用。

神经连接蛋白和轴突蛋白是跨膜蛋白家族，分别在突触后神经元的树突或胞体和突触前轴突的生长锥中表达。神经连接蛋白与轴突蛋白结合，形成突触前膜和突触后膜之间的桥梁。因为两种蛋白质都具有能够结合其他蛋白质的大的细胞内部分，所以它们被完美地放置，来组织活动区和突触后致密物。事实上，这被认为是神经连接蛋白和轴突蛋白的主要功能，启动表征突触的蛋白质特异化（见图 11.11）。

突触生成的一个关键问题是突触前如何选择性地和与其恰当的突触后结合。例如，虽然兴奋性细胞同时与来自 GABA 能（抑制性）和谷氨酸能（兴奋性）细胞的轴突形成突触，但在树突或胞体的特定部分上形成的突触类型却不同。对于新皮质中的锥体细胞，来自特定类型神经元（称为篮状细胞）的 GABA 能输入，在胞体和**近端树突**（**Proximal Dendrite**）[1] 上形成突触。而来自兴奋性神经元的输入在树突的远端形成突触。此外，GABA 能输入，还可以形成**对称突触**（**Symmetric Synapse**），突触后致密物相对较小；而兴奋性输入只会形成**非对称突触**（**Asymmetric Synapse**），并主要发生在具有较大突触后致密物的树突棘上（见图 11.12）。神经连接蛋白和轴突蛋白的不同家族成员对于确定突触类型很重要。例如，神经连接蛋白 1 的表达在兴奋性突触中更强，而神经连接蛋白 2 在 GABA 能神经突触中存在。体外培养细胞中神经连接蛋白 1 或 2 的过度表达分别增加了兴奋性或抑制性突触传递，表明这些蛋白质在调节突触类型的指向中起关键作用（见图 11.12）。

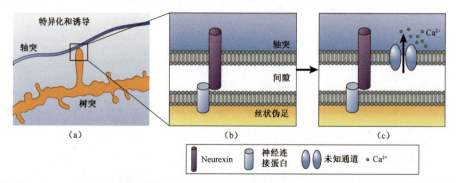

图 11.11 （a）突触特异化和诱导的示意图。（b）放大图显示了轴突中 β-尿嘧啶与树突状丝状伪足中的神经营养素的结合，导致 Ca^{2+} 通过未知的 Ca^{2+} 通道局部流入突触前（c）。如果这种接触成功，树突棘开始形成；如果没有成功，丝状伪足很快就会缩回。

---

[1] **近端树突**（**Proximal Dendrite**）：靠近细胞体的树突区域。

目前尚不清楚在不适当的接触被缩回时，适当的接触如何继续形成突触，但在海马体中，似乎轴突和树突在第一次接触时，Ca^{2+} 通道就被激活并且可以在突触前观察到短暂的 Ca^{2+} 爆发。在某些情况下，这些接触是非常短暂的，从几秒钟到几分钟不等。在其他情况下，这些接触变得稳定并且在它们可视化时间范围内（超过 1h）保持不变。对于那些稳定的接触，Ca^{2+} 爆发频率增加并且突触开始形成，表明基于 Ca^{2+} 的兴奋性在最早的突触形成中具有关键作用。支持这一假设的证据还有，在与 GABA 能神经轴突接触时，Ca^{2+} 爆发很少并且很不稳定，但海马体中与 GABA 能神经轴突接触的区域就不是这样的。

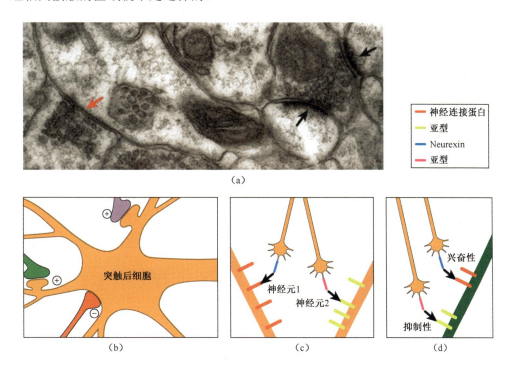

图 11.12　神经连接蛋白-轴突蛋白相互作用决定突触特异性。神经元通常接收来自不同细胞类型或不同投射神经元的突触前轴突的兴奋性和抑制性连接。(a) 兴奋性（黑色箭头）和抑制性突触（红色箭头）的示例电子显微照片。兴奋性输入主要与具有明确的突触后致密物的树突棘形成非对称突触。相反，抑制性突触主要在细胞体和树突轴上形成，并且可通过缺乏明确的突触后致密物来区分，这会引起突触前（活动区）的蛋白质增厚，看起来与突触后致密物相似或对称。(b)～(d) 显示了神经元同时接受抑制性和兴奋性突触输入的示意图 (b)。在发育过程中，突触前生长锥上表达的特异性轴突蛋白与突触后细胞上的神经连接蛋白亚型（如红色和黄色化学键所示）相互作用，不仅确定了神经元与其正确对应部分的连接特异性，(c) 还指定了 GABA 能和谷氨酸能突触 (d)。

11.4.5 突触形成

对于单个突触，突触生成的第二阶段发生在数小时至数天的时间内，其特征在于突触前活动区和突触后致密物的分子加工，以及突触小泡的募集（见图11.13）。瞬时轴突-树突接触的初始稳定性由一系列细胞粘附分子（CAM）调节，包括钙粘蛋白（Cadherin）、连接素（Nectin）和SynCAM（参见第7章）。钙粘蛋白是在许多中枢神经系统突触中发现的钙依赖性细胞粘附分子家族。钙粘蛋白的胞内区与细胞内蛋白质和肌动蛋白细胞骨架相互作用来稳定突触。钙粘蛋白还在突触特异化和诱导中起关键作用[1]。

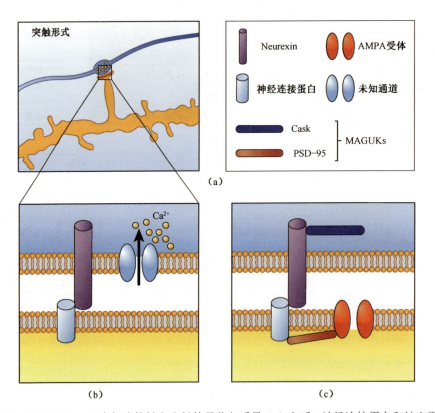

图 11.13 突触稳定。(a) 在初次接触和突触特异化与诱导 (b) 之后，神经连接蛋白和轴突蛋白与支架分子结合 (c)，分别募集活动区和PSD蛋白（包括AMPA受体，参见12.2.4节）。钙粘蛋白在将PSD与肌动蛋白细胞骨架连接以帮助稳定突触（未显示）方面也起着关键作用。

---

[1] 钙粘蛋白在突触生成中的作用的综述，参见 Arikkath J, Reichardt L F. (2008) Cadherins and catenins at synapses: roles in synaptogenesis and synaptic plasticity. Trends in Neuroscience, 31: 487-494。

另一组蛋白质，称为**支架蛋白**（**Scaffolding Protein**），随后被募集到膜接触部位。顾名思义，这些蛋白质的主要功能是作为蛋白质之间的桥梁，形成蛋白质复合物，如突触前活动区和突触后致密物。一类主要的支架蛋白是膜相关的鸟苷酸激酶（MAGUKs），它的名称具有误导性，因为它没有激酶活性，鸟苷酸激酶调节突触前活动区和突触后致密物（PSD）的形成。在突触前，一种名为 CASK 的蛋白质与轴突蛋白结合，以募集其他突触前分子，包括更多的支架蛋白，如同源多域蛋白、bassoon 和 piccolo，以及突触小泡。在兴奋性突触中，突触后致密物蛋白，PSD-95 和一些相关的鸟苷酸激酶与神经连接蛋白结合，以募集神经递质受体和下游信号传导酶。成熟的突触后致密物可能含有数以百计的蛋白质。然而，值得注意的是，突触后致密物和突触前活动区都不是静态结构。相反，它们是高度动态的，随着活动模式或发育阶段的变化，单个蛋白质或蛋白质模块发生结合和释放。突触后致密物的动态特性允许活动模式改变突触发育，并且被认为是成熟神经网络（Neural Network）[1]中学习和记忆的核心。

有趣的是，突触前和突触后元素形成的方式可能存在关键差异。在突触后，蛋白质似乎是逐渐单独添加或以小的复合物形式添加的，直到形成成熟的动态结构。相比之下，突触前活动区似乎是通过与运输小泡（Transport Vesicle）[2]的质膜融合而整体添加的，运输小泡已经含有活动区的蛋白质复合物[3]。

11.4.6 突触选择：稳定和消退

在突触生成的早期阶段，突触迅速增加，使得在啮齿动物皮质中，在一周至两周的时间内每个神经元生成了数千个突触和树突棘。事实上，在许多神经系统中，突触先过量产生，然后是一段时间的移除（见图 11.14）。神经活动在突触发育的稳定和消退中起着关键作用。不足为奇的是，已知有许多影响突触选择的分子，参与调节发育中的突触活动模式。实际上，许多位于发育中的突触后致密物上的蛋白质负责调节突触的数量和大小。神经元活动如何调节突触生成将在第 12 章中介绍。然而，值得注意的是，大脑某些区域的一些突触在成年期内仍保持良好的可塑性。正是这种突触的可塑性成为儿童行为发展，以及儿童和成人学习和记忆的基础。

---

[1] 神经网络（Neural Network）：一组神经元形成的神经环路。
[2] 运输小泡（Transport Vesicle）：膜结合的细胞器，将蛋白质转运到细胞内的正确位置。
[3] 关于突触前结构的更多信息，参见 Owald D, Sigrist S J. (2009) Assembling the presynaptic active zone. Curr. Opin. Neurobiol, 19: 311-318。

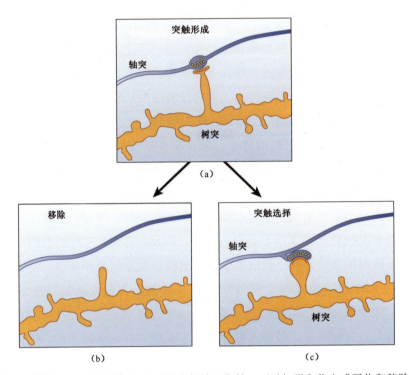

图 11.14 突触选择。(a) 突触在发育过程中保持可塑性,可以加强和稳定或弱化和移除,(b) 和 (c)。突触活动和分子线索在突触选择中起关键作用(见第 9 章和第 12 章)。

11.5 树突棘生成

谷氨酸能神经元成熟的关键步骤是树突棘的形成,解剖结构突触后端是大多数兴奋性谷氨酸能输入的部位。并非所有突触都在树突棘上形成,对兴奋性神经元的抑制性 GABA 能神经突触,主要发生在胞体或树突轴上。此外,与兴奋性神经元相反,大多数 GABA 能细胞本身只有很少的树突棘,因此在树突轴和胞体上都可以产生兴奋性和抑制性突触。

由于几个方面的原因,我们对谷氨酸能神经元上的谷氨酸能突触形成过程期间树突棘发育比对 GABA 能突触的发育或这两种突触的突触前发育的了解要多得多。首先,树突棘可以在**体内(In Vivo)**[1]和**体外(In Vitro)**[2]相对容易地标记,因此更适合于研究。其次,树突棘形态的改变与许多发育性神经疾病有关(见专栏 11.4)。

---

[1] **体内(In Vivo)**:与完整机体有关。
[2] **体外(In Vitro)**:与在机体外进行的实验有关。

最后，树突棘形态与其功能相关，因此其被认为是体现突触强度的有效指标。

> **专栏 11.4　脆性 X 综合征（FXS）和相关的突触病**
>
> **突触病**（Synaptopathy）是一组病症，其主要症状被认为是由突触生成的改变引起的，包括某些形式的自闭症、严重的学习障碍和精神分裂症。自从有人类基因组测序技术以来，大量神经发育性精神病症被发现与特定基因的突变有关。在某些情况下，单个基因沉默或缺失的突变是多种形式的自闭症或学习障碍的原因，因为它们在动物模型中相对容易观察，使得它们特别适合用于研究。
>
> 脆性 X 综合征（FXS）是遗传性精神发育迟滞的最常见形式。它是由脆性 X 智力迟钝基因（FMR1）的遗传沉默引起的，这导致患者缺乏脆性 X 智力迟钝蛋白（FMRP）。脆性 X 综合征也是自闭症最常见的遗传病因，大约三分之一的脆性 X 综合征个体符合自闭症的临床诊断标准，几乎所有脆性 X 综合征个体都符合自闭症谱系障碍（Autism Spectrum Disorder，ASD）[1]的标准。脆性 X 智力迟钝蛋白是 mRNA 结合蛋白，其调节 mRNA 功能的多个方面，包括 mRNA 稳定性、mRNA 运输至树突和局部 mRNA 转录的过程[2]。由于脆性 X 智力迟钝蛋白缺失导致的皮质神经元中最普遍的变化，是改变神经元的兴奋性和突触功能及可塑性。许多神经元改变其树突和轴突膜中离子通道的组成和/或功能，并显示突触可塑性改变，包括增加的长时程抑制（Long-Term Depression，LTD）[3]或减弱的长时程增强（Long-Term Potentiation，LTP）[4]（见专栏 12.4）。这些和其他发现引起了这样的假设：脆性 X 智力迟钝蛋白的缺失导致突触生成的改变，这些变化引起在脆性 X 综合征个体中观察到的认知发育的迟滞。确实，改变的突触发育被认为是许多形式的神经发育障碍的核心缺陷[5]。
>
> 已经创建的果蝇和小鼠模型准确地概括了人类患者中看到的许多解剖学和行为学表现型。被敲除 Fmr1 的小鼠中的神经元，其树突棘密度增加，且树突棘的可塑性和生理学特性发生改变（见第 12 章）。此外，已经开发了针对脆性 X 综合征的潜在药理学治疗方法，可在小鼠和果蝇中起到预防作用，并且在一些情况下能逆转异常突触的功能和行为。尽管最近治疗脆性 X 综合征的潜在临床试验尚未获得成功，但仍有充分理由寄希望于现代分子医学能够对脆性 X 综合征或其他神经发育障碍进行合理治疗。

---

[1] 自闭症谱系障碍（**Autism Spectrum Disorder，ASD**）：用于描述社交互动和交流中的异常，以及重复行为的心理状况。

[2] Darnell J C, Klann E. (2013) The translation of translational control by FMRP: therapeutic targets for FXS. Nat. Neurosci, 16: 1530-1536.

[3] 长时程抑制（**Long-Term Depression，LTD**）：由突触前和突触后元素之间的不相关活动引起的突触强度的长期下降。

[4] 长时程增强（**Long-Term Potentiation，LTP**）：由突触前和突触后元素之间的协同活动引起的突触强度的长期增强。

[5] Zoghbi H Y, Bear M F. (2012) Synaptic dysfunction in neurodevelopmental disorders associated with autism and intellectual disabilities. Cold Spring Harbor Perspect. Biol, 4 (3).

11.5.1 树突棘形态和动力学

树突棘是小型电化学房室，其形状与功能密切相关。每个神经元都有成千上万个树突棘，每个树突棘都会影响神经元接收和整合信息的方式。树突棘的形状决定了一个给定突触对神经元兴奋性的总体影响，树突棘的3个主要特征被认为可以调节其功能：树突棘头部的大小，以及树突棘颈部的长度和宽度，即将树突棘头部连接到树突棘轴部的狭窄区域。传统上，树突棘的形状可被分为蘑菇状、粗短状和纤细状3种主要类型。此外，这些类别中的每个都与功能相关联，蘑菇状代表更成熟的树突棘，而纤细状的则更不成熟。然而，最近的研究结果表明，树突棘的形状是连续的，这些分类并不存在[1]。此外，树突棘形状和成熟度可能没有明确的关联，这些分类是否表明发育成熟还存在疑问（见图 11.15）。

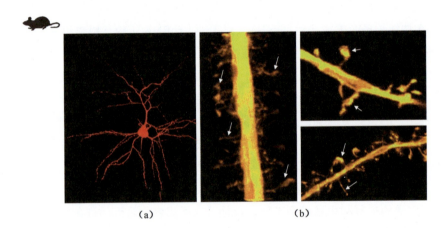

图 11.15　树突棘（箭头）是兴奋性神经元上的树突状凸起，是兴奋性突触的位点。它们具有一系列形态，并且具有高度的动态性。树突棘的结构被认为可以调节它们的功能。树突棘的形状调节其生化和电学特性。上面的图像显示了受激发射损耗（STED）显微镜技术对树突棘的成像，Stefan Hell 因此获得诺贝尔化学奖[2]。图片由 Valentin Nagerl 和 Lasani Wijetunge 慷慨提供。

毫不奇怪的是，突触快速生成的阶段和树突棘的生成密切相关，这两个过程都是高度动态的。基于最新的显微镜（见专栏 11.5）技术的研究结果表明，在发育过程中，树突棘显示出快速的形成和消退，这种形成和消退是通过部分改变发育中神

---

[1] Tønnesen J, Nägerl U V. (2016) Dendritic spines as tunable regulators of synaptic signals. Front Psychiatry, 7: 101.
[2] http://www.nobelprize.org/mediaplayer/index.php?id=2409.

第 11 章 ■ 功能属性的成熟

经回路的活动模式来调节的。因此，与突触生成一样，在整个发育过程中可以看到树突棘形成的各个阶段，因为适当的突触是稳定的，而不适当的突触则被移除。

> **专栏 11.5 双光子显微镜和树突棘动力学**
>
> 可以说,促进我们对树突棘生成知识的最大技术进步是双光子共聚焦显微镜的发展（参见专栏 5.3）。这种形式的荧光显微技术是由 Winfried Denk 在 20 世纪 90 年代开创的，该技术可以随着时间的推移，对活体动物的大脑皮层和来自脑组织的培养或**急性切片（Acute Slice）**[1] 中的单个树突棘进行高分辨率成像。在此之前，树突棘只能在动物死亡后进行分析，并给出死亡时刻的树突棘密度和形状的图片。现在，科学家能够同时刺激单个晶须，并对小鼠躯体感觉皮层的细胞上的树突棘进行成像。这些类型的研究表明，树突棘的发育是非常活跃的，其形状可以改变，还可以在数十分钟内出现或消失。尽管仍有许多需要研究的内容，但有证据表明树突棘活性的改变可能是许多发育性脑部疾病的主要问题，如脆性 X 综合征（见专栏 11.4）就涉及树突棘密度和形状的变化。
>
>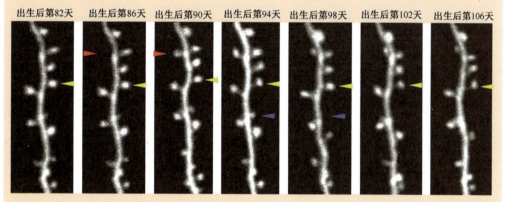
>
> 双光子显微镜动态显示了体内树突棘的形态变化。来自小鼠视觉皮层中的第 3 层锥体神经元的树突棘动力学延时成像。一些树突棘在整个成像期间（P 为出生后 1 天）保持稳定（黄色箭头），而其他树突棘则被添加并维持（红色箭头），一些树突棘先被添加但随后又消退了（蓝色箭头）。经 Macmillan Publishers Ltd 许可转载自：Hofer S B, Mrsic-flogel T D, Bonhoeffer T, Höubener M. (2009) experience leaves alasting structural trace in cortical circuits. Nature, 457: 313-317. 版权所有 2009。

11.5.2 树突棘的理论

关于树突棘如何发育的理论已有很多。这些理论在树突丝状伪足和突触前调节

---

[1] 急性切片（Acute Slice）：动物死亡后立即从脑（或脑区域）取出的薄切片以保持细胞存活，通常用于生理记录或活体细胞成像。

树突棘形成中的作用上有明显不同（见图 11.16）。正如前面提到的一个模型认为，在突触后树突上的丝状伪足接触正在生长经过的轴突。这些接触随后稳定，并将丝状伪足转化为树突棘，随着突触后致密物蛋白质的加入，丝状伪足的尖端扩张形成头部。其他模型则表明，轴突直接接触树突轴，这些接触引发了树突棘的形成。最后，一些模型还假设树突棘的形成独立于轴突接触。这种模型的证据来自对小脑（**Cerebellum**）[1]树突棘发育的分析（参见引言）和对 *weaver*、*shaker* 和 *reeler* 等突变小鼠的研究（见专栏 7.3）。

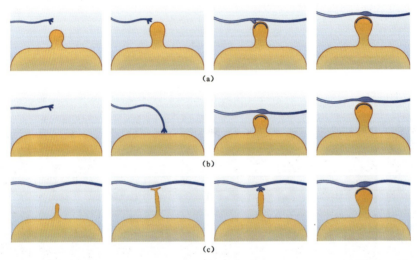

图 11.16　树突棘的发育模型。有几种树突棘发育模型聚焦在突触前和突触后的相对参与上。（a）一个模型假设树突棘的发育和加工独立于突触前。这个模型似乎解释了小脑中树突棘的发育。（b）另一个模型假设轴突接触树突轴，树突棘从这些接触点开始逐渐成熟。（c）最后一个是丝状伪足模型，这似乎是前脑中树突棘生成的主要模式，该模型假设树突精细的丝状伪足与轴突接触以启动突触形成。这种丝状伪足模型是研究得最充分的模型（见图 11.10）。经 Macmillan Publisher ltd 许可改编自：Yuste R, Bonhoeffer T. (2004) Genesis of dendriticspines: insights form ultrastructural and imaging studies. Nature Reviews: Neuroscience, 5: 24-34。

---

[1] 小脑（**Cerebellum**）：位于脑干上方大脑底部的离散结构，它调节一系列功能，包括运动控制、注意力和认知。

11.5.3 树突棘生成的小鼠模型：*weaver* 突变体

在 *weaver* 小鼠中，编码 K⁺通道（*Girk2*）的基因发生了突变。对该小鼠的研究发现，小脑**颗粒神经元（Granule Neuron）**[1]无法正常迁移，并且不能与其目标，即**浦肯野神经元（Purkinje Neuron）**[2]，形成突触。在 *weaver* 突变体中，浦肯野神经元的树突在尺寸和复杂性方面都有所减少，尽管它们已经失去了其主要输入，但这些树突仍布满树突棘。在 *reeler* 小鼠中也发现了类似的结果，其小脑的一部分与异位浦肯野神经元和更少的颗粒细胞一起发育（见图 7.17）。同样，尽管缺乏突触形成，这些浦肯野神经元仍然在其树突上形成大量树突棘。因此，对于小脑中的浦肯野神经元，树突棘可以在没有突触前结构的情况下发育（见图 11.17），为图 11.16（a）中所示的模型提供了证据。值得注意的是，这些模型并不相互排斥。虽然看起来不同的细胞类型可能使用不同的机制作为树突棘生成的主要模式，但不能排除单个细胞类型使用多种机制的可能性。

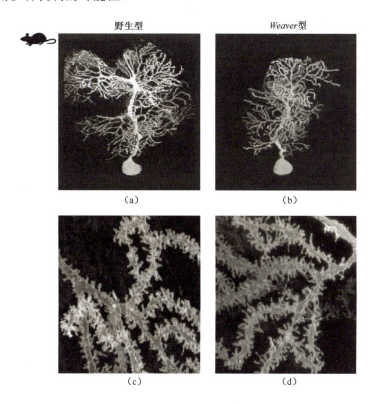

图 11.17 *Weaver* 小鼠的树突棘发育。在 *weaver* 小鼠中，K⁺通道发生突变，导致**平行纤维（Parallel**

---

[1] **颗粒神经元（Granule Neuron）**：在小脑颗粒层中发现的大量直径约 10μm 的小神经元。
[2] **浦肯野神经元（Purkinje Neuron）**：小脑中的主要神经元类型，它有一个高度复杂的树枝状树突。

Fibre）¹完全丧失，这是浦肯野神经元树突的主要突触前配体。(a) 野生型小鼠的浦肯野细胞，(b) *weaver* 小鼠的浦肯野细胞，尽管失去了它们的主要突触靶标，*weaver* 小鼠的浦肯野神经元依然有着复杂的树状树突，虽然神经元的总体尺寸减小了。更令人惊讶的是，*weaver* 小鼠（d）中的树突棘密度看起来与正常野生型小鼠中的树突棘密度非常相似（c）。因此，小脑中的树突棘生成可以在没有突触前配体的情况下发生，这表明突触前在调节树突棘密度方面起次要作用（见图 11.15a）。图片由 John O' Brien 和 Nigel Unwin 提供，其中一些出现在 O' Brien J, Unwin N. (2005) Organization of spines on the dendrites of Purkinje cells. Proc. Natl Acad. Sci USA, 103: 1575-1580 中。

11.5.4　树突棘发育的分子调节剂

在分子水平上，已经显示有许多蛋白质调节树突棘的发育，这些蛋白质包括可扩散因子、细胞粘附分子和调节神经元活动的蛋白质，最常见的是神经递质受体及其下游信号复合物。总的来说，这些树突棘生成的调节因子可以细分为两大类：促进树突棘成熟的调节因子和抑制树突棘成熟的调节因子。通过研究基因敲除（Knock-Out）²或敲低（Knock-Down）³的小鼠（见 1.5.4 节和图 1.7），或在使得特定蛋白质过度表达后考察树突棘形态，这可以在很大程度上阐明特定蛋白质在树突棘生成中的作用。例如，敲除树突棘生成的抑制剂可能导致大树突棘的过早出现。这正是在缺乏 SynGAP（突触 GTP 酶活化蛋白）的小鼠中所见到的，它是突触后致密物中的关键信号蛋白。相反，去除树突棘发育启动因子的基因可能导致树突棘增加，就像在缺乏 **FMRP**（脆性 X 综合征中缺失的蛋白质，见专栏 11.4）的小鼠中看到的那样。有趣的是，树突棘成熟的启动因子或抑制剂的遗传破坏，通常会导致严重的学习困难或人类其他发育性神经障碍，这表明树突棘发育进展的速率对于正常的神经元通信是至关重要的⁴。

1　平行纤维（Parallel Fibre）：来自小脑颗粒细胞的轴突，与分子层中的软脑膜表面平行，在那里它们与浦肯野细胞的树突形成突触。
2　敲除（Knock-Out）：被设计为携带已经失效的基因的生物体。
3　敲低（Knock-Down）：降低 mRNA 或蛋白质的水平。
4　Boda B, Dubos A, Muller, D. (2010) Signalling mechanisms regulating synapse formation and function in mental retardation. Curr. Opin. Neurobiol, 20: 519-527.

11.6 小结

（1）神经元功能的发育是一个复杂的过程，涉及内在神经元特性的发育，如离子通道和离子泵的添加，以及适当连接的发育。

（2）即使在突触形成之前，早期神经元兴奋性在中枢神经系统发育中也起关键作用。实际上，许多早期过程（如细胞迁移和轴突导向）受离子通道调节。

（3）突触生成可以细分为特异化和诱导、突触形成及突触选择3个阶段。

（4）许多突触后和突触前过程与分子共同作用，以调节突触生成的时间。这些蛋白质的突变导致一系列临床综合征，包括严重的学习障碍、自闭症和精神分裂症等。

（5）树突棘是兴奋性突触在兴奋性细胞上的主要部位，树突棘发育的改变是许多形式神经发育障碍的共同特征。

第 12 章

依赖于经验的发育

在第 10 章和第 11 章中，我们讨论了**先天的（Innate）**[1]神经元活动（如视网膜波）是如何调节神经发育的。在本章中，我们将探讨**依赖于经验的（Experience-Dependent）**神经活动如何调节大脑的发育。在这里，**经验（Experience）**是指一个刺激、一组刺激，或者在某些情况下是指某些缺乏的刺激，缺乏这些刺激会引起神经元**兴奋性（Excitability）**的改变（见 11.1 节）。类似地，依赖于经验的神经活动可被定义为由感受器接收到刺激而引起的神经活动，如对皮肤的触摸。依赖于经验的活动对于幼小动物学习如视觉和走路这样的感知和运动技能，以及情绪和认知的发展都至关重要。虽然我们从无脊椎动物和非哺乳类脊椎动物的研究中已经获得了不少关于依赖于经验发育的知识，但大多数的研究还主要集中在哺乳动物身上。

经验在发育中的作用可以通过对比婴儿与成人的白内障对各自视觉能力的影响得到较好的说明。对于婴儿，除非在白内障形成后不久便将白内障移除并用人工晶状体替代，否则婴儿受影响的眼睛将永久性地视力减弱，且不能通过眼镜矫正，这种情况被称为**弱视（Amblyopia）**。相比之下，成年人即使患了多年的白内障，但是在进行手术矫正后，成年人的视力将与他们在患白内障之前一样。这个简单的例子突出了关于神经系统发育的两个关键点。首先，在发育过程中，经验塑造了神经元的解剖学和生理学特性，这一过程被称为**依赖于经验的可塑性（Experience-Dependent Plasticity）**。其次，在经验形成神经连接并因此影响大脑功能的过程中，存在明显的发育时间窗。这些时间窗被称为**敏感期（Sensitive Period）**或**关键期（Critical Period）**，在本书中，这两个术语同义使用[2]。本章将探讨经验与先天神经活动的结合如何改变神经元的生理和解剖属性，尤其是教会神经环路如何有效沟通的机制。

---

[1] 先天的（Innate）：来自动物的遗传程序，相对于经验而言。
[2] Hooks B M, Chen C. (2007) Critical periods in the visual system: changing views for a model of experience-dependent plasticity. Neuron, 56: 312-326.

12.1 经验对视觉系统发育的影响

我们所知道的大部分依赖于经验发育的机制来自对感觉系统的研究，尤其是视觉系统。虽然在从果蝇到人类的许多物种中的研究表明，经验可以改变视觉系统中神经元的生理特性和解剖学特性，但是该领域的大多数研究都是基于哺乳动物的视觉系统完成的。

12.1.1 双眼看世界：皮层细胞的眼优势

在探讨依赖于经验的可塑性的实验证据之前，我们首先需要回顾一下有关成熟视觉皮层中神经元的解剖学和生理学特性的知识（见引言）。视觉系统信息加工的一个核心问题是：如何整合来自双眼的图像，进而创建对视觉世界的统一感知。正如我们在图 10.12 中看到的那样，携带来自两只眼睛信息的轴突在 **dLGN**[1]（见引言）中分离。在食肉动物和灵长类动物（但不是啮齿动物）中，从 dLGN 投射到皮质第 4 层（皮质中感觉轴突的主要目标层）的轴突也发生分离，以形成**眼优势带（Ocular Dominance Band）**[2]。这种分离带来的结果是，第 4 层中单个神经元的大部分视觉输入来自单眼，因此这些神经元是**单眼的（Monocular）**。随后，第 4 层细胞投射出的轴突与第 2 层和第 3 层（见图 12.1）神经元的树突形成突触。在第 2 层和第 3 层，大多数神经元开始接收来自双眼的输入，因此它们是**双眼的（Binocular）**。然后，第 2 层和第 3 层细胞的轴突投射到第 5 层和第 6 层，这两层的神经元也接收双眼的输入。

在一个典型的考察视觉经验在发育中的作用的生理实验中（实验设置见专栏 10.5），记录神经元活动的电极被植入视觉皮层，同时向每只眼睛呈现视觉刺激，如光条。通过这种方式，实验者可以确定单个神经元由每只眼睛的刺激而产生的活动水平，这被称为神经元的**眼优势（Ocular Dominance）**。通过移动电极可以使实验者对多个神经元的反应进行采样（在一些情况下，每次实验可以采集几百个神经元的

---

[1] **dLGN**：背外侧膝状核，一个处理视觉信息的丘脑区域，它接收来自视网膜的输入并将信息传递到视觉皮层。
[2] **眼优势带（Ocular Dominance Band）**：携带来自 dLGN 的信息并投射到皮质第 4 层轴突的突触末端的整体模式。

活动数据），并绘制出**眼优势直方图**（**Ocular Dominance Histogram**）来体现特定动物视觉皮层中分属于特定眼优势带的神经元的百分比（见图 12.1）。眼优势直方图由来自皮质中所有层的神经元组成。如果神经元是单眼的，仅响应于**对侧**（**Contralateral**）[1]或**同侧**（**Ipsilateral**）[2]眼的刺激，它们就会分别被分到眼优势带第 1 组或第 5 组。对来自双眼的刺激有同等响应的神经元被分在第 3 组。对每只眼的刺激都有反应，但对来自对侧或同侧眼的刺激反应更强的神经元分别被置于第 2 组和第 4 组。大多数食肉动物和灵长类动物视觉皮层（除第 4 层外）中的绝大多数细胞是双眼的，即它们属于第 2~4 组。属于第 1 组和第 5 组的细胞可以在所有层中找到，但是在具有眼优势带的动物中，这些细胞大多位于第 4 层。

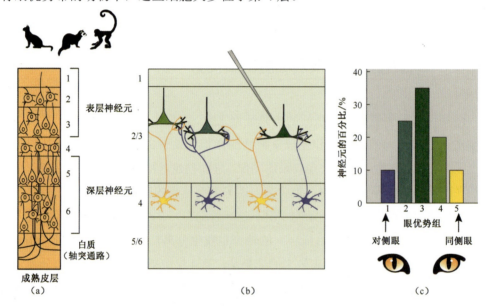

图 12.1　眼优势直方图。（a）大脑皮质 6 层结构示意图，与图 5.16 一致。（b）第 4 层中的神经元与第 2 层和第 3 层中的神经元的神经连接视图，这些连接使不同层的细胞接收每只眼睛的输入程度不同。专栏 10.5 介绍了用于记录眼优势的实验设置。第 4 层中的细胞是单眼的，接收来自对侧眼（眼优势第 1 组，蓝色）或同侧眼（眼优势第 5 组，黄色）至大脑半球的输入。在这里，使用电极（灰色针状）对神经元进行采样，大多数第 2 层和第 3 层的细胞是双眼的，并且可以从双眼接收大致相等的输入（眼优势第 3 组，绿色），或接收相对更多的来自对侧眼（眼优势第 2 组，蓝绿色）或同侧眼（眼优势第 4 组，黄绿色）的输入。（c）来自猫的眼优势直方图，显示了每种眼优势类别的神经元的相对比例。在每只动物中可以采集数十个至数百个神经元的数据。

---

[1] **对侧**（**Contralateral**）：在另一侧。
[2] **同侧**（**Ipsilateral**）：在同一侧。

12.1.2 视觉经验对眼优势的调节

最初证明视觉经验在神经系统发育中起作用的实验是 David Hubel 和 Torsten Wiesel 所做的一系列实验的一部分,他们因此而获得了诺贝尔生理学或医学奖[1](见专栏10.5)。他们大量使用眼优势直方图作为视觉皮层中神经元偏好的量度。他们的研究表明,在出生后的早期发育过程中,剥夺猫或猴子一只眼睛的输入,将导致从被剥夺眼到视觉皮层的**功能连接(Functional Connectivity)**[2]几乎完全丧失(见图12.2),这一过程被称为**单眼剥夺(Monocular Deprivation,MD)**。注意:剥夺的眼睛在实验之前必须立即被重新打开,以便测试两只眼睛的功能连接。眼优势的这些变化是由于改变的视觉经验引起的,这是依赖于经验的可塑性的一个例子。来自视觉皮层中的单个细胞或一小组细胞的生理记录结果显示,几乎所有神经元都仅响应于来自非剥夺眼的刺激。神经元对眼睛偏好的改变被称为**眼优势转变(Ocular Dominance Shift)**。

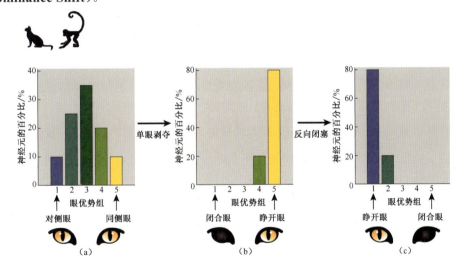

图 12.2 由单眼剥夺和反向闭塞引起的眼优势的变化。(a)正常动物的眼优势直方图。(b)单眼剥夺引起眼优势直方图的变化,单眼剥夺使得接收非剥夺眼的视觉刺激的细胞占主导地位,即大多数细胞落入眼优势第 4 组和第 5 组(黄绿色和黄色条)中。(c)在出生早期发育期间恢复先前闭合眼睛的视力,并闭合先前睁开的眼睛(称为反向闭塞),会引起眼优势模式向相反方向转变,这使绝大多数皮质神经元对来自最初闭合后又睁开的眼睛(眼优势第 1 组和第 2 组,蓝色和蓝绿色条)的视觉刺激选择性地响应。

---

[1] http://www.nobelprize.org/mediaplayer/?id=1605.
[2] **功能连接(Functional Connectivity)**:神经元之间的连接,当受到刺激时,有助于突触后神经元中动作电位的产生。

由单眼剥夺引起的眼优势转变并不能反映携带来自被剥夺眼睛信息的细胞或连接的不可挽回的退化。**反向闭塞（Reverse Occlusion）**研究可以得出这样的结论：最初被剥夺眼睛的视力得到了恢复，同时最初睁开眼的视力被剥夺了[1]。在动物生命足够早的时期实施反向闭塞，视觉皮层中的神经元将失去它们对最初睁开眼的刺激做出反应的能力，并随后增加它们对最初闭合眼的视觉刺激的兴奋性（见图12.2）。这些研究首次明确证明了经验在调节皮层神经元功能中起关键作用。

12.1.3 竞争会调节依赖于经验的可塑性：黑暗饲养和斜视的影响

正如第10章中所述，神经元发育的几个关键特征在因完全黑暗饲养而被剥夺了视觉经验的动物身上也能观察到。来自这些动物的生理记录显示，黑暗饲养对视觉皮层中神经元的眼优势几乎没有影响（尽管长时间的黑暗饲养确实增加了对视觉刺激不响应的细胞比例）。由于黑暗饲养对眼优势直方图的影响远小于单眼剥夺，因此单眼剥夺引起的被剥夺眼功能连接的丧失并不是由视觉剥夺本身引起的，而是由两眼之间活动的不平衡引起的。类似的结论也可从一些实验中得出，在这些实验中，通过手术引起来自双眼信息的错位，从而阻止来自双眼视觉信息的整合，这一过程称为**斜视（Strabismus）**或斜眼（见图12.3和专栏12.1）。如果在出生后很快诱发斜视，那么所有层中的皮质神经元都会失去对双眼刺激响应的能力。相反地，这些神经元只能响应单眼刺激（通常是在斜视发生之前，引起更大反应的那只眼睛）。

在斜视和单眼剥夺后，两只眼睛中的某一只几乎完全占优势，由此可得出结论，携带来自双眼信息的轴突，在激活视觉皮层中突触后神经元的能力上相互竞争。事实上，对神经营养假说的修改（在9.6节中引入细胞死亡的背景下）可以用于解释视觉皮层中的竞争现象。该假说基于以下观点：携带来自双眼信息的轴突竞争一种或多种分子（如生长因子），竞争的结果决定了它们在皮层神经元上形成突触的数量。正如我们将在下一节中看到的，这种机制可以解释由长时间单眼剥夺而引起的丘脑至皮质第4层的输入变化，但不能解释短时间单眼剥夺完全转变眼优势直方图的现象。

---

[1] Blakemore C, Van Sluyters R C. (1974) Reversal of the physiological effects of monocular deprivation in kittens: further evidence for a sensitive period. J. Physiol, 237: 195-216.

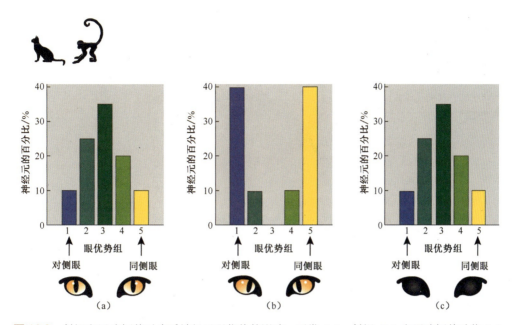

图 12.3 斜视和黑暗饲养对皮质神经元眼优势的影响。正常（a）、斜视（b）和黑暗饲养动物（c）的眼优势直方图。在关键期施加的斜视会导致皮层中响应双眼输入的神经元几乎完全丧失，绝大多数神经元仅能通过刺激单眼（b）来激活，而黑暗饲养则影响不大（c）。尽管许多物种被用于此类研究，但大多数考察斜视和黑暗饲养的生理效应的研究都是在猫和猴身上进行的。

专栏 12.1　斜视对视觉皮层神经元生理反应的影响

要了解斜视如何影响眼优势直方图，首先需要了解信息是如何从视网膜传递到视觉皮层细胞中的。正如在 12.1.1 节和图 12.1 中所看到的，除第 4 层外的大多数皮质神经元接收来自双眼的输入，即它们是双眼的。它们从每只眼睛接收的信息来自视网膜神经节细胞的活动。重要的是，最终激活特定皮质神经元的双眼视网膜神经节细胞，被位于动物视觉空间相同区域中的光所激活，即它们具有相同的**感受野**（Receptive Field）[1]。然后它们将信息传递到视觉皮层中相同的双眼神经元。因此，作为来自视觉世界特定部分刺激的结果，在双眼视网膜神经节细胞中产生的动作电位将同时到达特定的一组第 2 层和第 3 层皮质神经元；在这种情况下，我们认为两只眼睛的输入是**相关的**（Correlated）。当在一只眼睛前放置棱镜以诱发斜视时，先前从视觉空间的相同区域记录到（并投射到相同的皮质神经元）的视网膜神经节细胞不再这样做。相反，它们从视觉空间的不同区域接收视觉信息，导致从两只眼睛到皮质细胞的输入不匹配。因为投射到皮质神经元的视网膜神经节细胞不再共享感受野了，皮质神经元也不再接收来自双眼的重合刺激——

---

[1] **感受野**（Receptive Field）：引起被监测细胞反应的感觉空间区域。

此时来自双眼的输入变得不相关（Uncorrelated）。

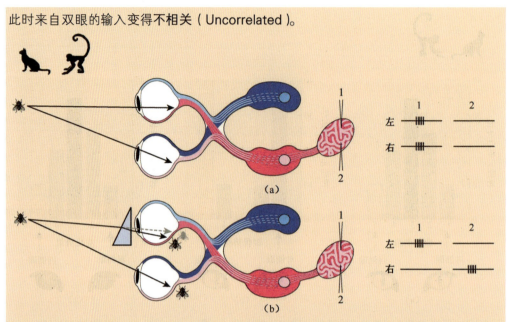

视觉系统的示意图，显示了斜视如何将来自双眼视网膜的输入与皮质神经元去相关（见图10.11，其中解释了神经元的分布情况；见图12.4，它显示了皮质第4层中眼优势带的表面视图）。在正常动物（a）中，动物视野中的苍蝇被位于两眼视网膜相应部位的细胞检测到，这些细胞最终将信息发送到视觉皮层中相同的细胞上。图的右侧显示了用放置在视觉皮层中的电极监测到的这些神经元的生理反应。每条竖线代表一个动作电位，如图11.4（a）所示，但是由于这张图在时间刻度上更加精简，所以每个动作电位都看起来像一个尖峰。苍蝇会引起皮层中位置1处皮质层神经元的激活，但是在位置2处却没有观察到神经元活动，因为苍蝇不在位置2细胞的感受野中。(b)通过在一只眼睛前放置棱镜来诱发斜视，苍蝇的像就会落在双眼视网膜的不同区域上，结果是激活了另一组不同的视网膜神经节细胞，这些视网膜细胞连接到另一组皮质神经元上（位于图中的位置2）。因此，在斜视动物中，苍蝇的像落在左眼会引起位置1处的神经元活动，落在右眼会引起位置2处的神经元活动（可以通过遮挡一只眼睛而对另一只眼睛进行单独测试）。

12.1.4 解剖结构发生变化前眼优势的生理变化

正如在第10章中所看到的，食肉动物和灵长类动物皮质第4层中眼优势带的发育与视觉经验无关。然而，随后的实验却表明，这些眼优势带的维持受视觉经验的调节。Hubel和Wiesel的实验表明，猴子的单眼剥夺一个月，会引起非剥夺眼支配的皮质区域大幅增加，而被剥夺眼所支配的区域则相应减少（见图12.4）。神经元连接的这些显著改变似乎在建议，由单眼剥夺引起的眼优势的生理变化是由在解剖上每只眼的突触数量的变化而引起的。

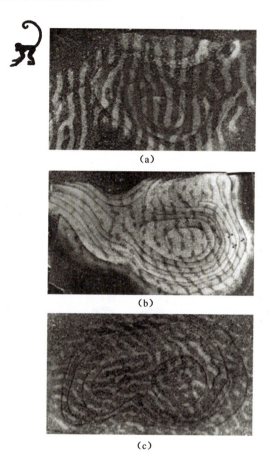

图 12.4　单眼剥夺对猴子第 4 层眼优势带模式的影响。实验结果来自 Hubel D H, Wiesel T N, Levay S. (1977) Plasticity of ocular dominance columns in monkey striate cortex. Phil. Trans. R. Soc. Lond. B, 278: 377-409。其中，示踪剂被注入一只眼睛中。示踪剂被视网膜神经节细胞吸收并运送到 dLGN，在那里它被释放并被 dLGN 中轴突延伸到视觉皮质第 4 层的神经元吸收（原理上类似专栏 10.2 中概述的方法，但使用的跨越突触的示踪剂类型不同）。(a) ～ (c) 显示了正常（a）和单眼剥夺（b，c）动物的皮质第 4 层中被示踪剂标记的丘脑皮层轴突的突触末端（见引言）（白色区域）。在正常动物中，每只眼睛对应的神经元约占视觉皮层总面积的 50%。相反，在单眼剥夺一个月后，如果在非剥夺眼中注射示踪剂则标记面积增加（b），如果在被剥夺眼中注射示踪剂则会减少标记面积（c）。

然而，我们现在知道了这个简单的解释是不正确的。皮质神经元眼优势的生理变化在生命早期的发生非常迅速，并且在单眼剥夺开始后 48h 内就能发生完全的转变（响应被剥夺眼的神经元很少）。相反地，在单眼剥夺开始后约一周内，即使是第

4层中轴突区域或突触密度的微小变化也是不可见的。因此，单眼剥夺的生理效应发生得太快，以至于不能通过传统竞争模型提出的解剖上可识别的突触的移除和生成来解释。相反，携带来自每只眼睛信息的突触会失去或增加它们引发皮质细胞电活动的能力，因此，尽管来自被剥夺眼的突触数量没有发生变化，但这些突触已经失去了它们的功能连接（Functional Connectivity）[1]（见图12.5）。来自两眼输入

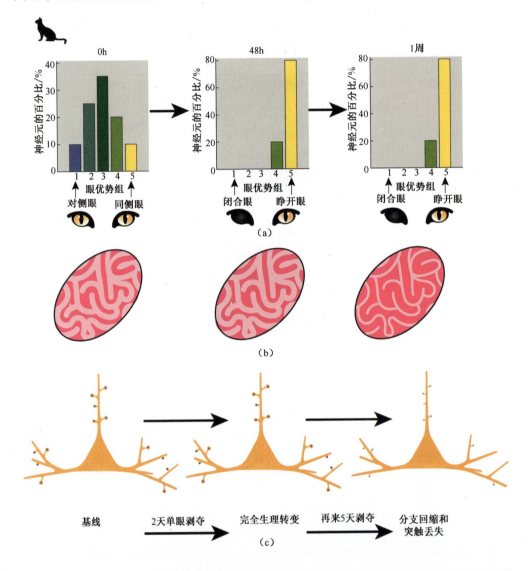

图12.5　单眼剥夺影响的时间进程概述。(a) 在单眼剥夺开始后48h内观察到的神经反应与因单眼剥夺而发生的眼优势的生理变化（中间图），与1周后观察到的情况（右图）没有区别。

[1] 功能连接（Functional Connectivity）：神经元之间的连接，受到刺激时，有助于突触后神经元动作电位的产生。

(b）示意图显示，将近 1 周的单眼剥夺才能观察到皮质第 4 层中眼优势带模式的变化。接收来自剥夺眼输入的区域以浅粉色显示；接收来自非剥夺眼输入的区域以深粉色显示。

（c）第 2 层和第 3 层皮质锥体神经元示意图，在单眼剥夺 1 周后，才会发生被剥夺眼突触的数量和大小的减少（由树突棘中的黑点表示）。

的功能连接的变化，是由携带来自两眼信息的突触激活时间和激活模式的差异所调节的。对于单眼剥夺和斜视，这些相互作用具有竞争性（见 12.1.3 节），尽管并非所有双眼之间的互动都具有竞争性。

12.1.5 协作的双眼交互作用和视觉皮层可塑性

虽然上面提到的饲养范式的结果强调了在发育过程中双眼竞争相互作用的重要性，但事实上大多数神经元接收来自双眼的输入，且这些输入在发育过程中被共同加强了。这一发现表明，来自两眼的输入也具有协作的能力，使得它们可以在单个神经元上稳定。导致这种协作交互类型的突触变化被称为关联可塑性（Associative Plasticity）。实际上，只要来自两眼的输入相关，来自一只眼睛较强的输入可以帮助来自另一只眼睛较弱的输入增加突触强度。对猫而言，在早期单眼剥夺后重新打开眼睛，可以使视力恢复良好，这可以用跳台实验的方式进行测量（见专栏 12.2），前提是这一过程一定要发生在发育早期。如果在重新打开被剥夺眼时诱发斜视，则会显著降低其恢复效果，这表明非剥夺眼和被剥夺眼的相关活动对被剥夺眼的视力恢复是有积极作用的，这也是相关性机制的体现（见图 12.6）。

> **专栏 12.2 视觉功能的行为测试**
>
> 在实验室中测试动物视觉功能的原理与人类标准视力表相同，其中视力表上每行字母逐渐减小，直到小得看不见。然而，实验者不可能从动物口中得到关于给定的视觉刺激（如字母）是否可见的报告，而必须采用另一种方式让动物能够指出它看到了什么。20 世纪 70 年代，在加拿大工作的 Donald Mitchell 发明了跳跃架（见下页图）[1]，实验中，猫被训练从一个指定高度的台跳至两边纹理不同的台阶上。在台阶的一侧是一系列黑白垂直线条的图片；另一侧是水平线条的图片。垂直线条和水平线条的位置在连续试次间随机变化，猫被训练跳到有垂直线条的一侧。垂直线条和水平线条的宽度会以相同的幅度逐渐减小，直到猫不再能够区分哪侧是垂直线条。这样，实验者就可以推断其

---

[1] Mitchell D E, Giffin F, Wilkinson F, Anderson P, Smith M L. (1976) Visual resolutionin young kittens. Vision Res, 16: 363-366.

视力（Visual Acuity）[1]。通过在每只眼中放置不透明的隐形眼镜，还可以确定每只眼睛的视力。

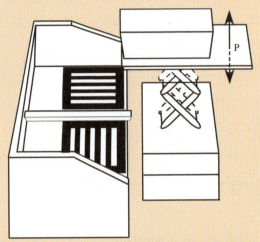

用于测试猫视力的跳台设备图。训练猫从可移动的升高平台（P）跳到台阶上有垂直线条的那侧。实验者通过奖赏的方式让猫学习这项任务，包括用它们喜欢的食物（如肝脏）或抚摸来奖励正确的反应。在训练期间，平台从较低的高度开始，并且使用较粗的条纹，使得任务相对容易。一旦动物理解了任务，平台就会升起，条纹的宽度逐渐减小，直到动物再也无法辨别出来。

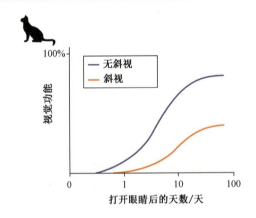

图 12.6 该图显示，如果在小猫单眼剥夺一段时间后重新打开被剥夺的眼睛，随着恢复天数的增加，两只眼睛的相关活动显著增强。视觉功能是用跳台（见专栏 12.2）来测量的。在某些情况下，动物只是重新打开了被剥夺眼（蓝线）。在其他情况下，动物被剥夺眼被重新打开但诱发斜视，导致两只眼睛的输入（橙色线）相关性减弱。该图显示了被剥夺眼随时间的推移，其视觉功能的恢复情况（在非剥夺眼被不透明的隐形眼镜覆盖时进行测试）：没有斜视的动物视力恢复得更好。

---

[1] 视力（**Visual Acuity**）：视觉能力的功能测量。

有趣的是，在对猴子进行单眼剥夺后，即使在出生后的发育早期恢复其双眼视力，其视力的恢复也非常有限。这个现象似乎支持竞争的观点，即一旦一只眼睛有优势，它就会胜过另一只眼的输入。然而，对猴子而言，单眼剥夺通常会引起斜视，这种斜视会使双眼的输入失去相关性，在眼睛重新睁开后，双眼不能合作。对于猫来说情况并非如此，因为猫皮层细胞的感受野较大，两只眼睛的小错位并不会使它们的输入失去相关性。鉴于猫的结果，猴子单眼剥夺后缺乏恢复，很可能是由于两只眼睛之间缺乏相关活动所导致。

12.1.6 发育可塑性的时机：敏感期或关键期

如前所述，Hubel 和 Wiesel 在最初研究中的一个重要发现是，成年动物单眼剥夺后不会发生生理上和解剖上的变化。而在发育过程中则存在被称为**敏感期**（Sensitive Period）或**关键期**（Critical Period）的时间窗口，只有在此期间，神经元的功能属性才可以通过经验改变（见图 12.7）。

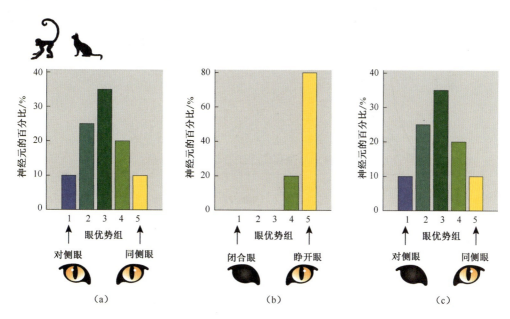

图 12.7　由单眼剥夺引起的眼优势的变化仅发生在敏感期。来自（a）正常和（b、c）单眼剥夺动物的代表性眼优势直方图。在敏感期的峰值（猫的 4～5 周龄）实施的单眼剥夺（b）对眼优势直方图有显著影响，而在成年期的单眼剥夺对猫或猴的眼优势没有影响（c）。

发育生物学中的敏感期被定义为特定发育事件对动物环境变化具有高度敏感

性的时间窗。在儿童发育过程中敏感期的概念已存在了一个多世纪，并已应用于描述从人类行为到树突棘（Dendritic Spine）[1]发育的一系列现象（见第 11 章）。

12.1.7 发育中视觉系统的多个敏感期

视觉系统有许多不同的敏感期，每个敏感期的时间随大脑区域功能、被考察的生理学或解剖学特征，以及用于改变环境的方法的变化而变化。例如，在猫视觉皮层的第 2 层和 3 层中，在 10～12 月龄的任何时间点施加一个月的单眼剥夺，就会观察到眼优势的变化。而对于第 4 层细胞，在 3 月龄后进行单眼剥夺则无法改变眼优势。类似地，方位选择性（Orientation Selectivity）[2]的敏感期（见 10.7 节）在眼

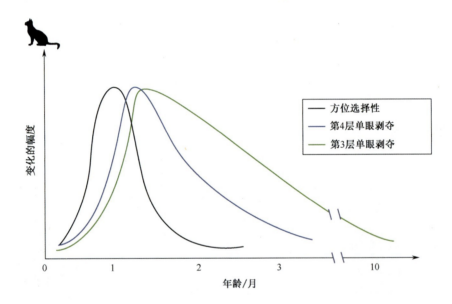

图 12.8 在视觉皮层的发育过程中有许多敏感期。改变方位选择性的敏感期最短（黑线），在猫大约 5 周龄的时候就结束了。相反，改变眼优势的敏感期则在很晚之后才结束，并且根据皮质层的不同而变化。4 个月后进行单眼剥夺对第 4 层皮质细胞的眼优势影响不大（蓝线）。相反，在大约 1 岁以内，单眼剥夺都可以改变第 3 层细胞的眼优势（绿线）。敏感期的时间进程并不是绝对的，如从出生就开始黑暗饲养会延迟单眼剥夺敏感期的开始时间和终止时间。

---

[1] 树突棘（Dendritic Spine）：脊椎动物兴奋性神经元树突上突起的小生长物，是兴奋性突触的位点。
[2] 方位选择性（Orientation Selectivity）：视觉皮层中神经元的生理特征，它们仅响应特定方位的刺激（如光栅）。

优势的敏感期之前结束（见图 12.8），反向闭塞的敏感期也在单眼剥夺的敏感期之前结束。正如 12.2 节讨论的，有多种细胞和分子机制调节眼优势可塑性的表达，并且越来越多的证据表明不同的关键期可能受不同机制的调节[1]。同样，许多大脑区域在进入成年期后仍保持高度的可塑性，这是我们整个生命中学习和记忆事件的基础。因此，下面探讨的一些机制不一定是发育所独有的，而是从发育到成年阶段在某些区域中一直存在的。

关于敏感期的另一个重要问题是它们不是一成不变的；它们的时间进程可以按动物的视觉经验而改变。例如，从出生开始就在黑暗环境中饲养的动物延迟了其敏感期的开始时间和终止时间，使单眼剥夺的效果在被黑暗饲养的成年动物中比相似年龄正常饲养下的动物更显著。此外，关于敏感期的传统观念表明，一旦错过敏感期，相应的功能就会永久受损。这种观念导致了当前保守的临床观点，即发育障碍，特别是具有明显遗传基础的发育障碍在成年期不可逆转。然而，最近在神经发育疾病小鼠模型中的发现却是令人兴奋的，特别是 Rett 综合征，表明这个故事可能并非如此简单（见专栏 12.3）。

专栏 12.3　Rett 综合征

传统观点认为，在成年期才开始的治疗对敏感期内发生的大脑发育变化不起作用。然而，最近针对 Rett 综合征小鼠模型的研究论文对这一观点提出了挑战。Rett 综合征是一种神经发育障碍，首次发病时间在 6～18 月龄，并且影响了 1/12000 的女性（受影响的男性在子宫内死亡）。大多数 Rett 综合征病例是由 MECP2 基因突变引起的，MECP2 基因位于 X 染色体上，编码一种与 DNA 结合并调节基因表达的蛋白质。Rett 综合征的特征是出现许多身体和精神方面的异常，包括头部变小、认知障碍、焦虑症和自闭行为。缺失 MECP2 基因的 Rett 综合征小鼠模型显示出与人类相似的神经学表型。爱丁堡大学的 Adrian Bird 及其同事在缺乏 MECP2 的成年小鼠中重新表达了 MECP2 基因，他们发现许多小鼠表现出神经症状的完全逆转，包括突触可塑性的改变和预期寿命的显著增加。类似的研究还发现，成年小鼠中 MECP2 的遗传缺失会导致小鼠产生 Rett 综合征的类似症状。这些先前的研究结果表明，与小鼠 MECP2 蛋白缺失相关的神经系统症状不是由脑发育的不可逆破坏引起的。后者的研究结果表明，MECP2 是维持神经功能所必需的，并且在整个生命过程中，急性缺失 MECP2 会导致类似 Rett 综合征的症状，正因为如此，人们才将 Rett 综合征归类为神经维持而非神经发育疾病。然而，我们仍然不知道是否可以通过对基因的重新表达，来逆转患有 Rett 综合征的成年人的症状。此外，这种缺乏症状逆转关键期的现象是否更普遍地适用于神经发育障碍也

---

[1] 关于这个话题的详细讨论，参见 Berardi N, Pizzorusso T, Ratto G M, Maffei L. (2003) Molecular basis of plasticity in the visual cortex. Trends Neurosci, 26: 369-378。

是未知的。但是，重要的是要记住，虽然食肉动物和灵长类动物成年大脑的许多区域似乎对依赖于经验的可塑性（如初级视觉皮层）具有抵抗性，但是那些负责学习、记忆及更高级认知功能（如海马体和前额叶皮质）的区域在成年期仍保持高度的可塑性。因此，如果一开始就开发出能够逆转导致这些疾病的细胞改变的药理学和基因疗法，那么成年期功能的挽救可能会成为现实[1]。

12.2 经验如何改变功能性连接

在前面的部分中，我们已经介绍了经验可以改变发育中大脑神经元的通信方式，现在是时候关注经验如何改变大脑连接了。在讨论构成发育可塑性的细胞机制时，有3个主要的问题需要解决：①是什么决定了神经元或突触的变化方式，即导致一只眼的输入增强而另一只眼的输入变弱的原因是什么；②是什么决定了神经元或突触是否具有**可塑性**（**Plasticity**）[2]；③是什么决定了敏感期的时间？本章的其余部分，我们将探讨回答这3个问题的最普遍的理论（见12.2节～12.5节），特别是会与单眼剥夺和黑暗饲养效应的调控有关。

12.2.1 可塑性的细胞基础：突触增强和减弱

如上所述，由单眼剥夺引起的眼优势的生理变化，比神经元总体形态或突触数量的变化发生得快得多。这一发现表明，眼优势的转变依赖于神经元修改现有突触相对影响力的能力；即神经元能够改变来自每只眼睛信息的**突触权重**（**Synaptic Weight**）。突触权重也称**突触效应**（**Synaptic Efficacy**）可被广义地定义为与给定突触的一定水平的激活相关的去极化或超极化的幅度。换句话说，它是该突触 EPSP 或 IPSP（见第 11 章）的大小。

突触（或一组突触）改变其突触权重的能力称为**突触可塑性**（**Synaptic Plasticity**）[3]。

---

[1] Cobb S, Guy J, Bird A. (2010) Reversibility of functional deficits in experimental models of Rett syndrome. Biochem. Soc. Trans, April, 38(2): 498-506.
[2] **可塑性**（**Plasticity**）：变化的能力。
[3] 关于突触可塑性机制的深入阅读，参见 Bliss T, Collingridge C, Morris R, et al. (2004) LTP: Long-Term Potentiation, Enhancing Neuroscience for 30 Years, Oxford University Press, Oxford。参见 Bliss T V, Collingridge G L, Morris R G. (2013) Synaptic plasticity in health and disease: introduction and overview. Philos. Trans. R.Soc. Lond. B Biol. Sci, 369 (1633)。

正如第 10 章简要提到的，Donald Hebb 提出了一种突触可塑性理论，它构成了我们理解依赖于活动的发育及我们如何像成年人一样存储记忆的基础。Hebb 说：

当神经元 A 的轴突与神经元 B 足够接近并且反复或持续地参与了对神经元 B 的激发时，这两个神经元或其中一个神经元便会发生某些生长过程或代谢的变化，使得神经元 A（作为激发神经元 B 的神经元之一）的功效增强。

赫布假说（Hebb's Postulate） 现在已经变成了一句常用语——活动同步的细胞会连接起来。Bliss 和 Lømo 在 1973 年发现的**长时程增强（Long-Term Potentiation，LTP）**[1]强烈地支持了 Hebb 假说。LTP 被定义为由突触前和突触后元素（参见第 10 章）之间的协同活动而引起的突触权重的长时程增加。诱导 LTP 的关键是有足够多的突触被同步激发，产生较强的去极化效果，并导致突触后神经元动作电位的产生（见图 12.9 和专栏 12.4）。

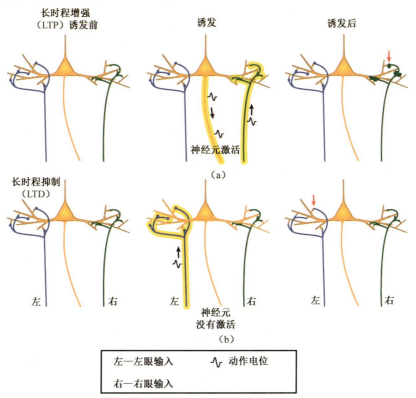

图 12.9　由突触前和突触后之间的相关活动而诱发的 LTP 和 LTD。接收来自两个轴突输入（以蓝色和绿色表示）的神经元形成突触的示意图。神经活动由亮黄色突出显示，并显示了动作电位的示意图。(a) LTP：左图显示了在诱发 LTP 前（诱发前）神经元的状态。中图显示

---

[1] Bliss T V, Lømo T. (1973) Long-lasting potentiation of synaptic transmission in the dentate area of the anaesthetized rabbit following stimulation of the perforant path. J. Physiol, 232: 331-356，参见专栏 12.4。

绿色轴突的强烈刺激引起突触后神经元轴突中动作电位的产生，并诱发了 LTP（右图中描绘的突触变大，如红色箭头所示）。(b) LTD：相反，如果一组突触（蓝色轴突的突触）处于活跃状态但不引起突触后神经元动作电位的产生（中间组），这些突触将被削弱（在右图显示为突触变小，如红色箭头所示）。

神经元网络和单个突触也具有减弱对特定刺激反应的能力。在这种情况下，当突触前被反复激活但不引起突触后神经元中动作电位的产生时，突触将被弱化。换句话说，不同步的神经元活动会使它们失去相互的连接。特定刺激后突触权重的持续弱化被称为**长时程抑制（Long-Term Depression，LTD）**（见专栏12.4）[1]。

专栏12.4　LTP和LTD

图（a）显示了用于诱发 LTP/LTD 的经典实验范式，该方法与 Bliss 和 Lømo 的实验相似。使用细胞外刺激电极（红色，刺激位于下面的细胞）激活一组神经元，此处描述为单个神经元。这些神经元与一组突触后神经元形成突触连接，并使用记录电极（蓝色）考察突触后神经元的反应。记录电极可以监测单个神经元或一组神经元的生理反应。在任意情况下，每5s 左右记录一次突触后电位或 EPSP 的大小，如图（b）和（c）插图中的黑线，以确定对给定水平刺激的平均基线反应。每个 EPSP 的大小表示为基线响应的百分比，并在下页图中以蓝点绘制。一旦确定了稳定的基线，就通过刺激电极施加刺激来诱发 LTP 或 LTD。高频刺激（50~100Hz）引起突触后神经元的大量去极化（和较多的动作电位），并引发突触后神经元，即图（b）中的蓝色线，EPSP幅度的持续增加，这被称为长时程增强（LTP）。低频（1~2Hz）刺激使突触后神经元接收到较弱的刺激和很少的动作电位，并引发突触后神经元中 EPSP 幅度的持续减少，即图（c）中的蓝色线，这被称为长时程抑制（LTD）。LTP 和 LTD 的精确幅度会根据所采用的精确刺激频率而发生变化。大多数神经元都能根据施加的刺激频率而经历LTP 或 LTD，这表明它们是双向的。因此，如果用准连续的曲线绘制突触权重变化幅度（LTP 或 LTD）与用于诱导该变化的刺激频率之间的关系，我们可以发现这个关系是接近正弦的。

---

[1] Malenka R C, Bear M F. (2004) LTP and LTD: an embarrassment of riches. Neuron, 30 September 2004, 44 (1): 5-21.

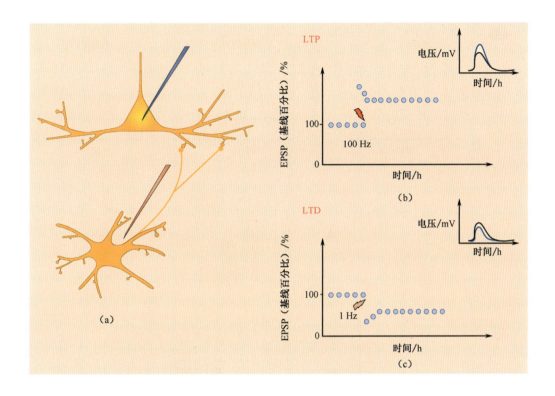

12.2.2 单眼剥夺引发突触权重变化的时间进程

人们普遍认为，被剥夺眼的功能连接的丧失和随后非剥夺眼的功能性突触的获得，部分地分别由皮质突触的 LTD 和 LTP 调节。重要的是，LTP 和 LTD 并不会同时发生。在单眼剥夺期间发生的第一件事是被剥夺眼的突触减弱。接下来是非剥夺眼的突触增强。这些变化可以通过使用与专栏 10.5 中所示方法非常相似的方法来做实验证明。实验通过建立细胞样本的眼睛偏好信息来生成眼优势直方图，每个细胞样本被单独测定并分配到特定的眼优势组（第 1~5 组）中。确定来自两只眼睛的相对皮质输入的另一种方法是使用电极来对一组细胞的群体活动而不是单个细胞的活动进行采样。一组细胞对于给定的视觉刺激反应的综合活动被称为视觉诱发电位（Visually Evoked Potential，VEP）[1]。在记录 VEP 时，可以仅向一只眼睛（通过覆盖另一只眼睛）或同时向两只眼睛呈现刺激。在前一种情况下，VEP 将代表对对侧或同侧眼刺激的响应；在后一种情况下，VEP 将代表对双眼刺激的联合响应。图 12.10 显示了使用这两种方法获得的数据示例。

---

[1] 视觉诱发电位（Visually Evoked Potential，VEP）：视觉皮层中一小组神经元对视觉刺激的生理反应。

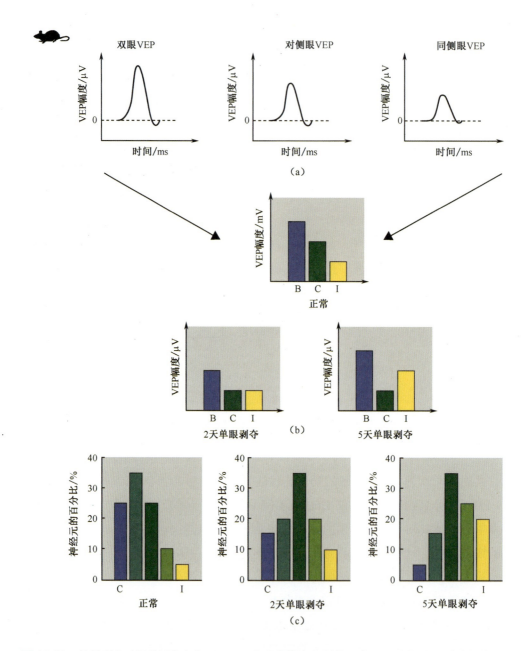

图 12.10 单眼剥夺对视觉诱发电位（VEPs）和眼优势直方图的影响。(a) 图显示，来自正常小鼠被刺激双眼（左图）、仅对侧眼（中图）或仅同侧眼（右图）的 3 个 VEP 的典型波形。除所使用的电极能够记录一小组细胞（通常约 30 个）之外，该实验与专栏 10.5 中概述的 Hubel 和 Wiesel 的实验非常相似。这里显示的 VEP 代表神经元的组合活动，这些神经元位于小鼠初级视觉皮层的双眼区域，其中对侧眼对皮质细胞有更大的输入（比较中图和右图）。(b) 柱状图显示，对正常小鼠对侧眼进行单眼剥夺，单眼剥夺前（上图）、单眼剥夺 2~3 天（左下图）和单眼剥夺 5 天（右下图），双眼（B，蓝色条）、对侧眼

（C，绿色条）或同侧眼（I，黄色条）VEP 的振幅。两天的单眼剥夺导致双眼 VEP 降低，这种降低是由于被剥夺的对侧眼 VEP 降低导致的。在单眼剥夺 2~3 天后，未被剥夺的同侧眼 VEP 没有变化。第 5 天时，双眼 VEP 反应已恢复到正常水平，这是由于未被剥夺的同侧眼的 VEP 幅度增加，以及对侧眼 VEP 的持续减少引起的。图（c）显示了小鼠相应的眼优势直方图，以举例说明这两种实验范式中（见图 12.2 与猫和猴比较）与眼优势的直接关系。需要注意的是，在正常小鼠中，直方图已经偏向对侧眼。这种"对侧偏差"是因为与猫和猴这种眼睛位于前额部分的动物相比，小鼠的视网膜轴突更多地投射到了对侧半球。

图 12.10 中描绘的实验是在小鼠中而不是猫中进行的。这些物种之间的一个重要区别是，鼠的眼睛位于头部两侧，只有相对较小的视觉空间区域可同时被双眼看到。结果就是来自一只眼睛的大部分输入进入对侧视觉皮层，正常动物的眼优势直方图显示出对侧眼的偏差，来自对侧眼的视觉诱发电位大于来自同侧眼的视觉诱发电位。如果对侧眼被剥夺，双眼视觉诱发电位活动将在最初的 2~3 天内下降，因为来自被剥夺眼的突触被抑制了。当然，为了实验，闭合眼需要被重新打开或撤掉对其的覆盖。随着单眼剥夺时间的增加，双眼视觉诱发电位活动逐渐恢复，因为来自非剥夺眼的连接变得更强，如图 12.10（b）所示。在单眼剥夺 1 周后，双眼视觉诱发电位水平与单眼剥夺前观察到的相似。图 12.10（c）显示了眼优势直方图（通过研究单细胞获得）的相应变化：你可以看到被剥夺眼（对侧，深蓝色条）的影响迅速下降，非剥夺眼（同侧，黄色条）则逐渐增强；与猫和猴的眼优势变化对比如图 12.2 所示。

12.2.3　诱发 LTP/LTD 的细胞和分子机制

诱导突触可塑性的任何细胞过程的必要特征是，它必须能够感知突触前和突触后的相关活动，即它必须是**同时性检测器（Coincidence Detector）**[1]。**NMDA 受体（NMDA Receptor）**的发现（见第 9 章）提供了诱发 LTP 的分子基础的第一个提示。NMDA 受体是配体-门控的**谷氨酸能（Glutamatergic）**受体，并起到阳离子通道的作用（见专栏 11.1）。NMDA 受体的一个独特特征是，在静息膜电位下，它们被位于通道孔中的镁离子（Mg^{2+}）阻断。因此，谷氨酸结合本身并不会引起通道打开（见

---

[1] 同时性检测器（Coincidence Detector）：一种细胞机制，检测在一定的时间窗内是否发生突触前和突触后激活。

图 12.11）。但是，当细胞膜内充分去极化以排斥阳性 Mg^{2+}（解除对孔的阻断）时，通道就会允许阳离子自由通过。这种去极化水平随着足够数量的另一种类型的谷氨酸受体——**AMPA 受体（AMPA Receptor）**[1]的激活而提升。当 AMPA 受体打开时，由此引发的 Na^+ 内流使细胞膜去极化并剔除 Mg^{2+}。这样就可使 Ca^{2+} 通过开放的 NMDA 受体通道进入细胞。通过这种方式，NMDA 受体充当了同时性检测器，仅当突触前活化（谷氨酸释放）和由 AMPA 受体引起的突触后活化（足够的去极化）同时发生时，NMDA 受体才变得活跃。

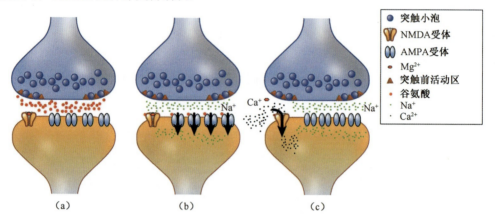

图 12.11 NMDA 受体是一种同时性检测器。(a) 突触后膜中含有 NMDA 受体（橙色）和 AMPA 受体（蓝色）的突触示意图。(b) 谷氨酸（橙色圆点）与两种类型的受体结合，但最初只有 AMPA 受体打开，Na^+ 进入突触后神经元。由于 Mg^{2+}（红色六边形）的存在，没有离子可以通过 NMDA 受体。只有当足够的阳离子通过 AMPA 受体进入细胞，即当膜变得充分去极化时，Mg^{2+} 才会从 NMDA 受体的孔中除去。(c) 一旦从孔中除去 Mg^{2+}，NMDA 受体就会开放，并使得包括 Ca^{2+} 在内的离子通过，Ca^{2+} 进入细胞并激活调节 LTP 的一系列细胞内信号通路。因为只有当具有足够的相关输入使细胞去极化从而足以去除 Mg^{2+} 阻断时，NMDA 受体才会激活，这说明它起到活动一致性检测器的作用。

NMDA 受体在诱发眼优势可塑性中的作用是在研究药物抑制 NMDA 受体的活化时首先被发现的。将 NMDA 受体阻滞剂注射到猫的初级视觉皮层中，可阻止与单眼剥夺相关的眼优势的变化（见图 12.12）。使用对特定酶的药理学抑制或对小鼠中编码这些蛋白质的特定基因进行删除，可以观察由单眼剥夺引起的 NMDA 受体可塑性的细胞内途径。图 12.12 显示了与单眼剥夺有关的眼优势变化所涉及的途径的几个例子。

---

[1] **AMPA 受体（AMPA Receptor）**：一种谷氨酸受体，在兴奋性突触激活后负责兴奋性突触后电位的大部分初始去极化。

12.2.4 调节 LTP/LTD 的表达和依赖于经验的可塑性的突触变化

20 世纪 90 年代神经科学中最激烈的争论之一就是关于 LTP 和 LTD 背后细胞变化的本质。争论的核心是细胞变化的位点是在突触前还是在突触后细胞内。这种争论在某些细胞类型中仍然存在，但目前清楚的是，突触前和突触后的细胞内都有不少机制能使突触具有可塑性，包括以下示例。

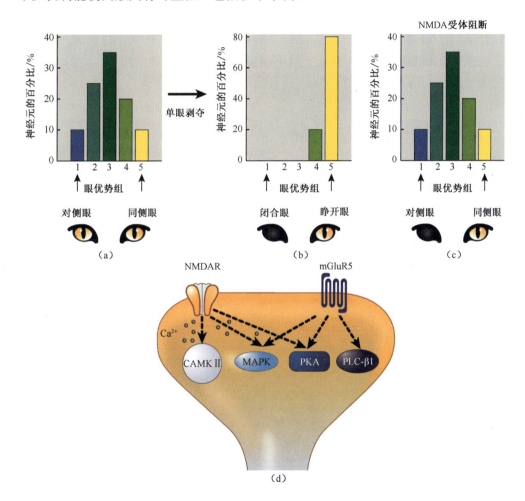

图 12.12 通过药物阻断 NMDA 受体可以防止由单眼剥夺带来的影响。来自正常猫（a）和单眼剥夺猫（b）的眼优势直方图（见图 12.2）。如果在单眼剥夺期间将 NMDA 受体阻滞剂注射到视觉皮层中，则不会发生由单眼剥夺引起的眼优势的变化（c）。（d）概述了一些神经递质受体及其相关的细胞内通路，这些途径已被证明可调节眼优势的可塑性。虚线箭头表示可被 NMDA 受体和代谢型谷氨酸受体（mGluR5）激活的细胞内通路，但是具体哪些受体激活哪种细胞内通路来调节眼优势的可塑性尚不清楚。

（1）突触后：AMPA 受体数量的变化。 虽然相关研究已经表明 NMDA 受体可以调节某些形式突触可塑性的诱发，但其他蛋白质也可以调节突触可塑性的表达，即 EPSP 幅度的实际变化。被研究得最多的 LTP 和 LTD 表达机制也许是在突触后膜中 AMPA 受体的插入和移除（见图 12.13）。在诱发 LTP 的刺激后，AMPA 受体插入到突触后膜，引起随后 EPSP（LTP）的幅度增加。类似地，诱导 LTD 的刺激会导致 AMPA 受体的移除。在视觉系统的可塑性方面，通过引入能阻断第 4 层神经元细胞膜上 AMPA 受体移除的多肽，可以测试突触后致密物中 AMPA 受体的新增和移除对单眼剥夺的调节作用。这些多肽可以阻止突触中携带来自被剥夺眼信息的 AMPA 受体的移除，从而阻止了由单眼剥夺引起的眼优势的转变[1]。

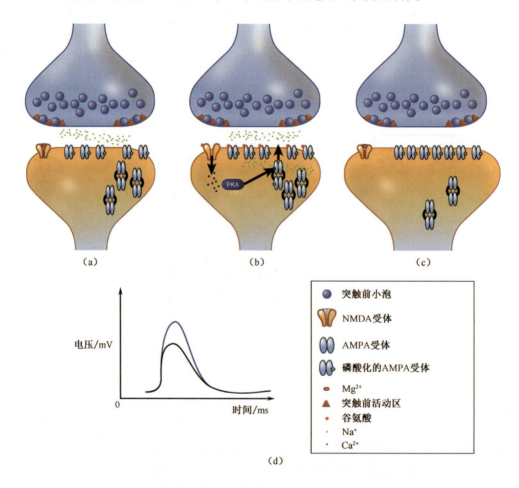

图 12.13 通过将 AMPA 受体嵌入突触后膜来介导 LTP。原型突触（a）的示意图，其中 LTP 的诱发由 Ca^{2+}（通过 NMDA 受体）激活细胞内激酶，如蛋白激酶 A（PKA）来实现（b）。

---

[1] Yoon B J, Smith G B, Heynen A J, Neve R L, Bear M F. (2009) Essential role for a long-term depression mechanism in ocular dominance plasticity. Proc. Natl Acad. Sci USA, 106: 9860-9865.

PKA 使运输小泡中含有的 AMPA 受体磷酸化，让它们嵌入突触后膜，使突触变大（c）。（d）在 LTP 诱发之前（黑线）和之后（蓝线），响应突触前刺激（参见专栏 12.4）的 EPSP。AMPA 受体的增加导致更多的阳离子在刺激后进入细胞，从而增加 EPSP 的幅度。

（2）突触后：AMPA 受体动力学的变化。 除增加 AMPA 受体的数量外，LTP 的诱发还可以改变流经单个受体的电流量（见图 12.14）。在 LTP 的情况下，通过诸如 cAMP 依赖性蛋白激酶 A（PKA）或钙调蛋白激酶Ⅱ（CAMKⅡ）等**激酶（Kinase）**[1]使 AMPA 亚基**磷酸化（Phosphorylation）**[2]，从而使流经 AMPA 受体的电流量增加以调节 LTP。这两种激酶均可以调节由单眼剥夺引起的眼优势的变化。然而，AMPA 受体的这些动力学变化是否会调节单眼剥夺的效应尚不清楚，尽管我们知道 CAMKⅡ和 PKA 均可调节 AMPA 受体进出突触后致密物的运输过程（参见 11.4.1 节和图 11.8）。

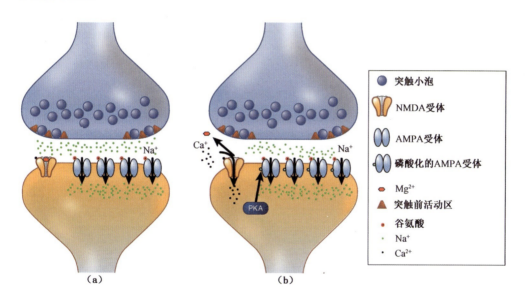

图 12.14 LTP 由 AMPA 受体打开时间长度的变化来调节。（a）包含许多细胞内激酶（包括 PKA）的原型突触示意图。（b）在这种情况下，由 Ca^{2+} 通过 NMDA 受体进入突触后细胞（去除 Mg^{2+} 阻断后，如箭头所示）引起的 LTP 使 PKA 活化，并使已经嵌入突触后致密物的 AMPA 受体磷酸化，从而在与谷氨酸结合后使它们保持更长的打开时间。结果是更多的 Na^+ 通过 AMPA 受体产生更大的 EPSP。

---

[1] **激酶（Kinase）**：将磷酸基团转移到特定分子上的酶，这一过程称为磷酸化。
[2] **磷酸化（Phosphorylation）**：向分子中加入磷酸基团，通常导致其活化或失活。

（3）突触前：神经递质释放的变化。 在一些突触中，LTP 的表达是由神经递质释放的增加而非突触后受体数量的增加引起的（见图 12.15）。动作电位扩散到突触前，激活突触前活动区的 Ca^{2+} 通道，并引发 Ca^{2+} 依赖性突触小泡的融合以释放神经递质。突触后受体和信号传导途径的激活随后刺激被称为**逆行信使（Retrograde Messenger）**的突触后细胞释放分子。这些分子作用于突触前端以增加随后的神经递质释放。来自视觉和躯体感觉皮层的证据表明，**内源性大麻素（Endocannabinoid）**[1]作为一种逆行因子，具有调节某些形式的依赖于经验的可塑性的作用。事实上，在单眼剥夺期间对内源性大麻素受体的药理学抑制可以阻止第 3 层眼优势的转变，但在第 4 层则没有。这一发现表明，突触抑制和增强的多种机制共同调节视觉经验对发育中视觉皮层的影响。

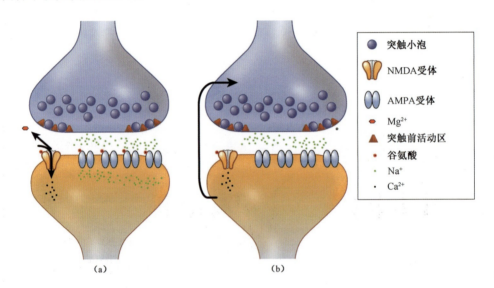

图 12.15　LTP 由突触前释放的神经递质增多而调节。（a）突触原型的示意图，其中 LTP 的诱发导致 Ca^{2+} 通过 NMDA 受体内流。（b）随后导致逆行因子（黑色箭头）的释放，该因子作用于突触前端以增加随后的神经递质释放。来自视觉和躯体感觉皮层的证据均表明内源性大麻素作为逆行因子，可以调节突触前端谷氨酸的释放，以响应于变化的感觉经验。类似地，来自躯体感觉皮层的证据也表明，**一氧化氮（Nitric Oxide）**[2]在依赖于经验的可塑性表达中起关键作用。

---

[1] 内源性大麻素（Endocannabinoid）：体内天然存在的脂质，可以结合并激活大麻素受体。
[2] 一氧化氮（Nitric Oxide）：一种小的气体分子，可作为局部信号分子。

12.2.5 元可塑性

突触可塑性的一个关键特征是突触具有 LTP 和 LTD 的能力。换句话说，可塑性是双向的（**Bidirectional**），如图 12.16 所示。在专栏 12.4 中，我们看到通过改变用于激活突触前轴突的电刺激的频率，可以诱发 LTP 或 LTD。图 12.16（a）通过绘制一系列诱发 LTP 或 LTD 的刺激频率幅度来说明这一点。随着刺激频率的增加，将从诱发 LTD 转变为诱发 LTP。发生该转变的刺激频率（此时 LTD 和 LTP 都未被诱发）被称为**修正阈值**（**Modification Threshold**）。

我们现在知道，对于发育中视觉皮层的许多神经元而言，突触前刺激的频率与由此产生的 EPSP 幅度变化之间的关系并不固定，在一个时间点引发 LTP 的刺激频率可能在另一个时间点引发 LTD。神经元的这种改变突触前刺激频率从而诱发 LTD 和 LTP 的能力，就像修正阈值的变化所显示的那样，被称为**元可塑性**（**Metaplasticity**）[1]。修正阈值的变化以可预测的方式发生，该方式由神经元的活动历史决定。例如，黑暗饲养会消除所有视觉刺激，并显著降低视觉皮层神经元的平均放电率；黑暗饲养也会导致修正阈值急剧下降，如图 12.16（b）所示。元可塑性是发育中神经元的关键特征，因为它允许神经元监测和修改总活动水平。经历了低活动水平期（如单眼剥夺或黑暗饲养的结果）的神经元可以降低引发 LTP 的阈值，使它们更容易发生突触增强。经历了一段高活动水平期的神经元可以提升引发 LTP 的阈值，从而促进 LTD。

12.2.6 脉冲时间依赖的可塑性

Hebb 的假说（见 12.2.1 节）依赖于突触前轴突和突触后神经元的同步激活。在体内，诱发突触强度持续增加的经验几乎一定会引起许多突触的同时激活；即使是小的 EPSP 也可以通过空间求和的方式来促成动作电位的产生，从而有助于 LTP 的形成。然而，为了在实验中诱发 LTP，需要对突触前轴突进行强烈刺激（见专栏 12.4），以激活给定神经元上足够数量的突触来引发轴突电位。这种强烈的刺激很少发生在自然条件下。这引发了关于 LTP 和 LTD 是否是体内神经元可塑性的重要机制的问题。最近开发了另一种诱发 LTP 和 LTD 的方法，可以更好地控制突触前和突触后激活的时间，并且可以使施加于突触前的刺激水平更接近于在自然条件下发现的活动水平。这种形式的突触可塑性被称为**基于脉冲时序的可塑性**（**Spike-Timing**

---

[1] Smith G B, Heynen A J, Bear M F. (2009) Bidirectional synaptic mechanisms of ocular dominance plasticity in visual cortex. Philos. Trans. R. Soc. Lond. B Biol. Sci, 364: 357-367.

Dependent Plasticity，STDP）[1]。**STDP** 是 LTP 和 LTD 的一种特殊形式（称为"时序 LTP/LTD"的 **tLTP** 和 **tLTD**），也是 Hebb 假说的另一种生理表现。

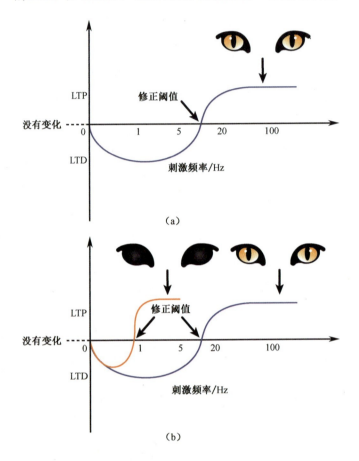

图 12.16　突触元可塑性。经验改变了诱发 LTP 和 LTD 所需的刺激频率。该图显示了正常动物（蓝线）和黑暗饲养动物（橙线）发育中视觉皮层的神经元数据。通过进行如专栏 12.4 所述的一系列实验并系统地改变突触前刺激的频率，可以绘制出 EPSP 幅度的变化，以产生频率-响应曲线。对正常饲养动物的视觉皮层第 3 层神经元进行切片，并进行电生理监测，会发现低频的突触前刺激（如示例中显示的 1Hz 左右）诱发 LTD，而高频刺激（如示例中显示的 10~100Hz）诱发 LTP。将 LTD 转换为 LTP 的 1~100Hz 的刺激频率称为修正阈值（θ_m）。在敏感期，黑暗饲养 48h 会显著降低修正阈值。

STDP 和标准 LTP/LTD 诱发之间的关键差异在于，实验者除控制突触前刺激之外，还控制了突触后神经元的活化水平。使用膜片钳这项生理技术，实验者能够使

---

[1] Hao J, Oertner T G. (2012) Depolarization gates spine calcium transients and spike-timing-dependent potentiation. Curr. Opin. Neurobiol, 22: 509-515.

突触后神经元保持相对去极化,从而模仿大量突触的激活,因为这项技术及其对离子通道功能的研究,Bert Sakmann 和 Erwin Neher 于 1991 年获得诺贝尔生理学或医学奖[1]。在这些条件下,即使少量突触的激活也可以达到细胞产生动作电位的阈值。实验者还可以控制突触前刺激和突触后神经元去极化的时间。突触是否经历 tLTP、tLTD 或无变化取决于突触前动作电位和突触后动作电位发生的精确时间。如图 12.17(a)所示在 STDP 最简单的示例中,如果在突触后神经元去极化之前立即施加突触前刺激,则活动的突触被增强(tLTP)。然而,如果突触前激活发生在突触后神经元去极化之前或之后更长时间,则活动的突触被削弱(tLTD)。如果突触前和突触后激活的时间差很大,突触权重就不会变化。

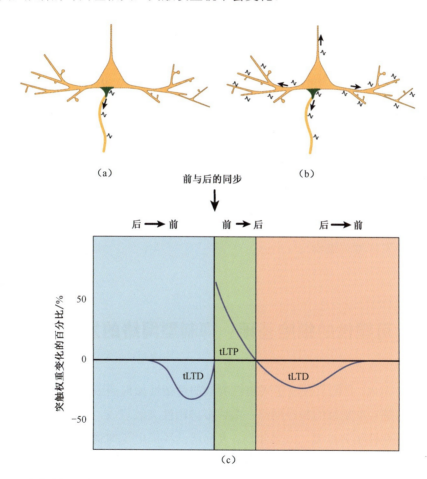

图 12.17 脉冲时间依赖的可塑性。(a)示意图显示了在轴丘(绿色)处产生的动作电位沿轴突(箭头)向下传播的传统观点。(b)示意图显示,在轴突起始段处开始的动作电位也会扩散

---

[1] http://nobelprize.org/nobel_prizes/medicine/laureates/1991/sakmann-lecture.html [2010-11-20].
http://nobelprize.org/nobel_prizes/medicine/laureates/1991/neher-lecture.html [2010-11-20].

回树突，它们被称为反向传播动作电位或 bAP。（c）图表明，相对于反向传播动作电位的产生，突触前激活的时间决定了突触权重是否发生变化，即是否发生 LTP、LTD 或无变化。当 bAP 正好发生在突触前激活（蓝色阴影区域）之前，则产生 tLTD。当 bAP 发生在突触前激活后一段很窄的时间窗内，则产生 tLTP（绿色阴影区域）。然而，如果 bAP 发生在突触前激活后较长的时间，则产生 tLTD（粉红色阴影区域）。如果突触前激活和 bAP 发生的间隔时间太长，则突触强度没有变化。突触前和突触后刺激之间的时间长度由箭头的长度表示。

突触如何能知道它的 EPSP 是否与突触后动作电位的产生同时发生？换言之，如何实现同时性检测？对 STDP 机制的洞察来自树突不仅仅是电流的被动导体的发现。实际上，在**轴突起始段（Axon Initial Segment）**（见 11.1.3 节和图 11.3）产生的动作电位不仅沿着轴突传导，而且还会传回树突。扩散到树突中的动作电位被称为**反向传播动作电位（Back-Propagating Action Potential，bAP）**，如图 12.17（b）所示。与电压-门控 Na^+ 通道调节轴突中的动作电位不同（见第 10 章），bAP 由一系列膜蛋白调节，包括电压-门控 Ca^{2+} 通道和 Na^+ 通道。bAP 向最近活跃的突触发出信号，告诉它们，它们已经对产生动作电位的突触后信号做出了贡献。

由于 LTP 和 LTD 的诱导（NMDA 受体和 Ca^{2+} 进入）机制和表达（AMPA 受体的运输）机制是相同的，因此很难证明在皮质发育期间 STDP 对发育可塑性的作用。然而，许多研究者提供的证据很好地表明，这些机制在敏感期内个体皮层细胞的突触可塑性中发挥着关键作用[1]。

12.3 可塑性的细胞基础：抑制型网络的发育

到目前为止，我们只关注了兴奋性突触的可塑性如何调节眼优势可塑性的变化。然而，大脑是一个复杂的神经网络，由许多抑制性突触组成，这些突触对正常的大脑加工和可塑性至关重要。30 多年前，人们就已经提出了抑制对眼优势可塑性的作用，但直到最近才发现抑制是如何调节可塑性的一些细节。抑制作用涉及可塑性的两个主要方面，即调节单眼剥夺效应的表达（与诱发效应相反）和确定敏感期的时间进程。

---

[1] 更多信息参见 Feldman D E. (2009) Synaptic mechanisms for plasticity in neocortex. Annu. Rev. Neurosci, 32: 33-55。

12.3.1 抑制有助于单眼剥夺效应的表达

在第 12.2.3 节中，我们讨论了突触增强和减弱（LTP 和 LTD）调节单眼剥夺效应的几种机制。这些机制与连接到兴奋性神经元上的兴奋性突触有关。还有一种（尽管不是相互排斥的）机制依赖于连接到抑制性神经元上的突触的增强和减弱，而兴奋性突触的突触权重则没有这种显著变化（见图 12.18）。根据抑制性假说，非剥夺眼将激活抑制性通路，该通路会干扰被剥夺眼激活兴奋性皮质细胞的能力。抑制性通路的作用，可以通过在单眼剥夺动物中使用药物阻断 GABA[1] 受体的实验得到验证。如上所述，单眼剥夺动物中的神经元对被剥夺眼的刺激几乎没有任何反应。然而，当通过阻断 $GABA_A$ 受体来消除抑制时，则会再次出现对被剥夺眼刺激的反应，这表明功能性突触仍然存在，只不过抑制性通路阻止了它们激活皮质神经元。值得注意的是，对兴奋性突触的抑制和突触强度变化的作用并不是相互排斥的，并且很可能两者都在由单眼剥夺引起的很多解剖学和生理学效应中起作用。

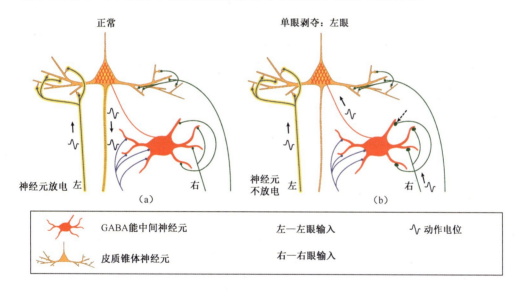

图 12.18 眼优势可塑性的抑制性调节。这是一个高度简化的图，描述了抑制如何调节来自被剥夺眼的功能连接的缺失[2]。(a) 皮质锥体神经元（橙色）的示意图，该皮质椎体神经元与携带来自左眼（左，蓝色轴突）信息的轴突形成突触连接，同时与接受来自右眼（右，绿色轴突）输入的 GABA 能中间神经元（红色）形成突触连接。抑制性突触连接的作用

---

[1] **GABA：**（γ-氨基丁酸）是大脑中最常见的抑制性神经递质。
[2] 关于抑制对调节眼优势可塑性作用的更多信息，参见 Hensch T K. (2005) Critical period plasticity in local cortical circuits. Nat. Rev. Neurosci, 6: 877-888。

位点是锥体神经元的胞体（红色交叉网线）。为了简化起见，右眼对锥体细胞的输入没有显示出来，因为左眼的单眼剥夺对它们没有影响。在正常动物中，左眼轴突的活动（用黄色突出显示）会引起锥体神经元产生动作电位。(b) 在左眼被剥夺视力的单眼剥夺动物中，从来自非剥夺的右眼到 GABA 能中间神经元的输入被增强（如虚线箭头所示的突触前大小的增加）。在这种情况下，与图 12.9 中描述的 LTP 和 LTD 不同，不需要改变对皮质锥体神经元的兴奋性输入就可以导致单眼剥夺的效应。相反，在单眼剥夺后，被剥夺眼（左）的神经突触可能是活跃的，但 GABA 能突触与皮质神经元的强烈同步活动阻止了动作电位的产生。这种机制可以解释由单眼剥夺引起的被剥夺眼的输入信息的沉默。事实上，非剥夺眼的抑制性输入增强和兴奋性输入减弱，都可能导致单眼剥夺效应。

12.3.2 抑制通路的发育调节单眼剥夺敏感期的时间进程

正如我们在第 11 章中所见到的，在成年小鼠的大脑皮层中，**GABA** 信号通常是抑制性的，但在胚胎和**围产期**（Perinatal）发育期间，这种信号则是兴奋性的。在这些时间范围内，视觉皮层对视觉环境的改变没有反应。这存在一种可能性，即 GABA 信号向抑制性转变对于确定单眼剥夺敏感期的开始时间很重要。我们现在很清楚的是，抑制性通路的发育对于确定单眼剥夺敏感期的开始和终止至关重要。增强或抑制 GABA 能神经元功能的操作可分别导致单眼剥夺敏感期开始时间的提前或延后（见图12.19）。例如，相对于没有使用药物的动物，使用**苯二氮䓬（Benzodiazepine）**[1]类药物使 GABA$_A$ 受体的活性增强，或使视觉皮层中特定亚组 GABA 能神经元过早发育（通过它们的钙结合蛋白——小白蛋白的表达来确定），其结果是，与未经治疗的动物相比，在更年轻的时候，在单眼剥夺的反应中，能够诱导眼球优势发生转变。类似地，正如通过在完全黑暗中饲养的动物来延迟 GABA 能系统的发育那样，通过基因编辑删除 GABA 合成所需的酶来抑制 GABA 能神经元的功能，会导致敏感期开始时间的延迟。

---

[1] 苯二氮䓬（Benzodiazepine）：一组药理学试剂，通过增加 GABA 受体活性作为镇静剂，并因此增加了神经网络的抑制作用。

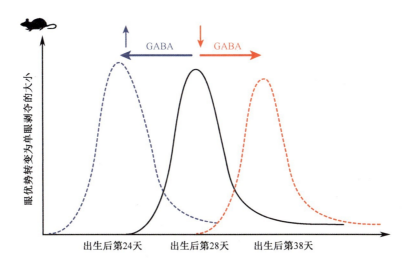

图 12.19 GABA 调节单眼剥夺敏感期的时间。该图显示了一段时间的单眼剥夺后眼优势转变的幅度与动物年龄之间的关系。在正常小鼠中,关键期约在出生后(P)第 24 天开始,在第 28 天达到峰值,并在 32 天后(黑实线)结束。在使用 $GABA_A$ 受体激动剂(如苯二氮䓬)过早增加 GABA 能神经传递的小鼠中,敏感期会提前(蓝色虚线)。相反,当通过黑暗饲养或敲除产生 GABA 的酶(如 *Gad65*)的基因而使 GABA 能神经元功能发育延迟时,敏感期会滞后(红色虚线)。

12.4 稳态可塑性

如前所述,我们已经看到单眼剥夺如何导致被剥夺眼和视觉皮层中神经元之间功能连接的缺失。最近在小鼠上的研究发现了令人惊讶的结果,虽然视觉皮层中的绝大多数神经元对剥夺眼的响应减弱了,但一小部分神经元显示出它们对剥夺眼的响应增加。传统的 Hebbian 可塑性模型不能解释这种矛盾的现象,这个现象也不能简单地通过抑制网络的变化来解释。相反,我们需要另一种被称为**稳态可塑性**(**Homeostatic Plasticity**)的突触可塑性来理解这些发现。

动态平衡(**Homeostasis**)是贯穿整个生理学的关键概念,被定义为生理系统维持内部稳定性的能力,尤其是在响应对能够改变系统生理状态的外部刺激时。在过去 10 年左右的时间里,科学家已经证明神经元的一般兴奋性可以通过稳态调控得到稳定。神经元调控它们的一般兴奋性,以确保总体激活率不会变得太高,以至于可能在脑回路中诱发癫痫活动,或者变得太低而类似自发活动的水平,从而妨碍神经回路对有效信息响应的保真度。

是否存在特定的细胞群在单眼剥夺期间放电率增加？回想一下，视觉皮层中的大多数神经元都是双眼的。因此，单眼剥夺只能消除部分功能输入，来自非剥夺眼的剩余输入继续激发这些细胞，最终来自非剥夺眼的输入水平将增加（见12.2.2节）。然而，视觉皮层中的一小部分细胞仅从一只眼睛接收输入；如果它们仅从被剥夺眼接收输入，那么所有视觉诱发的活动将被移除，产生类似黑暗饲养的情况。正是这些细胞在单眼剥夺期间表现出了兴奋性的增加。调节稳态可塑性的诱发和表达的细胞机制引起了研究者强烈的兴趣（见图12.20）[1]。

单眼长期被剥夺后也会出现稳态可塑性。正如我们在上面所见到的（见图12.5和图12.10），剥夺一只眼睛的视力会导致被剥夺眼与皮质神经元的功能连接迅速消失：也就是被剥夺眼的连接被抑制了，并且被剥夺眼的视觉诱发电位（VEP）会减少。随着单眼剥夺时间的延长，来自非剥夺眼的功能性输入也会增加，即存在非剥夺眼增强效应。然而，尽管缺乏持续的外部视觉输入，这种非剥夺眼增强效应通常还伴随着被剥夺眼输入的增强。由于发生在没有视觉经验的情况下，这种被剥夺眼到皮质神经元的输入增强可能反映了细胞兴奋性的稳态增加。

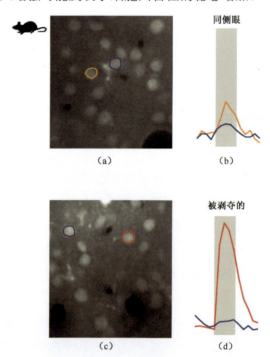

图12.20 单眼剥夺情况下小鼠视觉皮层的稳态可塑性。(a)和(c)小鼠视觉皮层的图像，对填充

---

[1] 更多信息参见 Turrigiano G G. (2008) The self-tuning neuron: synaptic scaling of excitatory synapses. Cell, 135: 422-435。

有 Ca^{2+} 敏感染料的细胞进行双光子成像（见专栏 10.1）。视觉皮层中的细胞充满了 Ca^{2+} 敏感染料，随着细胞内 Ca^{2+} 水平的增加，这些染料会瞬时发出荧光（a）和（c）。荧光量反映了细胞内 Ca^{2+} 上升的幅度，我们可以测量并绘制出荧光强度随时间的变化，（b）和（d）中的彩线表示两个不同的神经元对同侧眼视觉刺激的 Ca^{2+} 反应。在正常小鼠的视觉皮层中（b），一些神经元（橙色圆圈）对同侧眼的视觉刺激有响应，而其他（蓝色圆圈）神经元则显示出较少的活动。在同侧眼视力被剥夺的动物中（c），一些神经元对被剥夺眼的视觉刺激显示出大量的 Ca^{2+} 内流，如红色圆圈和（d）中的红色线，被剥夺眼被重新打开以进行实验，而其他神经元则没有反应，如（c）中的蓝色圆圈和（d）中的蓝线。这些数据表明，由于单眼剥夺，一小部分细胞的兴奋性稳态地增加了。转载自 Mrsic-Flogel T D, Hofer S B, Ohki K, Reid R C, Bonhoeffer T, Hubener, M. (2007) Homeostatic regulation of eye-specific responses in visual cortex during ocular dominance plasticity. Neuron, 54: 961-972。经 Elsevier 许可。

如第 11 章所示，神经元可通过多种机制调节其兴奋性。例如，它们可以调节膜中离子通道及泵的补充和分布。特别地，神经元调节其树突中特定 K^+ 通道的数量，以调节其输入电阻。减少这些 K^+ 通道的数量会导致**输入电阻**（**Input Resistance**）[1]的增加（见 11.1.3 节）和相应的兴奋性增加。增加这些 K^+ 通道的数量对神经元兴奋性则具有相反的效应。神经元还可以调节其轴突起始段中 Na^+ 通道的数量和位置，从而改变诱发动作电位所需的突触激活量（见图 11.3）。增加 Na^+ 通道的数量会增加兴奋性，减少其数量则会产生相反的效应。或者，神经元可通过改变其抑制性和兴奋性输入的相对强度来调节其整体兴奋性（见图 12.18）。这些调节兴奋性机制的关键是，它们改变了细胞的整体兴奋性。这个特征区分了稳态可塑性和 Hebbian 可塑性，即 LTP 和 LTD（见图 12.9 和专栏 12.4），因为后者以突触特异性的方式发生，而前者影响所有突触。

总之，多种细胞机制共同参与调控神经元如何对其活动水平的变化产生响应。重要的是要记住，这些机制不是相互排斥的，而是共同作用来调节复杂的行为变化的，这些变化可以调控依赖于经验的发育。

---

[1] **输入电阻**（**Input Resistance**）：导体对电流阻碍作用的大小。在神经元中，这是一种膜特性的测量，可以减少穿过膜的净离子流。

12.5 结构可塑性和细胞外基质的作用

如 12.1.4 节所述，在突触的消失或增强可观察到之前，单眼剥夺就引起了眼优势的完全转变。然而，单眼剥夺确实引起了**树突棘（Dendritic Spine）**形状和动态性的一些深刻变化。在第 11 章中，我们研究了不同的树突棘形态如何反映树突棘发育的不同阶段。树突棘形态也与突触权重密切相关，具有较大头部的蘑菇状树突棘比具有较小头部的树突棘的突触后致密物具有更多的 AMPA 受体。类似地，树突棘形状也与树突棘动态性密切相关，大的蘑菇状树突棘比小的树突棘或丝状伪足动态性更差。最近的单眼剥夺研究发现，单眼剥夺增加了初级视觉皮层中某些神经元群体的树突棘动态性。

神经元如何调节树突棘的动态性和形状？虽然细胞骨架的改变对于这一过程至关重要（见第 6 章），但细胞外基质（ECM）也有明确的作用（见专栏 6.2）。在单眼剥夺期间，组织纤溶酶原激活物（tPA）的表达增加，tPA 是一种蛋白酶，其从树突局部释放并起到降解细胞外基质关键元素的作用。细胞外基质通常用于限制树突棘的动态性，因此 tPA 对其局部的破坏使树突棘更容易改变其形状。这表明 tPA 是调节发育可塑性的许可因子，这一发现得到了以下证据的支持：无法产生 tPA 的小鼠（Tpa 敲除小鼠）在单眼剥夺中显示出眼优势可塑性的降低。

其他证据还表明了细胞外基质在调节敏感期终止方面的作用。这来自关于**硫酸软骨素蛋白多糖（Chondroitin Sulphate Proteoclycan，CSPG）**[1]作用的研究。在第 6 章中，我们看到了 CSPG 如何抑制培养基中神经元的**神经突（Neurite）**[2]延伸。事实证明，CSPG 似乎在限制眼优势可塑性并因此在终止敏感期方面发挥着关键作用。CSPG 存在于**神经周围神经网（Perineuronal Net）**[3]——一种在神经元亚群周围形成的细胞外基质结构，并被认为可以调节突触生成和可塑性。在单眼剥夺 7 天或 14 天期间，通过注射一种能使 CSPG 浸入成年大鼠视觉皮层的酶（软骨素酶）可以直接验证该假设。在接受软骨素酶处理的成年动物中，观察到了响应单眼剥夺眼优势的明显变化。在未注射的动物中则未观察到转变，这表明 CSPG 本身或者受 CSPG

---

[1] 硫酸软骨素蛋白多糖（Chondroitin Sulphate Proteoglycan，CSPG）：细胞外基质（ECM）的多种成分。
[2] 神经突（Neurite）：轴突和树突的统称，特别适用于生长过程中的未成熟阶段。
[3] Wang D, Fawcett J. (2012) The perineuronal net and the control of CNS plasticity. Cell Tissue Res, 349: 147-160.

调节的分子限制了成年动物单眼剥夺的可塑性。

虽然超出了本书的范围，但需注意的是，细胞外环境中的其他信号也已被证明可以调节发育的可塑性。特别令人感兴趣的发现是，髓鞘质也可用于抑制眼优势的可塑性[1]。在髓鞘中缺乏关键蛋白的小鼠在成年期显示出了延长的敏感期。

总之，很明显有许多不同的机制调节皮质可塑性，包括神经递质受体信号传导通路和细胞外信号。一些机制负责指示哪些突触发生增强和减弱，而其他机制则作为许可因子，确定神经元或一组突触何时能够响应这些指令（可塑性）。重要的是，这些机制都不是相互排斥的。相反，几乎可以肯定的是，响应于经验而发生的解剖学和生理学特性的复杂变化是由这些机制中的几种组合而产生的。

12.6 小结

（1）视觉经验能调节视觉皮层的解剖结构和生理发育。

（2）存在称为敏感期的关键时间窗，在此期间视觉经验的改变（如单眼剥夺）可以改变感觉系统的功能特征（神经元是可塑的）。

（3）可以通过测量视觉皮层中神经元的眼优势，即每只眼刺激引发的活动水平，来观察改变视觉经验的效应。

（4）关键期的单眼剥夺导致视觉皮层中的大多数细胞仅对非剥夺眼的输入才有反应。相比之下，黑暗饲养对眼优势直方图几乎没有影响。

（5）在这些视觉皮层的敏感期，改变视觉经验可以诱导两只眼睛输入之间的竞争和协同作用。

（6）突触元可塑性是指神经元改变诱发 LTD 和 LTP 的突触前刺激频率的能力，它是一种稳态可塑性。

（7）有一系列细胞机制调节眼优势可塑性的诱发和表达，包括突触强度的长时程变化、抑制性通路的调节和稳态可塑性。

（8）有许多机制可以调节敏感期的时间，包括抑制性回路和细胞外基质分子（如外周神经网络中的分子）的发育。

---

[1] McGee A W, Yang Y, Fischer Q S, Daw N W, Strittmatter S M. (2005) Experience-driven plasticity of visual cortex limited by myelin and Nogo receptor. Science, 309: 2222-2226.

术语表

A

Actin Filament——微丝：细胞骨架的组成部分之一；肌动蛋白的长聚合物，也称为肌动蛋白丝。

Action Potential——动作电位：当神经冲动沿着轴突和树突传递时，细胞膜上自动传导的电压变化。

Activation Signal——激活信号：在脊椎动物前后模式中，来自中胚层的信号之一会在其上层神经外胚层进行模式化。

Active Transport——主动运输：依赖 ATP 的分子和细胞器的定向运输，尤其是在轴突和树突中。

Active Zone——活动区：突触前的区域，这里含有神经递质的突触小泡与膜融合，以释放神经递质。

Acute Slices——急性切片：动物死亡后立即从脑（或脑区域）取出的薄切片，以保持细胞存活，通常用于生理记录或活体细胞成像。

Adaptor Proteins——衔接蛋白：通常缺乏酶活性，但通过介导细胞内信号级联中其他蛋白质之间的特异性相互作用，促进蛋白质复合物的形成。

Adherens Junction——粘附连接：将一个细胞的肌动蛋白细胞骨架与相邻细胞的细胞骨架或细胞外基质相连的连接。

Adrenal Medulla——肾上腺髓质：位于肾上腺内部，含有肾上腺髓质细胞；肾上腺位于肾脏上方，分泌几种重要的激素。

Adult Stem Cell——成体干细胞：一种在成年人体内仍可继续增殖产生新细胞的增殖细胞。通常存在于皮肤和血液系统中，但在大脑的某些部位也有。

Afferent——传入：轴突把神经电信号传递到神经系统的特定区域，如从周围的受体到中枢神经系统，或从脊髓到大脑。

Allele——等位基因：基因的一种，在大多数物种中，个体的每个基因会继承来自父亲和母亲的两个等位基因。

Amblyopia——**弱视**：一种视觉状况，其特征是无法通过眼镜矫正的视力下降。

AMPA Receptor——**AMPA 受体**：一种谷氨酸受体，在兴奋性突触激活后，负责兴奋性突触后电位的大部分初始去极化。

Animal Cap/Pole——**动物帽/动物极**：早期胚胎的背侧区域，能产生 3 个胚层，即外胚层、中胚层和内胚层。

Anterior——**前部**：胚胎末端头部形成的位置，与喙部的意思相同。

Anterograde——**顺行**：前向，用于描述神经元的细胞体与其轴突末端之间的方向。

Anteroposterior Axis，AP——**前后轴（AP 轴）**：从前到后穿过胚胎的轴，也称头尾轴，与喙尾轴的意思相同。

Antisense RNA——**反义 RNA**：与信使 RNA 互补的 RNA 链。

Aortic Plexuses——**主动脉丛**：沿着主动脉的神经细胞的集合。

Apoptosis——**凋亡**：细胞死亡的过程，通过该过程触发特定分子事件，使细胞将自身破坏。

Apoptotic Body——**凋亡小体**：已经凋亡的细胞残余物的名称。

Ascidian——**海鞘类**：海鞘类动物，一类具有囊状体且其幼虫具有脊索的海洋无脊椎动物。

Astrocyte——**星形胶质细胞**：一种呈星形的神经胶质细胞，有许多包裹神经元突触的过程。

Astrocytoma——**星形细胞瘤**：一种源自星形胶质细胞增殖的脑肿瘤。

Asymmetric Cell Division——**非对称细胞分裂**：产生两种不同类型子细胞的细胞分裂。

Asymmetric Synapses——**非对称突触**：突触后密度高于突触前活动区的兴奋性突触。

Autism——**自闭症**：一种以社交、语言/非语言交流困难及重复行为为特征的精神障碍。

Autism Spectrum Disorder，ASD——**自闭症谱系障碍（ASD）**：用于描述社交互动和交流中的异常，以及重复行为的心理状况的术语。

Autonomic Neurons——**自主神经元**：在周围神经系统中控制低于意识水平的身体机能的神经元，如呼吸、心率、消化等。

Autophosphorylation——**自磷酸化**：激酶蛋白通过自身的酶活性进行的自身磷酸化过程。

Axon——轴突：神经元的输出端，通过动作电位的形式在细胞间传递信息。

Axon Guidance Molecules——轴突导向分子：向导航轴突的生长锥提供线索的分子，指示其运动方向。它们主要是细胞表面或分泌的蛋白质，可通过生长锥膜中的特定受体检测到。

Axon Initial Segment，AIS——轴突起始段：轴突起始处的一个特殊的无髓鞘区域，含有高密度的电压依赖性 Na^+ 通道，是轴突的潜在起始点。

B

Back-Propagating Action Potential，bAP——反向传播动作电位（bAP）：传播到树突中的动作电位，它将突触前活动与突触后动作电位的产生联系起来，在与动作电位发放时间相关的可塑性上起到关键作用。

Bacteriophage——噬菌体：在细菌中感染、复制的病毒。

Basal Ganglia——基底神经节：大脑皮层下负责控制运动的大量神经元。

Basal Progenitors——基础祖细胞：大脑皮层下区域发育中的大脑皮层中的中间增殖细胞。

basic Helix-Loop-Helix，bHLH——基本螺旋-环-螺旋结构域（bHLH）：一个能够与 DNA 上特定部位结合的结构，这种结构域存在于许多在发育中具有重要意义的转录因子蛋白中，其特征是通过环连接两个螺旋，通常形成二聚体。

Benzodiazepine——苯二氮䓬：一组药理学试剂，通过增加 GABA 受体活性作为镇静剂，并因此增加了神经网络的抑制作用。

β-Galactosidase——β-半乳糖苷酶：一种由细菌基因 *lacZ* 编码的酶，广泛用作报告蛋白。

Bidirectional Plasticity——双向可塑性：神经元可以经历长时程抑制和长时程增强。

Bilaterally Symmetrical——双侧对称：大多数动物身体都被大致分为镜像对称的两半（左和右）。

Binocular——双眼的：两只眼睛。

Biobank——生物样本库：一种储存供研究用的生物样本（通常是人类）的储存库（通常由国家或国际组织资助）。

Bipolar Neuron——双极神经元：一个神经元，从细胞体发出两个分支。

Birth-Dating——出生日期：利用实验技术确定祖细胞分裂产生细胞的时间点，即它们的出生日期。

Blastocoel——囊胚腔：囊胚或囊胚内充满液体的腔。

Blastocyst——胚泡：气化前的哺乳动物胚胎，由围绕充满液体的空腔的大约 100 个细胞组成。

Blastoderm——胚盘：卵中含有较多卵黄的物种的早期胚胎的表层，细胞分裂发生在这一层。在昆虫卵中，它围绕在昆虫的卵黄周围；在鸟类的卵中，它位于卵黄的一端，是一个扁平的圆盘。

Blastomere——分裂球：在胚胎早期发育过程中，受精卵在最初的几次分裂中产生的细胞。

Blastopore——胚孔：在原肠胚形成过程中，通过细胞内陷，在早期胚胎中形成中胚层和内胚层。它是原肠的入口，在某些物种中最终形成肛门。

Blastula——囊胚：一个非常早期的胚胎，充满液体、呈球形。

Bone Morphogenetic Protein，BMP——骨形态发生蛋白（BMP）：一个有大约 20 种胞内分泌型信号分子的家族，其功能贯穿整个发育过程，在神经外胚层的建立和形成过程中的作用尤为重要。

Brain-Derived Neurotrophic Factor，BDNF——脑源性神经营养因子（BDNF）：属于分泌蛋白家族的神经营养因子，在细胞发育和存活中具有多种功能。

Brainstem——脑干：位于间脑和脊髓之间的大脑后部区域，包含脑桥、延髓和中脑。

Branchial Arches——鳃弧：咽部两侧的一组中胚层结构（口腔后部的腔），会在头部和颈部产生特殊的结构。

Brodmann Map——布罗德曼图谱：人类大脑皮层的二维表示，根据其细胞结构差异细分为离散区域，由科尔比尼·布罗德曼（Korbinian Brodmann）描述。

Bromodeoxyuridine，BrdU——溴脱氧尿苷（BrdU）：一种核苷酸胸苷的化学类似物，易于掺入新合成的 DNA 中。

C

Cajal-Retzius Cell——Cajal-Retzius 细胞：在发育中的大脑皮层边缘区的软膜边缘附近发现的特定神经元亚群。人们以它们的共同发现者 Ramon Y Cajal 和 Gustaf Retzius 命名。

Caspase——半胱天冬酶：一个半胱氨酸-天冬氨酸蛋白酶家族，以非活性形式存在于细胞中，并在诱导细胞凋亡后被分解为活性酶。

Catabolic Reactions——分解代谢反应：将复杂分子代谢分解为简单分子的反

应，通常会导致能量释放。

Caudal——尾部：朝向胚胎的尾端，与后端的意义相同。

cDNA——互补 DNA：是能够产生蛋白质的 DNA 分子，是 mRNA 的复本。

Cell Adhesion Molecule，CAM——细胞粘附分子（CAM）：对介导细胞之间接触起到重要作用的细胞表面蛋白。

Cell Cycle—细胞周期：产生细胞分裂，包括 DNA 合成和有丝分裂。

Central Nervous System，CNS——中枢神经系统（CNS）：神经系统的一部分，由大脑和脊髓组成。

Centrosome——中心体：组织细胞骨架微管的细胞内细胞器。

Cerebellum——小脑：大脑底部的一个离散结构，位于脑干上方。它调节一系列功能，包括运动控制、注意力和认知功能。

Cerebral Cortex——大脑皮层：在哺乳动物中覆盖每个大脑半球表面的神经元层。

Cerebral Organoids——大脑类器官：来自干细胞的三维结构，类似胚胎脑，有时称为迷你脑。

Chain Migration/Collective Migration——链迁移/集体迁移：一种细胞迁移形式，其中的细胞共同迁移，在彼此之上滑行，直至到达目的地。

Chemoaffinity Hypothesis——化学亲和假说：罗杰·斯佩里（Roger Sperry）提出的假设，假设存在分子线索（称为化学亲和标记），该分子线索使轴突可以与其靶细胞精确连接。

Chemoattraction——化学吸引：参见趋向性（Chemotropism）。

Chemokine——趋化因子：趋化性细胞因子，一种通过趋化性吸引细胞的分泌蛋白家族。

Chemorepulsion——化学排斥：参见趋向性（Chemotropism）。

Chemotaxis——趋化性：响应化学刺激的细胞定向运动。

Chemotropism——趋向性：描述细胞（或细胞的一部分，如轴突）响应可扩散化学提示的定向运动，这种运动可能是朝向线索（化学吸引）或远离线索（化学排斥）的。

Chiasm——交叉：参见视神经交叉（Optic Chiasm）。

Chimera——嵌合体：不同基因型的细胞聚集在一起形成胚胎后产生的个体。

Chondroitin Sulphate Proteoglycan，CSPG——硫酸软骨素蛋白多糖（CSPG）：细胞外基质（ECM）的多种成分。

Chordate——脊索动物：脊索动物门的一种动物，包括脊椎动物和一些相关动物，它们在发育的某个阶段都有一个脊索，如海鞘。

Chromatin——**染色质**：在细胞核中包裹着组蛋白的DNA。

Cilia（Singular Cilium）——**纤毛（单纤毛）**：高度结构化的细胞生长产物，主要与多种细胞的感觉功能有关。一些纤毛是运动的，如气管内衬细胞的纤毛。

Ciliopathy——**纤毛病**：因纤毛结构或功能缺陷而引起的疾病。

Clone——**克隆**：一组均由同一祖细胞产生的细胞。

Coincidence Detector——**同时性检测器**：一种细胞机制，检测在一定时间窗内是否发生突触前和突触后激活。

Colinearity——**共线性**：描述Hox基因表达域的顺序与染色体上基因的顺序相对应的事实。

Columnar Gene——**柱状基因**：3个负责形成果蝇背腹轴上神经细胞的同源基因。

Combinatorial——**组合**：举例说明，分子（信号因子或转录因子）通常是以复合体的形式影响细胞行为或基因表达的，这意味着相对较少的调控分子能够影响大量不同的产物形成。

Commissure——**连接/接合处**：一束轴突（连合轴突）扩展穿过中线连接神经两侧的结构，连接/接合处在协调动物两侧神经活动中起重要作用。

Commitment——**定型**：衡量发育中的细胞如何坚守其命运的指标。

Competence——**能力/功能/潜能**：发育生物学中定义了未分化细胞或组织承担特定命运的能力，如神经外胚层细胞能够产生神经元，但不能产生肌肉。

Competition——**竞争**：一种相互作用，导致一组轴突输入的增强或增加，而对同一结构的另一组轴突输入的减弱或去除。

Complementary——**互补配对**：描述了一条可以与另一条链结合的DNA链或RNA链，其中一条链上的每个碱基可以依次与另一条链上的碱基配对，如A与T配对、C与G配对。

Conditional Mutant——**条件突变**：在动物中，仅生物体内的某些细胞发生了突变（与组成型突变体相比）。

Confocal Microscopy——**共聚焦显微镜**：一种使用激光光源的显微镜形式，可观察到组织和整个胚胎的薄光学部分。

Congenital——**先天的**：出生时就出现的状况。

Constitutive Mutant——**组成型突变体**：动物体中的所有细胞均从受孕开始发生突变（与条件突变体相比）。

Contact Guidance——**接触引导**：描述了那些指导导航轴突或迁移细胞，以及需要在迁移细胞与提供指导线索的细胞或分子之间进行紧密物理接触的机制；可分为接触吸引和接触排斥。

Context-Dependence——**背景依赖**：用来描述调节分子（如信号或转录因子）可在不同位置或不同时间引起不同细胞反应的事实。通常，细胞对给定分子的反应取决于该点的发育历史。

Contractile Proteins——**收缩蛋白**：介导细胞中能引起细胞或部分细胞收缩的蛋白质。

Contralateral——**对侧**：相对的一侧。

Corpus Callosum——**胼胝体**：由连接大脑半球的轴突组成的主要纤维束。

Correlated Activity——**相关活动**：活动（或活动模式）同时发生在不同细胞或突触中。

Cortical Plate——**皮质板**：正在发育的哺乳动物大脑中的一个片状神经组织，这个组织产生了大脑皮层的大部分神经元层。

Corticospinal Tract——**皮质脊髓束**：连接大脑皮质和脊髓的轴突集合。

Cranial Nerve——**颅神经**：直接从脊椎动物大脑中形成的神经质。

Cranial Neural Folds——**颅神经褶**：神经板在其前端折叠产生的褶皱。

Cranial Placode——**颅基板**：脊椎动物头部外胚层的双侧增厚，负责感觉结构的产生。

Cre-loxP：产生条件突变体的系统。

CRISPR/Cas：细菌中天然存在的防御系统，已被应用于所有实验物种中，用作靶向、高效的基因编辑。

Critical Period——**关键期**：在发育过程中出现的特定时段，在此期间神经元的功能特性可根据经验改变。

Crosstalk——**串音**：信号转导中的成分可在不同的信号路径之间共享的现象。

Cytoarchitectural——**细胞结构**：在神经系统中，由细胞的形状或分布、或细胞聚集而产生的结构。

Cytodifferentiation Model——**细胞分化模型**：一组计算模型，它们在传入的轴突和靶细胞上调用匹配的分子线索，以解释大脑区域之间的精确连通性。

Cytokine——**细胞因子**：由多种细胞分泌的分子，包括神经系统和免疫系统的细胞，它在细胞之间传递信号，并通过多组分受体而不是酪氨酸激酶受体起作用。

Cytoskeleton——**细胞骨架**：细胞中由蛋白质聚合物组成的亚细胞网状结构，赋予细胞一定的形状和坚固性，也是细胞移动或改变形状的基础。它的主要组分包括微管、微丝和中间丝。

D

Dark-Rearing——黑暗饲养：实验性地在完全黑暗的环境中饲养动物。

Defasciculation——解束：轴突离开轴突束的过程。

Default Model——默认模型：用以解释神经诱导作用的假说，其中早期胚胎细胞默认为神经命运，除非被骨形态发生蛋白（BMPs）阻止。

Delamination——层离：昆虫腹侧神经源性区域中的细胞在胚胎内部移动成为神经母细胞的过程。

Dendrite——树突：其他神经元突触输入的主要部位。

Dendrite Self-Avoidance——树突自我规避：特定神经元的树枝状分支不会相互接触或重叠。

Dendritic Field——树突场：由特定神经元的树枝状分支覆盖的区域。

Dendritic Spines——树突棘：脊椎动物兴奋性神经元树突上突起的小生长物，是兴奋性突触的位点。

Dendritic Tree——树突树：神经元的树突通常高度分支，在形态上类似树。

Depolarization——去极化：神经元内部相对外部的正电荷增加，是对去极化刺激的响应。

Depolymerization——解聚：聚合物分解成单体的过程。

Developmental Plasticity——发育可塑性：神经元在发育过程中响应给定刺激而改变其表型的能力，最常用于描述神经元的解剖和生理特性随经验的变化而变化。

Diencephalic Vesicle（或 Diencephalon）——间脑泡（或间脑）：脊椎动物早期前脑的组成部分，位于端脑泡的前部，后期形成成体中的丘脑等结构。

Differentiation——分化：细胞以不同的最终形式在生物体内执行其特殊功能的过程，其中很多的发展旨在确保这种情况在整个身体中正确、协调地发生。

DiI：1,1′二十八烷基-3,3,3′,3′-四甲基吲哚羰花青高氯酸盐，一种常用于标记轴突束的亲脂性染料。

Dimer——二聚体：由两个结构相似的分子组成的分子。

Diploid——二倍体：每种染色体都有一对的生物体。

Directed Growth——定向生长：轴突直接生长到目标的正确区域。

Direction Map——方向图：视觉皮层的二维表示，显示了对沿特定方向移动的特定方向的刺激做出响应的区域。

Dissociation——解离：通过化学和/或物理的方式，使组织中的细胞彼此分离。

DNA-Binding Motifs——DNA 结合基序：允许与 DNA 结合的转录因子蛋白区域。

Dominant——显性：如果在只有一个等位基因复制的个体（杂合子）中观察到其作用，则将基因的等位基因（基因的形式）描述为显性基因；显性突变是一种遗传变化，在杂合子中可以观察到这种变化。显性等位基因有效地超越了其隐性伴侣。

Dorsal——背侧/背部：胚胎或成年生物的背面、脊髓在脊椎动物中发育的位置，与腹侧相对。

Dorsal Lateral Geniculate Nucleus，dLGN——背外侧膝状核（dLGN）：丘脑中一块处理视觉信息的区域，它接收来自视网膜的输入并将信息传递到视觉皮层。

Dorsal Lip of the Blastopore——胚孔的背唇：胚泡边缘的一部分，未来会发育成胚胎的背侧，是脊椎动物胚胎的重要组织者。

Dorsal Root Ganglia，DRGs——背根神经节（DRGs）：外周感觉神经元细胞体的集合，其轴突进入脊髓，沿脊髓背侧进行双向运动。

Dorsoventral Axis——背腹轴：从胚胎背侧到腹侧贯穿胚胎的轴。在人类身上，它从背部一直延伸到前方。

Down's Syndrome Cell Adhesion Molecule，DSCAM——唐氏综合征细胞粘附分子（DSCAM）：免疫球蛋白超家族的成员。果蝇基因可以产生数千种异构体，相当于免疫系统中的抗体变异。

E

Ectoderm——外胚层：胚胎的外胚层，其衍生物包括皮肤和神经系统。

Efferent——传出：轴突把神经电信号传递到神经系统的特定区域，如从大脑到脊髓，或从脊髓到肌肉。

Electrical Activity/Excitability——电活动/兴奋性：细胞调节流过其细胞膜的电流的能力。

Electrochemical Gradient——电化学梯度：电荷差异和膜内外离子浓度的不平衡。

Electron-Dense——电子致密：一种不能通过电子的结构，在电子显微照片上看起来很暗。

Electroporation——电穿孔：用电脉冲将 DNA 引入细胞，以短暂打开细胞膜的孔。

Embryonic Shield——胚盾：鱼类中生殖环的一部分，将变为背侧，相当于两栖动物的胚盘背唇和小鸡的亨森结。

Embryonic Stem Cell，ES Cell——胚胎干细胞（ES 细胞）：来自胚泡内细胞团的多潜能干细胞。

Endocannabinoid——内源性大麻素：体内天然存在的脂质，可以结合并激活大麻素受体。

Endocytosis——内吞作用：细胞通过吞噬吸收细胞外分子，以形成细胞内囊泡的过程，也是消化质膜及其成分的一种方式。

Endoderm——内胚层：胚胎的内胚层，其衍生物包括消化系统和呼吸系统。

Endonuclease——核酸内切酶：通过破坏核苷酸之间的内部键来破坏核苷酸链（如 DNA 或 RNA）的酶。

Endosome——内涵体：一种胞内细胞器，将物质从质膜中运输出来。

Enhancer——增强子：可与蛋白质结合以增强基因转录水平的 DNA 区域。

Enteric Nervous System——肠神经系统：控制胃肠系统周围神经系统的细分。

Eph Receptors——Eph 受体：识别肝配蛋白的跨膜酪氨酸激酶受体。

Ephrin——肝配蛋白：Eph 受体酪氨酸激酶家族的膜结合配体家族。

Epiblast——上胚层/外胚层：在鸟类、爬行动物和哺乳动物的早期胚胎中原肠胚作用时形成 3 个胚层的细胞层。

Epiboly——外包：源自动物极的细胞通过外胚层覆盖胚胎的运动。

Epidermis——表皮：覆盖在身体表面最外层的细胞，与神经系统一样，分化自胚胎初期的外胚层。

Epithelium——上皮组织：所有动物的外表面和内表面，包括内腔、器官和身体其他自由开放的表面，以及它们不成熟的发育形态的组织。

Excitatory Post-Synaptic Potential，EPSP——兴奋性突触后电位（EPSP）：通过激活一组给定的突触而导致突触后细胞的去极化。

Excitable Cell——可兴奋性细胞：可以传导动作电位的细胞。

Excitatory Synapse——兴奋性突触：激活时会在突触后细胞中引起去极化的突触。

Experience——经历：改变神经元兴奋的刺激或一组刺激。

Experience-Dependent Plasticity——依赖于经验的可塑性：由经验引起的神经活动改变而导致大脑功能发生的变化。

Explant——外植体：已被切除并分离培养的生物体的移植部分。

Extracellular Matrix，ECM——细胞外基质（ECM）：蛋白质和碳水化合物聚合形成的凝胶状网状结构，围绕细胞并在大多数器官和组织中提供结构支持。

Exuberant——丰富：用于描述在发育过程中短暂存在的、随后即被修剪的连接。

F

Fascicle——束：一束神经或肌肉纤维。

Fasciculation——成束：轴突成束的过程。

Fate——命运：细胞发育的结果。

Feature Map——特征图：外部刺激的物理特征在大脑区域中的二维表示。

Fibroblast Growth Factor，FGF——成纤维细胞生长因子（FGF）：参与胚胎发育及伤口愈合等其他过程的一族生长因子。

Filopodia——丝状伪足（单数形式为 Filopodium）：与细胞形状变化相关的类似指状的细胞生长。它们对迁移细胞、生长锥和树突棘的形成很重要。

Floor Plate——底板：神经管最腹侧的区域。

Fuorescent——荧光的：如果分子在被不同波长的光照射时发出一定波长的光，则该分子是荧光的，如绿色荧光蛋白（GFP）被蓝光照射时看起来是绿色的。

FMRP——脆性 X 智力低下蛋白：该蛋白的缺失或丢失会导致脆性 X 综合征。

Forebrain（或 Prosencephalon）——前脑：从神经管前部发育而来的大脑前部。

Forward Genetics——正向遗传学：一种传统的遗传方法，其目的是鉴定引起目标表型的突变基因。

Forward Genetic Screen——正向遗传筛选：一种遗传过程，在其中会根据目标表型分离突变体。

Functional Connectivity——功能连接：神经元之间的连接，受到刺激时，有助于突触后神经元动作电位的产生。

Functional Properties——功能属性：用于描述神经元生理属性的一般术语，尤其是那些可以改变神经网络或动物行为的属性。

G

γ-Aminobutyric Acid，GABA——γ-氨基丁酸（GABA）：大脑中最常见的抑制性神经递质。

GABAergic——γ-氨基丁酸能：一个含有氨基丁酸这种神经递质的神经元或突触。

Gain-of-Function（Mutation）——功能获得（突变）：一种改变基因的突变，使其获得新的异常功能

Ganglion——神经节：感觉神经元和中间神经元（脊椎动物），或中枢神经系统神经元的密集集合。

Ganglionic Eminences——神经节隆起：胚胎端脑的腹侧区域。

Ganglion Mother Cell，GMC——神经节母细胞（GMC）：昆虫中神经母细胞的子细胞，它只分裂一次产生两个神经元或一个神经元和一个胶质细胞。

GTPase Activating Protein，GAP——GTP 酶活化蛋白（GAP）：小 G 蛋白的调节剂，它诱导 G 蛋白将与其结合的 GTP 水解为 GDP，从而改变 G 蛋白的活性。

Gap Genes——缺口基因：一组基因，其表达能将果蝇早期胚胎在头尾轴上分成大的区域。

Gastrulation——原肠胚形成：胚芽通过细胞从胚的外表面向其内部运动，从囊胚发育形成原始肠的过程。

Guanine-Nucleotide Exchange Factor，GEF——鸟嘌呤-核苷酸交换因子（GEF）：小的 G 蛋白调节剂，它通过促进 GTP 代替 GDP 的结合，而改变 G 蛋白的活性。

Gene Expression——基因表达：将基因中编码的信息翻译成 mRNA，然后通常翻译成蛋白质。

Gene Regulatory Network——基因调控网络：控制基因表达水平的一组相互作用的分子调节剂。

Genetically Tractable Organism——遗传易操作生物：易于操作遗传构成的生物。

Genome——基因组：细胞或有机体中存在的整套遗传物质。

Genotype——基因型：细胞或有机体的遗传组成。

Germ Cells——生殖细胞：生殖细胞，即卵子和精子。

Germ Layers——胚芽层：动物胚胎分化为 3 个细胞层，即外胚层、中胚层和内胚层。

Glia——神经胶质：神经系统的非神经元细胞，"Glia"一词来源于希腊语中的"Glue"，意为"胶水"。它最初被认为可以提供结构性支持，但现在已知其具有重要的信号传导和营养功能，以支持神经元。

Gliogenic Switch——胶质转换：在脊椎动物中枢神经系统发育中，发生了从神经元产生到神经胶质细胞产生的转变。

Glutamate——谷氨酸：一种氨基酸，也是脊椎动物大脑中最常见的兴奋性神经递质。

Glutamatergic Neuron——谷氨酸能神经元：一种产生神经递质谷氨酸的神经元或突触。

Glycoprotein——糖蛋白：一种附着有共价连接的碳水化合物侧链的蛋白质。

G Protein——G 蛋白：鸟嘌呤-核苷酸结合蛋白，参与细胞内信号传导的与细胞膜相关且可溶的蛋白质大家族。

G-Protein-Gated Ion Channel——G 蛋白门控离子通道：一种由 G 蛋白结合调节的离子通道。

Granule Neurons——颗粒神经元：在小脑颗粒层中发现的大量直径约 10μm 的小神经元。

Green Fluorescent Protein，GFP——绿色荧光蛋白（GFP）：一种来自水母的蛋白质，当其暴露于蓝光中时，会发出亮绿色的荧光，通常用于在细胞生物学中做标记。

Growth Cone——生长锥：在迁移轴突前边缘发现的专门结构，可检测并响应环境中的指示线索。

Growth Factor——生长因子：一种天然物质，能够刺激细胞生长和分化，并通过细胞表面的受体起作用。

Guidepost Cell——路标细胞：通过沿生长方向提供中间靶标来协助指导轴突生长的细胞。

Gyrus——脑回：大脑皮层表面两个裂隙之间的脊或褶。

H

Hebb's Postulate——赫布假说：唐纳德·赫布（Donald Hebb）于 1949 年提出的一种突触可塑性理论，用以解释动物如何学习和存储记忆。

Hensen's Node——亨森结：原始条纹前尖端的凸起，随条纹从后到前的延伸而形成，在组织胚化过程中起重要作用。

Hermaphrodite——雌雄同体：同时具有雄性和雌性性特征和性器官的生物体。

Heterochronic Transplant——异源移植：将细胞或组织从一个发育中的生物移植到另一个不同年龄的生物中，是一种用于测试时间事件如何调节的技术。

Heterodimer——异二聚体：由两种不同的蛋白质组成的蛋白质复合体。

Heterotrimeric——异源三聚体：由 3 个不同的亚基组成。

Heterozygous——杂合子：对于一个特定的遗传特征，如基因或突变，两个副本的特征是不同的。

Hindbrain（或 Rhombencephalon）——后脑（或菱脑）：大脑的后部，包括小脑和脑干。

Hippocampal Commissure——海马体连合：一个大的轴突束，它跨越大脑中线连接两个海马体。

Hippocampus——海马体：脊椎动物前脑中的结构，与学习和记忆的形成有关。

Histone——组蛋白：在细胞核中发现的蛋白质，能将 DNA 包装并排列成核小体。

Homeobox——同源（异形）框：编码同源域（Homeodomain）的 DNA 序列。

Homeodomain——同源域：在许多具有重要发展意义的转录因子蛋白中的区域，该蛋白包含大约 60 个氨基酸，折叠成 3 个螺旋体，其中一个直接与 DNA 相互作用，这 3 个螺旋体通过短环相连。

Homeodomain Code——同源域码：由同源域转录因子组合指定不同细胞命运。

Homeostasis——动态平衡：生理系统维持内部稳定性的能力，特别是对改变系统生理状态的外部刺激的响应。"Homeostasis"一词来源于希腊语中的"Homeo"，意为"相同"。

Homeostatic Plasticity——稳态可塑性：神经元调节其总体兴奋性或平均放电速度的能力。

Homeotic——同源异形：突变导致身体的一个部分模拟另外一个部分生长，如腿变成翅膀或胸部体节变成腹部体节。

Homodimers——同源双体：衍生自任何两个相同单体的二聚体。

Homologous Recombination——同源重组：在两条相似或相同的 DNA 链之间交换核苷酸序列的现象。

Homologue——同源基因：在不同物种中序列相似的基因，由共同的祖先进化而来。

Homophilic Binding——亲和性结合：相同种类分子之间的结合。

Homozygous——纯合子：对于一个特定的遗传特征，如基因或突变，两个副本的特征是相同的。

Homunculus——皮质小矮人：人身体的表征。

Hox Code——同源异形编码：由同源异形基因组合的表达定义细胞命运的机制。

Hox Genes——同源异形基因：一个高度保守的相关基因家族，在矢状轴上赋予区域同一性。它们编码在其结构中具有相关同源结构域的转录因子。

Heparan Sulphate Proteoglycans，HSPG——硫酸乙酰肝素蛋白多糖（HSPG）：细胞表面和细胞外糖蛋白，具有长而复杂的碳水化合物侧链，并经过广泛的翻译后修饰。它们充当某些生长因子和轴突指导分子的辅助因子。

Hydrolysis——水解：通过水分子引起的化学共价键破坏。

Hyperpolarized——超极化：神经元内部相对外部的负电荷增加，是对超极化刺激的反应。

Hypothalamus——下丘脑：前脑底部的腹侧神经区域，可以调节激素分泌，并控制许多自主神经功能。

I

Immunocytochemistry——免疫组织化学：一种实验室技术，用抗体标记含有特定蛋白质的细胞。

Immunoprecipitation——免疫共沉淀：一种实验室技术，用抗体纯化抗体识别的特定蛋白质。

Individual Migration——个体迁移：一种迁移方式，在这种迁移中细胞的运动似乎是独立于与其他细胞的接触。

Induction——诱导：一个组织在另一个组织的发育过程中引起变化的过程。

Induction Models——诱导模型：一组计算模型，假设传入的轴突有内在信息，指定它们在目标组织内的有序映射，以指导目标组织的分化。

Innate——先天的：来自动物的遗传程序（相对经验而言）。

Inner Cell Mass——内细胞团：哺乳动物胚泡内形成胚胎三胚层的多能细胞团。

Inner Ear——内耳：耳朵的感觉部分，包括耳蜗，嵌在头骨内，通过中耳与外界相连。

Inner Subventricular Zone，ISVZ——内脑室下区（ISVZ）：灵长类动物大脑皮层发育过程中两个脑室下区之一。

Input Resistance——输入电阻：导体对电流阻碍作用的大小。在神经元中，这是对细胞膜减少跨膜净离子流特性的度量。

In Situ Hybridization——原位杂交：一种使用标记RNA探针检测基因或信使RNA的方法。

Integrin——整合素：结合层粘连蛋白的细胞受体蛋白。

Intercellular Signalling（Molecules）——细胞间信号（分子）：介导细胞间通信的过程（分子）。

Interkinetic Nuclear Migration——核互动迁移：细胞核在静止细胞内的移动。

Intermediate Progenitor Cell——中间祖细胞：大脑皮层发育过程中放射状胶质细胞的子代，它们在脑室下区域分裂产生神经元。

Intermediate Target Cell——中间靶细胞：为轴突从起始点导航到最终目的地提供中间目的地的细胞，这样的轴突通常在到达中间目标后改变运动方向。

Interneurons——中间神经元：中枢神经系统中，在其他神经元之间起连接作用的神经元。

Intracellular Signalling（Molecules）——细胞内信号（分子）：介导细胞对胞外信号应答的过程（分子）。

Intraflagellar Transport——胞内运输：在纤毛和鞭毛生长基础上的运输途径。

In Vitro——体外：与在生物体之外，用来源于生物体的活细胞/组织进行的实验有关。

In Vivo——体内：与完整生物体的环境有关。

Ion Channel——离子通道：一种跨膜蛋白质，当它打开时，允许离子通过细胞膜。

Ionic Gradient——离子梯度：特定离子或离子们在膜上的浓度差。

Ion Pump——离子泵：一种跨膜蛋白质，主动调节离子在细胞膜上的分布。

Ipsilateral——同侧：在同一侧。

Ischemia——缺血：缺乏足够的血流来支持组织的正常功能。

Isoform——同源异构体：由相同基因使用外显子的不同组合产生的不同形式的蛋白质。

Isthmic Organizer——峡部组织者：大脑发育中的信号区。

K

Kinase——激酶：将磷酸基团转移到特定分子上的酶，这一过程称为磷酸化。

Knock-Down——敲低：降低 mRNA 或蛋白质的水平。

Knock-Out——敲除：被设计为携带已经失效的基因的生物体。

L

Labelled Pathway Hypothesis——标记通路假说：这表明由先驱神经元设定的轴突通路表达特定的分子标签，这些标记允许后导轴突识别并遵循特定的通路。

lacZ：一种编码半乳糖苷酶的细菌基因，广泛用作报告蛋白。

Lamellipodia——片状伪足（单数形式为 **Lamellipodium**）：与细胞形态变化相关的类似片状的细胞生长。它们出现在迁移细胞和生长锥上。

Lamina——层：中枢神经系统中的一层神经元。

Laminin——层粘连蛋白：细胞外基质的蛋白质成分。

Lateral——外侧：远离胚胎的中线，垂直于它的头尾轴和背腹轴，与内侧相反。

Lateral Ganglionic Eminence，LGE——外侧神经节隆起（LGE）：胚胎腹侧端脑的外侧区域。

Lateral Inhibition——侧向抑制：一个神经细胞抑制周围细胞获得同样命运的过程。

Lateral Line——侧线：在许多鱼类和两栖动物中发现的一种感觉器官，可以检测水的运动,并使动物在水中定位。

Lateral Ventricle——侧脑室:前脑内充满液体的小腔。

Leading Process——前突:在细胞迁移过程中,迁移细胞前凸出的细胞质长突起。

Ligand——配体:与受体分子结合的分子或离子,如在细胞表面产生生物应答。

Ligand-Gated Ion Channel——配体门控离子通道:通过结合细胞外信号(如神经递质)来调节的离子通道。

Line(of Organisms)——(生物体)系:通过繁殖而联系起来的生物体的集合,由于持续的近亲繁殖和人工选择而在基因上相对纯净。

Lineage(of a Cell)——(细胞)谱系:形成一个细胞所经历的分裂序列,可以理解为细胞的族谱。

Lipophilic——亲脂性:对脂质具有亲和力。

Lissencephaly——无脑:字面意思是"平滑的大脑",脑沟存在一种先天性缺陷,大脑皮层的脑沟和脑回缺失。

Long-Term Depression,LTD——长时程抑制(LTD):由突触前和突触后元素之间的不相关活动引起的突触强度的长期下降。

Long-Term Potentiation,LTP——长时程增强(LTP):由突触前和突触后元素之间的协同活动引起的突触强度的长期增强。

Loss-of-Function(Mutation)——功能丧失(突变):改变基因,从而使其失去功能的突变。

Lumen——管腔:管状器官中的空腔或通道。

Lysosome——溶酶体:由含有酶的膜包围的细胞器,发现于大多数细胞的细胞质中。

M

Magnetic Resonance Imaging,MRI——磁共振成像(MRI):一种利用强磁场对人体的内部结构和功能进行成像的技术。

Mantle Zone——外套层:神经上皮的外层,包含有丝分裂后的神经元,这些神经元从脑室区向外呈放射状迁移。

Map——图谱:对给定区域或物体物理特征的空间进行有序表示。

Marginal Zone——边缘区:大脑皮层的浅层,由前板分裂形成。

Medial——内侧:朝向胚胎的中线,垂直于它的头尾轴和背腹轴,与外侧相反。

Medial Ganglionic Eminence,MGE——内侧神经节隆起(MGE):胚胎腹侧

端脑的中间区域。

Mediolateral——**中外侧**：左右对称生物体从中线到两侧的轴。

Medulloblastoma——**成神经管细胞瘤**：儿童中最常见的恶性脑瘤，起源于小脑。

Melanocytes——**黑色素细胞**：色素产生细胞，位于皮肤、头发和眼睛。

Membrane Potential——**膜电位**：膜内外电荷的不平衡。

Mesencephalon（或 **Midbrain**）——**中脑**：位于前脑和后脑之间，沿头尾轴的大脑中间部分。

Mesoderm——**中胚层**：胚胎的中间胚层，其衍生物包括肌肉和骨骼。

Metabotropic Receptor——**代谢型受体**：一种受体，不形成离子通道，而是通过细胞内信号级联的激活，将信号传导到细胞内部，通常使用异源三聚体 G 蛋白。

Metamorphosis——**蜕变期**：动物身体结构从一个阶段发展到下一个阶段的深刻变化期，通常见于两栖动物和昆虫。

Metaplasticity——**元可塑性**：神经元改变刺激频率的能力，诱导长时程增强和长时程抑制。

Microglia——**小胶质细胞**：神经系统中的清道夫细胞。

MicroRNA——**微 RNA**：自然发生的微小的调节 RNA。

Microtubule——**微管**：细胞骨架的主要组分，由微管蛋白组成。

Microtubule-Associated Protein，MAP——**微管相关蛋白（MAP）**：结合在微管上的一组异质蛋白质，通常用于稳定微管并影响其性质。

Microtubule Capture——**微管捕获**：动态微管通过与细胞骨架的其他成分相互作用而稳定下来的过程。

Microtubule Catastrophe——**微管突变**：微管蛋白亚基的快速分离。

Midbrain-Hindbrain Boundary——**中脑-后脑边界**：大脑中峡部组织信号结构的位置。

Midline——**中线**：双侧对称动物左右两半部分之间的分界线。

miniature Excitatory Post-Synaptic Potential，mEPSP——**微型兴奋性突触后电位（mEPSP）**：一种兴奋性突触后电位，由单个突触囊泡的释放产生。

Mitogen——**丝裂原**：诱导细胞增殖的信号分子。

Mitotic Spindle——**有丝分裂纺锤体**：一批微管的组合，在细胞分裂期间形成并将染色体拉入每个子细胞中。

Model Organism——**模式生物**：被广泛研究的物种，因为它有助于洞察其他生物的结构和发展。

Modification Threshold——修正阈值：从长时程抑制诱导转换为长时程增强诱导的刺激频率。

Monocular——单眼的：一只眼睛。

Monocular Deprivation，MD——单眼剥夺（MD）：一只眼睛的视力被剥夺。

Monomer——单体：由一个亚基组成的蛋白质。

Morphogen——形态发生素：一种可扩散的信号分子，以浓度依赖性的方式诱导细胞反应。典型地，它扩散形成一个浓度梯度，从而提供细胞的位置信息。

Morphogenesis——形态发生：发育过程中组织和器官的分化和生长。

Mosaic——嵌合体：由一个受精卵发育而成的有机体，在一个个体中包含两个具有不同基因型的细胞群。

Motif——基序：蛋白质中允许它们发挥作用的特殊区域，如 DNA 结合基序允许转录因子与 DNA 相互作用。

Motogenic——运动：刺激开始运动的一种效应。

Motor Protein——动力蛋白：沿着细胞内的细丝运动的蛋白质。

Multimeric——多聚体：由多个亚基组成的蛋白质。

Multipolar Neuron——多极神经元：一种神经元，它有一个单轴突和几个从胞体延伸出来的树突。

Multipotent——多能性：产生不同类型后代的祖细胞的属性，是干细胞的一个关键特性。

Mushroom Body——蘑菇体：昆虫脑内负责嗅觉学习和记忆的一个结构。

Mutual Inhibition——相互抑制：细胞在竞争中相互抑制以获得特定命运的过程。

Myosin—肌球蛋白：一种沿肌动蛋白丝移动的分子运动蛋白。

N

Nasal——鼻侧：在双侧对称的动物中，靠近鼻子的位置（与颞侧相对应）。

Necrosis——坏死：由压倒性的细胞损伤导致的细胞死亡的病理过程。

Neighbour Matching Model——相邻匹配模型：一组计算模型，可以调用①传入轴突上存在的信号，相邻细胞之间的信号比相隔较远细胞之间的信号更相似；以及②目标细胞识别这些信号的能力，以解释大脑结构之间的精确连接。

Neocortex——新皮质：大脑皮层在高等哺乳动物进化过程中大量扩张的部分。

Nerve Cord——神经索：位于中枢神经系统腹侧的结构，它决定了昆虫的长度；相当于脊椎动物的脊髓。

Nerve Growth Factor，NGF——神经生长因子（NGF）：第一个被发现的被称为神经营养因子的分泌蛋白家族的成员，在细胞发育和存活中具有许多功能。

Netrins：一个进化保守的小家族分泌的蛋白质，可以吸引或排斥生长的轴突，取决于它们表达的 netrin 受体的种类。

Neural Cells——神经细胞：神经系统中任何细胞的总称，包括神经元和神经胶质细胞。

Neural Crest——神经嵴：外胚层的一部分，位于神经管和表皮之间，为脊椎动物的身体提供神经元和其他细胞。

Neural Induction——神经诱导：诱导组织告诉反应组织接受神经命运的过程。

Neural Networks——神经网络：一组神经元形成的神经环路。

Neural Plate——神经板：翻卷形成神经管的一部分神经外胚层。

Neural Precursor——神经前体：本书将其定义为一种致力于成为神经细胞，但尚未分化的细胞。参见神经祖细胞（Neural Progenitor）。

Neural Progenitor——神经祖细胞：本书定义的神经祖细胞是一种分裂为子细胞的细胞，其中一些将分化为神经细胞。祖细胞通常有多种功能。参见前体（Precursor）。

Neural Stem Cell——神经干细胞：神经系统中的祖细胞，这类细胞通常进行非对称的细胞分裂，并产生多种后代（它们是多能的）。

Neural Subtype Specification——神经亚型特化：表示神经元之间变得不同的调节过程的术语。

Neural Tube——神经管：胚胎中的外胚层组织，大脑和脊髓即从其中发育而来。

Neurite——神经突：轴突和树突的统称，特指神经生长过程中未发育完全的阶段。

Neurite Outgrowth——神经突生长：一个新的神经元生长轴突和树突的过程。

Neuroblastoma——神经母细胞瘤：一种罕见的儿童肾上腺髓质或交感神经系统肿瘤。

Neuroectoderm（或 **Neuroepithelium**）——神经外（上）胚层：将发育成神经系统的外（上）胚层神经性区域。

Neurogenesis——神经发生：细胞分化为神经元的过程。

Neuromast——神经肥大：形成侧线感觉细胞的一小群细胞。

Neuronal Activity——神经元活动：参见兴奋性（Excitability）。

Neuronal Migration——神经元迁移：神经元在神经系统中向它们的目的地移动。

Neuronal Polarity——神经元极性：细胞极性是指细胞间的形态学非对称性，

神经元极性是指神经突分化成轴突和树突的特性。

Neuropilins——**神经毛蛋白**：信号素受体蛋白家族。

Neuropore——**神经孔**：神经管一端或另一端的开口在神经形成过程中逐渐变小并最终闭合。

Neurotrophic Hypothesis——**神经营养假说**：如果支配一个结构的神经元没有得到足够的神经营养因子就会死亡的假说。

Neurotrophic Molecules——**神经营养分子**：促进神经元生长和存活的分泌分子。

Neurotrophin——**神经营养因子**：一个蛋白质家族，包括影响神经元的存活、发育和功能的脑源性神经营养因子（BDNF）及神经生长因子（NGF）。

Neurulation——**神经胚形成**：神经管形成的过程。

Next-Generation Sequencing——**二代测序**：使用比最初发明的测序方法更高效、更快、更便宜的现代测序方法，为测序大量的 DNA 或 RNA，甚至整个基因组提供了实用的方法。

Nitric Oxide——**一氧化氮**：一种小的气体分子，可作为局部信号分子。

_N_-Methyl-D-Aspartate（NMDA）Receptor——**_N_-甲基-D-天冬氨酸（NMDA）受体**：一种谷氨酸受体，对突触可塑性至关重要，也可参与调节细胞死亡。

Notochord——**脊索**：在脊索动物（包括脊椎动物）发育过程中，从前到后的中胚层衍生的杆，它是一个具有重要信号功能的瞬态结构。

Nuclease——**核酸酶**：一种分解核酸（如 DNA）的酶。

Nucleokinesis——**核运动**：描述细胞核在迁移细胞中向前移动的过程。

Nucleosome——**核小体**：负责染色体紧密性的结构，由包裹在一种称为组蛋白的蛋白质上的 DNA 序列组成。

Nucleus——**核**：作为大多数细胞内部的结构，也用于描述神经系统中离散的神经细胞簇，如背外侧膝状核（dLGN）。

Nurse Cells——**滋养细胞**：在卵巢中为卵细胞生长提供营养的细胞。

O

Ocular Dominance——**眼优势**：视觉皮层中特定细胞对其中一只或另一只眼睛受到刺激时的生理反应的相对水平。

Ocular Dominance Band——**眼优势带**：携带来自 dLGN 信息并投射到皮质第 4 层轴突的突触末端的整体模式。

Ocular Dominance Histogram——**眼优势直方图**：显示特定动物视觉皮层中具

有特定眼优势分类的神经元出现频率的柱状图。

Ocular Dominance Shift——眼优势转变：眼球优势直方图分布的改变，是由动物视觉经验的操作造成的。

Olfactory Bulb——嗅球：从嗅觉神经元接收输入信号的大脑区域。

Olfactory Interneurons——嗅觉中间神经元：嗅球内的小神经元，在其他神经元之间起连接作用。

Oligodendrocytes——少突胶质细胞：参与中枢神经系统轴突形成的神经胶质细胞。

Optical Imaging——光学成像：一种测量氧代谢局部变化的成像技术，通常用于观测大脑皮层的拓扑图和特征图。

Optic Chiasm——视神经交叉：由视网膜神经节细胞轴突组成的大脑腹侧的结构。这些轴突在该点穿过中线，形成了交叉的 X 形。

Optic Nerve——视神经：连接眼睛和大脑的轴突束。

Optic Vesicles——双侧视泡：来自前脑的双侧生长，产生视网膜和眼睛的视神经。

Organizer——组织者：典型的组织或一组细胞，它能产生信号，使周围的细胞有图案分化（赋予它们位置信息）。

Orientation Map——方位图：视觉皮层的二维表示，显示对特定方位刺激做出反应的区域。

Orientation Selectivity——方位选择性：视觉系统中神经元的一种生理特征，对特定方位的刺激优先产生动作电位。

Otic Placode——耳基板：产生内耳，包括感觉上皮、听觉和前庭神经节。

Otic Vesicle（或 Otocyst）——耳泡（或耳囊）：由耳基板从外胚层表面内凹和挤压而形成的内耳空腔。

outer Radial Glia Cell，oRG——外放射状胶质细胞（oRG）：外放射状胶质细胞发现于脑室下区，特别是在灵长类动物中，其过程达到大脑的外表面，但不到达脑室表面。

Outer Subventricular Zone，OSVZ——外脑室下区（OSVZ）：灵长类动物大脑皮层发育过程中两个脑室下区之一。

P

Pair-Rule Gene——成对规则基因：一组基因，其表达将早期果蝇胚胎分为节段单位。

Paracrine——旁分泌：通过接触或扩散因子在相邻细胞之间发出信号。

Parallel Fibre——平行纤维：来自小脑颗粒细胞的轴突，与分子层中的软脑膜表面平行，在那里它们与浦肯野细胞的树突形成突触。

PAR Complex——PAR 复合体：一种保守的蛋白质复合物，在多种情况下调节细胞的非对称性，包括早期秀丽隐杆线虫的发育、神经元极性和神经祖细胞的非对称分裂。

Perinatal——围产期：术语，指出生前后、产前或产后。

Perineuronal Net——神经周围神经网：硫酸软骨素蛋白多糖、位于神经细胞特定亚群的胞体和近端树突上其他细胞外基质蛋白的表达模式。

Peripheral Nervous System，PNS——外周神经系统（PNS）：大脑和脊髓外部的神经系统部分，将中枢神经系统和身体其他部分连接在一起。

Pharmacological Inhibition——药理学抑制：使用一种药物来降低给定的蛋白质、细胞或神经网络的活性。

Pharynx——咽：咽喉位于口腔和气管之间的部分。

Phenotype——表型：有机体表现出的外形和行为上的特征。

Phosphorylation——磷酸化：向分子中加入磷酸基团，通常导致其活化或失活。

Pia——软膜：包裹大脑和脊髓的一种膜。

Pioneer Neuron（或 Axon）——先驱神经元（或轴突）：早期迁移的神经元或导航轴突，作为后来发育过程中神经元或轴突的发育线索。

Phosphatidylinositol(3,4,5)-Trisphosphate，PIP3——磷脂酰肌醇（3,4,5）-三磷酸（PIP3）：一种膜相关的磷脂第二信使，参与调节许多细胞过程，包括细胞形状变化、迁移和神经元极性。

Placodes——基板：脊椎动物头部外胚层两侧的增厚，产生感觉结构。

Plasticity——可塑性：变化的能力。

Pluripotency——多能性：细胞（如胚胎干细胞）分化成体内多种或全部细胞类型的能力。

Polymer——聚合物：由许多相似亚基组成的分子。

Polymerization——聚合：单体聚合，以产生聚合物的过程。

Polysaccharide——多糖：糖（碳水化合物）亚基的聚合物。

Positional Information——位置信息：上皮细胞接收到的信息，使其能够评估自己在上皮内的位置，并做出相应的反应。在通常情况下，这些信息是以一种称为形态形成因子的信号分子的浓度梯度的形式存在的。

Posterior——后部：朝向胚胎尾部的，与尾部的意思相同。

Post-Synaptic——突触后：与突触处接收信号的细胞或树突有关。

Post-Synaptic Density——突触后致密物：突触后的电子致密蛋白质复合物，由神经递质受体、支架分子、信号传导酶和细胞骨架元件组成。

Post-Synaptic Terminal——突触后端：突触的树突或细胞体部分，包含神经递质受体。

Post-Translational Modifications——翻译后修饰：蛋白质合成后发生的改变，如糖基化或磷酸化。

Prechordal Plate——脊索前板：位于前神经外胚层下面的中胚层，神经管前区域化的信号来源，包括 Cerberus。

Precursor——前体：参见神经前体（Neural Precursor）。

Pre-Patterning——前模式：用于描述神经外胚层区域化的另一术语。

Pre-Synaptic——突触前：细胞在突触处通常以神经递质的形式产生信号。

Pre-Synaptic Terminal——突触前端：突触中包含突触小泡的部分。

Prethalamus——前丘脑：脊椎动物间脑的一部分。

Primary Neurulation——初级神经胚形成：神经外胚层卷起来形成神经管的过程。

Primitive Streak——原条：当外胚层细胞沿脊椎动物胚胎的中线向前移动时形成的结构。

Primordium——原基：胚胎学术语，会发育出特定的器官或组织的区域。

Progenitor——祖细胞：参见神经祖细胞（Neural Progenitor）。

Programmed Cell Death——程序性细胞死亡：通过激活细胞内死亡程序，不再需要的细胞有效自杀的过程。

Projection Neurons——投射神经元：神经元的一般术语，轴突投射到一定距离，而不是局部投射。

Proliferation——增殖：通过细胞分裂增加细胞数量，是祖细胞和干细胞的特征。

Promoter——启动子：DNA 分子中促进特定基因转录的位置。

Proneural Cluster——原神经簇：表达原神经基因的相邻神经外胚层细胞。

Proneural Gene——原神经基因：控制细胞进行神经细胞分化过程的基因。

Protease——蛋白酶：一种分解蛋白质的酶。

Protein Kinase——蛋白激酶：一种将磷酸基团转移到蛋白质（通常来自 ATP）的酶，从而调节蛋白质的功能。

Proteoglycan——蛋白多糖：通过多糖基团的共价连接而修饰的细胞外基质蛋白。

Proteolytic Degradation（或 **Cleavage**）——蛋白降解（或分解）：蛋白质分解成更简单的多肽和氨基酸。

Protocortex—皮层源：假设皮层是一块"白板"，每个皮层区域的特征是由来自丘脑的传入轴突来确定的。

Proto Map——原图谱假说：假设早期皮层有一个内在的模板，即后期发育的皮层区域，与发育过程中传入的轴突相匹配。

Proto-Oncogene——原癌基因：一种参与控制细胞增殖的正常基因，当发生突变、过表达或错误表达时，它具有促进肿瘤形成的可能性。

Protozoa——原生动物：包括大多数单细胞真核生物的一类，如变形虫和草履虫。

Proximal Dendrite——近端树突：靠近细胞体的树突区域。

Purkinje Neuron——浦肯野神经元：小脑中的主要神经元类型；它有一个高度复杂的树枝状树突。

Pyramidal Neuron——锥体神经元：脊椎动物脑中的一种主要的神经元类型，其特征是具有三角形的细胞体。

R

Radial Glia Cell——放射状胶质细胞：脊椎动物中枢神经系统（CNS）的神经祖细胞。

Radial Migration——放射状迁移：新生神经元从发育结构的中心向其外侧边缘（如大脑皮质）迁移的一种模式，或反之亦然（如小脑中的颗粒细胞）。

Ras：典型的小 G 蛋白（或小 GTP 酶）。

Rearing Paradigms——饲养模式：一种改变动物感官体验的实验操作。

Receptive Field——感受野：引起被监测细胞反应的感觉空间区域。

Receptor——受体：通常在细胞表面与信号分子结合的结构，以控制细胞的某些功能。

Receptor Kinetics——感受器动力学：感受器的特征，决定其传导的电流的大小，包括开启和关闭的速度、渗透率等。

Receptor Tyrosine Kinase——受体酪氨酸激酶：使酪氨酸残基磷酸化的细胞表

面受体。

Recessive——隐性：一个基因的等位基因（基因的一种形式），如果只在有两个等位基因副本的个体（纯合子）中观察到其效果，则称为隐性基因；隐性突变是在纯合子中观察到的一种遗传变化，隐性等位基因可被相应的显性基因有效地覆盖。

Reeler——蹒跚：一组极有可能由于小脑发育异常而导致运动协调性差的突变小鼠。

Regionalization——区域化：将神经外胚层划分为区域的过程，这些区域将构成神经系统的不同部分。

Regulatory Elements——调控元件：调控基因表达的 DNA 片段，如促进子和增强子。

Repolarization——复极化：在动作电位产生后恢复至静息膜电位。

Reporter Gene——报告基因：通常是一个中性基因，该基因用于标记内生基因的表达模式。比较广为人知的报告基因是 *lacZ*（一种编码 β-半乳糖苷酶的细菌基因）和绿色荧光蛋白。

Repression——抑制：抑制基因的表达。

Resting Potential——静息电位：当细胞不传导脉冲时的膜电位。

Retina——视网膜：排列在眼睛后部的光敏感神经层。

Retinal Ganglion Cell，RGC——视网膜神经节细胞（RGC）：将视觉信息通过视神经、视交叉和视束传递到丘脑和上丘（在非哺乳类脊椎动物中为视顶盖）的神经元。

Retinal Waves——视网膜波：视网膜中周期性的活动爆发，局部扩散并与邻近细胞的活动相关。

Retinogeniculate Axon——视网膜膝状核轴突：视网膜神经节细胞的轴突，投射到丘脑外侧膝状核。

Retinoic Acid，RA——视黄酸（RA）：维生素 A 衍生物，是脊椎动物发育的重要信号分子。

Retinotopic Map——视网膜图谱：视网膜神经节细胞在目标脑结构中的位置图。

Retrograde——逆行：向后，用于描述神经元轴突末端和胞体之间的方向。

Retrovirus——逆转录病毒：一种小型病毒，它将其 RNA 基因组的 DNA 副本插入受感染细胞的染色体中。

Reversal Potential——逆转电位：当膜对特定离子有选择性地渗透时，跨膜没有净电流（电化学力处于平衡状态）的膜电位。

Reverse Genetics——反向遗传学：一种基因研究方法，如根据基因序列选择基因进行研究，然后对其进行操作以发现其功能。

Reverse Occlusion——反向闭塞：一种饲养方法，在单眼剥夺后，恢复最初被剥夺的那只眼睛的视力，同时最初睁开的那只眼睛被剥夺视力。

Rhombomeres——菱脑原节：后脑（或菱形脑组织）中形成的解剖学上可区分的组织块。

Ribosomes——核糖体：由 RNA 和蛋白质组成的细胞内颗粒，存在于活细胞的细胞质中，负责将 mRNA 翻译成蛋白质。

RNA Interference——RNA 干扰：一种自然发生的现象，但可以用在实验中，通过干扰特定基因编码的 mRNA 来沉默特定基因。

Robos：轴突导向分子狭缝家族的跨膜受体。

Roof Plate——顶板：位于神经管背端的细胞。

Rostral——喙部：胚胎的末端，头部形成的地方，与前部的意思相同。

Rostral Migratory Stream——喙侧迁移流：嗅神经祖细胞在侧脑室下区出生后的路径，到达它们在嗅球的目的地。

Rostrocaudal Axis——喙尾轴：贯穿胚胎的轴，从喙侧到尾侧，表示头尾轴。

S

Scaffold——支架：一种临时的细胞结构，用来帮助引导迁移的神经元到达目的地。

Scaffolding Proteins——支架蛋白：主要作用是连接其他蛋白以形成不同的信号级联或蛋白复合物的适配器蛋白。

Schizophrenia——精神分裂症：一种精神障碍，其特征是行为异常，不能理解现实。

Schwann Cell——施旺细胞：外围神经系统的胶质细胞在轴突周围产生髓鞘。

Secondary Neurulation——次级神经胚形成：通过将最初的实心组织棒挖空，并形成神经组织管的过程。

Second Messenger-Gated Ion Channel——第二信使门控离子通道：由第二信使（如 cAMP 或 Ca^{2+}）的结合调控的离子通道。

Second Messenger——第二信使：细胞内分子，作为胞外信号与细胞表面受体结合的转导者，包含环状 AMP、PIP3 和 Ca^{2+}。

Segmentation Gene——分节基因：一组赋予果蝇早期胚胎各节段内模式的基因。

Segment——节/节段：很多动物被分成称为节片的重复单元，在有些动物中是清晰可见的（如蚯蚓的体节），但是有些动物的体节只在发育过程中可见（如脊椎动物后脑菱脑原节），节片也称为体节。

Selector Gene——**选择基因**：调节整个发育进程（如胸部体节和腹部体节），而不是特定细胞类型的基因，Hox 基因就是很好的例子。选择基因的突变会导致同源异形。

Semaphorins——**信号素**：细胞表面和分泌蛋白的一个大而多样的家族，有多种作用，包括引导导航轴突。

Sense Organ Precursor，SOP——**感觉器官前体（SOP）**：也称为感觉母细胞（Sensory Mother Cell），在昆虫中，感觉器官或感受器由各自的外胚层细胞发育而来。尽管被称为前体细胞，但这些细胞在许多方面与祖细胞相似，虽然它们经历了细胞分化。

Sensilla——**感觉器（单数形式为 Sensillum）**：昆虫的小的、简单的感觉器官。

Sensitive Period——**敏感期**：发育过程中不同的时间窗，在这段时间内，神经元的功能特性可以通过经验改变。

Sensory Bristle——**感觉刚毛**：昆虫最明显的感觉器类型，由 1 个感觉神经元和 3 个支持细胞组成。

Sensory Receptors——**感觉感受器**：在神经系统中，把外部刺激转化为电信号的器官。

Sensory Surface——**感觉表面**：包含感觉受体的感觉器官区域，如眼睛中的视网膜。

Sequencing——**测序**：沿一段核酸确定核苷酸的序列。

Sexual Dimorphism——**性别二态性**：男性和女性的结构有不同的大小和组织。

Signal Transduction——**信号转导**：一种细胞间信号传递的过程，包括配体与其特异性受体结合，并激活一系列细胞内的反应。

Slits：一个在无脊椎动物和哺乳动物之间，进化上保守的轴突引导分子小家族。

Small G Protein——**小 G 蛋白**：一组细胞质小蛋白，在受体和效应蛋白之间传递信号，以影响细胞行为等。它们受到 GTP/GDP 的约束，也称为小 GTP 酶，包括 Ras、Rac、Rho 和 Cdc42。

Soma——**胞体**：神经元的胞体，与神经突相对。

Somal Translocation——**胞体易位**：一种迁移方式，通过一些新生神经元在大脑皮层径向迁移。这些细胞通过一个漫长的过程连接到皮层的外侧边缘，这个过程逐渐缩短，将神经元拉向目的地。

Somatic Cell——体细胞：生物体中除生殖细胞以外的细胞。

Somatodendritic Domain——胞体树突结构域：体细胞和树突的总称，它们共同形成一个有别于轴突的区域。

Somatosensory Cortex——躯体感觉皮层：加工触觉、本体感觉、温度觉和痛觉的皮层区域。

Somatosensory Homunculus——躯体感觉皮质小矮人：躯体感觉皮层中对身体各部位的二维表征。

Somite——体节：脊椎动物胚胎发育过程中，位于脊索和神经管两侧的节段型中胚层。

Spatial Summation——空间叠加：在树突中，将附近的兴奋性突触后电位和抑制性突触后电位相加。

Specification——特化：细胞或组织接收信息，并引导其走向特定命运的过程。

Spike-Timing Dependent Plasticity，STDP——基于脉冲时序的可塑性（STDP）：一种基于赫布假说的突触可塑性机制。

Spine Head——棘头：树突棘的球根区域，突触在这里形成。

Spine Neck——棘颈：树突棘的一个薄区域，连接棘头和树突的主轴。

Spinogenesis——棘形成：树突棘的形成。

Spinothalamic Axons——脊髓丘脑轴突：将主要来自皮肤的感觉信号（如触觉、温度等）从脊髓传输到丘脑。

Spontaneous Electrical Activity——自发电活动：由神经元或神经网络的内在特性引起的电活动。

Stem Cell——干细胞：一种相对不特异的细胞，它可以反复分裂，以再生自身（自我更新）和分化成特殊的细胞，如神经元或神经胶质细胞。

Stochastic——随机的：随机的、不可预测的、偶然发生的。

Strabismus——斜视：两只眼睛对不齐。

Stripe Assay——条带测定法：用于检查细胞或轴突对底物偏好的实验范式。

Subplate—亚板：未成熟大脑皮层的深层，短暂形成但随后消失，完成了轴突到其皮层目标的导向等功能。

Substantia Nigra——黑质：中脑中一层控制活动的灰质。

Subventricular Zone——脑室下区：包含基底祖细胞的前脑神经管的过渡层。

Sulcus——脑沟：位于大脑皮层表面两脊之间的裂缝。

Superior Colliculus——上丘：中脑后部的一个区域，从视网膜接收视觉输入，相当于非哺乳动物的视顶盖。

Support Cell——**支持细胞**：在果蝇中，感觉器的非神经元成分。

Symmetric Cell Division——**对称细胞分裂**：细胞分裂产生相同的子细胞。

Symmetric Synapse——**对称突触**：抑制性、GABA 能突触，与非对称突触相比，其特征是突触后密度与突触前活性区大小相似。

Synapse——**突触**：一种特殊的结构，允许一个神经元和另一个细胞（如另一个神经元或肌肉纤维）之间的通信。突触由发送细胞（突触前）和接收细胞（突触后）两部分组成。

Synapse Formation——**突触的形成**：参见突触生成（Synaptogenesis）。

Synapse Specific——**突触特异性**：选择性地发生在一个突触或一组突触上。

Synapse Specification and Induction——**突触特异化和诱导**：突触形成的第一步，包括正确选择靶组织（特异化）和启动突触形成（诱导）。

Synapse Stabilization——**突触稳定**：突触的维持。

Synapse Withdrawal——**突触移除**：一个突触的移除。

Synaptic Cleft——**突触间隙**：突触前端和突触后膜之间的区域。

Synaptic Depression——**突触抑制**：突触权重的减少。

Synaptic Efficacy——**突触效应**：与一定程度的突触前激活相关的膜电位变化。

Synaptic Plasticity——**突触可塑性**：突触改变其突触权重的能力。

Synaptic Potentiation——**突触增强**：突触权重的增加。

Synaptic Vesicle——**突触小泡**：突触前含有神经递质的膜结合细胞器。

Synaptic Weight——**突触权重**：也称为突触效能。

Synaptogenesis——**突触生成**：形成突触的过程。

Synaptopathy——**突触病**：一种主要症状被认为是由于突触发育和/或功能的改变而引起的疾病。

Syncytium——**合胞体**：在一个共同的细胞质中有许多细胞核。早期果蝇胚胎是合胞体，肌肉纤维是另一个例子。

T

Tandem Duplication——**串联复制**：进化过程中选择某个 DNA（包括一个或者更多的基因）进行复制，因而染色体上现在这个基因两个副本串联在一起，这是基因家族最初形成的常见方式。

Tectum——**视顶盖**：在非哺乳类脊椎动物中，接收来自视网膜神经节细胞的神经支配的大脑一侧，在哺乳动物中被称为上丘。

Telencephalic Vesicles——端脑囊泡（合在一起称为端脑）：胚胎前脑最前部的双侧肿胀，它们产生大脑皮层和基底神经节。

Temporal——颞侧：在双侧对称的动物中，靠近太阳穴的位置（颞骨下面的位置），与鼻侧相对应。

Temporal Summation——时间叠加：在树突中，同时发生的兴奋性突触后电位和抑制性突触后电位的总和。

Ternary Complex——三元复合物：由3种蛋白质结合而成的复合物。

Tetrodotoxin，TTX——河豚毒素（TTX）：一种从河豚身上分离出来的毒素，它可以阻断电压门控Na^+通道，从而阻断动作电位。

Thalamocortical Axon，TCA——丘脑皮质轴突（TCA）：丘脑中与大脑皮层细胞形成突触的神经元轴突。

Thalamus——丘脑：脊椎动物大脑中心的一种结构，它将感觉输入传递到大脑皮层，并接收来自皮层的反馈输入。

Thin Spines——细棘：狭窄的棘，有一个小的球根状末端（头），与没有头的树突丝状伪足不同。

Topographic Map——拓扑图：感觉表面刺激空间位置的二维表示。

Transcription Factor，TF——转录因子（TF）：与DNA结合以调节基因转录的蛋白质。

Transcriptome——转录组：一个细胞或一组细胞（可能很大，如一个组织或有机体中的所有细胞）中产生的所有信使RNA分子。

Transformation Signal——转换信号：在前后模式中，调节神经诱导的信号，以赋予脊椎动物神经外胚层后部的后同一性。

Transgenic——转基因：遗传物质被修饰或改造过的。

Translation——转录：解码mRNA以产生蛋白质。

Transmembrane Protein——跨膜蛋白：细胞膜上同时具有细胞内外结构域的蛋白。

Transport Vesicle——运输小泡：膜结合的细胞器，将蛋白质转运到细胞内的正确位置。

Trigeminal Ganglion——三叉神经节：从脸部传送感觉的感觉神经节。

Trk Receptor——Trk受体：对神经滋养蛋白家族成员作出反应的酪氨酸激酶受体，包括包含神经滋养蛋白结合位点的胞外结构域、跨膜段和胞内结构域。

Tubulin——微管蛋白：构成微管的蛋白质。

Tyrosine Kinase——酪氨酸激酶：一种将磷酸基团（磷酸化）转移到蛋白质中的酪氨酸残基上的酶。

Tyrosine Kinase Receptor——酪氨酸激酶受体：具有信号转导活性所需的胞内酪氨酸激酶结构域的细胞表面受体。

U

Uncorrelated Activity——不相关的活动：细胞或突触在不同时间发生的活动或活动模式。

Unipolar Neuron——单极神经元：有一个单一的过程，随后分裂形成树突和轴突。

Untranslated Region——非编码区：成熟 mRNA 的 5′或 3′区域，不编码蛋白质。

V

Vegetal Hemisphere——植物半球：早期胚胎的腹侧区域。

Ventral——腹侧：胚胎或成体朝向胸部的一侧，与背侧相反。

Ventral Nerve Cord——腹侧神经索：沿许多无脊椎动物的腹侧从前到后运行的神经组织，构成它们的中枢神经系统。

Ventricles——脑室：大脑内充满液体的小腔或室。

Ventricular Zone，VZ——脑室区（VZ）：在发育中的脊椎动物大脑中，最靠近其内腔神经管内侧的区域。这一区域存在的时间很短，并包含神经元祖细胞。

Ventro-Temporal Crescent——颞侧腹侧弯：小鼠视网膜中位于腹侧和颞侧的部分，将轴突投射到同侧大脑，给予有限程度的双目视觉。

Visual Acuity——视力：视觉能力的功能测量。

Visual Experience——视觉经验：改变视觉系统神经元兴奋性的一个视觉刺激或一组视觉刺激。

Visually Evoked Potential，VEP——视觉诱发电位（VEP）：视觉皮层中一小组神经元对视觉刺激的生理反应。

Voltage-Gated Ion Channel——电压门控离子通道：通过膜上电荷分布的变化来调节其开放程度的离子通道。

W

Weaver：一种自然发生的 K^+ 通道突变的老鼠，会导致运动功能的改变。

Whisker Follicle——胡须毛囊：面部胡须基部的感觉器官，它将胡须的机械弯曲转化为神经系统中的电信号。

Wildtype——野生型：生物在自然条件下的典型形态。

Wnt（Wnt Family）——Wnt 家族：一个高度进化保守的分泌蛋白家族，在发育和成年动物中调节许多不同过程，包括细胞增殖、分化和基因表达。

Z

Zinc Finger——锌指：在一些发育过程中重要的转录因子蛋白中发现的基序，包括一个与 DNA 相互作用的螺旋结构和一层通过锌原子稳定并相对固定在彼此位置上的氨基酸。

Zona Limitans Intrathalamica，ZLI——丘脑内局限性区（ZLI）：脊椎动物间脑的信号结构。

Zygote——受精卵：发育成胚胎的受精细胞。

反侵权盗版声明

电子工业出版社依法对本作品享有专有出版权。任何未经权利人书面许可，复制、销售或通过信息网络传播本作品的行为；歪曲、篡改、剽窃本作品的行为，均违反《中华人民共和国著作权法》，其行为人应承担相应的民事责任和行政责任，构成犯罪的，将被依法追究刑事责任。

为了维护市场秩序，保护权利人的合法权益，我社将依法查处和打击侵权盗版的单位和个人。欢迎社会各界人士积极举报侵权盗版行为，本社将奖励举报有功人员，并保证举报人的信息不被泄露。

举报电话：（010）88254396；（010）88258888
传　　真：（010）88254397
E-mail：dbqq@phei.com.cn
通信地址：北京市万寿路173信箱
　　　　　电子工业出版社总编办公室
邮　　编：100036